Orthopedische geneeskunde en manuele therapie
Studenteneditie deel 1 Extremiteiten

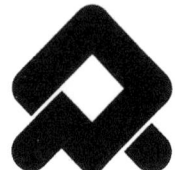

Orthopaedic Medicine

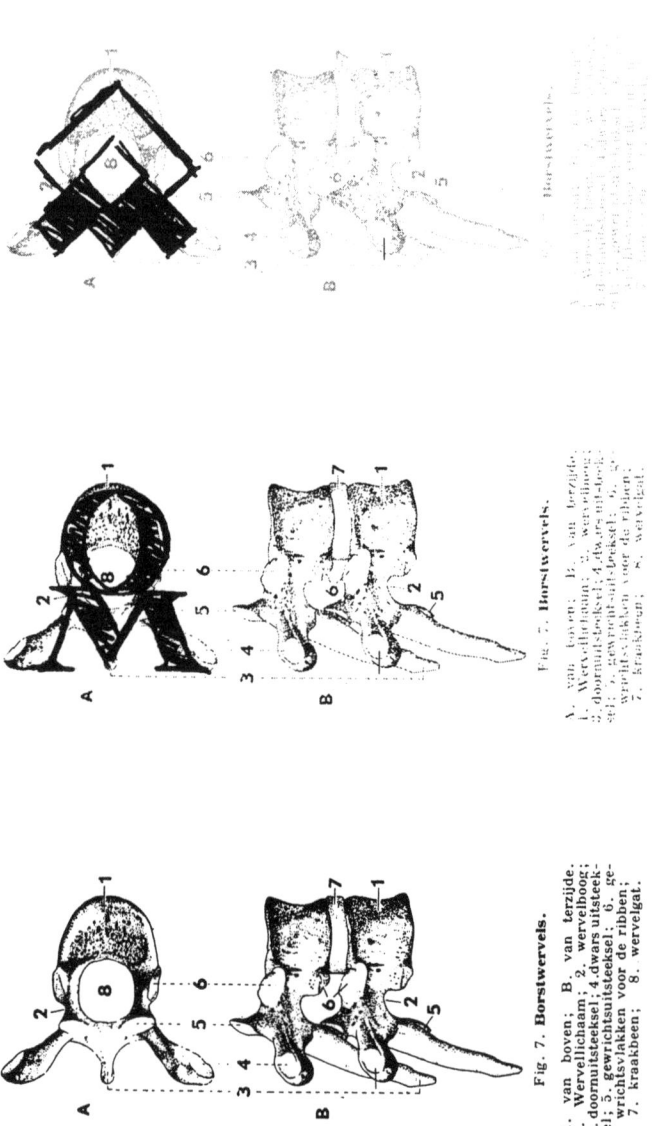

Ontwerp: Bau Winkel

Dos Winkel en Geert Aufdemkampe

Orthopedische geneeskunde en manuele therapie

Studenteneditie deel 1 Extremiteiten

Bohn Stafleu Van Loghum
Houten/Diegem 1994

©1994 Orthoprint nv, Aruba
©1994 Bohn Stafleu Van Loghum, Houten
Alle rechten voorbehouden. Niets uit deze uitgave mag worden verveelvoudigd, opgeslagen in een geautomatiseerd gegevensbestand, of openbaar gemaakt, in enige vorm of op enige wijze, hetzij elektronisch, mechanisch, door fotokopieën, opnamen, of enig andere manier, zonder voorafgaande schriftelijke toestemming van de uitgever.
Voorzover het maken van kopieën uit deze uitgave is toegestaan op grond van artikel 16b Auteurswet 1912 j° het Besluit van 20 juni 1974, Stb. 351, zoals gewijzigd bij besluit van 23 augustus 1985, Stb. 471 en artikel 17 auteurswet 1912, dient men de daarvoor wettelijk verschuldigde vergoedingen te voldoen aan de stichting Reprorecht (Postbus 882, 1180 AW Amstelveen). Voor het overnemen van (een) gedeelte(n) uit deze uitgave in bloemlezingen, readers en andere compilatiewerken (artikel 16 Auteurswet 1912) dient men zich tot de uitgever te wenden.

ISBN 90 313 1791 8
D / 1994 / 3407 / 041

Omslagontwerp: Ebe van der Meer bNO

Eerste druk, eerste oplage 1994
Eerste druk, tweede oplage 1997
Eerste druk, derde oplage 1998
Eerste druk, vierde oplage 2000
Eerste druk, vijfde oplage 2001

Bohn Stafleu Van Loghum
Het Spoor 2
3994 AK Houten

Kouterveld 2
1831 Diegem

www.bsl.nl

Ten geleide

Steeds opnieuw ben ik aangenaam verrast geweest door de handboeken van Dos Winkel. Het is telkens weer de ideale kombinatie van overzichtelijke vorm en degelijkheid van inhoud, van uitgebreide bespreking en toch vlot te lezen, van weergave van basisgegevens over funktionele anatomie en biomechanika en tegelijkertijd praktische informatie over de medicus en paramedicus. De boeken van Dos Winkel zijn een begrip en worden door velen terecht als naslagwerk gebruikt. Ook dit boek verdient een plaats in uw medische bibliotheek omwille van voormelde kenmerken. Daarenboven worden in dit boek zeer recente diagnostische technieken geïllustreerd.

Gedurende onze jarenlange samenwerking heb ik Dos Winkel leren kennen en appreciëren als een uiterst kundig klinicus met een analytische geest, wat steeds opnieuw blijkt uit zijn benadering van klinische problemen in zijn praktijk, tijdens zijn veelvuldige kursussen en uit zijn vele publikaties en boeken.

Ten slotte herken ik in Dos Winkel een vriend bij wie het schrijven van dit voorwoord een dankbetuiging is voor onze boeiende samenwerking.

DR. MARC MARTENS
Diensthoofd Orthopedie
Kliniek O.L.V. Middelares, Deurne
Consulent Orthopedie
Universitair Ziekenhuis, Antwerpen

Hieronder staat afgedrukt het voorwoord dat James Cyriax schreef voor de oorspronkelijke serie *Weke Delen Aandoeningen van het Bewegingsapparaat*, deel 2 Diagnostiek, 1984.

Introduction

Every day, every doctor and every physiotherapist sees a number of patients disabled by a lesion in the sphere of orthopaedic medicine. Sooner of later, in the course of our lives, all of us suffer form nonsurgical disorders of the moving parts – be it, for example, a stiff shoulder or neck, lumbago or a sprained knee. In these case an exact diagnosis may be difficult to reach, since referred pain and referred tenderness divert attention away from the actual site of the lesion. The absence of objective signs puts doctors off, and misleading radiographic appearances add further to the confusion.

What the clinician needs is a quick and simple way to examine, whereby the tissue at fault can be identified with precision.
This is exactly what Dos Winkel and Sally Fisher's handbook offers. The method that he and I advocate is 'Selective Tension'. Tension is applied in different ways to each separate structure from which the symptom could originate. After such an examination adequately performed, and correlated with a full and accurate history, exact localisation is seldom difficult. The pattern of movements elicited by this means is interpreted on a basis of functional anatomy and the site of the lesion singled out.

Dos Winkel has pioneered this work in Holland. His summary of the theory of this approach to pain and the tables of possible findings greatly facilitate the arrival at a precise diagnosis. Treatment can now be formulated on factual grounds, often with rapid success, even in cases hitherto regarded as intractable. This method of diagnosis also identifies patients with emotional problems which have been projected to their moving parts. This detection avoids waste of their own and physiotherapists' time in treating the wrong tissue.

All Dos Winkel's countrymen will be grateful to him for publishing this concise account of the fundamental approach to diagnosis. I commend this book to all his colleagues facing problems in orthopaedic medicine. He imparts, to doctors no less than to physiotherapists, new essential knowledge – for which no substitute exists – on the proper attitude to the many soft-tissue lesions that they encounter so often.

JAMES CYRIAX†

Woord vooraf

De oorspronkelijke serie *Orthopedische geneeskunde en manuele therapie* bestaat uit vier delen in tien banden. In deze serie is gestreefd naar een zo groot mogelijke mate van volledigheid. Hiertoe wordt bijvoorbeeld de pathologie beschreven aan de hand van een grote hoeveelheid röntgenfoto's, MRI-scans, CT-scans, peroperatieve en klinische foto's. Dit maakt de serie tot een belangrijk naslagwerk voor fysiotherapeuten, manueel-therapeuten en medici. Een nadeel van de gekozen opzet was dat de boeken hierdoor voor studerenden feitelijk onbetaalbaar werden. Om nu te komen tot een betaalbare editie voor studenten zijn vele afbeeldingen uit de oorspronkelijke boeken hier niet opgenomen. Voor de meer zeldzame aandoeningen en literatuur wordt verwezen naar de 'grote' handboeken.

Tot de oorspronkelijke serie behoort een drietal banden met algemene informatie. Zo bestaat het algemene seriedeel omtrent onderzoek van de extremiteiten (deel 2a) uit de volgende hoofdstukken:

A1 Theorie van het meten in de bewegingsgeneeskunde
A2 Praktische voorbeelden
A3 Het meten van pijn
A4 Meten met behulp van eenvoudige apparatuur
A5 Artroskopische diagnostiek
A6 Afbeeldingstechnieken voor de extremiteiten
A7 'Referred pain'
A8 Artrose
A9 Sympathische reflexdystrofie
A10 Enige andere aandoeningen

Dit algemene deel van het oorspronkelijke seriedeel 2 is welbewust niet in deze studenteneditie verwerkt. De redenen hiervoor zijn enerzijds de prijsstelling van het boek en anderzijds het feit dat verondersteld mag worden dat basale kennis omtrent onderwerpen zoals theorie van het meten in de bewegingsgeneeskunde, 'referred pain' en artrose bij studenten aanwezig is.

In de oorspronkelijke serie bestaat het algemene deel omtrent therapie aan de extremiteiten (deel 3a) uit de volgende hoofdstukken:

A1 Legitimeringen van het praktisch handelen
A2 Tijdserie-onderzoek in de praktijk
A3 Manuele technieken
A4 Fysiotechniek aan de extremiteiten
A5 Oefentherapie
A6 Immobilisering
A7 Medikamenteuze technieken
A8 Artroskopische behandeling
A9 Sympathische reflexdystrofie
A10 HIV-infektie en AIDS

Dit algemene deel van het oorspronkelijke seriedeel 3 is eveneens welbewust niet in de studenteneditie opgenomen. De redenen hiervoor zijn wederom enerzijds de prijsstelling van het boek en anderzijds het feit dat basale kennis omtrent onderwerpen zoals manuele technieken, fysiotechniek en oefentherapie bij studenten verondersteld mag worden. Medikamenteuze technieken en artroskopische behandeling zijn op medici gericht en vallen daarom buiten het kader van deze studenteneditie.

Hoewel een aantal manueel-therapeutische onderzoeken behandeltechnieken wordt beschreven, is deze studenteneditie geen handboek voor manuele therapie (evenmin als de oorspronkelijke seriedelen 2 en 3). Getracht wordt een overzicht te bieden van de orthopedische geneeskunde aan de extremiteiten. Aangezien manuele therapie binnen de orthopedische geneeskunde een belangrijke rol vervult, hebben wij ervoor gekozen deze term aan de serietitel toe te voegen.

In het extremiteitenboek komen de algemene opvattingen van de orthopedische geneeskunde omtrent onderzoek en behandeling van aandoeningen naar voren. De centrale opvatting is dat men principieel poogt kausaal te behandelen, waarbij men tevens probeert de aandoening op lokaal niveau te beïnvloeden. Het is echter niet altijd mogelijk de oorzaak van de aandoening te achterhalen. In dergelijke gevallen wordt de patiënt zo uitvoerig mogelijk over het probleem voorgelicht. Daarnaast zal, indien mogelijk, eveneens lokale therapie worden gegeven. Zo dient men na bijvoorbeeld een lokale mobiliseringstechniek aan de elleboog de patiënt ook te adviseren omtrent het bewegen in dagelijkse situaties, of een specifiek oefenprogramma mee te geven. Daarbij is het zeer wel mogelijk dat samenwerking met andere (para)medische of psychosociale disciplines aangewezen is. Alhoewel in dit boek de behandelvormen losstaand worden gepresenteerd, dient men deze grondgedachte nooit uit het oog te verliezen.

Op deze plaats bedankt de redaktie Lili Pasteur voor haar bijdrage aan de studenteneditie, en Onno G. Meijer, Didi van Paridon-Edauw en Omer Matthijs voor hun kritisch meewerken en meedenken aan de oorspronkelijke serie.

Wij houden ons ten zeerste aanbevolen voor op- en aanmerkingen die tot verbetering van deze tekst kunnen leiden.

Namens de redaktie
DOS WINKEL
Schoten, april 1994

Inhoud

Hoofdstuk 1 Kompressie-neuropathieën   1
1-1 Overzicht van het onderzoek van de thoracic outlet   3
1-2 Funktieonderzoek bij het thoracic outlet-kompressiesyndroom   4
1-3 Pathologie en therapie van de thoracic outlet   6
1-4 Thoracic outlet-kompressiesyndroom   9

Hoofdstuk 2 Schouder   11
2-1 Onderzoek   13
2-2 Pathologie en therapie   24

Hoofdstuk 3 Elleboog   47
3-1 Onderzoek   49
3-2 Pathologie en therapie   56

Hoofdstuk 4 Pols en hand   73
4-1 Onderzoek   75
4-2 Pathologie en therapie   87

Hoofdstuk 5 Heup   111
5-1 Onderzoek   113
5-2 Pathologie en therapie   123

Hoofdstuk 6 Knie   147
6-1 Onderzoek   149
6-2 Pathologie en therapie   162

Hoofdstuk 7 Enkel en voet   201
7-1 Onderzoek   203
7-2 Pathologie en therapie   215

Hoofdstuk 1

KOMPRESSIE-NEUROPATHIEËN

Inhoud*

1-1 Overzicht van het onderzoek van de thoracic outlet — 3

1-2 Funktieonderzoek bij het thoracic outlet-kompressiesyndroom — 4

1-3 Pathologie en therapie van de thoracic outlet — 6

    Algemene klinische bevindingen — 6
    Algemene therapie — 6

1-4 Thoracic outlet-kompressiesyndroom — 9

    Rekken van de Mm. scaleni — 9
    Rekken van de M. pectoralis major — 9
    Rekken van de M. pectoralis minor — 10

Voor uitgebreide literatuur met betrekking tot kompressie-neuropathieën zie deel 2b hoofdstuk B1 van de serie *Orthopedische geneeskunde en manuele therapie*.

* Voor bespreking van perifere kompressie-neuropathieën zie deel 2b van de serie *Orthopedische geneeskunde en manuele therapie* blz. 31 t/m 46.

1-1 Overzicht van het onderzoek van de thoracic outlet

Algemene inspectie
Let op de stand van hoofd, schouder (opgetrokken?) en arm. Van belang is ook de wijze waarop een hand wordt gegeven.

Anamnese
Gelokaliseerde krachtsvermindering, atrofie en sensibiliteitsstoornissen zijn van grote diagnostische betekenis. Vraag waar de klachten zijn gelokaliseerd en wanneer ze optreden. Bij het thoracic outlet-kompressiesyndroom is het mogelijk dat er alleen 's nachts klachten zijn.
Let op de differentiatie met wortelkompressie in het gebied van de cervicale wervelkolom en met perifere kompressie-neuropathieën in de bovenste extremiteit (met inbegrip van het schoudergebied).

Specifieke inspektie
Bij het thoracic outlet-kompressiesyndroom kunnen verkleuringen van de hand optreden (arterieel: bleek; veneus: blauw en gezwollen). Met name in het handgebied kunnen ook atrofieën optreden.
Is er sprake van een halsrib, dan kan de fossa supraclavicularis verstreken zijn.

Palpatie
Palpeer eventueel aanwezige zichtbare zwellingen en atrofieën. De hand wordt gepalpeerd voor temperatuur en vochtigheid.

Funktieonderzoek
Onderzoek altijd eerst de niet-aangedane zijde om te kunnen vergelijken met de aangedane zijde.

Onderzoek bij verdenking van een thoracic outlet-kompressiesyndroom altijd zowel de cervicale wervelkolom als de schouder. Let tevens op perifere kompressie-neuropathieën.
Is bij verdenking van een thoracic outlet-kompressiesyndroom zowel het nek- als het schouderonderzoek negatief, dan worden de volgende tests uitgevoerd. Indien ook deze negatief zijn, denkt men in eerste instantie aan een perifere kompressie-neuropathie.

Overzicht van de tests
1. Test volgens Roos
2. Test van de Mm. scaleni
3. Lengtetest van de Mm. pectorales minores
4. Lengtetest van de Mm. pectorales majores
5. Test van de eerste rib

Neurologisch onderzoek
De reflexen vertonen zelden afwijkingen.
Soms is er een geringe hypesthesie (fijne tastzin, pijn) in één of meer van de dermatomen C2-Th1.
Er is doorgaans geen objektieve krachtsvermindering, wel een verzwakking tijdens belastingsproeven (vanwege pijn en verminderde cirkulatie).
Vegetatief is er soms (in circa 5% van de gevallen) sprake van een verhoogde zweetsekretie.
Indien het klinisch onderzoek onvoldoende gegevens oplevert kan aanvullend onderzoek uitgevoerd worden (röntgenonderzoek, EMG, arteriografie, etc.).

1-2 Funktieonderzoek bij het thoracic outlet-kompressiesyndroom

Heeft de patiënt op dit moment klachten? Zo ja, welke? Veranderen de klachten tijdens het funktieonderzoek?

1 TEST VOLGENS ROOS
De patiënt brengt de schoudergordel in depressie en retraktie. De bovenarmen zijn ca. 70° geëleveerd, de ellebogen ca. 70° geflekteerd. De patiënt maakt nu langzaam en krachtig met beide handen een vuist, en spreidt en strekt daarna de vingers langzaam en krachtig. Normaal gesproken moet deze oefening gedurende drie minuten kunnen worden uitgevoerd zonder dat er klachten optreden.
De test is positief wanneer de typische klachten van de patiënt optreden. In de meeste gevallen geeft de patiënt bij een positieve test al vrij snel aan dat het openen en sluiten van één hand trager en moeilijker gaat. Er kunnen kleurverschillen van de handen optreden (de hand kan heel bleek of blauw worden). De radialispols is dikwijls onveranderd.

De test volgens Roos is de belangrijkste specifieke en sensitieve test bij het thoracic outlet-kompressiesyndroom. Is de test positief, dan is er zeker sprake van een thoracic outlet-kompressiesyndroom; is de test negatief, dan is daarvan inderdaad geen sprake.
In 98% van de gevallen gaat het bij een positieve test om irritatie van de plexus brachialis, in ca. 1,5% van de gevallen wordt de V. subclavia gekomprimeerd; in 0,5% de A. subclavia.

2 TEST VAN DE MUSCULI SCALENI
De patiënt trekt de kin in, en vlakt daarna (geholpen aktief) de cervicale wervelkolom zoveel mogelijk af. Door nu maximaal uit te ademen worden de Mm. scaleni op lengte gebracht waardoor met name de achterste scalenuspoort vernauwt.
Bij hypertrofie van de Mm. scaleni, zoals bij sommige sporters voorkomt (gewichtheffers), maar ook bij CARA-patiënten, kan in uitgesproken gevallen kompressie van de strukturen ontstaan in de achterste scalenuspoort en in sommige gevallen, als gevolg van een hoogstand van de eerste rib, ook in de costoclaviculaire ruimte.

3 LENGTETEST VAN DE MUSCULI PECTORALES MINORES
De op de rug liggende patiënt heeft de knieën ca. 90° gebogen. De patiënt maakt de nek zo lang mogelijk, ademt zo diep mogelijk uit en brengt tegen het einde van de expiratie de schoudergordel in depressie en retraktie. Normaal gesproken behoren dan de schouders de onderlaag te raken. Is dit niet het geval dan is er sprake van een verkorting van de Mm. pectorales minores.
Bij een dergelijke verkorting blijven de schouders in protraktie. Dit heeft een beperking van de armelevatie tot gevolg, die door claviculabewegingen enigszins wordt gekompenseerd. Hierdoor wordt de costoclaviculaire ruimte verkleind.
Een verkorting van de M. pectoralis minor heeft tijdens elevatie van de arm tevens een vernauwing van de coraco-thoraco-pectorale poort tot gevolg.

4 LENGTETEST VAN DE MUSCULI PECTORALES MAJORES
De op de rug liggende patiënt plaatst een voet op de knie van het andere been dat in de heup ca. 45° gebogen is. Hierdoor wordt de lumbale wervelkolom volledig afgevlakt.
De patiënt eleveert nu beide (gestrekte) armen maximaal en ademt zo diep mogelijk uit. In expiratiestand tracht de pa-

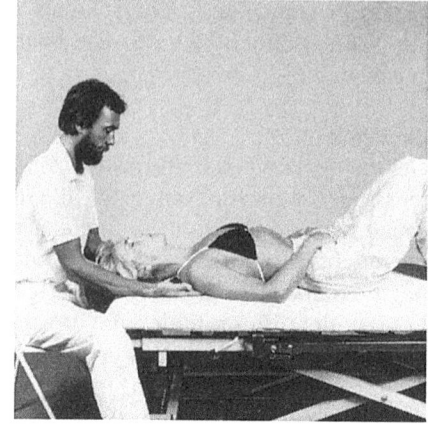
3

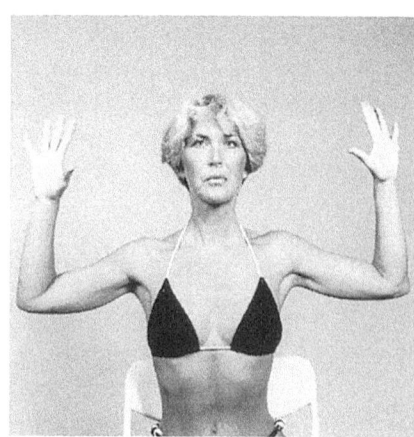
1a

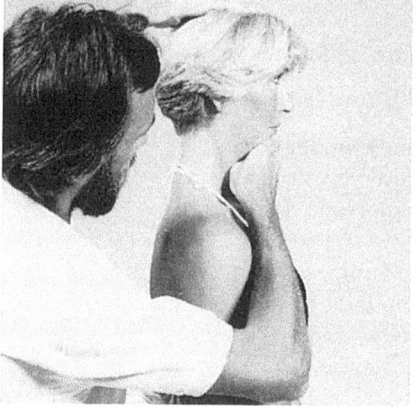
2

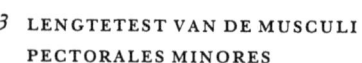
1b

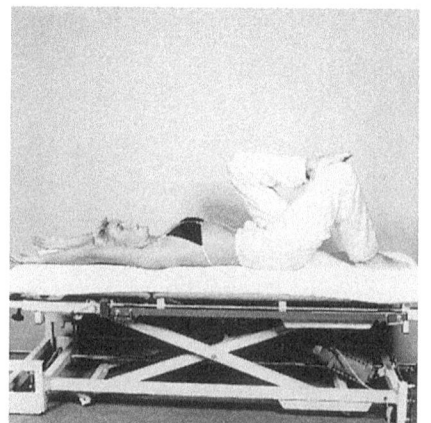
4

tiënt nu de bovenarm op de onderlaag te brengen zonder daarbij in de lumbale en cervicale wervelkolom te kompenseren. Hierdoor wordt met name het pars abdominalis van de M. pectoralis major getest. Als er sprake is van een verkorting van de Mm. pectorales majores kan de norm niet worden gehaald. Tijdens elevatie van de arm ontstaat dan een funktiestoornis van de schoudergordel, waarbij zowel costoclaviculair als coraco-thoraco-pectoraal kompressiemomenten kunnen optreden.

5 TEST VAN DE EERSTE RIB

De onderzoeker plaatst de radiale zijde van de proximale falanx van de homolaterale wijsvinger op het craniale aspekt aan de rugzijde van de eerste rib bij de op de rug liggende patiënt.

Met de top van de wijsvinger van de heterolaterale hand wordt de mobiliteit van de eerste rib tijdens de rustademhaling beoordeeld.

De onderzoeker beweegt de rib met de homolaterale hand naar caudaal, ventraal en heterolateraal. De kwantiteit van de mobiliteit van de eerste rib wordt tijdens maximale in- en expiratie beoordeeld.

Vergelijk altijd met de niet-aangedane zijde.

Beperkte mobiliteit en een inspiratiestand van de eerste rib kunnen de costoclaviculaire ruimte vernauwen.

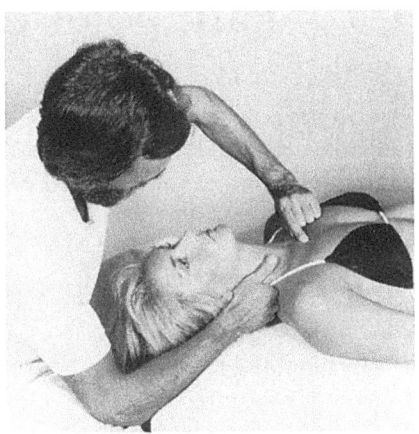

5

1-3 Pathologie en therapie van de thoracic outlet

Het thoracic outlet-kompressiesyndroom is een niet-radikulair beeld dat wordt veroorzaakt door kompressie van zenuwen en/of vaten binnen de schoudergordel op plaatsen met een nauwe passage.

Differentiële diagnostiek

Cervicale wervelkolom
- (Bilaterale) discusprotrusie C6-C7, C7-Th1
- Doorgemaakt trauma
- Neurofibromen uit niveau C2-Th1
- Wortelkompressie tengevolge van spondylosis, spondylarthrosis, of uncarthrosis
- Poliomyelitis
- Tuberculose
- Syringomyelie
- Intra- of extramedullaire ontstekingsprocessen

Bovenste extremiteit
- Traumatische beschadiging van de plexus brachialis
- Kompressie-neuropathieën *(zie Orthopedische geneeskunde en manuele therapie, deel 2b, hoofdstuk B1-2).*
- Aandoeningen van boven-/onderarm of hand

Overige aandoeningen
- Morbus Raynaud
- Vaskulaire migraine
- Hyperventilatie

Algemene klinische bevindingen

Wanneer neurogene kompressie op de voorgrond staat
– Tintelingen kunnen optreden bij het begin, tijdens en na kompressiemomenten.
Tintelingen tijdens belasting worden vaak overstemd door de aktiviteit zelf, respektievelijk de daarmee gepaard gaande pijn; tintelingen in rust kunnen enkele minuten aanhouden en daarna geleidelijk weer verdwijnen ('release-fenomeen').
– De tintelingen verdwijnen ook na verandering van houding, bijvoorbeeld door de schouders in elevatie te brengen, zoals bij zitten met de armen gesteund op stoelleuningen.
– Paresthesieën waarmee/waardoor de patiënt 's nachts wakker wordt. Deze kunnen optreden als 'release-fenomeen' of ontstaan door nieuwe kompressiemomenten, bijvoorbeeld door het op de arm liggen of het liggen met de armen boven het hoofd.

Wanneer veneuze kompressie op de voorgrond staat
– Blauw en dik worden van de handen; versterkte venetekening.
– Er is pijn, loomheid en een zwaar gevoel; moeite met het dragen van lasten; soms is de druk van behabandjes al te veel.
Komplikaties: trombose, ulceratie, gangreen (zelden).

Wanneer arteriële kompressie op de voorgrond staat
– De huid is bleek.
'Verlammende pijn' bij belastende bezigheden; moeite met aktiviteiten waarbij de armen in elevatie gehouden moeten worden, zoals ramen lappen, haren föhnen, vioolspelen, onder een doorsmeerbrug werken, enz.
Een arteriële belemmering kan leiden tot een (passagère) 'dropping hand'.

Vooral bij de volgende symptomen dient men verdacht te zijn op een thoracic outlet-kompressiesyndroom:
– pijn in de arm(en), soms met een uitstralend karakter naar de hand, vaak alleen in de pink en ringvinger, soms uitstralend naar het achterhoofd;
– tintelingen in de dermatomen (C2-C7) *C8* en *Th1*;
– gevoel van krachtsvermindering tijdens of na het uitvoeren van belastende bewegingen.

Primair verantwoordelijk voor de pijn, de tintelingen en het gevoel van krachtsvermindering is een vermindering van de mikrocirkulatie van de plexus brachialis en irritatie van de sympathische vezels.
Aangezien de kompressie zichzelf regelmatig opheft, komen verschijnselen als parese, trombose, embolie, ulceraties en gangreen maar zelden voor.

De tekst volgens Roos is de belangrijkste specifieke test.

Algemene therapie

De therapie is in principe kausaal waarbij gevonden stoornissen moeten worden opgeheven.
Het thoracic outlet kompressiesyndroom kan ontstaan in een groot aantal verschillende situaties en aandoeningen. De therapie is steeds verschillend.

1 In samenhang met sport

Funktionele anatomie
Bijvoorbeeld bij gewichtheffers en worstelaars kunnen hypertrofie en hypertonie van de Mm. scaleni ontstaan.
Ook bij eenzijdige schouderbelasting – bijvoorbeeld bij tennisspelers – kan het syndroom optreden.

Klinische bevindingen
Zie boven

Therapie
Rekken van de Mm. scaleni.
Onder andere krachttraining van de niet-aangedane arm ter verkrijging van betere symmetrie.

2 In samenhang met CARA

Funktionele anatomie
Bij chronische aspecifieke respiratoire aandoeningen (CARA) kan een verkeerde ademhaling leiden tot hyper-

trofie van de Mm. scaleni, gepaard gaande met een inademingsstand van de thorax.

Klinische bevindingen
Zie boven.

Therapie
- Ademhalingstherapie.
- Rekken van de Mm. scaleni.
- Mobiliseren van de eerste rib in expiratierichting.

3 Morbus Scheuermann

Funktionele anatomie
Er kan een verkorting optreden van de Mm. pectorales majores en minores.

NB Een dergelijke verkorting kan ook ontstaan bij mensen die de schouders voortdurend in protraktie houden en een versterkte thoracale kyfose hebben.

Klinische bevindingen
Zie boven.

Therapie
Herstel van de muskulaire balans door middel van rekkingsoefeningen van de Mm. pectorales, spierversterking van de thoracale rugstrekkers en mobilisering van de thoracale wervelkolom.

4 Schouderaandoeningen in het algemeen

Funktionele anatomie
Wanneer een 'schouderprobleem' lang bestaat treedt mogelijk sekundaire dysfunktie van de claviculaire gewrichten op. Door de vaak beperkte schouderfunktie komt de clavicula te vroeg in de eindstand en kan costoclaviculaire kompressie ontstaan.

Klinische bevindingen
Zie boven.

Therapie
Primair behandelen van het schouderprobleem. Zo nodig de claviculaire gewrichten mobiliseren.

5 Aandoeningen van het acromio- of sternoclaviculaire gewricht

Funktionele anatomie
Evenals bij de hierboven beschreven schouderproblemen kan ook hier kompressie ontstaan tussen de clavicula en de eerste rib. Na een luxatie van het acromioclaviculaire gewricht kunnen de coracoclaviculaire ligamenten soms verkalken en (mede) aanleiding geven tot kompressie.

Klinische bevindingen
Zie boven.

Therapie
Indien mogelijk mobiliseren van de beperkte gewrichtsfunktie(s). Eventueel operatief.

6 Bewegingsbeperking van de cervicale en hoog-thoracale wervelkolom

Funktionele anatomie
Ook hier geldt, dat bij elevatie van de arm door het beperkt zijn of ontbreken van de rotatie van de cervicothoracale wervelkolom de rest van de schoudergordel te vroeg in de eindstand komt. Als gevolg hiervan kan een verkleining van de costoclaviculaire ruimte optreden.

Klinische bevindingen
Zie boven.

Therapie
Mobilisering van de cervicothoracale wervelkolom; soms rekken van de Mm. scaleni en mobiliseren van de eerste rib.

7 Posttraumatisch

Funktionele anatomie
Bij acceleratietrauma ('whiplash'):
door hypertonie van de Mm. sternocleidomastoidei en scaleni kan in de scalenuspoorten kompressie ontstaan.
Status na claviculafraktuur of na fraktuur van de eerste rib: callusvorming kan costoclaviculaire kompressie veroorzaken.

Klinische bevindingen
Zie boven.

Therapie
Afhankelijk van de bevindingen bij het funktieonderzoek.
Vaak zal in de akute fase een halskraag worden gegeven en daarnaast sederende therapie, eventueel in kombinatie met analgetica.
Geen therapie; de symptomen verdwijnen met het verminderen van de callusvorming.

8 Afhangende schouders en zware mammae

Funktionele anatomie
Door het gewicht van de mammae ontstaat via de vaak te smalle behabandjes voortdurend lichte kompressie van de vaat-zenuwstreng. Pas wanneer deze kompressie wordt opgeheven, bijvoorbeeld 's nachts, ontstaan de symptomen ('release'-fenomeen).

Klinische bevindingen
Zie boven.

Therapie
- Brede behabandjes met viltstukjes.
- Leren de Mm. trapezii steeds licht aangespannen te houden.
- Voor het naar bed gaan de tintelingen opwekken door in een stoel te gaat zitten, met de ellebogen ondersteund.
Aanvankelijk ontstaan de paresthesieën pas na lange tijd (kan tot twee uur duren); als de patiënt de genoemde adviezen echter dagelijks opvolgt, wordt de tijdsduur tot

aan het ontstaan van de paresthesieën steeds korter.
Het belangrijkste bij deze behandeling is dat de patiënt blijft zitten totdat de paresthesieën zijn verdwenen. Soms duurt dat enkele minuten, vaak echter (veel) langer. De patiënt heeft de neiging de arm(en) te laten afhangen zodra de hand(en) begint te tintelen. Dit mag echter niet gebeuren.
Goede instruktie aan de patiënt met uitleg waarom de behandeling op deze manier gegeven wordt, is zeer belangrijk. De patiënt moet duidelijk gemotiveerd aan de behandeling beginnen.

Gewoonlijk is het resultaat direkt merkbaar: in plaats van midden in de nacht wordt de patiënt nu enkele uren later wakker van de paresthesieën; na een of twee weken kan de patiënt meestal weer zonder problemen doorslapen.

9 Kongenitale strengen en/of halsribben

Funktionele anatomie
Meestal veroorzaken deze strukturen slechts in bepaalde houdingen problemen – vooral bij werken met de handen boven het hoofd. Mensen met kongenitale strengen en/of halsribben die bovendien vaak in een dergelijke houding werken, kunnen onder belasting en posttraumatisch gemakkelijk klachten krijgen.

Klinische bevindingen
Zie boven.

Therapie
Zie de eerder genoemde aandoeningen.
In ernstige gevallen is de behandeling operatief.

1-4 Thoracic outlet kompressiesyndroom

Rekken van de Mm. scaleni
(M. scalenus anterior, M. scalenus medius, M. scalenus posterior)

De funktie van de Mm. scaleni bij bilaterale werking is flexie van de cervicale wervelkolom (CWK) of, bij fixatie van de CWK, heffen van de beide eerste ribben. Bij unilaterale werking van de Mm. scaleni ontstaan heterolaterale rotatie, homolaterale lateraalflexie en lichte flexie van de CWK.

Uitgangshouding patiënt
Zit of ruglig.

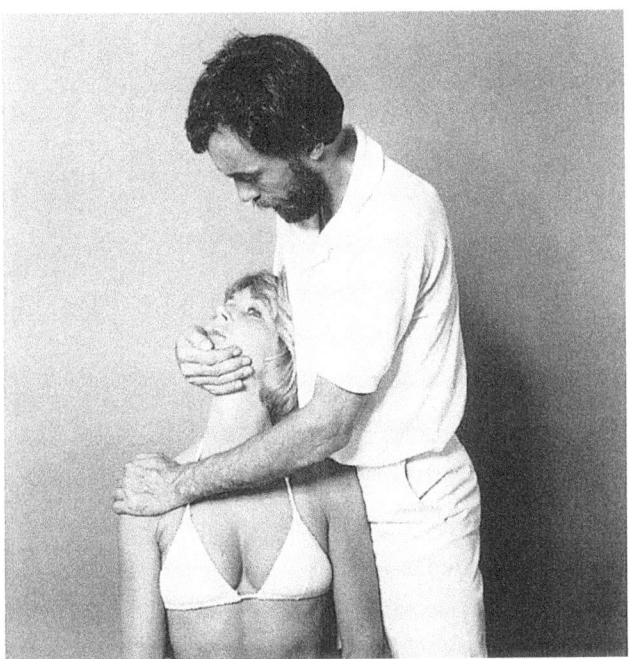

Afbeelding 1-1
Statisch rekken van de Mm. scaleni (rechts).

Uitgangshouding therapeut
Stand of zit achter de patiënt.
De therapeut omvat het hoofd van de patiënt zo, dat hand en onderarm één geheel vormen met het hoofd. De andere hand van de therapeut fixeert de thorax van de patiënt via de homolaterale schouder.

Uitvoering
De therapeut beweegt de CWK in homolaterale rotatie, heterolaterale lateraalflexie en extensie. Deze beweging wordt zeer langzaam uitgevoerd en wanneer pijn optreedt wordt even gewacht, of wordt de rek iets verminderd.
Zodra pijn en afweerspanning verminderen wordt weer verder gerekt. Is verdere rek bijna niet meer mogelijk, dan wordt de patiënt gevraagd langzaam zo diep mogelijk uit te ademen; hierdoor ontstaat nog iets meer rek door daling van de eerste rib.

Ondanks de éénzijdige lokalisatie van de klachten moet altijd aan beide zijden gerekt worden. De duur van deze statische rekkingstechniek varieert van ± 30 sekonden tot enkele minuten. De patiënt wordt aangeraden dagelijks verschillende keren (beide zijden) zelf te rekken. (Zie voor deze techniek, en ook voor de techniek waarbij tegelijkertijd de eerste rib wordt gemobiliseerd: *Orthopedische geneeskunde en manuele therapie, deel 4c Thoracale wervelkolom.*)

Rekken van de M. pectoralis major

De funktie van de M. pectoralis major als geheel is adduktie en endorotatie van de humerus. Bij gefixeerde arm in elevatie met abduktie helpt de spier de thorax te eleveren (hulpademhalingsspier); de spier is tevens aktief bij geforceerde inspiratie zoals bij topsport of in sommige gevallen van CARA.
Pars abdominalis: depressie van de schoudergordel en adduktie van de humerus in de richting van de tegenoverliggende heup.
Pars sternocostalis: adduktie van de humerus in de richting van de tegenoverliggende tepel.
Pars clavicularis: horizontale adduktie van de humerus.

Uitgangshouding patiënt
Ruglig, zoveel mogelijk aan de kant van de bank, één heup en knie licht gebogen, aan de andere zijde sterker gebogen; de voet aan deze kant steunt op het andere bovenbeen juist proximaal van de knie. Deze uitgangshouding dient ter voorkoming van lumbale lordosering tijdens het rekken. De arm van de patiënt ligt in elevatie met abduktie en exorotatie. De mate van abduktie is afhankelijk van welk deel van de M. pectoralis major gerekt wordt *(zie uitvoering)*.

Uitgangshouding therapeut
Stand aan het hoofdeinde aan de aangedane zijde van de patiënt.
Wanneer de rechterzijde gerekt wordt, fixeert de therapeut met de linkerhand de rechter thorax van de patiënt (pars abdominalis) of het sternum (pars sternocostalis en pars clavicularis). De rechterhand omvat de bovenarm van de patiënt juist proximaal van de elleboog, terwijl de onderarm van de therapeut op de onderarm van de patiënt ligt.

Uitvoering
Zeer geleidelijk wordt nu de arm van de patiënt op geleide van pijn en afweerspanning in verdere elevatie-exorotatie gebracht.
Maximale elevatie: pars abdominalis;
± 125° elevatie : pars sternocostalis;
± 90° elevatie : pars clavicularis.

Opmerking: sommige patiënten krijgen tijdens het rekken paresthesieën van (delen van) de hand en/of vingers. Dit is het gevolg van kompressie van een deel van de plexus brachialis onder en tegen de processus coracoideus.

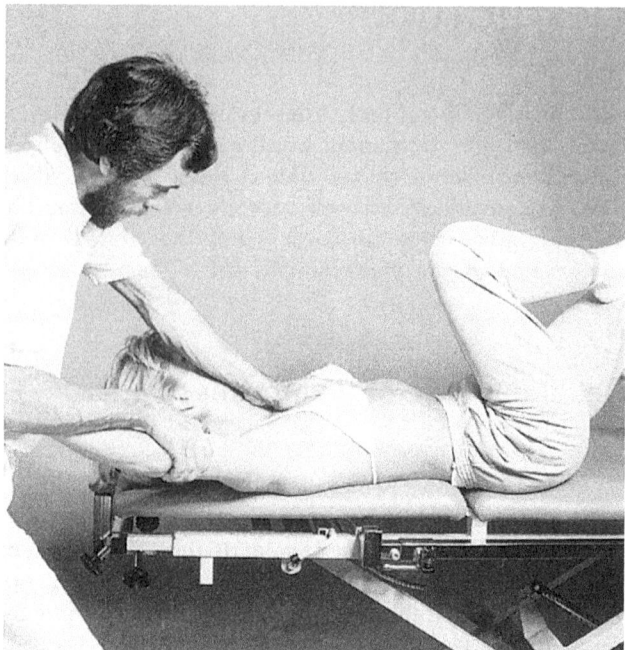

Afbeelding 1-2a
Statisch rekken van de rechter M. pectoralis major, pars abdominalis en pars sternocostalis: beginstand.

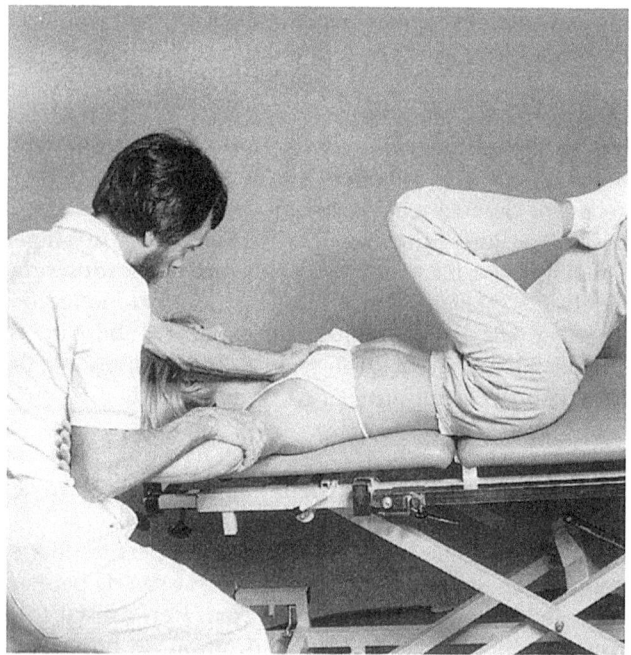

Afbeelding 1-2b
Statisch rekken van de M. pectoralis major, pars clavicularis.

Eventueel kan men ook beide kanten tegelijk rekken; de therapeut staat dan achter de patiënt en de thorax wordt met een gordel gefixeerd.
De patiënt krijgt de opdracht enkele malen per dag zelf de Mm. pectorales te rekken. Hiervoor zijn vele uitvoeringen denkbaar.

Rekken van de M. pectoralis minor

De funktie van de M. pectoralis minor bij gefixeerde thorax is voorover kantelen van de scapula. Wordt de

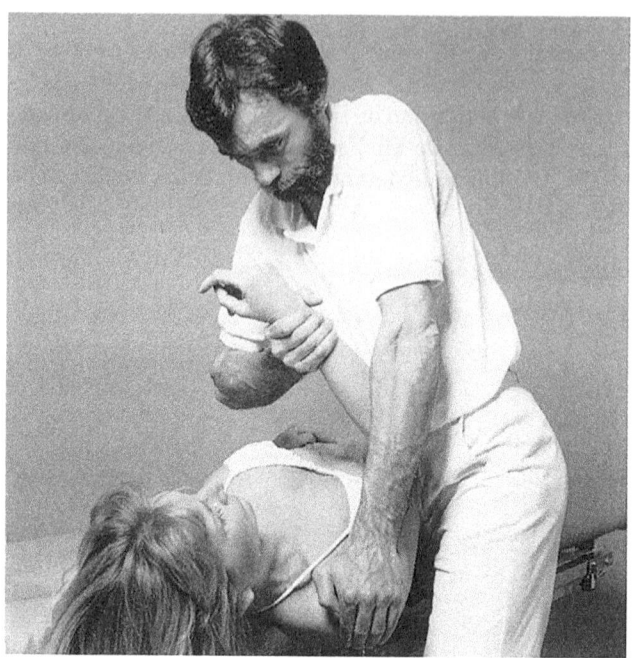

Afbeelding 1-3
Statisch rekken van de M. pectoralis minor.

scapula gefixeerd dan helpt de spier bij het heffen van de thorax (hulpademhalingsspier).

Uitgangshouding patiënt
Ruglig, de schouder (scapula) buiten de rand van de bank.

Uitgangshouding therapeut
Stand aan de aangedane zijde van de patiënt.
De therapeut omvat de onderarm van de patiënt juist proximaal van de pols. De bovenarm van de patiënt wordt, wanneer de rechterzijde wordt gerekt, met de rechterhand in endorotatie, lichte adduktie en ±70% anteflexie gehouden.
De linkerhand ligt op de voorzijde van de te behandelen schouder.

Uitvoering
Langzaam wordt de schouder in craniodorsale richting geduwd, eventueel geholpen door buik en thorax van de therapeut. Extra rek ontstaat wanneer de patiënt in de eindstand langzaam en zo diep mogelijk uitademt.
Ook bij deze oefening verdient het aanbeveling zowel links als rechts te rekken en de patiënt enkele malen per dag zelf beide zijden tegelijkertijd te laten rekken.

Hoofdstuk 2

SCHOUDER

Inhoud

2-1	Onderzoek	13
	Beschrijving van het funktieonderzoek	16
2-2	Pathologie en therapie	24

Gewrichtsaandoeningen met kapsulaire bewegingsbeperking
Arthritis algemeen 24
Traumatische arthritis 24
Immobilisatie-arthritis 24
Idiopathische arthritis 25

Gewrichtsaandoeningen met niet-kapsulaire bewegingsbeperking
Corpus liberum 26

Aandoeningen van het kapsel-bandapparaat
Anterieure en antero-inferieure instabiliteit 26
Subluxatie 26
Luxatie 29
Posterieure instabiliteit 29

Aandoeningen van het acromioclaviculaire gewricht
Ongevalsmechanismen 29
Irritatie van de craniale acromioclaviculaire ligamenten 32
Aandoeningen van het sternoclaviculaire gewricht 33

Aandoeningen van de bursae
Akute bursitis subacromiodeltoidea 34
Chronische bursitis subacromiodeltoidea 34
Het subacromiale 'impingement'-syndroom 35

Aandoeningen van het spier-peesapparaat
M. supraspinatus – (Insertie-) tendopathie 37
M. supraspinatus – Tendopathie met kalcifikatie 41
M. supraspinatus – Partiële en totale ruptuur van de pees 41
M. infraspinatus – Tendopathie 42
M. subscapularis – Tendopathie 43
M. subscapularis – Insertie-tendopathie 44
M. biceps brachii – Tenosynoviitis en tendinitis van het caput longum 45
M. biceps brachii – Luxatie van de pees van het caput longum 46
M. biceps brachii – Ruptuur van de pees van het caput longum 46

Voor uitgebreide literatuur met betrekking tot de schouder zie deel 2b hoofdstuk B2
van de serie *Orthopedische geneeskunde en manuele therapie*

SCHOUDER

2-1 Onderzoek

Het schoudergewricht (articulatio glenohumeralis)

Nulstand
Wanneer de ontspannen hangende arm in de elleboog 90° geflekteerd wordt, ontstaat er een schijnbare endorotatiestand van ca. 20°-30°. De onderarm staat dan loodrecht op het vlak van de scapula. Vanuit deze stand wordt gemeten en worden de weerstandtests uitgevoerd.

Ruststand (maximal loose-packed position)
Vanuit ca. 55° abduktie in het vlak van de scapula wordt de schouder ongeveer 30° horizontaal geadduceerd (horizontale adduktie is de beweging naar het midden toe, uitsluitend in een horizontaal vlak). De elleboog is 90° gebogen.

Vergrendelde stand (maximal close-packed position)
Maximale glenohumerale abduktie met maximale exorotatie en extensie.

Kapsulair patroon
Exorotatie meer, endorotatie minder beperkt dan abduktie.

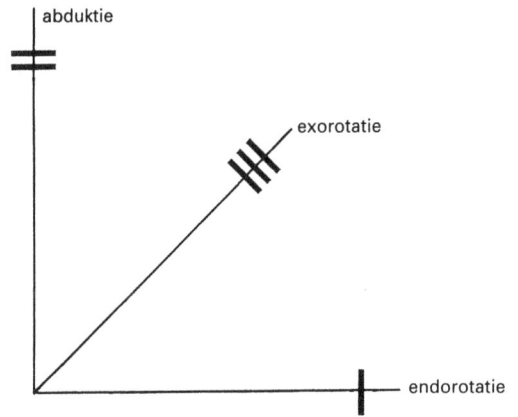

Acromio- en sternoclaviculair gewricht

Nulstand
De fysiologische stand van de schoudergordel, dat wil zeggen de – interindividueel verschillende – stand van de schoudergordel tijdens normaal ontspannen staan of zitten.

Ruststand (maximal loose-packed position)
Gelijk aan de nulstand.

Vergrendelde stand (maximal close-packed position)
Acromioclaviculair: 90° arm abduktie zonder rotatie.
Sternoclaviculair: maximale elevatie van de arm.

Kapsulair patroon
Acromioclaviculair gewricht: geen, of lichte beperking; pijn in de eindstanden.
Sternoclaviculair gewricht: beperkte elevatie van de schouder. Verder als acromioclaviculair gewricht.

Overzicht van het onderzoek

Algemene inspektie
Bij het binnenkomen van de patiënt let men op de algemene houding, gelaatsuitdrukking en op het gebruik van hulpmiddelen. Hoe wordt de arm gehouden? Van groot belang is ook, hoe de patiënt een hand geeft. Draagt de patiënt een (gips)verband of een brace?

Anamnese
(Zie ook Anamnese van de cervicale wervelkolom in deel 4c van de serie Orthopedische geneeskunde en manuele therapie.)

Leeftijd, beroep, hobby (sport)?
Sommige aandoeningen komen alleen op bepaalde leeftijden voor.
Veel kan duidelijk worden wanneer men nauwkeurig informeert naar het beroep van de patiënt, of wanneer de precieze aard van een hobby of sportbeoefening duidelijk is. Zo veroorzaken bijvoorbeeld werp- en racketsporten vaak problemen met betrekking tot de stabiliteit van het schoudergewricht.

De meest voorkomende aandoeningen van schoudergordel en schouder zijn:
1 instabiliteit (in het bijzonder anterieur en antero-inferieur);
2 'impingement' (kompressie van subacromiale strukturen);
3 arthritis van het glenohumerale gewricht;
4 aandoeningen van het acromioclaviculaire gewricht;
5 thoracic outlet-kompressiesyndroom.

Wat zijn de klachten?
– Pijn?
– Bewegingsbeperking?
– Blokkering?
– Krachtsverlies?
– Gevoelsstoornissen?
– Paresthesieën?

Wordt de pijn op de top van de schouder aangegeven, dan wijst dit op een letsel van het acromioclaviculaire gewricht.
Pijn in het deltoideusgebied kan door elke andere schouderaandoening worden veroorzaakt. Vaak bestaat er lokale drukpijn.
De pijnlokalisatie kan zeer misleidend zijn. Alleen door het funktieonderzoek is het letsel te lokaliseren. Gaat men uitsluitend af op de pijnlokalisatie en de drukpijn, en wordt alleen *lokaal* behandeld, dan zal in de meeste gevallen de behandeling zonder resultaat blijven. In sommige gevallen wordt zelfs een lokale operatie uitgevoerd – uiteraard zonder resultaat.
Bewegingsbeperking kan door verschillende aandoeningen worden veroorzaakt. De meest frekwent voorkomende is de idiopathische arthritis.

Blokkering komt zelden voor en is het gevolg van luxatie of corpora libera. Krachtsverlies, gevoelsstoornissen en paresthesieën wijzen op een cervicale aandoening, een thoracic outlet-kompressiesyndroom of een perifere kompressie-neuropathie, al of niet in kombinatie met een 'echt' schouder(gordel)letsel.

Hoe zijn de klachten ontstaan? Geleidelijk of was er een trauma?
Wanneer bij het onderzoek een kapsulair patroon wordt gekonstateerd en de pijn is geleidelijk ontstaan, dan betreft het waarschijnlijk een idiopathische arthritis. Was er eerst pijn en later beperking ná een trauma, dan is er waarschijnlijk sprake van een traumatische arthritis. Is het na een val op de schouder of de uitgestrekte hand onmogelijk de arm te heffen, dan is er ofwel sprake van een cuffruptuur, ofwel van een fraktuur, bijvoorbeeld van het tuberculum majus. Als na een trauma de pijn bovenop de schouder wordt aangegeven, is er mogelijk sprake van een acromioclaviculair letsel.

Hoe lang bestaan de klachten al?
Heftige pijn, in enkele uren of dagen ontstaan, kan het gevolg zijn van een akute bursitis subacromiodeltoidea. Traumatische en idiopathische artritiden genezen in een periode van een tot twee jaar. Aandoeningen van de pezen van de rotator cuff kunnen vaak maanden bestaan. Een chronische bursitis subacromiodeltoidea kan jarenlang een wisselend klachtenpatroon geven. Ditzelfde geldt voor bepaalde vormen van instabiliteit.

Straalt de pijn uit? Zo ja, hoe ver en waar?
De meeste schouderaandoeningen veroorzaken uitstraling van pijn in het C5-dermatoom. Hoe verder de uitstraling naar distaal, hoe ernstiger de aandoening.

Kan de patiënt op de aangedane zijde liggen?
Dit is niet mogelijk bij bepaalde stadia van arthritis, bursitis en tendopathie, evenals (vaak) bij acromioclaviculaire aandoeningen.

Is de pijn alleen aanwezig tijdens bewegen van de schouder of ook in rust?
Het antwoord geeft informatie over het stadium waarin een tendopathie of een arthritis verkeert.
Pijn tijdens werpen of serveren (zoals bij tennis) wijst op instabiliteit of impingement. Pijn in de maximale abduktie-extensie-exorotatiestand (werpen, serveren of smashen), de zogenaamde 'late cocking position') wijst meestal op anterieure of antero-inferieure instabiliteit. Wordt de pijn hierbij echter vooral aan het posterieure aspect van de schouder aangegeven, dan betreft het meestal beschadiging van de achterste kapsel of het achterste deel van het labrum glenoidale.
Wordt de pijn vooral tijdens de acceleratiefase van werpen, smashen of serveren gevoeld, dan wijst dit eerder op een impingementsyndroom. Ook komen kombinaties van instabiliteit en impingement voor.
Om er zeker van te zijn dat de klachten niet vanuit de cervicale werevelkolom ontstaan, vraagt men of nekbewegingen dan wel armbewegingen de klachten uitlokken. Een probleem gebied is de thoracic outlet; bij een thoracic outlet-kompressiesyndroom kunnen zowel nek- als ook armbewegingen klachten veroorzaken. Het funktieonderzoek is hierbij doorslaggevend.

Is de schouder het enige pijnlijke gewricht of zijn (waren) er ook klachten van andere gewrichten?
Wanneer deze vraag positief wordt beantwoord, moet men altijd rekening houden met een systeemziekte zoals reumatoïde arthritis, psoriasis of lupus erythematodes.

Heeft de patiënt een of meer operaties ondergaan?
Deze vraag is mogelijk van belang wanneer er een operatie voor een maligne aandoening is uitgevoerd. Misschien is er sprake van metastasering.

Gebruikt de patiënt medicijnen?
Het geven van mechanische therapie (mobilisering, manipulatie of friktie) is gekontraïndiceerd bij gebruik van antikoagulantia.
Gebruikt patiënt niet-steroïde antiflogistika?
Gebruikt patiënt antihypertensiva of antidepressiva?

Specifieke inspektie
(Zie Orthopedische geneeskunde en manuele therapie, deel 1, Anatomie in vivo.)
Let op stand van hoofd, schouders en schouderbladen. Beoordeel vooral ook de gehele houding van de patiënt.

Is er atrofie (M. deltoideus, M. supraspinatus en/of M. infraspinatus)? Is er (lokale) zwelling? Is er (lokale) kleurverandering?

Is er een (sub)luxatiestand van een acromio- of sternoclaviculair gewricht?

Palpatie
Vóór het funktieonderzoek wordt de lokale huidtemperatuur vastgesteld. In geval van zwelling wordt de konsistentie hiervan beoordeeld.

Funktieonderzoek
Heeft de patiënt *op dit moment* pijn? Zo ja, verandert de pijn tijdens het funktieonderzoek?

Vergelijk altijd de aangedane met de niet-aangedane zijde.

De tests van het basisonderzoek worden hier vet gedrukt aangegeven. De overige tests worden toegevoegd afhankelijk van de bevindingen uit het basisonderzoek.

Ook al lijkt het anamnestisch duidelijk dat er sprake is van een aandoening van de schouder, toch wordt altijd eerst de cervicale wervelkolom onderzocht. *Zie hiervoor Orthopedische geneeskunde en manuele therapie deel 4c.* Tevens wordt gedifferentieerd van een mogelijke aandoening in het gebied van de thoracic outlet. Dit betreft met name de zogenaamde Roos-test. *(Zie Thoracic outlet-kompressiesyndroom, blz. 4.)*
Aansluitend wordt de patiënt gevraagd beide schouders op te trekken. Hierdoor wordt in het bijzonder informatie verkregen over de scapulothoracale en de sterno- en acromioclaviculaire mobiliteit. Aansluitend wordt het

SCHOUDER

eigenlijke schouderfunktieonderzoek uitgevoerd.
Het onderzoek kan in stand of in zit worden uitgevoerd.

Aktieve bewegingen
1 **Aktieve elevatie van beide armen**
2 **Aktieve elevatie van één arm**
3 **Painful arc-test**

Passieve bewegingen afgewisseld met aktieve bewegingen
4 **Passieve elevatie arm naar mediaal**
5 Passieve elevatie arm naar posterieur
6 Aktieve endorotatie-retroflexie
7 **Passieve endorotatie**
8 **Passieve abduktie glenohumeraal: mobiliteit**
9 Passieve abduktie glenohumeraal: eindgevoel
10 Passieve adduktie in retroflexie-endorotatiestand
11 **Pasieve horizontale adduktie**
12 Aktieve exorotatie
13 **Passieve exorotatie**
14 Rektest M. biceps brachii

Weerstandstests
15 **Weerstand adduktie**
16 **Weerstand abduktie**
17 **Weerstand exorotatie**
18 **Weerstand endorotatie**
19 **Weerstand flexie elleboog**
20 **Weerstand extensie elleboog**

Stabiliteitsonderzoek
21 Werptest
22 Exorotatietest
23 Subluxatietest naar anterieur ('apprehension test')
24 Schuifladetest naar anterieur
25 Schuifladetest naar posterieur

Toegevoegd ter differentiatie bursitis/tendinitis van de rotator cuff
26 Traktietest met weerstand abduktie
27 Traktietest met weerstand exorotatie/endorotatie.

Palpatie
Na het funktieonderzoek wordt opnieuw gepalpeerd naar zwelling en warmte; nu wordt ook (indien mogelijk) de gevonden laesie gepalpeerd in verband met eventuele drukpijn.

Aanvullend onderzoek bij bewegingsbeperking
Specifieke tests voor gewrichtsspel, evenals traktie- en kompressietests. *Zie Orthopedische geneeskunde en manuele therapie, deel 3b, Therapie extremiteiten.*

Overig aanvullend onderzoek
– Zo nodig beeldvormend onderzoek (o.a. konventioneel röntgenonderzoek, CT-scan, artrografie, artro-CT, MRI en echografie)
– Laboratoriumonderzoek
– Artroskopie
– EMG

Beschrijving van het funktieonderzoek

Alvorens met het onderzoek van schouder en schoudergordel te beginnen zal men te allen tijde eerst het aktieve bewegingsonderzoek van de cervicale wervelkolom uitvoeren. Dit omvat de flexie, de rotaties en lateraalflexies, evenals de extensie van de halswervelkolom. Is dit onderzoek positief, dan dient men het gehele cervicale-wervelkolomonderzoek uit te voeren. Ditzelfde geldt voor twijfelgevallen. Het kan soms eveneens nodig zijn het funktieonderzoek voor het *Thoracic outlet-kompressiesyndroom* uit te voeren, zie blz. 4.

Is het onderzoek van de cervicale wervelkolom negatief, dan begint men direkt met het hierna beschreven funktieonderzoek.

Aktieve bewegingen

Het onderzoek naar aktieve bewegingen wordt uitgevoerd om de bewegingsuitslagen en het bewegingsverloop te kunnen beoordelen. Bij bewegingsbeperking dient men te differentiëren tussen kapsulaire en niet-kapsulaire bewegingsbeperking. Dit is echter pas dan goed mogelijk nadat ook de passieve bewegingen zijn onderzocht.

1 Aktieve elevatie van beide armen

De patiënt heft beide armen aktief. Deze elevatie kan door de patiënt zowel met abduktie als met anteflexie worden uitgevoerd. Ook kan de patiënt een kombinatiebeweging uitvoeren die het midden houdt tussen anteflexie en abduktie.

Veel aandoeningen van zowel het schoudergewricht als de periartikulaire strukturen kunnen bewegingsbeperking en/of pijn tijdens elevatie van de arm veroorzaken.

Is de elevatie van de arm beperkt, laat dan de patiënt aktief beide schouders eleveren. Wanneer de schouderelevatie volledig mogelijk is, betekent dat dat de scapulothoracale en sternoclaviculaire beweging ongestoord is. (Zelfs bij een artrodese van de schouder is dan altijd nog 60° elevatie van de arm mogelijk.)

2 Aktieve elevatie van één arm

Na het uitvoeren van de elevatie met

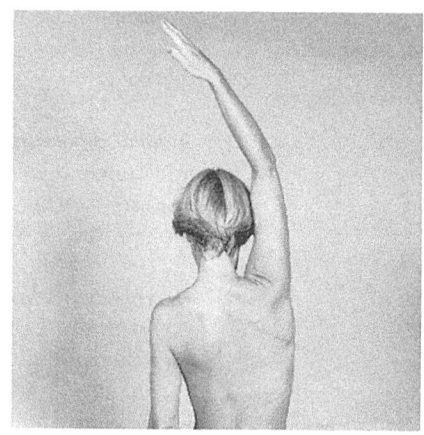
2

beide armen laat de patiënt één arm zakken; men verzoekt nu de patiënt de nog geëleveerde arm zover mogelijk naar mediaal door te bewegen. Normaal gesproken ontstaat dan een toename van de elevatie als gevolg van een, ten opzichte van de doorbewogene arm als homolateraal te definiëren rotatie van de laagcervicale en hoog-thoracale wervelkolom, in kombinatie met heterolaterale lateraalflexie.

3 Painful arc test

De patiënt wordt nu gevraagd vanuit de nulstand van de schouder de arm aan de aangedane zijde *langzaam* aktief te eleveren. Het optreden van een pijnlijk trajekt, voorafgegaan en gevolgd door een pijnloos trajekt, heeft een belangrijke diagnostische betekenis. Een subacromiale painful arc ontstaat gewoonlijk tussen de 60° en 120° armelevatie. Alleen de strukturen tussen humeruskop en schouderdak, evenals kop en dak zelf, kunnen een subacromiale painful arc veroorzaken.

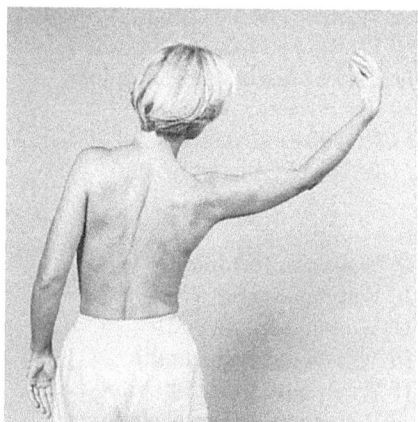
3b

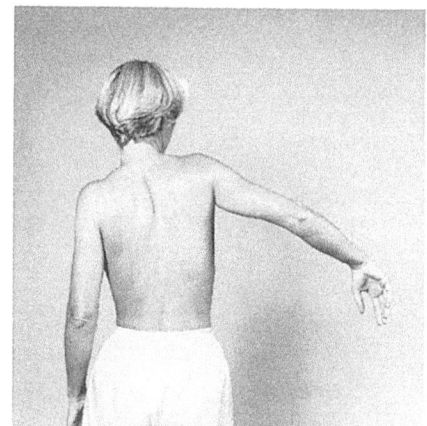
3c

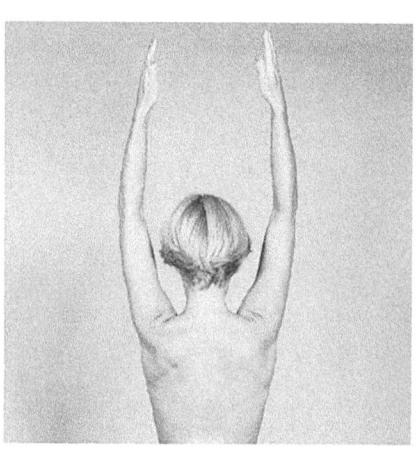
1

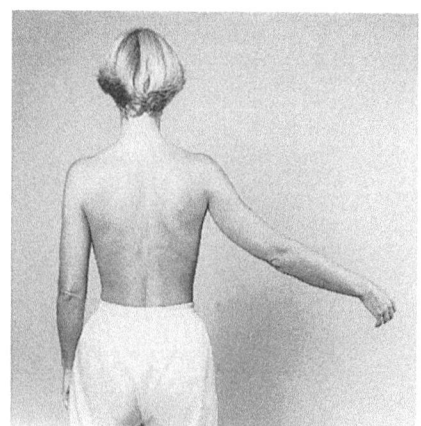
3a

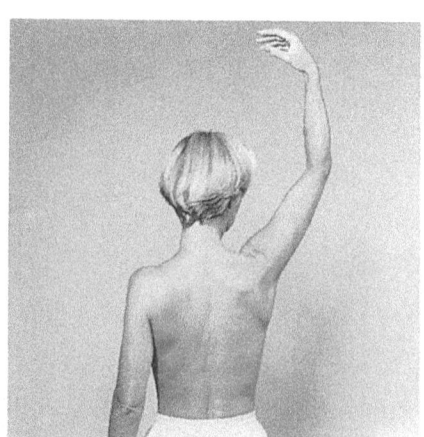
3d

De mogelijk aangedane strukturen zijn:
- insertie van de M. supraspinatus (laterale deel van de insertie);
- insertie van de M. infraspinatus (laterale deel van de insertie);
- insertie van de M. subscapularis (proximale deel van de insertie);
- pees van het caput longum van de M. biceps brachii (overgang van extra- naar intra-artikulair);
- bursa subacromiodeltoidea;
- acromion;
- ligamentum coracoacromiale;
- tuberculum minus;
- tuberculum majus.

Een painful arc is een van de belangrijkste bevindingen bij het impingementsyndroom.

In sommige gevallen ontstaat een zeer hoge painful arc – bijvoorbeeld tussen 160° en 180°. Dit kan wijzen op een aandoening van het acromioclaviculaire gewricht. Meestal vindt men bij acromioclaviculaire pathologie echter dat de laatste graden van zowel de aktieve als de passieve armelevatie pijnlijk (en soms ook beperkt) zijn en dat de pijn *niet* verdwijnt.

Passieve bewegingen (Hier afgewisseld met aktieve bewegingen – zie tests nr. 6 en 12.)
De bewegingsuitslagen van het passieve bewegingsonderzoek worden vergeleken met die van het aktieve bewegingsonderzoek. Bij bewegingsbeperking dient men kapsulaire beperking te differentiëren van niet-kapsulaire beperking.
Een kapsulaire bewegingsbeperking wijst op arthritis of arthrosis.
Van groot belang is de bepaling van het eindgevoel. Evenals bij de aktieve bewegingen wordt ook nu gelet op de eventuele provokatie van de klachten.

4 Passieve elevatie arm naar mediaal
De onderzoeker omvat met zijn homolaterale hand de elleboog van de patiënt en eleveert de arm van de patiënt zover mogelijk; aan het einde van de beweging geeft hij een lichte overdruk naar mediaal. De heterolaterale hand van de onderzoeker fixeert de heterolaterale schouder van de patiënt, teneinde de bewegingsuitslag en het eindgevoel van de gehele schoudergordel te kunnen testen. Men kan ook de hand tegen de angulus superior van de scapula aan de te testen zijde plaatsen *(zie afbeelding)*, zonder hierbij de scapula te fixeren.

Bij deze test onderzoekt men in feite de beweeglijkheid van de gehele schoudergordel. Bewegingsbeperking kan immers het gevolg zijn van een aandoening van elk van de gewrichten van de schoudergordel. Pijn kan vanuit dezelfde gewrichten ontstaan, of het gevolg zijn van kompressie van – met name – de insertie van

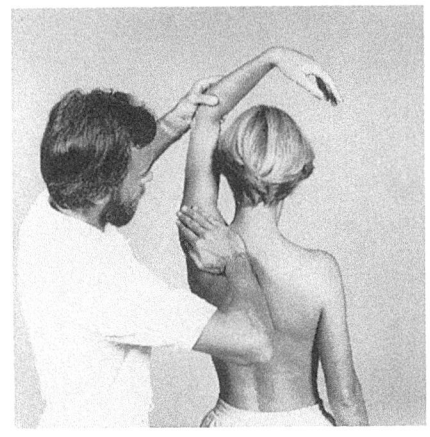

4

de M. supraspinatus en/of de M. infraspinatus *(vergelijk test nr. 9)*. Ook als gevolg van een bursitis subacromiodeltoidea kan pijn ontstaan.

5 PASSIEVE ELEVATIE ARM NAAR POSTERIEUR
De onderzoeker staat aan de homolaterale zijde van de patiënt en omvat met zijn homolaterale hand de elleboog aan de te onderzoeken zijde van de patiënt. Terwijl de arm passief geëleveerd wordt, geeft de heterolaterale hand tegendruk op het homolaterale schouderblad. De elevatie van de arm wordt nu naar posterieur uitgevoerd.
Eerder in dit onderzoek werd de elevatie naar mediaal uitgevoerd; de interpretatie verschilt op één punt belangrijk van die bij de naar mediaal doorgevoerde elevatie. Naar posterieur ontstaat namelijk

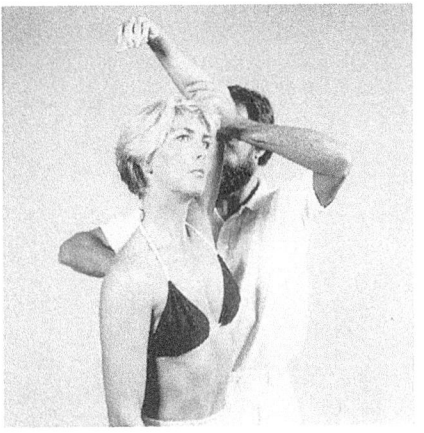

5

kompressie van een deel van de lange pees van de M. biceps brachii tegen het acromion.

6 AKTIEVE ENDOROTATIE-RETROFLEXIE
De patiënt brengt de hand op de rug en tracht deze zoveel mogelijk in de richting

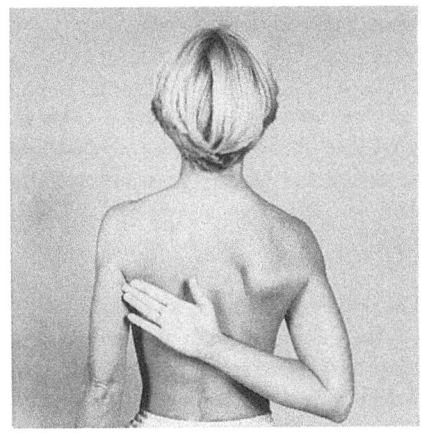

6

van de heterolaterale schouderkop te brengen. Deze test geeft een globaal overzicht over de aktieve endorotatie-retroflexiemogelijkheid van de articulatio humeri en de scapulothoracale verbinding. Ook de claviculaire gewrichten nemen aan deze beweging deel.

Er is altijd verschil tussen links en rechts; gewoonlijk komt de patiënt aan de dominante zijde minder ver dan aan de niet-dominante zijde.

7 Passieve endorotatie
De onderzoeker staat aan de heterolaterale achterzijde van de patiënt en steunt met zijn schouder tegen die van de patiënt. De onderzoeker omvat met de homolaterale hand de onderarm van de patiënt juist proximaal van de pols. Met de andere hand wordt de elleboog van de

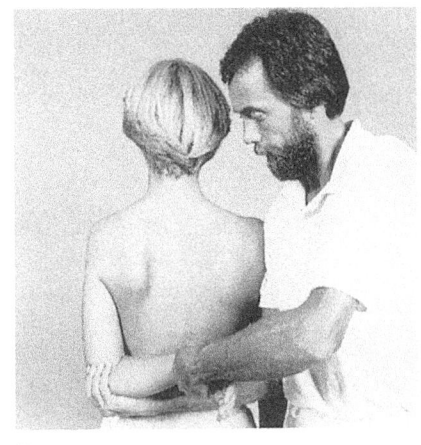

7

patiënt omvat. Zonder de arm te extenderen wordt nu een endorotatiebeweging uitgevoerd.
Het eindgevoel is gewoonlijk elastisch.
De bewegingsuitslag is afhankelijk van de algemene mobiliteit, de leeftijd en het geslacht.
Bij sommige patiënten is deze uitvoering van de endorotatie niet mogelijk daar de beweging te sterk beperkt is.

De beweging kan beperkt zijn als onderdeel van een kapsulair patroon. Als de beweging alleen pijnlijk en niet beperkt is, betreft het meestal een door rek van één van de exorotatoren veroorzaakte pijn.

Passieve endorotatie kan ook in 90° voorwaartse elevatie worden uitgevoerd (Kennedy-test). Ontstaat hierbij pijn, dan betreft het waarschijnlijk een impingementsyndroom. Verdere differentiatie geschiedt door middel van het onderzoek tegen weerstand.

8 Passieve adduktie glenohumeraal: mobiliteit

De onderzoeker fixeert met de duim van zijn heterolaterale hand de margo lateralis van de scapula juist craniaal van de angulus inferior. Met de homolaterale hand wordt de onderarm van de patiënt omvat, juist distaal van de elleboog.
Nu wordt vanuit de nulstand de arm in het vlak van de scapula geabduceerd totdat de margo lateralis scapulae tegen de duim aantikt. De homolaterale hand van de onderzoeker zorgt ervoor dat er geen rotatie in het schoudergewricht kan plaatsvinden.

De bewegingsuitslag varieert – afhankelijk van de algemene mobiliteit, de leeftijd en het geslacht – tussen 70° en 120°.
Is de beweging beperkt, dan betreft het meestal een kapsulaire aandoening en maakt de beperking deel uit van een kapsulair patroon van de schouder (exorotatie meer en endorotatie minder beperkt dan de abduktie).

9 PASSIEVE ABDUKTIE GLENOHUMERAAL: EINDGEVOEL

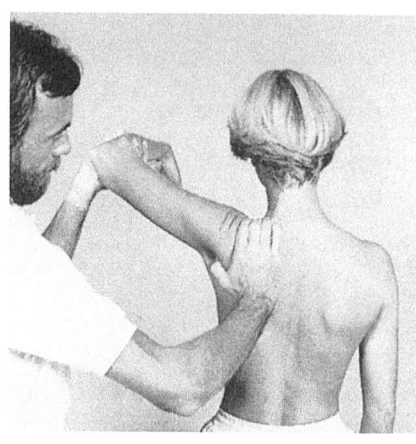

9

Om het eindgevoel van de abduktie van het glenohumerale gewricht te kunnen bepalen legt de onderzoeker de vingers van zijn heterolaterale hand op de schouder van de patiënt, terwijl de duim de margo lateralis van het schouderblad palpeert. Duim en vingers fixeren nu de scapula, terwijl de homolaterale hand de arm van de patiënt abduceert. De abduktiebeweging is nu iets verder uit te voeren dan in de voorgaande test. Pijn kan het gevolg zijn van kompressie van een deel van de cuff en de kapsel tegen het labrum glenoidale. Beperking werd geïnterpreteerd bij test nr. 8.
Het eindgevoel is gewoonlijk elastisch.

10 PASSIEVE ADDUKTIE IN RETROFLEXIE-ENDOROTATIESTAND

De onderzoeker staat aan de heterolaterale achterzijde van de patiënt en omvat met zijn homolaterale hand de elleboog van de te onderzoeken arm van de patiënt. De patiënt houdt de arm op de rug. De onderzoeker voert in deze retroflexie-endorotatiestand van de arm een adduktiebeweging uit, terwijl met de heterolaterale hand tegendruk wordt gegeven aan de voorzijde van de heterolaterale schouder.

Deze test, waarbij het eindgevoel gewoonlijk elastisch is, is min of meer specifiek voor letsel van het acromioclaviculaire gewricht, waarbij de patiënt pijn in het C4-dermatoom zal aangeven (bovenop de schouder met uitbreiding naar ventraal tot aan de clavicula en naar dorsaal tot aan de spina scapulae).

11 Passieve horizontale adduktie

De onderzoeker staat aan de heterolaterale zijde van de patiënt en omvat met zijn heterolaterale hand de elleboog van de patiënt. Hij voert, na de arm 90° te hebben geëleveerd, in het horizontale vlak een adduktiebeweging uit terwijl de homolaterale hand tegendruk geeft aan het heterolaterale schouderblad.
Het eindgevoel is gewoonlijk zacht.

Ook deze test is min of meer specifiek voor aandoeningen van het acromioclaviculaire gewricht, waarbij lokale pijn wordt gevoeld.
Tevens worden bij deze test de abduktoren en exorotatoren op rek gebracht. Ditzelfde geldt voor de N. suprascapularis, terwijl de verschillende bursae van de schouder, evenals het distale deel van de M. subscapularis-insertie worden gekomprimeerd.

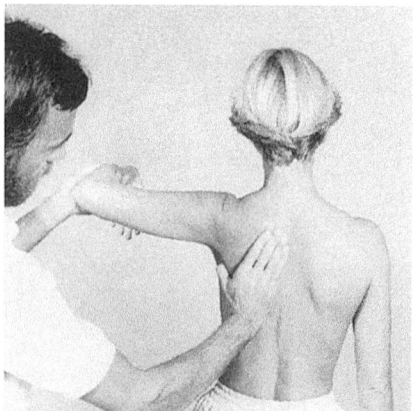

8

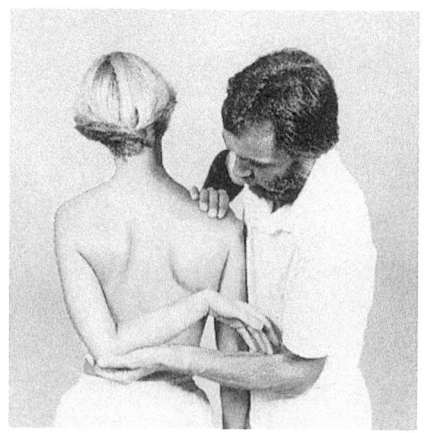

10

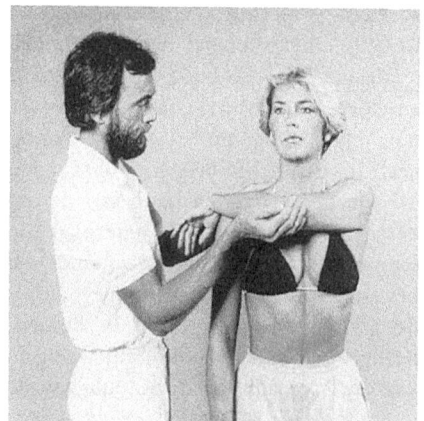

11

SCHOUDER

12 AKTIEVE EXOROTATIE
De patiënt brengt beide armen in exorotatie terwijl de 90° gebogen ellebogen zo dicht mogelijk bij het lichaam worden gehouden.
Vergelijk de bewegingsuitslag links en rechts.

Exorotatie is de meest beperkte beweging bij het kapsulaire patroon van het glenohumerale gewricht. Een ruptuur van de M. infraspinatus zal na verloop van tijd de beweging eveneens beperken *(zie Tendopathie van de M. infraspinatus).* Ook na een anterieure luxatie van de schouder is in veel gevallen de exorotatie beperkt.

Het eindgevoel is gewoonlijk elastisch. De bewegingsuitslag is afhankelijk van de algemene mobiliteit, de leeftijd en het geslacht, en kan variëren van 60° tot 110°.

Interpretatie: zie boven *(Aktieve exorotatie).* Bij de passieve exorotatie worden echter tevens de anterieure strukturen (voorste kapsel en insertie van de M. subscapularis) op rek gebracht.

14 REKTEST M. BICEPS BRACHII
De onderzoeker staat achter de patiënt en fixeert met zijn heterolaterale hand het schouderblad van de patiënt aan de te onderzoeken zijde. De homolaterale hand omvat de gepronneerde onderarm van de patiënt juist proximaal van de pols. De geëxtendeerde arm wordt nu loodrecht op het vlak van de scapula in retroflexie gebracht.

Deze test is min of meer specifiek voor aandoeningen van de pees en/of peesschede van het caput longum van de M. biceps brachii.

Als toegevoegde test kan de patiënt worden gevraagd vanuit deze positie de arm in (ante)flexie, flexie van de elleboog, en supinatie van de onderarm te brengen. Deze test is specifiek voor een tendinitis van het caput longum van de M. biceps brachii.

Weerstandstests
Door het uitvoeren van weerstandstests kan men vaststellen of er sprake is van een letsel van (een van) de kontraktiele strukturen. Rondom het schoudergewricht betreft het meestal een tendinitis, meer specifiek een insertie-tendopathie. Men dient er echter rekening mee te houden dat door de isometrische aanspanning tevens kompressie in delen van het schoudergewricht en het acromioclaviculaire gewricht kan optreden. Ook kan er kompressie van een deel van de bursa subacromiodeltoidea ontstaan.
Ter differentiatie kan men in het laatste geval de weerstandstests onder traktie uitvoeren. Zie de tests nr. 26 en 27.

15 **Weerstand adduktie**
De onderzoeker staat aan de homolaterale zijde van de patiënt. De patiënt houdt de arm in de elleboog 90° gebogen. De onderzoeker omvat de elleboog van de patiënt met zijn homolaterale hand vanaf mediaal terwijl zijn andere hand tegendruk uitoefent op de heup van de patiënt. De arm wordt getest vanuit 0° abduktie, omdat anders ook de M. subscapularis wordt geaktiveerd.
De patiënt wordt nu verzocht de elleboog naar het lichaam toe te bewegen.
De onderzoeker geeft maximale weerstand.

Test voor de adduktoren (Mm. latissimus dorsi, pectoralis major, teres major en teres minor); de eerste drie adduktoren zijn tevens endorotatoren. Is de adduktie tegen weerstand negatief (zoals meestal het geval is), en is endorotatie tegen weerstand positief, dan is er sprake van een aandoening van de M. subscapularis. Is de exorotatie tegen weerstand positief, en de adduktie tegen weerstand negatief, dan is doorgaans de M. infraspinatus aangedaan (niet de M. teres minor).

Ook in geval van acromioclaviculaire pathologie wordt soms bij deze test pijn aangegeven.

16 **Weerstand abduktie**
De onderzoeker staat aan de homolaterale zijde van de patiënt en geeft met zijn

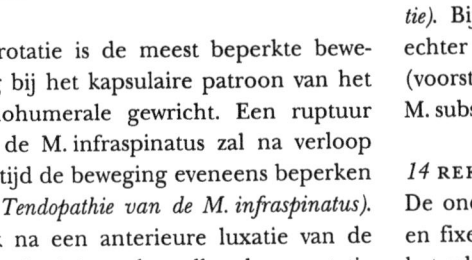

12

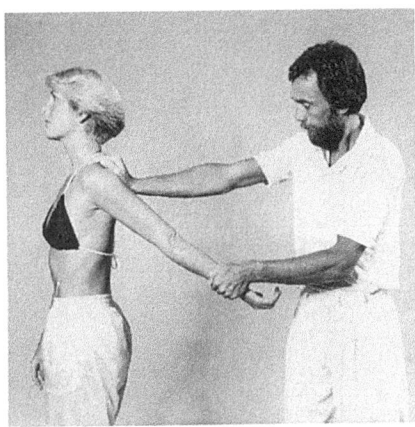

14

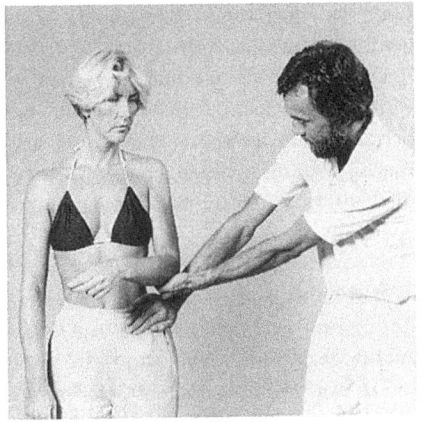

15

13 **Passieve exorotatie**
De onderzoeker staat aan de homolaterale zijde schuin achter de patiënt en houdt met zijn lichaam de 90° gebogen elleboog van de te onderzoeken arm zo dicht mogelijk bij het lichaam van de patiënt.
De onderzoeker omvat met zijn homolaterale hand de onderarm van de patiënt, juist proximaal van de pols. Met de andere hand wordt de heterolaterale schouder van de patiënt gefixeerd.

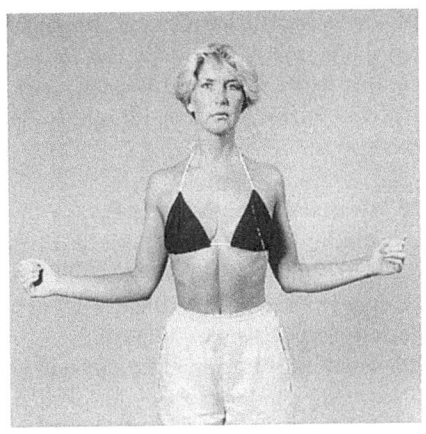

13

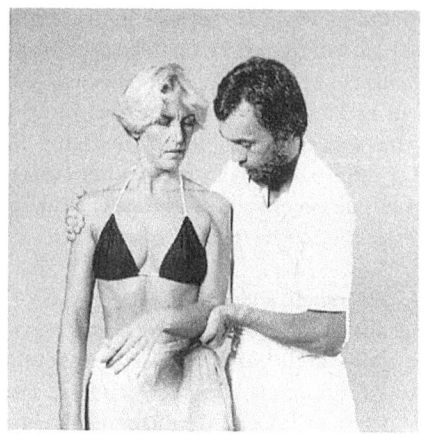

16

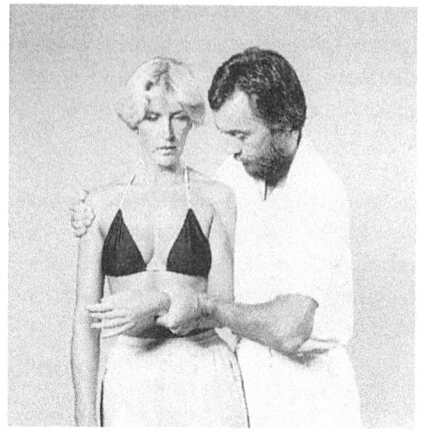

17

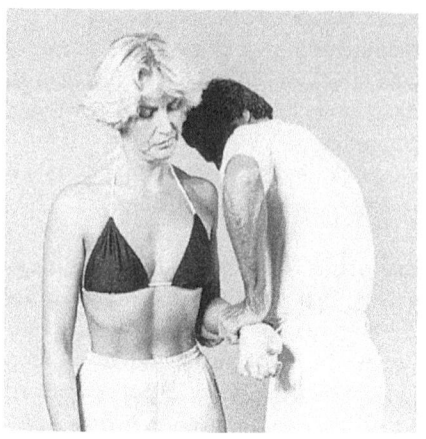

19

homolaterale hand weerstand tegen de laterale zijde van de 90° gebogen elleboog van de patiënt. Zijn andere hand geeft tegendruk aan de laterale zijde van de heterolaterale schouder. De patiënt wordt nu verzocht de elleboog van het lichaam af te bewegen zonder de arm hierbij te roteren. Het is aan te bevelen deze test in 0°, 30° en 60° abduktie uit te voeren.

Test voor de abduktoren van de schouder. Letsel van de M. deltoideus wordt zelden gezien als gevolg van direkt trauma of overbelasting; wel kan zwakte ontstaan als gevolg van een laesie van de N. axillaris (soms na schouderluxaties). De M. supraspinatus is frekwent aangedaan. Daar tijdens abduktie tegen weerstand de humeruskop iets omhoog komt – en daardoor de bursa subacromiodeltoidea kan komprimeren – dient men tussen bursitis en tendinitis te differentiëren door middel van de weerstandstest onder traktie (nr. 26).

17 Weerstand exorotatie

De onderzoeker staat aan de homolaterale zijde van de patiënt en omvat met zijn homolaterale hand de onderarm van de patiënt juist proximaal van de pols. De andere hand geeft tegendruk aan de heterolaterale schouder. De arm van de patiënt is 90° gebogen in de elleboog.
De patiënt wordt nu verzocht de arm naar buiten te draaien (van het lichaam af); de onderzoeker geeft maximale weerstand.

Test voor de exorotatoren, waarvan de M. infraspinatus het meest frekwent is aangedaan *(zie ook Adduktie tegen weerstand)*. Ook de M. supraspinatus kan (alleen tegen weerstand) de schouder exoroteren. De M. teres minor is zelden aangedaan.

18 Weerstand endorotatie

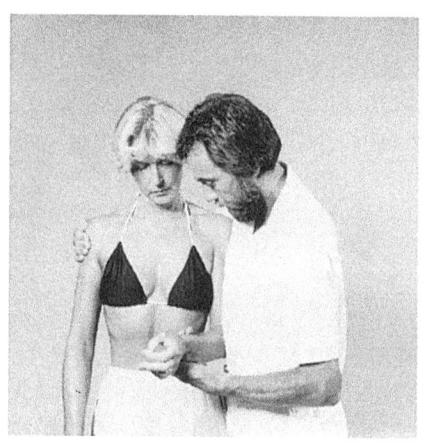

18

De uitgangshouding is identiek aan die van de beide vorige tests, met dien verstande dat de onderzoeker nu weerstand geeft tegen de volaire zijde van de onderarm.
De patiënt wordt verzocht de arm naar binnen te draaien (naar het lichaam toe).

Test voor de endorotatoren, waarvan de M. subscapularis het meest frekwent is aangedaan *(zie ook Adduktie tegen weerstand)*.

19 Weerstand flexie elleboog

De onderzoeker staat aan de homolaterale zijde van de patiënt en omvat vanaf volair de gesupineerde onderarm van de patiënt juist proximaal van de pols. De andere hand ondersteunt de 90° gebogen elleboog vanaf posterieur.
De patiënt wordt nu verzocht de elleboog te buigen en daarbij de hand ontspannen te houden.

Test voor de flexoren van de elleboog. Voor deze test is alleen de M. biceps brachii relevant, omdat deze spier de enige struktuur is die ook schouderklachten kan veroorzaken.
De test kan ook in kombinatie met gelijktijdig uitgevoerde supinatie van de onderarm tegen weerstand worden uitgevoerd. Deze test is niet zeer sensitief. Zie ook tests nr. 5 en nr. 14.

20 Weerstand extensie elleboog

Uitgangshouding is dezelfde als beschreven bij test nr. 19, met dien verstande dat de onderzoeker nu weerstand geeft aan de dorsale zijde van de onderarm.
De patiënt wordt verzocht de elleboog te strekken en daarbij de hand ontspannen te houden.

Test voor de extensoren van de elleboog, waarvan alleen de M. triceps brachii voor deze test relevant is. Deze spier is echter ter hoogte van de schouder zelden aangedaan; toch wordt in veel gevallen pijn aangegeven tijdens extensie tegen weerstand. De reden hiervoor is dat de humeruskop 'stijgt', waardoor kompressie van de subacromiale strukturen kan ontstaan.

Stabiliteitsonderzoek

Het stabiliteitsonderzoek wordt uitge-

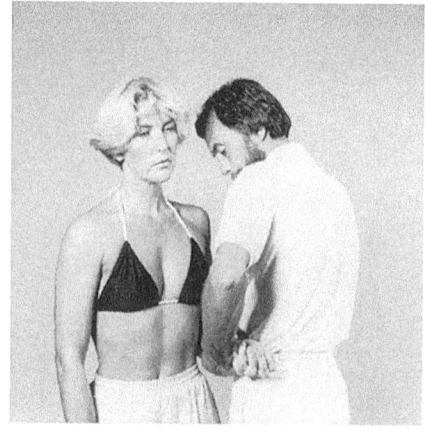

20

voerd ter beoordeling van de stabiliteit van het schoudergewricht. Anterieure instabiliteit en antero-inferieure instabiliteit komen het meest frekwent voor. In dergelijke gevallen betreft het vooral letsel van de voorste kapsel-bandstrukturen.

21 WERPTEST

Vanuit de werphouding of de 'late cocking position' (maximale retroflexie, abduktie en exorotatie van de schouder) geeft de onderzoeker weerstand aan de arm van de patiënt. Zijn homolaterale

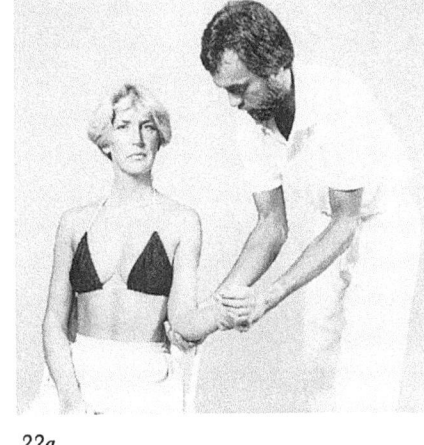

22a

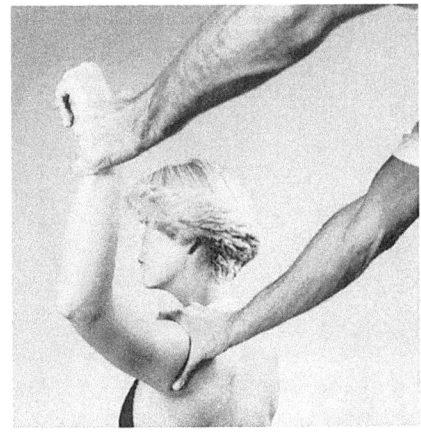

23

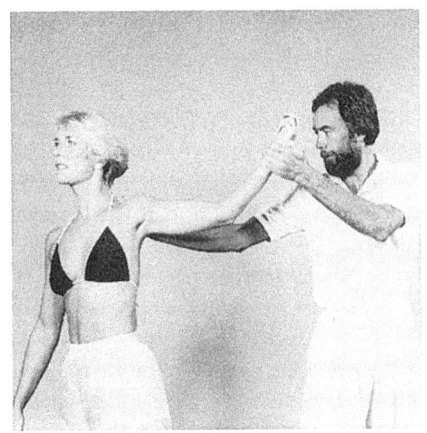

21

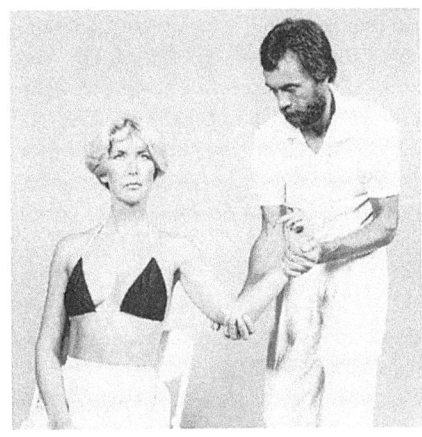

22b

hand omvat de onderarm van de patiënt via de volaire zijde, juist proximaal van de pols, terwijl zijn andere hand tegendruk geeft aan de achterzijde van de homolaterale schouder.
De patiënt wordt nu verzocht de arm 'explosief' in de werprichting te bewegen; de onderzoeker geeft echter maximale weerstand, zodat geen beweging optreedt.

De test is vooral positief bij anterieure en antero-inferieure subluxaties van de schouder en in sommige gevallen bij aandoeningen van het caput longum van de M. biceps brachii.

22 EXOROTATIETEST

Vanuit de nulstand van de schouder wordt de arm van de patiënt door de onderzoeker passief geëxoroteerd, de laatste graden met een korte en snelle beweging ('met impuls'). De homolaterale hand omvat de onderarm van de patiënt via de volaire zijde, juist proximaal van de pols. De andere hand omvat de elleboog. De beweging wordt nu herhaald in lichte abduktiestand. Door de beweging met steeds meer abduktie en extensie uit te voeren, wordt de voorste

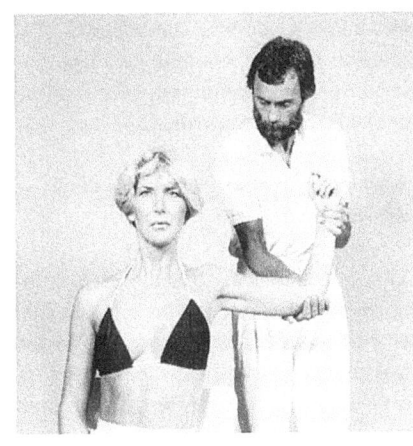

22c

kapsel steeds meer op spanning gebracht.
Is er sprake van een anterieure of antero-inferieure (sub)luxatie, dan zal de patiënt deze test als pijnlijk ervaren. Hoe eerder de pijn optreedt, hoe ernstiger de mate van instabiliteit.

23 SUBLUXATIETEST NAAR ANTERIEUR

Na de exorotatietest kan men, uitsluitend in gevallen van vermoedelijke *lichte* instabiliteit de anterieure subluxatietest uitvoeren ('apprehension'-test).

De onderzoeker staat achter de zittende patiënt en omvat met zijn homolaterale hand de onderarm van de patiënt vanaf volair. De vingers van zijn andere hand liggen aan de voorzijde, de duim aan de achterzijde van de schouder, zodanig dat de top van de wijsvinger op het tuberculum minus en de toppen van de andere vingers op de processus coracoideus liggen. Het proximale deel van de duim ligt direkt lateraal aan het acromion op het caput humeri.

De onderzoeker brengt nu de ontspannen arm van de patiënt in de 'late cocking position'. In deze stand duwt de duim met impuls de humeruskop naar anterieur. Dit geschiedt door de pols te extenderen. Is de test negatief, dan wordt deze herhaald naar antero-inferieur.

In sommige gevallen is de instabiliteit naar voren duidelijk voelbaar: het tuberculum minus met de top van de wijsvinger 'passeert' de processus coracoideus met daarop de toppen van de overige vingers. Soms is er ook een klik voelbaar. Een *pijnlijke klik* wijst gewoonlijk op een Bankart-laesie: een beschadiging van het labrum glenoidale.
De test is positief wanneer de patiënt de specifieke pijn aangeeft, al dan niet in kombinatie met een gevoel van (sub)luxatie. Wordt deze test uitgevoerd bij patiënten met uitgesproken anterieure of antero-inferieure instabiliteit, dan ontstaat er een sterke afweerspanning van de muskulatuur ('apprehension').

24 SCHUIFLADETEST NAAR ANTERIEUR

De behandeltafel staat op mid-femurhoogte; de onderzoeker staat aan de aangedane zijde van de op de rug liggende patiënt en fixeert de hand van de patiënt in de oksel door de bovenarm te

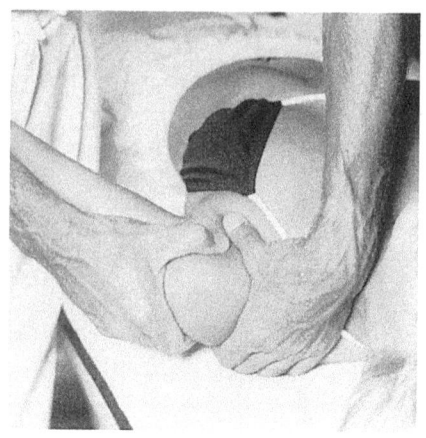

24

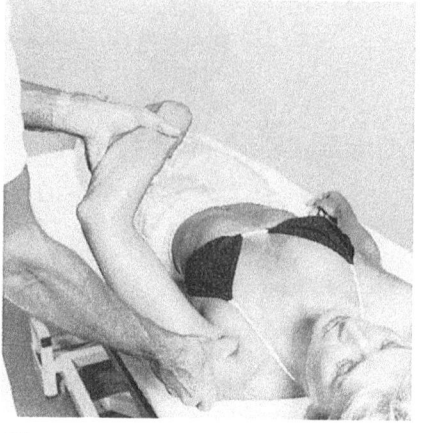

25

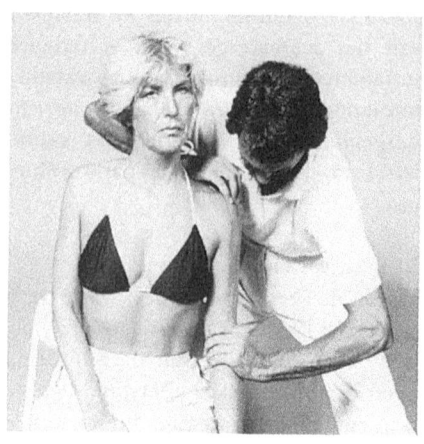

26

adduceren. De uitgangshouding van de arm van de patiënt is nu: ca. 80° elevatie met abduktie, ca. 20° elevatie met anteflexie en ca. 30° exorotatie. De onderzoeker fixeert met zijn homolaterale hand de scapula op de bank zodanig, dat de vingers de spina scapulae omvatten en de duim aan de voorzijde druk geeft op de processus coracoideus. De andere hand omvat de bovenarm van de patiënt zo dicht mogelijk bij het gewricht, de duim anterieur, de vingers posterieur. De humeruskop wordt nu naar anterieur bewogen.

Instabiliteit is goed voelbaar met de duim van de heterolaterale hand, die de duim op de processus coracoideus naar anterieur 'passeert'. In sommige gevallen is een klik hoorbaar en/of voelbaar. Een *pijnlijke klik* duidt meestal op een beschadiging van het labrum glenoidale, de zogenaamde Bankart-laesie (bevestiging door middel van artroskopie of – eventueel – artrografie).
Op dezelfde wijze kan men de humeruskop naar antero-inferieur bewegen.
Deze test kan ook in ruglig vanuit de 'late cocking position' worden uitgevoerd.

25 SCHUIFLADETEST NAAR POSTERIEUR

De behandelbank staat op mid-femurhoogte; de onderzoeker staat aan de aangedane zijde van de op de rug liggende patiënt.
De homolaterale hand van de onderzoeker omvat de onderarm van de patiënt juist proximaal van de pols, met zijn andere hand omvat hij de humeruskop zo dicht mogelijk bij het gewricht. De duim ligt aan de voorzijde, juist lateraal van de processus coracoideus, de wijs- en middelvinger omvatten de spina scapulae. De elleboog van de patiënt is licht geflekteerd. De onderzoeker brengt nu de arm in ca. 80° elevatie met abduktie, om vanuit deze positie dan ca. 20° horizontaal te adduceren. Terwijl een lichte endorotatie in kombinatie met ca. 45° elevatie met anteflexie uitgevoerd wordt, (sub)luxeert de humeruskop naar achteren door druk van de duim van de onderzoeker.

Instabiliteit is goed voelbaar wanneer de duim langs de processus coracoideus naar achteren glijdt.
De test is in de meeste gevallen niet pijnlijk, maar desondanks kan toch een lichte tot matige afweerspanning ontstaan. Slechts in het laatste geval wordt de test als klinisch positief beschouwd. Veel mensen hebben namelijk een forse posterieure hypermobiliteit, die meestal geen klachten veroorzaakt.

Tests ter differentiatie bursitis/tendinitis van de rotator cuff

Tijdens traktie aan de arm ontstaat ruimte tussen schouderkop en schouderdak. Is een weerstandstest negatief tijdens traktie, maar positief zónder traktie, dan is er waarschijnlijk sprake van een bursitis.

26 TRAKTIETEST MET WEERSTAND ABDUKTIE

De onderzoeker staat aan de homolaterale zijde van de zittende patiënt, omvat de elleboog van de patiënt en geeft lichte traktie aan de arm. De vingers van de andere hand palperen de ruimte die ontstaat tussen het acromion en de humeruskop.
De patiënt wordt nu verzocht de arm zeer langzaam en met toenemende kracht te abduceren. Door de aanspanning van de M. deltoideus zal de ruimte tussen de humeruskop en het schouderdak niet langer palpabel zijn. Hoe meer kracht de patiënt uitoefent, des te meer traktie de onderzoeker moet geven.

Indien de patiënt pijn heeft bij abduktie tegen weerstand zonder traktie, en wanneer de pijn verdwijnt tijdens abduktie met traktie aan de arm, dan is er sprake van een bursitis subacromiodeltoidea. Als de pijn bij traktie echter toeneemt, is er sprake van een aandoening van de M. supraspinatus.
Het is ook mogelijk dat beide strukturen zijn aangedaan. In dat geval zal de meest aangedane struktuur het eerst op de test reageren. Wanneer bijvoorbeeld de pees de pijnlijkste struktuur is, zal de pijn gedurende de test toenemen. Is daarentegen de bursa het meest aangedaan, dan zal de pijn slechts weinig verminderen, of in elk geval niet geheel verdwijnen gedurende traktie onder weerstand.
Deze klinische bevindingen zijn uitgebreid getoetst aan artroskopische bevindingen.

27 TRAKTIETEST MET WEERSTAND ROTATIE

Evenals de bij test nr. 26 beschreven abduktie tegen weerstand onder traktie

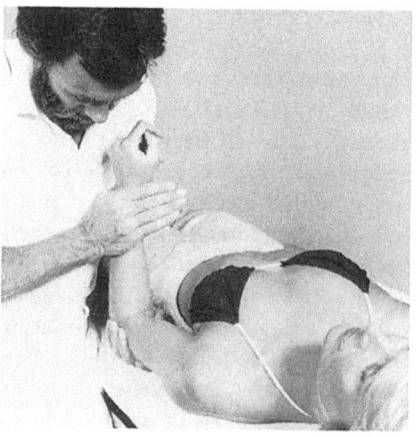

27a

kunnen ook de rotaties tegen weerstand onder traktie worden getest.

De patiënt ligt op de rug en de onderzoeker omvat met zijn homolaterale hand de 90° gebogen elleboog van de patiënt en appliceert hiermee traktie. Met de andere hand wordt aan de dorsale of aan de volaire zijde van de onderarm, juist proximaal van de pols, weerstand gegeven om respektievelijk de exorotatie en de endorotatie te testen. Hierdoor kan worden gedifferentieerd tussen een bursitis subacromiodeltoidea en een tendinitis van de M. infraspinatus of de M. subscapularis.

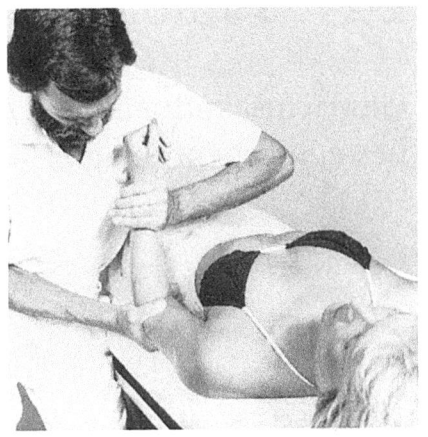

27b

2-2 Pathologie en therapie

Gewrichtsaandoeningen met kapsulaire bewegingsbeperking

Arthritis algemeen

Bij elke vorm van arthritis van het schoudergewricht ontstaat wat vaak genoemd wordt een 'frozen shoulder': een kapsulaire bewegingsbeperking (exorotatie meer, endorotatie minder beperkt dan de glenohumerale abduktie). Deze konstatering is op zichzelf dus géén diagnose. Op basis van de anamnese en eventueel het laboratoriumonderzoek dient de oorzaak van de arthritis te worden vastgesteld.
De meest frekwent voorkomende artritiden van de schouder worden hier besproken. Andere artritiden kunnen uiteraard ook voorkomen, maar deze zijn zeldzaam. Meestal betreft het reumatoïde arthritis, Morbus Bechterew, jicht of Morbus Reiter. Differentiatie geschiedt door middel van laboratoriumonderzoek.

Traumatische arthritis

Deze aandoening wordt zelden gezien bij mensen jonger dan 45 jaar. Enkele dagen na een gewoonlijk onbeduidend trauma ontstaat pijn in het deltoideusgebied, aanvankelijk alleen tijdens bepaalde bewegingen, maar na een periode van drie tot vijf weken ook in rust. Helaas wordt deze aandoening ook regelmatig gezien na artroskopische en artronomische ingrepen bij de schouder.
De pathogenese is niet bekend maar berust mogelijk op een sympathische dystrofie.
In sommige gevallen ontstaat een kapsulaire bewegingsbeperking na een trauma van de schouder, waarbij het opvalt dat de pijn niet alleen in de bovenarm maar ook diffuus over het schoudergebied zelf is verspreid.
Als bij het funktieonderzoek vooral de passieve horizontaal uitgevoerde adduktie beperkt en pijnlijk is, kan mogelijk een traumatische kompressie-neuropathie van de N. suprascapularis de oorzaak zijn van de klachten. De bewegingsbeperking zou in dit geval voornamelijk ontstaan door de immobilisatie die de patiënt zichzelf heeft opgelegd.

Klinische bevindingen
Men onderscheidt drie klinische stadia.

Stadium 1:
– alleen pijn in de schouder en/of de bovenarm;
– alleen pijn tijdens bewegen;
– op de schouder liggen is niet pijnlijk.

Stadium 2:
– dit is een tussenvorm van stadium 1 en stadium 3.

Stadium 3:
– pijnuitstraling distaal van de elleboog;
– de pijn is konstant;
– op de aangedane schouder liggen is pijnlijk.

Bij het funktieonderzoek wordt een kapsulair patroon gevonden. De bevindingen zijn de volgende.

Stadium 1:
– bij het passieve bewegingsonderzoek wordt eerst een weerstand gevoeld en daarna geeft de patiënt pijn aan.

Stadium 2:
– pijn en weerstand treden tegelijk op.

Stadium 3:
– eerst wordt door de patiënt pijn aangegeven en daarna wordt pas de weerstand gevoeld.

Therapie
De therapie is afhankelijk van het stadium: in de literatuur zijn vele therapievormen beschreven. De hier beschreven behandelmogelijkheden zijn die waarmee de auteurs zelf de beste ervaringen hebben. Deze komen in grote lijnen overeen met de therapie van Murnaghan (1990).

Stadium 1:
– specifieke manuele mobilisering *binnen de pijngrens*.

Stadium 2:
– is het eindgevoel elastisch, dan mag effekt worden verwacht van voorzichtige passieve mobiliseringstechnieken, eveneens *binnen de pijngrens*.
Indien het eindgevoel harder is kan men de patiënt het beste behandelen met manuele trakties (vanuit de *loose-packed position* van de schouder wordt de humerus loodrecht van de cavitas glenoidalis afbewogen, zodanig dat de kapsel op lengte komt zonder deze te rekken; zie *Orthopedische geneeskunde en manuele therapie, deel 3b, Therapie extremiteiten*). Het alternatief is een intra-artikulaire injektie met een corticosteroïd in een anaestheticum.

Stadium 3:
– de voorkeursbehandeling is een intra-artikulaire injektie *(zie boven)*; wanneer deze therapie gekontraïndiceerd is, kan manuele traktie worden geprobeerd.

Wanneer deze aandoening niet wordt behandeld, nemen pijn en bewegingsbeperking toe gedurende ongeveer vier maanden. Dan begint de pijn geleidelijk te verminderen en na ongeveer een jaar is de schouderfunktie weer geheel hersteld. Het betreft hier dus een 'self limiting disease'.

Immobilisatie-arthritis

Deze aandoening kan op elke leeftijd ontstaan, maar ze komt vooral voor bij oudere mensen, meestal nadat hun arm – om welke reden dan ook – geruime tijd in een mitella is gedragen of met gips of anderszins geïmmobiliseerd is geweest. Ook bij patiënten met hemiplegie of andere neurologische aandoeningen waarbij de arm verlamd is, kan een immobilisatie-arthritis ontstaan – in het bijzonder wanneer de patiënt niet adekwaat (oefentherapeutisch) wordt begeleid. In feite betreft het een aandoening die met goede instruktie en/of begeleiding niet zou mogen voorkomen!

Klinische bevindingen
De stadia zoals beschreven bij *Traumatische arthritis* zijn ook bij immobilisatie-arthritis van toepassing.
Bij het funktieonderzoek wordt een kapsulair patroon gevonden. Sommige patiënten geven duidelijk pijn aan tussen clavicula en processus coracoideus. Door het veranderde bewegingspatroon van het schoudergewricht kan kompressie ontstaan van de weke delen tussen clavicula en coracoid: het zogenaamde 'kissing coracoid'.

Therapie
Profylaktisch: passief bewegen tijdens de immobilisatieperiode.

Therapeutisch: de therapie is dezelfde als beschreven bij *Traumatische arthritis* – afhankelijk van het stadium van de aandoening.

Idiopathische arthritis

Bij deze aandoening is sprake van een kapsulaire bewegingsbeperking die ontstaat bij mensen tussen 45 en 60 jaar zonder voorafgaand trauma en zonder eerdere immobilisatie van de schouder. Vooral hierbij is sprake van de in de literatuur veelvuldig besproken 'frozen shoulder'. Mogelijk is uitbreiding van een ontstekingsreactie van de pees van de M. supraspinatus naar de gewrichtskapsel de onderliggende oorzaak, maar de feitelijke etiologie is nog altijd onbekend. Er is sprake van verklevingen van de kapsel met de humeruskop. Dit is vooral het geval aan de voorzijde van het gewricht.
In ongeveer 25% van alle gevallen betreft het patiënten met diabetes mellitus. Is de aandoening dubbelzijdig aanwezig, of eerst aan de ene en later aan de andere zijde, dan is de kans dat het gaat om een patiënt met diabetes mellitus nog veel groter.

Differentiële diagnostiek
• Andere artritiden
Het meest frekwent betreft het reumatoïde arthritis, bakteriële arthritis, Morbus Bechterew, jicht of Morbus Reiter.

Klinische bevindingen
Aanvankelijk ontstaat alleen pijn bij het bewegen van de arm. De pijn is gedurende een periode van ongeveer twee maanden sterk progressief en gaat uitstralen in de bovenarm tot aan de elleboog; later ook in de onderarm en na ongeveer drie tot vier maanden is de pijn het hevigst. Op dat moment is er ook een flinke kapsulaire bewegingsbeperking van het schoudergewricht.
De aandoening wordt, evenals de twee eerder beschreven aandoeningen, ingedeeld in drie stadia. Vooral de nachtelijke pijn is vaak zeer onaangenaam. Wanneer de patiënt hierdoor moeilijk in slaap kan komen of telkens wakker wordt, kan hij het best gedurende enkele minuten ontspannende zwaai- en draaibewegingen uitvoeren *binnen de pijngrens.*
De weerstandstests zijn frekwent positief. Met name geldt dit voor abduktie, endo- en exorotatie. De reden hiervoor is gemakkelijk te begrijpen: door het feit dat cuffinserties en gewrichtskapsel eigenlijk één struktuur vormen, zal bij aanspanning van (delen van) de cuff pijn optreden door traktie aan de aangedane kapsel.

Wanneer uiteindelijk de pijn vermindert en de beweeglijkheid weer toeneemt, neemt ook de pijn bij het testen tegen weerstand af. Er is dus geen 'dubbele pathologie'. Toch zien wij regelmatig patiënten die duidelijk een – waarschijnlijk op degeneratieve verandering berustend – impingementsyndroom hebben, dat zich plotseling tot een kapsulaire bewegingsbeperking ontwikkelt. Ook hier komt het regelmatig tot een 'kissing coracoid'.

Therapie
Onbehandeld verminderen de klachten zeer geleidelijk na ongeveer een half jaar; in milde gevallen is de patiënt vaak na een jaar volledig genezen. Het is van groot belang de patiënt over het spontane verloop van de aandoening te informeren. Veel patiënten zijn dan dusdanig gerustgesteld dat zij zelfs besluiten van verdere behandeling af te zien en het spontane herstel af te wachten. Wij laten deze patiënten eenmaal per maand terugkomen ter evaluering.
In ernstige gevallen kan het spontane genezingsproces wel tot twee jaar duren.

De therapie kan bestaan uit het geven van enkele intra-artikulaire injekties met een zwakke oplossing van een corticosteroïd. De bewegingsbeperking vermindert langzamer dan de pijn. Een goed alternatief is de zogenaamde 'distensietherapie' waarbij een grotere hoeveelheid van een lokaal-anaestheticum (in de laagst mogelijke oplossing) intra-artikulair wordt geïnjekteerd, dan de gewrichtsholte feitelijk kan bevatten. Het gevolg is dat de verklevingen van de kapsel met de humeruskop verscheuren. Het resultaat is een onmiddellijke toename van de beweging en vaak spektakulaire vermindering van de pijn.
Dit kan ook tijdens artrografie gebeuren. Het is wel van groot belang dat de patiënt de herwonnen beweeglijkheid onderhoudt door dagelijks intensief (maar *binnen de pijngrens*) te oefenen. *Zie verder Orthopedische geneeskunde en manuele therapie, deel 3b, Therapie extremiteiten.*

Het is bij deze aandoening van belang het gewricht medikamenteus te beïnvloeden totdat de pijn goed te verdragen is. Zo geven wij de tweede injektie (2 ml triamcinolon acetonide en 3 ml lidocaïne 1%) een week tot twee weken na de eerste. Een eventuele derde en vierde injektie wordt alleen dan gegeven, wanneer de pijn onverhoopt toch weer toeneemt. De patiënt wordt geïnstrueerd de schouder regelmatig *binnen de pijngrens* te bewegen, het liefst elk uur van de dag.
Het is van belang de dosis corticosteroïd zo laag mogelijk te houden, omdat anders mogelijk de cuff te veel ver-

zwakt. Betreft het een diabetespatiënt, dan kunnen de corticosteroïd-injekties de insuline-instelling tijdelijk verstoren.

Mochten intra-artikulaire injekties en distensietherapie geen effekt hebben, dan is in therapieresistente gevallen mobiliseren onder algemene anesthesie soms het laatste redmiddel. Wanneer deze ingreep volgens de regels van de artrokinematika wordt uitgevoerd, zijn de resultaten in het algemeen niet ongunstig. In de literatuur zijn de meningen over dit onderwerp zeer verdeeld. Hoewel de mobiliteit gewoonlijk fors toeneemt, zou volgens Lundberg (1969) de duur van het spontane herstel niet worden beïnvloed.

Ná de mobilisering onder narkose dient direkt 2 ml corticosteroïd intra-artikulair geïnjekteerd te worden. De patiënt wordt dagelijks fysiotherapeutisch begeleid, in het bijzonder gedurende de eerste week na de mobilisering. Het recidiefpercentage is minder dan tien. Resterende (pijnloze) bewegingsbeperking kan probleemloos met speciële mobiliseringstechnieken worden behandeld.

Differentiële diagnostiek
- Schouder-handsyndroom
- Polymyalgia rheumatica
- Arthrosis
- 'Milwaukee shoulder'

Zie hiervoor deel 2b van de serie Orthopedische geneeskunde en manuele therapie, Diagnostiek extremiteiten blz. 98 t/m 101.

Gewrichtsaandoeningen met niet-kapsulaire bewegingsbeperking

Verschillende, in het algemeen zelden voorkomende aandoeningen van het schoudergewricht kunnen pijn en bewegingsbeperking in niet kapsulaire proporties met zich meebrengen.
De meest voorkomende oorzaak van niet-kapsulaire bewegingsbeperking van het schoudergewricht is een corpus liberum.
In uiterst zeldzame gevallen wordt een aanvankelijk onbegrepen bewegingsbeperking veroorzaakt door een tumor van, of in de buurt van, het gewricht.

Corpus liberum

Een corpus liberum kan ontstaan als gevolg van:
- trauma
- osteochrondrosis dissecans
- synoviale (osteo)chrondromatosis
- onbekende oorzaak

Klinische bevindingen
De verschijnselen zijn gewoonlijk plotselinge blokkering van het gewricht en beperking van een of meer bewegingen.
Soms wordt (vooral bij gewichtheffers) een corpus liberum gevonden in de bursa subscapularis (tussen de pees van de M. subscapularis en het gewricht); in dat geval is vooral de horizontale adduktie beperkt en pijnlijk.

Sinds artroskopie wordt toegepast, treft men frekwent corpora libera in het schoudergewricht aan.

Differentieel-diagnostisch dient men een (bucket-handle) laesie van het labrum glenoidale te overwegen.

Therapie
De behandeling is vrijwel altijd artroskopisch.

Bij de verschillende akute luxaties van het schoudergewricht, het acromio- en sternoclaviculaire gewricht, frakturen en de akute bursitis subacromiodeltoidea kunnen eveneens ernstige *niet-kapsulaire* bewegingsbeperkingen ontstaan (*zie verder*).

Aandoeningen van het kapsel-bandapparaat

Anterieure en antero-inferieure instabiliteit

Instabiliteit naar anterieur en antero-inferieur kan traumatisch ontstaan of habitueel zijn/worden. Men onderscheid de subluxatie en de luxatie.

Subluxatie

In verreweg de meeste gevallen is de subluxatie een typische sportblessure, die vooral ontstaat bij werpers, racketsporters en zwemmers.

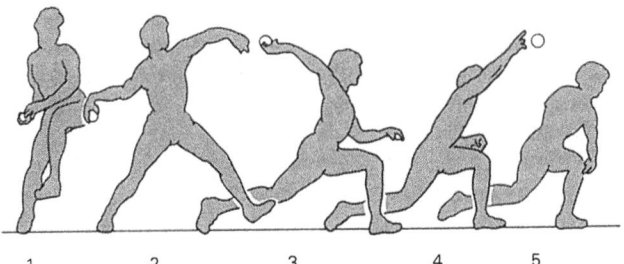

Naar: Glousman, R. et al (1988). Dynamic electromyographic analysis of the throwing shoulder with glenohumeral instability. *The Journal of Bone and Joint Surgery, Vol. 70A,* 2: 220-6.

Hier betreft het een analyse van de werpbeweging bij baseball (honkbal), maar deze fasen zijn bij alle werp-, smash- en service-bewegingen (bovenhands) terug te vinden; wel steeds met geringe verschillen.

1 *Wind up* of voorbereidingsfase: voorbereidende aktiviteit waarbij de schouder-muskulatuur weinig aktief is; het accent ligt op de rompflexie terwijl de bal met beide handen wordt vastgehouden.

2 *Early cocking:* abduktie- en exorotatiebeweging van de schouder, die begint zodra de bal door de niet-werpende hand wordt losgelaten.

3 *Late cocking:* deze fase begint zodra de voorste voet de grond raakt. De fase eindigt zodra de schouder maximaal is geëxoroteerd.

4 *Accelleration:* de fase waarin de schouder voorwaarts bewogen wordt en eindigt op het moment dat de bal de hand verlaat.

5 *Follow-through:* het einde van de beweging waarbij de arm voor het lichaam langs wordt afgeremd.

Afbeelding 2-1
De vijf fasen van het werpen.

Tijdens werpen, service- of smashbewegingen en rugcrawl, vooral in de fase met de arm in maximale abduktie, extensie en exorotatie, de zogenaamde 'late cocking'-fase, komt de kapsel aan de voorzijde en de voor-onderzijde van het gewricht onder grote spanning; in mindere mate geldt dit voor de pees van de M. subscapularis. Tegelijkertijd ontstaan kompressie én rek van enkele strukturen aan de achterzijde van het gewricht, in het bijzonder de achterste kapsel, het labrum glenoidale en de insertie van de M. infraspinatus. Dit veroorzaakt de typische posterieure schouderpijn waarover werpers en tennissers zo frekwent klagen.

Hoewel de symptomen van de anterieure instabiliteit op de voorgrond staan, is er toch ook vaak sprake van een lichte vorm van posterieure instabiliteit. Artroskopisch ziet men verruwing van de achterste kapsel en het posterieure aspect van het labrum glenoidale.

Normaal gesproken zal de humeruskop tijdens 'early cocking' een lichte verplaatsing naar posterieur ondergaan. Tijdens 'late cocking' zal deze verplaatsing als gevolg van de rek van de intakte voorste strukturen nog worden versterkt. Deze verplaatsing naar posterieur is de resultante van een rolbeweging naar achteren die groter is dan de glijkomponent van de humeruskop naar voren.

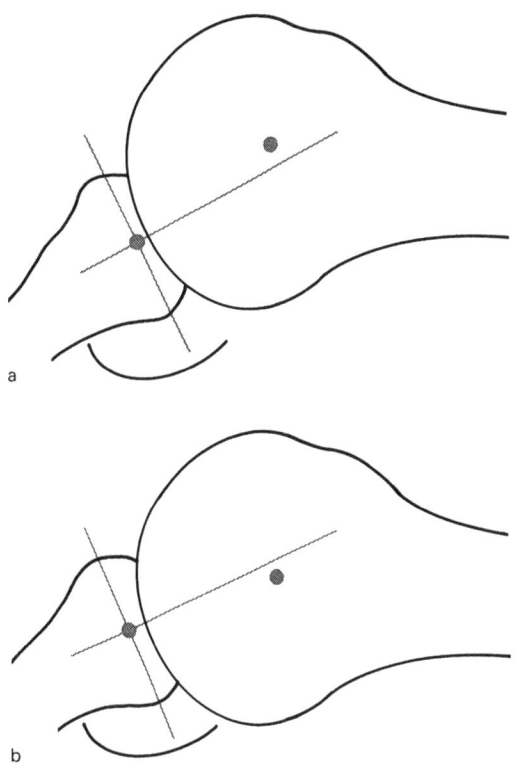

Afbeelding 2-2
Diagram gemaakt naar een axillaire röntgenopname van een patiënt met anterieure schouderinstabiliteit (a) en van een normale schouder (b).

a *Abnormale anterieure translatie van de humeruskop (3 mm) wanneer de schouder zich in de werphouding ('late cocking') bevindt.*
b *Diagram van een normale schouder: er ontstaat translatie naar achteren.*

Het kan nu op twee manieren fout gaan: de anterieure strukturen zijn het sterkst en de posterieure strukturen begeven het, of de anterieure strukturen zijn de zwakke schakel en het artrokinematisch gedrag van de humeruskop verandert. Doordat de anterieure en antero-inferieure kapsel én de pees van de M. subscapularis uitrekken, zal de humeruskop in plaats van naar posterieur juist naar anterieur bewegen: de glijkomponent naar voren wint het van de rolbeweging naar achteren *(afb. 2-2).*

Tijdens de 'late cocking'-fase veroorzaakt de uitrekking van de M. subscapularis en de voorste kapsel pijn. Onmiddellijk hierna, tijdens de acceleratiefase, moeten de M. subscapularis en de overige endorotatoren/adduktoren, met name de M. latissimus dorsi, krachtig aanspannen.

Dit gebeurt niet of onvoldoende als gevolg van de pijn.
De M. serratus anterior, die de scapula naar voren moet

bewegen tijdens de acceleratiefase, deelt in de malaise. Dit is uiteraard van groot belang bij de therapeutische aanpak.

In een poging de humeruskop toch zoveel mogelijk te stabiliseren, moeten met name de Mm. supra- en infraspinatus extra arbeid verrichten; ook de M. biceps brachii wordt hierbij extra belast.

Subluxatie naar voren treedt vooral op bij mensen bij wie de glenohumerale ligamenten (met name het ligamentum glenohumerale medius) niet goed of in het geheel niet zijn aangelegd.
Uiteraard kunnen deze vormen van instabiliteit ook bij niet-sporters voorkomen, bijvoorbeeld ten gevolge van een trauma waarbij de arm in abduktie-(extensie)-exorotatie geforceerd werd.

Bij werpers, racketsporters en zwemmers wordt inderdaad zeer frekwent letsel van de insertie van de M. supraspinatus gezien, evenals (minder frekwent) van de pees van het caput longum van de M. biceps brachii. In het laatste geval betreft het vaak een 'artroskopische diagnose', die klinisch echter weinig belang heeft.

Zo komt deze vorm van instabiliteit vaak voor in kombinatie met een impingementsyndroom. Uiteindelijk kunnen ook de bursa subacromiodeltoidea en het acromioclaviculaire gewricht pathologisch veranderen.
Bij werpers met anterieure instabiliteit ontstaat door het verminderen van de intrinsieke gewrichtsstabiliteit vaak een impingementsyndroom door de overbelasting van de cuffspieren. In dat geval zal de patiënt aangeven dat niet alleen de werpstand ('late cocking') pijnlijk is, maar dat ook pijn ontstaat tijdens de werpbeweging zelf, in het bijzonder tijdens de late 'acceleratiefase' en/of de 'follow-through fase'.
De M. deltoideus vertoont bij werpers met instabiliteit géén veranderingen.

Klinische bevindingen
De patiënt klaagt dat hij niet krachtig kan werpen, serveren of smashen en, of rugcrawl zwemmen. Bij pogingen één van deze aktiviteiten toch uit te voeren, ontstaat een scherpe kortdurende pijn – afhankelijk van de ernst kan deze tot in de vingertoppen uitstralen. De pijn kan gepaard gaan met een 'lam' of 'dood' gevoel in de arm ('dead arm syndrome').
De akute pijn verdwijnt gewoonlijk snel, maar de arm kan in sommige gevallen nog enkele uren zwak aanvoelen en gevoelig blijven.

Pijn aan de achterzijde van de schouder wijst gewoonlijk op (een lichte vorm van) posterieure instabiliteit.

Ongeveer 50% van alle patiënten voelt daadwerkelijk de instabiliteit ('het is alsof mijn schouder uit de kom schiet'); soms wordt ook een klik gevoeld.

Funktieonderzoek
Passieve exorotatie kan gevoelig zijn aangezien hierbij de anterieure strukturen worden gerekt.

De spieren van de rotator cuff zullen het gemis aan intrinsieke stabiliteit zoveel mogelijk kompenseren. Hierdoor ontstaan vaak (insertie)-tendopathieën als gevolg van overbelasting. Men vindt dus frekwent dat een of meer weerstandstests, in het bijzonder abduktie en/of exorotatie, positief zijn. Passieve endorotatie kan positief zijn als gevolg van pijnlijke rek van de M. supra- en/of M. infraspinatus.

De volgende stabiliteitstests kunnen positief zijn: de werptest, de exorotatietest, de subluxatietest naar anterieur (alleen in geval van geringe of twijfelachtige instabiliteit uitvoeren) en de schuifladetest naar anterieur. Tijdens de verschillende tests kan er afweerspanning van de muskulatuur ontstaan ('apprehension').
Ontstaat tijdens de 'apprehensiontest' een pijnlijke klik, dan is er meestal sprake van een letsel van het labrum glenoidale, de zogenaamde 'Bankart-laesie'. Een Bankart-laesie gaat vrijwel altijd samen met een Hill-Sachs laesie, een impressie van de humeruskop, veroorzaakt door druk van het labrum op de rand van de cavitas glenoidalis in de gesubluxeerde stand.

Therapie
De therapie is primair kausaal; bij werp- en racketsporters dient men in het bijzonder de techniek te beoordelen. Zo hoort tijdens de werpbeweging de afstand van de pols tot de schouder in het sagittale vlak gelijk te zijn aan nul. Hoe groter de afstand, hoe groter de krachten die op de antero-inferieure kapsel-bandstrukturen inwerken.
voor een sporter met een aangetoonde verkeerde techniek betekent dit vaak een belangrijke omstelling, maar hier geldt het volgende: óf techniek aanpassen, óf operatieve behandeling óf volledig stoppen met de desbetreffende tak van sport. Na een eventuele operatieve behandeling is het verkrijgen van een zo perfekt mogelijke techniek van het grootste belang.
In sommige gevallen is echter de ideale werp-, service- of smashtechniek niet realiseerbaar, omdat de sporter de vereiste bewegingsexkursie niet haalt. In de meeste gevallen is dit het gevolg van verkorting van de Mm. pectorales, die bijvoorbeeld weer het gevolg kan zijn van een protraktiestand van de schouders. Soms is de juiste beweging niet haalbaar vanwege thoracale hypomobiliteit.

Eventuele insertie-tendopathieën worden lokaal behandeld met diepe dwarse friktie en voorzichtige rekkingen. Wanneer de weerstandstests negatief geworden zijn, wordt met isometrische en isokinetische spierversterkende oefentherapie begonnen. Vooral de adduktoren en de endorotatoren, maar ook de M. serratus anterior, zijn verzwakt. Zie voor een volledig oefenprogramma *Deel 3b, Orthopedische geneeskunde en manuele therapie, Therapie extremiteiten*.
In therapieresistente gevallen (na ongeveer zes maanden geen of nauwelijks verbetering) kan verder artroskopische diagnostiek en behandeling geïndiceerd zijn.
Vaak betreft het hier een Bankart-laesie of een SLAP-laesie (Superior Labrum Anterior Posterior), een letsel van het labrum glenoidale ter hoogte van de aanhechting van de pees van het caput longum van de M. biceps brachii.

Luxatie

Een traumatische luxatie ontstaat gewoonlijk door geweld tegen de arm in abduktie-exorotatiestand. Is de kapsel eenmaal gerupureerd, dan kan gemakkelijk recidief ontstaan: herhaalde luxatie resulteert uiteindelijk in habituele luxatie: de bij bepaalde bewegingen spontaan optredende luxatie.
Bij de anterieure luxatie betreft dit vooral de abduktie en exorotatie.

Klinische bevindingen
Bij een akute luxatie naar voren heeft de patiënt hevige pijn. De schouderkontour is veranderd: de normale welving van de M. deltoideus is afgevlakt, of er is zelfs een laterale indeuking zichtbaar. De patiënt houdt de arm vóór het lichaam in adduktie terwijl hij met de niet-aangedane hand de elleboog ondersteunt.
Bij een habituele luxatie zijn de anterieure stabiliteitstests positief. bij een akute luxatie moet eerst een fraktuur röntgenologisch worden uitgesloten, waarna repositie zo snel mogelijk dient te volgen.

In veel gevallen ontstaat een indeuking van het kraakbeen en het subchondrale bot van de humeruskop. Deze zogenaamde Hill-Sachs laesie is slechts in ca. 10% van de gevallen op een konventionele röntgenfoto zichtbaar. Omdat het meestal alleen een kraakbeenletsel betreft, is artroskopie in veel gevallen geïndiceerd.

Therapie
Bij een habituele luxatie is de therapie dezelfde als bij subluxatie, met dien verstande dat bij werp- of racketsporters weinig resultaat te verwachten valt van de konservatieve behandeling. Operatieve stabilisering is hier geïndiceerd.
Tegenwoordig maken de extra-artikulaire stabiliserende operaties meer en meer plaats voor meer funktionele stabilisaties door rekonstrukties van het kapsel-bandapparaat. Het voordeel hiervan is dat de postoperatieve funktie veel beter is dan bij de extra-artikulaire ingrepen.
Er is bijvoorbeeld geen beperking van de exorotatie, hetgeen voor elke werper, racketsporter en zwemmer uiteraard van groot belang is.

Bij een akute luxatie wordt de repositietechniek volgens Kocher het meest gebruikt *(zie Orthopedische geneeskunde en manuele therapie, deel 3b, Therapie extremiteiten.)*

Posterieure instabiliteit

Evenals bij de anterieure kan ook bij posterieure instabiliteit een subluxatie of een volledige luxatie ontstaan.
Posterieure instabiliteit wordt vaak niet herkend – klinisch noch radiologisch. De subluxatie of luxatie naar posterieur ontstaat gewoonlijk door een val op de geadduceerde arm of tengevolge van geforceerde endorotatie.

Instabiliteit naar achteren komt vaak voor in kombinatie met anterieure en/of inferieure instabiliteit. *Zie ook Anterieure instabiliteit.*

Differentiële diagnostiek
- Inferieure instabiliteit
- Komplex-instabiliteit

Zie hiervoor deel 2b van de serie Orthopedische geneeskunde en manuele therapie, Diagnostiek extremiteiten blz. 115.

Aandoeningen van het acromioclaviculaire gewricht

Aandoeningen van het acromioclaviculaire gewricht (ACG) kunnen primair of sekundair zijn. Primair zijn ze vrijwel altijd het gevolg van een trauma (direkt of indirekt). Sekundaire acromioclaviculaire gewrichtsaandoeningen worden regelmatig gezien bij patiënten met een langer bestaande schouderaandoening, ongeacht de aard van deze aandoening.
Vrijwel elke bewegingsstoornis van de schouder(gordel) leidt op den duur tot overbelasting van het ACG, met als gevolg degeneratieve veranderingen van dit gewricht. Door de bewegingsstoornis van het gewricht kan de clavicula tijdens elevatie van de arm te vroeg in de eindstand komen, waardoor kompressie van de (vaat)zenuwstreng in de thoracic outlet kan ontstaan.

Na een doorgemaakt trauma van het ACG ontstaan op den duur frekwent sekundaire afwijkingen. Meestal betreft dit degeneratieve veranderingen (artrose) van het gewricht, osteolyse (vrij zeldzaam voorkomend) en/of periartikulaire verkalkingen.

Men onderscheidt traumatische en niet-traumatische aandoeningen.

Traumatische letsels van het ACG worden ingedeeld volgens de ernst van het letsel, dat wil zeggen het aantal strukturen dat bij het trauma gelaedeerd is.

Ongevalsmechanismen

Het meest voorkomende trauma is het direkte trauma, een val op de top van de schouder (acromion) met de arm geadduceerd en enigszins geëndoroteerd. De scapula wordt hierdoor met geweld naar caudaal bewogen. Het gevolg is letsel van de acromioclaviculaire ligamenten, de coracoclaviculaire ligamenten en/of een claviculafraktuur; soms zelfs een fraktuur van de processus coracoideus.
Wanneer de clavicula niet breekt, ontstaat allereerst een overrekking van de acromioclaviculaire ligamenten, dan een ruptuur, dan een overrekking van de coracoclaviculaire ligamenten gevolgd door een ruptuur, en uiteindelijk een afscheuren van de M. deltoideus- en de M. trapeziusaanhechtingen van de clavicula. Op dat moment is de ligamentaire verbinding tussen de bovenste extremiteit en het laterale aspect van de clavicula verbroken en ontstaat er een afzakken van de gehele bovenste extremiteit ten opzichte van de op zijn plaats blijvende clavicula.
In de literatuur wordt vrijwel altijd de hoogstand van de clavicula vermeld bij de volledige luxatie van het ACG.

Feitelijk betreft het dus een distaalwaartse verplaatsing van de scapula en de humerus ten opzichte van de zo goed als op zijn plaats blijvende clavicula. Soms is er door de trek van de M. trapezius tevens een geringe opwaartse verplaatsing van de clavicula.

Een andere vorm van een direct trauma is een ernstige slag of stoot tegen het craniale aspect van de laterale helft van de clavicula, waarbij de arm in abduktie wordt gehouden en de scapula zich in retraktie bevindt. Hierbij ontstaat het type VI volgens Allman-Rockwood *(zie verder)*.

Ook kan – zeldzaam – een indirect trauma acromioclaviculair letsel veroorzaken. Bij een val op de uitgestrekte hand kan de kracht via de huruskop naar het acromion worden voortgeleid, waardoor uiteindelijk meestal alleen letsel van de acromioclaviculaire ligamenten ontstaat. In zeer ernstige gevallen kan het acromion fraktureren. Dit letsel komt echter zelden voor.

Indeling volgens Allman-Rockwood

Type I:
- overrekking van de acromioclaviculaire ligamenten;
- het ACG is intakt;
- de coracoclaviculaire ligamenten zijn intakt;
- de Mm. deltoideus en trapezius zijn intakt.

Type II:
- ruptuur van het acromioclaviculaire kapsel-bandapparaat;
- verwijding van de acromioclaviculaire gewrichtsspleet. Het acromion kan in vergelijking met de niet-aangedane zijde iets lager staan;
- overrekking van de coracoclaviculaire ligamenten;
- soms licht toegenomen coracoclaviculaire ruimten (röntgenfoto);
- de Mm. deltoideus en trapezius zijn intakt.

Type III:
- ruptuur van het acromioclaviculaire kapsel-bandapparaat;
- luxatie van het ACG; bovenste extremiteit (plus scapula) naar distaal verplaatst ten opzichte van de clavicula;
- ruptuur van de coracoclaviculaire ligamenten; de coracoclaviculaire afstand is ten opzichte van de niet-aangedane zijde met 25-100% toegenomen;
- de Mm. deltoideus en trapezius zijn gewoonlijk van het laterale deel van de clavicula losgescheurd;
- bij kinderen onder de dertien jaar ontstaat gewoonlijk een claviculafraktuur, soms kan een pseudoluxatie ontstaan: de scapula luxeert naar caudaal en de intakte coracoclaviculaire ligamenten trekken het periost van de clavicula af!
- een zeldzame komplikatie is een fraktuur van de processus coracoideus.

Type IV:
- ruptuur van het acromioclaviculaire kapsel-bandapparaat;
- luxatie van het ACG; de clavicula is naar dorsaal verplaatst in of door (!) de M. trapezius;

- de coracoclaviculaire ligamenten zijn gerupttureerd;
- de coracoclaviculaire afstand kan door de achterwaartse verplaatsing op de voor-achterwaartse röntgenfoto normaal lijken!
- de Mm. deltoideus en trapezius zijn losgescheurd van het laterale deel van de clavicula.

Type V:
- ruptuur van het acromioclaviculaire kapsel-bandapparaat;
- ernstige luxatie van het ACG. Door spasme van de M. trapezius kan de clavicula soms ver omhoog worden getrokken, tot zelfs aan de basis van de nek!
- de coracoclaviculaire ligamenten zijn gerupttureerd;
- de coracoclaviculaire afstand kan tot 300% groter zijn dan aan de niet-aangedane zijde!
- de Mm. deltoideus en trapezius zijn losgescheurd van het laterale deel van de clavicula.

Type VI:
- ruptuur van het acromioclaviculaire kapsel-bandapparaat;
- luxatie van het ACG. De clavicula is naar caudaal verplaatst ten opzichte van het acromion en de processus coracoideus;
- de coracoclaviculaire ligamenten zijn gerupttureerd;
- de coracoclaviculaire afstand is verminderd;
- de Mm. deltoideus en trapezius zijn losgescheurd van het laterale deel van de clavicula.

Luxaties van het acromioclaviculaire gewricht komen viermaal zo vaak voor als die van het sternoclaviculaire gewricht. Het letsel komt bij mannen vaker voor dan bij vrouwen; in de literatuur variëren de getallen van 5 : 1 tot 10 : 1.

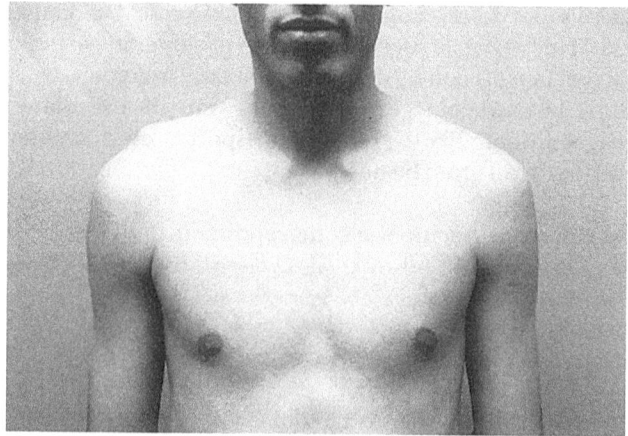

Afbeelding 2-3
Klinische opname van een acromioclaviculaire subluxatie, type II.

Het laterale aspect van de rechter clavicula is duidelijk te zien.

Klinische bevindingen

Type I:
- gevoeligheid tot lichte pijn ter hoogte van het ACG;

- soms is er een hoge painful arc (160-180°) tijdens aktieve armelevatie;
- passieve horizontale adduktie is pijnlijk; ook adduktie met de arm achter de rug is meestal pijnlijk;
- passieve armelevatie, exorotatie en endorotatie kunnen eindstandig gevoelig zijn;
- adduktie tegen weerstand is vaak, abduktie soms pijnlijk.

Type II:
- matige tot ernstige lokale pijn;
- drukpijn ter hoogte van de coracoclaviculaire ruimte;
- de clavicula kan iets hoger staan dan het acromion (acromion eigenlijk lager dan de clavicula);
- alle passieve bewegingen zijn eindstandig pijnlijk, horizontale adduktie is zeer pijnlijk;
- abnormale passieve voor-achterwaartse beweging van de clavicula ten opzichte van het acromion;
- soms is er een licht pianotoetsfenomeen; bij druk op de clavicula naar caudaal veert deze terug in zijn oorspronkelijke stand;
- zowel ad- als abduktie tegen weerstand zijn frekwent pijnlijk.

Type III:
- de patiënt met een volledige luxatie van het ACG houdt de aangedane arm gewoonlijk in lichte adduktie tegen het lichaam, terwijl hij met zijn andere arm de aangedane iets omhoog houdt om de pijn te verlichten;
- meestal is een duidelijke gap zichtbaar tussen het acromion en de clavicula;
- de pijn is meestal matig; alleen in de zeer akute fase is de pijn hevig;
- alle aktieve bewegingen zijn pijnlijk, vooral abduktie;
- de passieve beweeglijkheid is meestal tamelijk goed indien de bewegingen zéér voorzichtig worden uitgevoerd;
- bij palpatie zijn vooral het ACG, de coracoacromiale ruimte en het craniale laterale één vierde deel van de clavicula pijnlijk;
- het pianotoetsfenomeen is evident; men kan beter de clavicula op zijn plaats houden en via de gebogen elleboog de humerus met scapula naar proximaal bewegen;
- de meeste tests tegen weerstand zijn gevoelig tot pijnlijk.

Type IV:
- ongeveer dezelfde klinische bevindingen als bij type III, alleen heeft nu de patiënt ernstige pijn en is de clavicula naar achteren verplaatst. Dit is vooral van bovenaf goed te zien. Soms drukt de clavicula de huid ver naar achteren;
- ook de bewegingen zijn veel pijnlijker dan bij type III.

Type V:
- in feite de ernstige vorm van type III, waarbij de afstand tussen de clavicula en de processus coracoideus extreem groot is, soms nog geaccentueerd doordat er een spasme is van de M. trapezius die de clavicula optrekt;
- de patiënt heeft meer pijn dan bij type III;
- drukpijn over de gehele laterale helft van de clavicula als gevolg van de verscheuring van de weke delen.

Type VI:
- het craniale aspect van de aangedane schouder is vlakker dan bij de niet-aangedane zijde;
- het acromion staat hoger (palpatie) dan de clavicula (eigenlijk staat de clavicula lager);
- vaak zijn er frakturen van de clavicula en de bovenste ribben, evenals letsel van de plexus brachialis. Door de vaak ernstige zwelling is het letsel niet altijd goed te herkennen!

Aanvullend onderzoek
Röntgenonderzoek is noodzakelijk vanaf type II. Om het ACG beter te kunnen visualiseren dienen speciale opnamen gemaakt te worden (o.a. met de zogenaamde Zanka-techniek waarbij het ACG in voor-achterwaartse richting onder een hoek van 10-15° naar boven wordt gevisualiseerd). Tevens is het nodig stressopnamen te maken, waarbij een gewicht van 5-8 kg aan de onderarm wordt bevestigd, om zo de coracoclaviculaire afstand beter te kunnen beoordelen. Een type II kan als men op deze wijze onderzoekt toch een type III blijken te zijn.

Therapie
Type I
- Eventueel lokale ijsapplikatie en/of dwarse friktie als analgetische behandeling.
- Aktief bewegen binnen de pijngrens.
- Spontaan herstel in één tot twee weken.

Type II
In de literatuur is kennelijk iedereen van mening dat dit letsel konservatief dient te worden behandeld. Het aantal voorgestelde behandelingen loopt zeer uiteen. Meestal wordt een bandage, brace of gips aangelegd, waarbij de clavicula in depressie komt om zo de gerupureerde strukturen dichter bij elkaar te brengen.
Er is echter aangetoond dat de arm en de scapula naar distaal geluxeerd zijn en dat niet de clavicula hoog staat! Het zou dus logischer zijn een brace te bedenken die de gehele arm omhoog brengt naar de clavicula toe. Hiermee zou ook de vaak optredende kompressie van de vaat-zenuwstreng in de costoclaviculaire ruimte worden voorkomen!
Onze eigen ervaringen met onmiddellijk bewegen binnen de pijngrens, zowel aktief als passief, zijn echter zeer goed. Dit doen we vanaf de eerste dag na het ongeval. We geven daarbij ijsapplikatie en dwarse frikties (dit laatste vanaf de vierde dag) als analgetische behandeling.
In zeldzame gevallen blijft deze konservatieve behandeling zonder effekt als gevolg van interpositie van weke delen in het gewricht, of 'internal derangement' als gevolg van een los liggende discus of meniscus in het gewricht. In dergelijke gevallen is operatieve behandeling geïndiceerd.

Type III
Over behandeling van type III zijn in de literatuur de meningen zeer verdeeld. Er zijn zowel (felle) voorstanders van konservatieve als van operatieve behandeling.
In 1989 publiceerde Bannister een onderzoek betreffen-

de 60 patiënten: 33 patiënten werden konservatief behandeld, 27 operatief. De follow-up bedroeg gemiddeld vier jaar (bij 54 patiënten).
De konservatief behandelde patiënten herkregen hun beweging signifikant sneller en konden eerder weer beginnen met hun werk en sportbeoefening dan de vroeg-geopereerde patiënten. Alleen wanneer de coracoacromiale afstand meer dan 2 cm bedroeg, skoorden de geopereerde patiënten beter. De konklusie van Bannister luidde: 'Konservatieve therapie is de voorkeurstherapie voor de meeste akute luxaties, maar jongere patiënten met ernstige luxatie kunnen voordeel hebben bij vroege operatieve reduktie en stabilisatie'.
Dias et al. (1987) publiceerden zowel een eigen onderzoek betreffende 44 patiënten met een luxatie die konservatief werden behandeld met een lange-termijn follow-up van gemiddeld vijf jaar, alsook een vergelijkend literatuuronderzoek naar operatieve versus konservatieve behandeling.
De eindkonklusie van hun studie luidde: 'Subjektieve en objektieve resultaten waren bevredigend in alle gevallen, behalve in één met pijnlijke subluxatie'.
Uit het literatuuronderzoek bleek dat van de 185 konservatief behandelde patiënten de resultaten in 7 gevallen slecht waren. Van de 181 operatief behandelde patiënten waren de resultaten in 16 gevallen slecht – ruim 100% meer dan in de konservatief behandelde groep.
Wojtys en Nelson (1991) onderzochten bij 22 patiënten met een type III-luxatie de kracht en het uithoudingsvermogen van de muskulatuur rondom het aangedane gewricht. Kracht en uithoudingsvermogen van de aangedane schouders was vergelijkbaar met de niet-aangedane kant. Hoewel het 'discomfort'-niveau laag was, toonde lange-termijn follow-up (gemiddeld 2,6 jaar) enige gevoeligheid tijdens toename van de intensiteit van belasting van de schouder.
Over de wijze van konservatieve behandeling bestaat wederom weinig eensluidendheid. Vrijwel alle auteurs immobiliseren gedurende drie tot maximaal zes weken. Daarna begint een oefenprogramma al of niet onder leiding. Geen enkele auteur omschrijft dit programma nauwkeurig.

Onze behandeling bestaat uit bewegen binnen de pijngrens, reeds vanaf de eerste dag na het trauma. Vooral bewegingen van de schoudergordel zijn belangrijk. De patiënt omvat hierbij met de hand van zijn niet-aangedane zijde de elleboog en duwt de bovenarm naar boven. In deze positie worden elevatie, pro-en retraktie van de schouder uitgevoerd. Het hoofd wordt hierbij in homolaterale lateraalflexie gehouden om de (aangedane) M. trapezius zoveel mogelijk te ontlasten. Zodra dit mogelijk is, meestal na enkele dagen, worden op dezelfde wijze (dus geassisteerd door de andere hand) armbewegingen uitgevoerd. De meeste patiënten zijn binnen twee tot drie weken in staat de sporttraining weer te hervatten. Het oefenprogramma wordt uitgebreider beschreven in *Orthopedische geneeskunde en manuele therapie, deel 3b, Therapie extremiteiten*.
Wanneer blijkt dat bij omhoog bewegen en gelijkmatig tegenhouden van de clavicula (omgekeerde uitvoering van de 'pianotoetstest') een verend, rubberachtig eindgevoel ontstaat, is er waarschijnlijk sprake van interpositie van weke delen of van de discus/meniscus articularis. De prognose met konservatieve therapie is in dergelijke gevallen niet gunstig, zeker wanneer na twee weken dit fenomeen nog steeds aanwezig is. Operatieve behandeling is dan geïndiceerd.

Type IV/V/VI
De behandeling is in principe operatief, omdat de luxatie te groot is en er met konservatieve behandeling een grote zichtbare misvorming blijft bestaan.

Komplikaties
Zowel bij konservatief als bij operatief behandelde patiënten ontstaan soms in een later stadium (maanden of jaren na het ongeval) opnieuw klachten. Deze berusten meestal op degeneratieve veranderingen en zijn gewoonlijk niet zo ernstig dat behandeling noodzakelijk is.

Therapie bij degeneratieve veranderingen van het acromioclaviculaire gewricht
Indien de patiënt toch hulp vraagt, bestaat de behandeling in de eerste plaats uit speciële mobilisering van het ACG (zie *Orthopedische geneeskunde en manuele therapie, deel 3b, Therapie extremiteiten*).
Heeft deze therapie onvoldoende resultaat, dan is een intra-artikulaire injektie met een corticosteroïd geïndiceerd.
Mocht ook dit onvoldoende baat geven, dan is resektie van het laterale deel (2 cm) van de clavicula de enige mogelijkheid.

Bij follow-up studies van patiënten met een doorgemaakte acromioclaviculaire luxatie werd frekwent verbening van de coracoclaviculaire ligamenten gezien en (minder vaak) claviculaire osteolyse, zonder dat dit klachten gaf.

Ontstaat een recidief-luxatie, dan is operatieve stabilisatie aangewezen. Reluxatie komt ook voor bij geopereerde patiënten, zelfs iets frekwenter dan bij de konservatief behandelde patiënten!

Claviculafrakturen kunnen zowel operatief als konservatief worden behandeld. De zeldzame coracoïdfraktuur wordt in principe operatief behandeld.

Differentiële diagnostiek
- Arthritis
- Arthrosis
- Osteolyse

Zie hiervoor deel 2b van de serie Orthopedische geneeskunde en manuele therapie, Diagnostiek extremiteiten blz. 123/124.

Irritatie van de craniale acromioclaviculaire ligamenten

Dwarse friktie

Slechts zelden zijn alleen de craniale acromioclaviculaire ligamenten aangedaan. In de meeste gevallen worden acromioclaviculaire aandoeningen gekombineerd be-

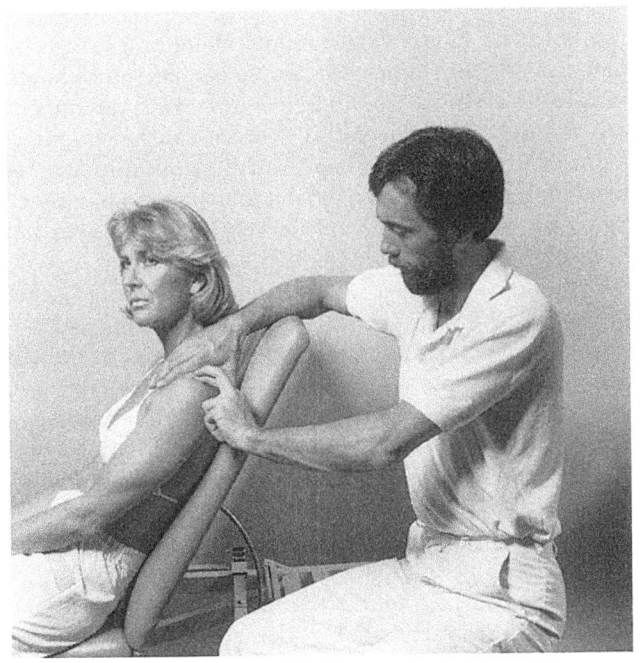

Afbeelding 2-4
Dwarse friktie van de craniale acromioclaviculaire ligamenten.

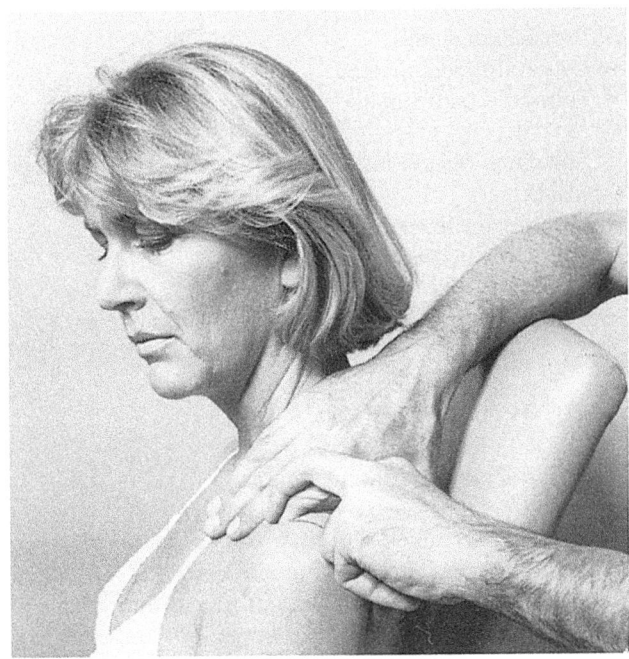

Afbeelding 2-5a
Pols in de neutrale stand tijdens de aanspanningsfase...

handeld, bijvoorbeeld friktie en mobilisering of mobilisering en infiltratie, etc.

Uitgangshouding patiënt
Zit, op de behandelbank, zover mogelijk met de aangedane zijde aan de rand van de bank. De arm hangt af of de onderarm ligt ontspannen op het bovenbeen.

Uitgangshouding therapeut
Zit, achter de behandelbank, aan de aangedane zijde, van de patiënt. Na palpatie van het gewricht wordt de top van de wijsvinger van de linkerhand (linkerschouder aangedaan) aan de voorzijde van het gewricht geplaatst. De andere hand kan eventueel losjes op de schouder van de patiënt gelegd worden, mediaal van het acromioclaviculaire gewricht.

Uitvoering
De friktie bestaat uit een beweging van de pols vanuit neutrale stand of lichte flexie naar extensie. Tijdens extensie van de pols wordt met de top van de wijsvinger – versterkt door de top van de middelvinger – druk uitgeoefend. Tijdens flexie ontspant de hand en wordt nog slechts zoveel druk gegeven dat de vinger van de therapeut en de huid van de patiënt als één geheel bewegen.

Behandelduur
Deze behandeling wordt ± tien minuten driemaal per week tot dagelijks gedurende twee tot vier weken uitgevoerd. Tijdens de behandelperiode geen belastende aktiviteiten; wanneer het funktieonderzoek geheel negatief is geworden, geleidelijke hervatting van werkzaamheden en sport.

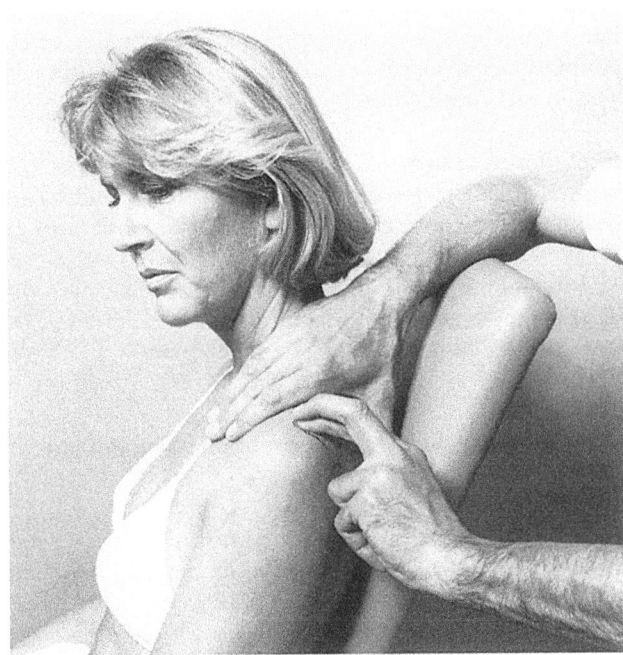

Afbeelding 2-5b
... en in extensie tijdens de ontspanningsfase.

Aandoeningen van het sternoclaviculaire gewricht

Evenals bij aandoeningen van het ACG kan men aandoeningen van het sternoclaviculaire gewricht (SCG) indelen in traumatische en niet-traumatische aandoeningen. Traumatische aandoeningen van het SCG zijn zeldzaam in vergelijking met letsels van het ACG.

Differentiële diagnostiek
- Ongevalsmechanismen
- Spontane (sub)luxatie
- Arthritis
- Subakute degeneratie van het sternoclaviculaire gewricht
- Osteitis condensans
- Sternocostoclaviculaire hyperostose

Zie hiervoor deel 2b van de serie *Orthopedische geneeskunde en manuele therapie, Diagnostiek extremiteiten* blz. 125 t/m 128.

Aandoeningen van de bursae

Akute bursitis subacromiodeltoidea

De bursa subacromiodeltoidea wordt wel gezien als de gewrichtsholte van het 'subacromiale gewricht'. De kapsel van de bursa zit stevig vast aan het tuberculum majus en aan de inserties van de Mm. supra- en infraspinatus. Centraal is de bursa vergroeid met het acromion en het ligamentum coracoacromiale. Het laterale deel ligt vrij.

Etiologie
Waarschijnlijk betreft het een reaktie op het doorbreken van een kalkdepot vanuit de cuff (meestal de pees van de M. supraspinatus) in de bursa.
Een akute bursitis is soms pyogeen, of kan het eerste symptoom zijn van reumatoïde arthritis, jicht of primaire villonodulaire synoviitis.

Klinische bevindingen
Binnen enkele dagen komt het tot ernstige of ondraaglijke pijn in het schoudergebied, de boven- en onderarm.

Er is bewegingsbeperking in een niet-kapsulair patroon; de abduktie is sterk beperkt, de rotaties veel minder. De overige bewegingen zijn soms licht beperkt.

Therapie
Er is spontaan herstel in een periode van vier tot zes weken.

In het akute stadium kan men de bursa infiltreren met een corticosteroïd, opgelost in een lokaal-anaestheticum.

Chronische bursitis subacromiodeltoidea

Primaire chronische bursitis
Noch de primaire, noch de sekundaire chronische bursitis is het gevolg van de eerder beschreven akute bursitis subacromiodeltoidea.

Bij de primaire chronische bursitis onderscheidt men twee soorten; in beide gevallen worden de klachten *niet* voorafgegaan door andere schouderklachten.

In het eerste geval is de benaming 'primair' feitelijk onjuist: men neemt aan dat *symptoomloze* degeneratieve veranderingen van (vooral) de M. supraspinatus en het acromioclaviculaire gewricht de oorzaak zijn. Door de volumetoename van de degeneratief veranderde strukturen wordt de subacromiale ruimte kleiner en krijgt ook de bursa minder ruimte. Het gevolg kan een ontstekingsreaktie van de bursa zijn. In feite is deze vorm van bursitis dus ook sekundair en maakt deel uit van het impingementsyndroom. In geval van primaire supraspinatusproblematiek gaat men ervan uit, dat toename van pijn regelmatig ontstaat wanneer enkele vezels van de pees het begeven (ruptureren).

De tweede soort bursitis betreft feitelijk de enige echte primaire bursitis. Het betreft dan een ontsteking op basis van een systeemaandoening. Een bursa is immers, evenals een gewrichtskapsel en een peesschede, gedeeltelijk een synoviale struktuur en kan dus als gevolg van een systeemziekte ontstoken raken. Soms is een bursitis het enige klinische verschijnsel bij patiënten met reumatoïde arthritis.

In een aantal gevallen is het begin van de klachten niet sluipend, maar juist zeer akuut. In dat geval is er sprake van een akute bursitis *(zie aldaar)* met een heel ander klinisch beeld.

Klinische bevindingen
Geleidelijk opkomende pijn in de schouder en de laterale deltoideusregio; vaak uitstraling in de bovenarm (C5-dermatoom).

Bij funktieonderzoek vindt men meestal een painful arc.

Soms zijn één of meer passieve bewegingen pijnlijk aan het einde van de beweging. Endorotatie van de 90° geanteflekteerde arm is pijnlijk (kompressie van de subacromiale strukturen tegen het schouderdak). Vaak zijn een of meer weerstandstests pijnlijk. In dat geval dient men deze tests tijdens traktie van de arm uit te voeren, waarna de uitkomst negatief dient te zijn.
Soms is tijdens de schouderbewegingen subacromiale krepitatie voelbaar.

Therapie
Infiltratie met 5 ml van een lokaal-anaestheticum. Als na een week de situatie is verbeterd, wordt de infiltratie herhaald. Is er geen verbetering opgetreden, maar was dat *direkt* na de eerste infiltratie wél het geval, dan wordt opnieuw geïnfiltreerd maar nu met 3 ml van het lokaal-anaestheticum waaraan een corticosteroïd is toegevoegd. Gewoonlijk zijn twee tot maximaal vier infiltraties voldoende.
Artroskopische behandeling bij deze vorm van bursitis is zelden geïndiceerd.

Sekundaire chronische bursitis
Deze aandoening komt veel vaker voor dan de primaire chronische bursitis en is sekundair aan andere schouderaandoeningen zoals van de Mm. supraspinatus, infraspinatus of subscapularis, de pees van het caput longum van de M. biceps brachii, aandoeningen van het acromioclaviculaire gewricht of onregelmatigheden van het acromion, het tuberculum majus of het tuberculum minus. Ook bij hypo- en hypermobiliteit en instabiliteit van het schoudergewricht kan uiteindelijk een sekundaire chronische bursitis ontstaan.

Klinische bevindingen
Geleidelijk opkomende pijn zoals bij *Primaire chronische bursitis*.

Bij het funktieonderzoek wordt meestal een painful arc gevonden.

Soms wordt pijn aangegeven aan het einde van verschillende passieve bewegingen zonder dat deze beperkt zijn. Vaak zijn ook abduktie en/of endo- of exorotatie tegen weerstand pijnlijk. Test men deze bewegingen tijdens traktie aan de arm, dan verdwijnt of vermindert de pijn – dit houdt in dat vooral de bursa en níet of in mindere mate, een van de andere strukturen verantwoordelijk is voor de klachten. Zijn ook een of meer andere (kontraktiele) strukturen aangedaan, dan zal de pijn mogelijk iets verminderen maar zeker niet geheel verdwijnen.
Tijdens schouderbewegingen is soms subacromiale krepitatie voelbaar.

Bij sommige patiënten ziet men een wisselend klachtenpatroon; bij het funktieonderzoek wordt bij bepaalde weerstandstests pijn aangegeven, maar enkele dagen later, wanneer het funktieonderzoek wordt herhaald, geeft de patiënt pijn aan bij andere weerstandstests.

Therapie
De bursa wordt in eerste instantie behandeld zoals bij de primaire chronische bursitis, maar nu dienen eveneens het primaire letsel en, zo mogelijk, de oorzaak hiervan te worden behandeld (kausale behandeling) – dit om recidief te voorkomen. *Zie verder de behandeling bij Impingementsyndroom*.
In therapieresistente gevallen kan een artroskopische dekompressie-operatie (modifikatie van de Neer-acromioplastiek) worden uitgevoerd.

'Bursitis calcarea'
Wanneer op de röntgenfoto een wolkige kalkschaduw aantoonbaar is, bevindt deze verkalking zich meestal in de cuff en slechts zelden in de bursa. In feite is hier dus geen sprake van een bursitis. Primaire verkalkingen van de bursa zelf komen sporadisch voor.

Klinische bevindingen
De kalcifikaties zijn vaak symptoomloos, maar kunnen ook gepaard gaan met klinische verschijnselen *(zie ook Tendopathie met kalcifikatie)*.

Therapie
Infiltraties met 5 ml van een lokaal-anaestheticum. *Zie verder Primaire chronische bursitis.*

Differentiële diagnostiek
- Bursitis subcoracoidea

Zie hiervoor deel 2b van de serie Orthopedische geneeskunde en manuele therapie, Diagnostiek extremiteiten blz. 131.

Het subacromiale 'impingement'-syndroom

Onder het subacromiale impingementsyndroom verstaat men kompressie van cuff, bursa subacromiodeltoidea en de pees van het caput longum van de M. biceps brachii tegen het schouderdak (acromion, ligamentum coracoacromiale, processus coracoideus en/of ACG) tijdens flexie-abduktie en (endo)rotatie van de arm.
Hoewel in dit boek bursitis, tendinitis en laesies van het acromioclaviculaire gewricht afzonderlijk worden besproken, is er in de meeste gevallen sprake van kombinatie(s) hiervan.

De 'diagnose' impingementsyndroom wordt zo vaak gesteld dat we hieraan kort enige aandacht geven. Het betreft ook hier een syndroom dat op te delen is in verschillende andere aandoeningen. Voor de specifieke klinische bevindingen en de therapie wordt dan ook verwezen naar de beschrijvingen van de aandoeningen van de bursa subacromiodeltoidea, de Mm. supraspinatus, infraspinatus, subscapularis en M. biceps brachii alsmede het acromioclaviculaire gewricht.
Het begrip 'impingementsyndroom' werd geïntroduceerd door Neer (1972). Hij beschreef drie stadia.

Stadium 1:
– reversibele bloedinkjes en oedeem van de rotator cuff bij patiënten jonger dan 25 jaar.

Stadium 2:
– fibrosis en tendinitis van de rotator cuff bij patiënten tussen 25-40 jaar.

Stadium 3:
– osteofyten van het acromion en het ACG en (partiële) scheuren van de cuff, bij patiënten boven de 40 jaar.

De volgende aspekten zijn bij het ontstaan van een impingementsyndroom van belang:
a vorm van het acromion;
b doorbloeding van de cuff;
c funktie van de cuff en de M. biceps brachii;
d stabiliteit van het schoudergewricht;
e toestand waarin het ACG verkeert;
f beroepsbezigheden en/of vrijetijdsbesteding van de patiënt.

ad a Vorm van het acromion
De vorm van het acromion, voor zover deze mogelijk relevant is voor het ontstaan van een impingementsyndroom, is het best vanaf lateraal te beoordelen (supraspinatus-outlet). Men onderscheidt drie typen:
– type 1: het vlakke type;
– type 2: het konkave type;
– type 3: het gehoekte type.

De meeste patiënten (70-80%) met een lokale ruptuur (over de gehele dikte van de pees) blijken een type 3-acromion te hebben.

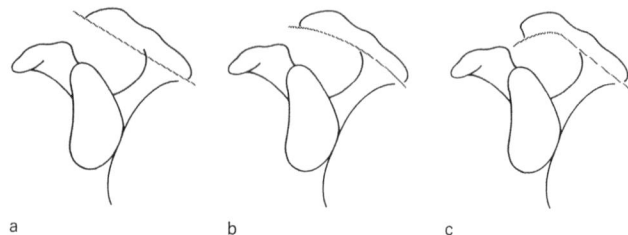

Afbeelding 2-6
De drie typen acromion volgens Matsen (1990).

a *het vlakke type,*
b *het konkave type,*
c *het gehoekte type.*

ad b Doorbloeding van de cuff
Zoals bekend uit de funktionele anatomie blijkt de doorbloeding van met name een deel van de pees van de M. supraspinatus en van een deel van de pees van het caput longum van de M. biceps brachii niet altijd optimaal te zijn. Dit hangt weer nauw samen met de stand van de schouder, bijvoorbeeld bij werpen *(zie ook ad f)*. Een direkt gevolg hiervan is eerst oedeem, later fibrose en rupturen van peesvezels.

ad c en d Funktie van de cuff en de M. biceps brachii
De cuff en de lange pees van de M. biceps brachii zijn primair stabilisatoren en depressoren van de humeruskop. Bij instabiliteit van het schoudergewricht ontstaan al snel overbelastingsletsels van (delen van) de cuff en/of de lange bicepspees. Volumetoename is het gevolg, hetgeen leidt tot impingement.

Stabiliteit van het schoudergewricht
Is het schoudergewricht stabiel, dan kunnen de onder a, b en f genoemde faktoren veranderingen van de cuff veroorzaken waardoor onder andere een hoogstand van de humeruskop kan optreden. Hierdoor wordt de ruimte tussen humeruskop en schouderdak verkleind met impingement als gevolg.

ad e Toestand van het acromioclaviculaire gewricht
Osteofyten van het caudale aspect van het ACG veroorzaken vermindering van de subacromiale ruimte, waardoor tijdens armelevatie impingement van de bursa en cuff kan ontstaan.

ad f Beroepsbezigheden en/of vrijetijdsbesteding van de patiënt
Wanneer beroepshalve of tijdens sportbeoefening de schouder frekwent in elevatie-endorotatie komt, wordt de subacromiale ruimte verkleind. Met name in deze positie ligt de kritische zone van de M. supraspinatus onder de coracoacromiale boog.

In de meeste gevallen betreft het niet één van bovengenoemde aspekten, maar is er sprake van een combinatie van verschillende faktoren.
In een aantal gevallen kan ook een *subcoracoïde impingementsyndroom* ontstaan. Vooral bij vormafwijkingen van de processus coracoideus, waarbij deze abnormaal ver naar lateraal reikt, kan tijdens flexie-abduktiebewegingen gekombineerd met endorotatie, kompressie van de cuff en de bursa subacromiodeltoidea en/of bursa subacromialis ontstaan.
Dit subcoracoïde impingementsyndroom kan solitair of in kombinatie met het subacromiale impingementsyndroom voorkomen.

Klinische bevindingen
Het belangrijkste symptoom is pijn, die vooral manifest is bij flexie-endorotatiebewegingen. Vaak is er in deze stand ook krepitatie en krachtsverlies. De pijn wordt vooral in het laterale deltoideusgebied gevoeld, vaak exakt ter hoogte van de insertie.

De bevindingen van het funktieonderzoek zijn afhankelijk van het aantal strukturen dat is aangedaan. Opvallend is de painful arc tijdens eleveren van de arm in het vlak van de scapula, waarbij de arm gelijktijdig in endorotatie wordt gehouden. Zie verder bij de verschillende aandoeningen die deel uitmaken van het impingementsyndroom.

Bij het subcoracoïde impingementsyndroom is (bij palpatie) de top van de processus coracoideus zeer drukpijnlijk. Endorotatie met de arm in horizontale abduktie of horizontale flexie veroorzaakt – evenals bij het subacromiale impingementsyndroom – de meeste pijn. Verder geldt hetzelfde als beschreven bij de klinische bevindingen van het subacromiale impingementsyndroom.

Therapie
De behandeling is in vrijwel alle gevallen konservatief. Vooral de in het algemeen matige resultaten van operatieve behandeling bij atleten benadrukken nog eens het belang van niet-operatieve therapie. Ditzelfde geldt voor patiënten bij wie hun beroep voor het ontstaan van de klachten verantwoordelijk kan worden gesteld. 'Exercises and job modification before acromion modification'. Algemeen kan worden gesteld dat het konservatieve behandelprogramma dient te bestaan uit:
– zoveel mogelijk de pijnlijke bewegingen vermijden;
– eventuele bewegingsbeperking opheffen door middel van rekkingsoefeningen. Dit geldt vooral voor de Mm. supra- en infraspinatus;
– spierversterking, in het bijzonder van de rotatoren: endorotatoren en adduktoren > exorotatoren en abduktoren. De rotatoren zijn van belang om de humeruskop in depressie te houden;
– behouden of verbeteren van de algemene konditie;
– aanpassingen van werk en/of sport.

Matsen (1990) geeft ook aan in welke gevallen naar zijn mening goede resultaten van subacromiale dekompressie zijn te verwachten – alleen nadat konservatieve behandeling minimaal zes maanden gegeven geen of onvoldoende resultaat gaf:
– een zeer gemotiveerde patiënt boven de 40 jaar;
– geen bewegingsbeperking, met name niet van de posterieure strukturen (kapsel, Mm. supra- en infraspinatus);

- aanwezigheid van subacromiale krepitatie;
- verdwijnen van de pijn bij subacromiale infiltratie met een lokaal-anaestheticum;
- wanneer de aandoening *niet* gerelateerd is aan het beroep van de patiënt.

Aandoeningen van het spier-peesapparaat

Pathologie van de rotator cuff

M. supraspinatus – (Insertie-)tendopathie

Aandoeningen van de M. supraspinatus komen frekwent voor. Men kan een indeling maken naar het *ontstaan* en een indeling naar *leeftijd*.

Indeling naar ontstaan
Er zijn verschillende faktoren, die zowel afzonderlijk als gemeenschappelijk tot een tendopathie kunnen leiden.

Primaire overbelasting
Vooral bij zwemmers, racketsporters en werpers, maar ook bij lange-afstandlopers, kan overbelasting leiden tot een insertie-tendopathie van de M. supraspinatus. Dit komt vooral bij jonge mensen voor. Jerosch en Assheuer (1991) beschrijven 'mottevraatachtige veranderingen' van de M. supraspinatus-insertie die op MRI-opnamen duidelijk zichtbaar zijn. Deze auteurs konden bij hun patiënten – dertien handballers tussen de 20 en 28 jaar – die allen een painful arc en een stabiel glenohumeraal gewricht hadden, geen afwijkingen in de kritische zone of elders in de pees vaststellen.

Instabiliteit (sekundaire overbelasting)
Een van de in het bijzonder bij sportmensen vaak voorkomende oorzaken is de anterieure of antero-inferieure instabiliteit van het schoudergewricht. Doordat de stabiliteit van het kapsel-bandapparaat onvoldoende is, worden vooral de cuffspieren overbelast *(zie Anterieure instabiliteit)*. Dit betreft vooral werp- en racketsporters bij wie de schouder in een positie van maximale exorotatie in abduktie en extensie komt; ook bij zwemmers wordt de sekundaire (insertie)-tendopathie regelmatig gezien.

Slechte vaskularisatie
De teno-ossale insertie en/of een deel van de pees (totale lengte ongeveer 1 cm) zijn veelal matig of slecht gevaskulariseerd: dit gebied wordt de 'kritische zone' genoemd. Bij een meer dan normale belasting kunnen lokale ontstekingsreakties ontstaan.

'Wringing-out'-fenomeen
Deze normaliter geringe hoeveelheid bloed in de bloedvaten van de pees en de teno-ossale insertie wordt bovendien nog 'weggedrukt' wanneer de arm langs het lichaam hangt. Dit wordt het 'wringing-out' fenomeen genoemd en kan vooral bij zwemmers en lange-afstandlopers tot klachten leiden.

Geringe ruimte tussen schouderkop en -dak
Er is slechts weinig ruimte tussen de humeruskop en het schouderdak; deze ruimte wordt nog verkleind tijdens zijwaarts heffen van de arm waarbij de ruimte bij bewegingsuitslagen tussen 60° en 120° het kleinst is. Dit is ook het moment waarop een painful arc kan ontstaan.

Als er sprake is van klachten betreft het meestal *kombinaties* van bovengenoemde verschillende faktoren.

Differentiële diagnostiek
- Bursitis subacromiodeltoidea

Bij deze aandoening is eveneens vaak abduktie tegen weerstand pijnlijk. Deze test is onder traktie echter negatief *(blz. 34 Bursitis subacromiodeltoidea)*. Kombinaties van een tendopathie van de M. supraspinatus en een bursitis subacromiodeltoidea als gevolg hiervan, komen regelmatig voor. Zie ook 'Impingementsyndroom'.

Indeling naar leeftijd
Bij *jonge mensen* lijken met name insertie-tendopathieën op te treden. Bij *oudere mensen* (35+) ontstaat vaak als gevolg van de soms slechte vaskularisatie van de pees en/of de insertie – vroegtijdige – degeneratie die tot klachten kan leiden als er sprake is van overbelasting.
In het gedegenereerde weefsel kan kalkneerslag optreden. Meestal wordt de kalk uiteindelijk geleidelijk opgelost. Dit betreft vooral de leeftijdsgroep van 30/35-40/45 jaar. De lokalisatie van de aandoening is nu meer mediaal van de insertie, ter hoogte van de 'kritische zone'.
Bij jonge mensen, vooral bij werpers, racketsporters en zwemmers ontstaat frekwent een insertie-tendopathie als gevolg van overbelasting. De aandoening is dan meestal exakt ter hoogte van de aanhechting aan het tuberculum majus gelokaliseerd, zoals door middel van MRI is aan te tonen.

Klinische bevindingen
Men onderscheidt de klassieke vijf klinische stadia bij tendinitis.

Stadium 1:
- alleen (kortdurende) pijn ná aktiviteit;
- abduktie tegen weerstand is vaak alleen pijnlijk bij het loslaten;
- de pijn wordt meestal in het laterale deltoideusgebied gevoeld.

Stadium 2:
- pijn aan het begin van de werkzaamheden/sportbeoefening, én erna gedurende enkele uren;
- pijn bij abduktie tegen weerstand en er is meestal een painful arc;
- soms ook pijn aan het einde van de beweging bij passieve elevatie van de arm; de pijn straalt soms uit tot aan de elleboog.

Stadium 3:
- pijn tijdens en na belasting, maar er kan wel worden doorgewerkt c.q. gesport en de prestatie wordt niet (duidelijk) beïnvloed. De pijn ná belasting kan soms een dag of langer aanhouden;

- abduktie tegen weerstand is zeer pijnlijk en er is vaak een painful arc en/of pijn aan het einde van de beweging bij passieve elevatie van de arm;
- de pijn kan tot distaal van de elleboog uitstralen.

Stadium 4:
- pijn tijdens en na het sporten/werken, zó dat de prestaties hierdoor duidelijk worden beïnvloed. De pijn kan in rust enkele dagen aanhouden;
- heftige pijn bij abduktie tegen weerstand; er is meestal een painful arc en vaak is eveneens de passieve elevatie van de arm aan het einde van de beweging pijnlijk.

Stadium 5:
- sporten/werken is onmogelijk; er is ook pijn in rust;
- funktieonderzoek: zie stadium 4.

Een painful arc betekent meestal dat het letsel gelokaliseerd is in het laterale deel van de pees van de M. supraspinatus; dit deel 'botst' wanneer het is aangedaan tegen het acromion en/of het ligamentum coracoacromiale tijdens elevatie van de arm: nu ontstaat de zogenaamde 'painful arc'.
Pijn bij maximale passieve elevatie van de arm naar mediaal betekent meestal dat de pees meer mediaal is aangedaan. Dit gedeelte van de pees wordt nu gekomprimeerd tegen het labrum glenoidale.

Is alleen de abduktie tegen weerstand pijnlijk, dan is het letsel meestal in de pees zelf gelokaliseerd, 2 à 3 cm mediaal van de insertie.
Bij de weerstandstests is soms ook de exorotatie pijnlijk, omdat de M. supraspinatus (tegen weerstand) ook enige exorotatie geeft. Een laesie van de Mm. supra- én infraspinatus te zamen kan worden uitgesloten door toepassen van lokale anesthesie of diepe dwarse friktie (analgesie).

De abduktie en/of exorotatie tegen weerstand dienen te allen tijde ook tijdens traktie aan de arm te worden getest *(zie test nr. 26)* teneinde een bursitis uit te sluiten. Gekombineerde aandoeningen komen echter frekwent voor.

Therapie
De therapie van een tendinitis van de M. supraspinatus is primair kausaal, dus afhankelijk van de oorzaak én van het klinische stadium waarin de aandoening verkeert. Is de aandoening het gevolg van instabiliteit van het schoudergewricht, dan dienen die spieren te worden versterkt die in staat zijn het gewricht funktioneel te stabiliseren. Tevens dient men vooral aandacht te geven aan een korrekte werp-, smash- of zwembewegingstechniek.

Naast de kausale behandeling kan men de volgende therapeutische maatregelen nemen *(zie ook Impingementsyndroom)*.

Stadium 1:
- dwarse friktie, rekkingsoefeningen (ook zelf rekken als huiswerk) en spierversterking (vanaf het moment dat het funktieonderzoek negatief geworden is).

Meestal zijn vier tot acht behandelingen nodig voordat men met spierversterking kan beginnen.

Stadium 2:
- dwarse friktie en rekkingsoefeningen (eventueel vermindering van de sportaktiviteiten of belastende werkzaamheden tot ongeveer 50%). Meestal zijn zes tot twaalf behandelingen nodig voordat men begint met spierversterkende oefeningen.
De patiënt dient de rekkingen de eerste week liefst *elk uur van de dag* uit te voeren; vanaf de tweede week vier- à vijfmaal per dag. Wij zijn er steeds meer van overtuigd dat in het bijzonder rekkingsoefeningen een zeer belangrijk therapeutisch effekt hebben.

Stadium 3:
- dwarse friktie (zo mogelijk dagelijks), gekombineerd met rust voor de aangedane extremiteit. Is er geen duidelijke verbetering na zes behandelingen, dan kan een lokaal-anaestheticum ter plaatse van de laesie worden geïnfiltreerd. Deze infiltratie wordt ten hoogste tweemaal herhaald (éénmaal per week). Met spierversterking kan gewoonlijk na 4-8 weken worden begonnen.

Stadium 4:
- als stadium 3, maar bij onvoldoende resultaat kan men een- à tweemaal met een corticosteroïd infiltreren. Na de infiltratie wordt de arm drie dagen in een mitella gehouden.

Stadium 5:
- zie stadium 4. Vaak is langdurige therapie noodzakelijk (drie tot negen maanden). In een enkel geval wordt geopereerd (acromioplastiek volgens Neer, 1983). Deze (artroskopische) operatie bestaat uit resektie van het ligamentum coracoacromiale en frezen van de onderzijde van het ventrale deel van het acromion; vaak is tevens resektie van het laterale deel (ca. 1 cm) van de clavicula geïndiceerd, omdat bij langdurig bestaande gevallen eveneens frekwent acromioclaviculaire problemen optreden.

Funktieonderzoek
Aktieve elevatie van de arm kan pijnlijk zijn
Passieve elevatie van de arm kan eindstandig pijnlijk zijn
Painful arc is mogelijk
Passieve endorotatie is vaak gevoelig – pijnlijk (rek)
Passieve horizontale adduktie is soms gevoelig (rek)
Abduktie tegen weerstand is pijnlijk en soms minder krachtig
Exorotatie tegen weerstand is vaak gevoelig (M. supraspinatus geeft onder weerstand ook exorotatie)
Impingementtest kan positief zijn

Dwarse friktie

Differentiatie met een chronische bursitis subacromiodeltoidea is nodig, daar bij de bursitis vaak abduktie tegen weerstand pijnlijk is. Dit gebeurt door middel van de traktietest.

Uitgangshouding patiënt
Zit, tegen de klep van de behandelbank die een hoek maakt van 120° ten opzichte van horizontaal. In deze stand bevindt zich het plateau van het tuberculum majus (waar de M. supraspinatus insereert) in het horizontale vlak.
De aangedane arm wordt achter de rug geplaatst (endorotatie van de schouder) waarbij de bovenarm ca. 10° geabduceerd is. Deze abduktie is van belang in verband met de hypovasculaire zone in de supraspinatuspees, die in 0° abduktie niet of nauwelijks doorbloed is. De insertie van de M. supraspinatus ligt nu juist anterieur van het acromion en is in deze positie goed bereikbaar (zowel palpatoir als met een injektienaald).

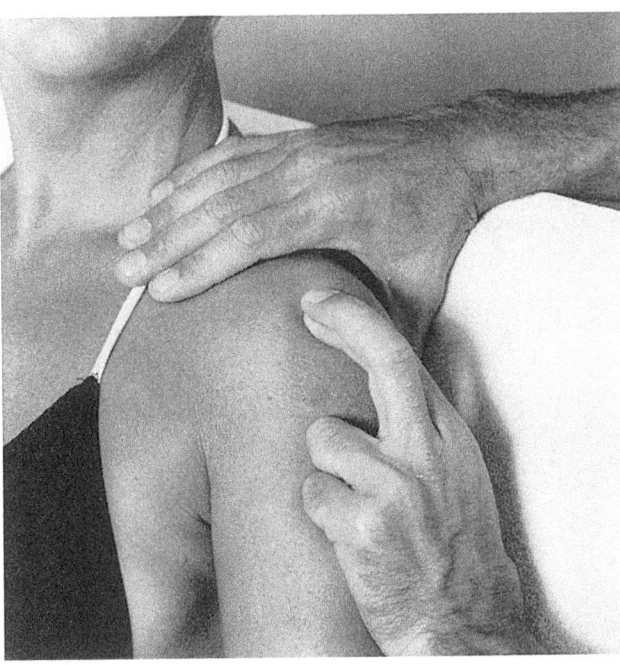

Afbeelding 2-7
Eindstand van de friktie gevende hand.

Uitgangshouding therapeut
Zit, naast de behandelbank, aan de aangedane zijde van de patiënt. De voorste hoek van het acromion wordt eventueel onder lichte traktie aan de arm gelokaliseerd en vandaar wordt met de top van de wijsvinger het – nu horizontale – plateau van het tuberculum majus van lateraal naar mediaal gepalpeerd. De mediale begrenzing is meestal duidelijk voelbaar.
De dikke M. deltoideusvezels maken het onmogelijk de pees zelf te voelen.
Is de rechterkant aangedaan, dan plaatst de therapeut de top van zijn rechter wijsvinger direkt mediaal van het plateau van het tuberculum majus, zijn duim loodrecht onder de wijsvinger.

Uitvoering
De wijsvinger wordt versterkt door de top van de middelvinger. Tijdens extensie van de pols wordt druk uitgeoefend; hierdoor beweegt de wijsvinger dwars over de M. supraspinatus-insertie. De hieropvolgende flexie van de pols vindt plaats in de ontspanningsfase. Om de friktie langer te kunnen volhouden wordt tijdens de aanspanningsfase de schouder iets geadduceerd.

Onvoldoende effekt van dwarse friktie kan de volgende oorzaken hebben:
a *Het letsel is wat meer mediaal in de pees gelokaliseerd:* in dat geval wordt de druk tijdens friktie ook meer naar mediaal gegeven. De duim wordt dan niet loodrecht onder de wijsvinger gehouden, maar meer naar dorsaal geplaatst.
b *Bij kalcifikatie van de pees* kan de pijn tijdens de behandeling niet of onvoldoende afnemen, of (soms) zelfs toenemen. In dat geval moet worden overgegaan op infiltratie met een lokaal-anaestheticum.
c Ook als gevolg van een *chronische bursitis subacromiodeltoidea* kan het onder punt *b* genoemde ontstaan. Differentiatie geschiedt door midden van de 'traktietest' (*zie Orthopedische geneeskunde en manuele therapie, deel 2b, Diagnostiek extremiteiten*). In de uitgangshouding voor dwarse friktie wordt óók de bursa 'behandeld'. Bursitiden reageren in het algemeen niet op mechanische lokale therapie. Infiltratie van de bursa is dan geïndiceerd.

Behandelduur
Dagelijkse behandeling (sporters), doch minimaal tweemaal per week gedurende ± vijftien minuten, voert gewoonlijk in een periode van twee tot zes weken tot goed resultaat, een en ander afhankelijk van het klinische stadium van de tendopathie (*zie Orthopedische geneeskunde en manuele therapie, deel 2b, Diagnostiek extremiteiten*).

De dwarse friktiebehandeling wordt gekombineerd met statische rekkingsoefeningen van de M. supraspinatus. Tijdens de behandelperiode moet de aangedane schouder worden ontzien; in het tweede stadium ± 50%, in het derde stadium volledig. Bij onvoldoende resultaat of – herhaald – recidief is infiltratie geïndiceerd.
Zodra het funktieonderzoek dit toelaat (weerstandstest negatief) wordt met spierversterkende oefeningen begonnen. Is de aandoening het gevolg van instabiliteit van de schouder, dan dient het oefenprogramma uiteraard volledig daarop te worden afgestemd.

Rekken

Rekken van de M. supraspinatus wordt altijd gekombineerd met dwarse friktie. De patiënt wordt geleerd hoe zelf te rekken en moet de rekkingsoefeningen dagelijks uitvoeren.

Uitgangshouding patiënt
Ruglig, op de behandelbank, zoveel mogelijk met de niet-aangedane zijde aan de rand van de bank. De schouder in adduktie-endorotatie.

Uitgangshouding therapeut
Stand, naast de behandelbank, aan de niet-aangedane zijde van de patiënt.
Wordt de rechterschouder behandeld, dan fixeert de therapeut met zijn linkerhand de scapula (via de margo lateralis), zijn rechterhand omvat de elleboog van de patiënt terwijl hij zijn onderarm op die van de patiënt legt.

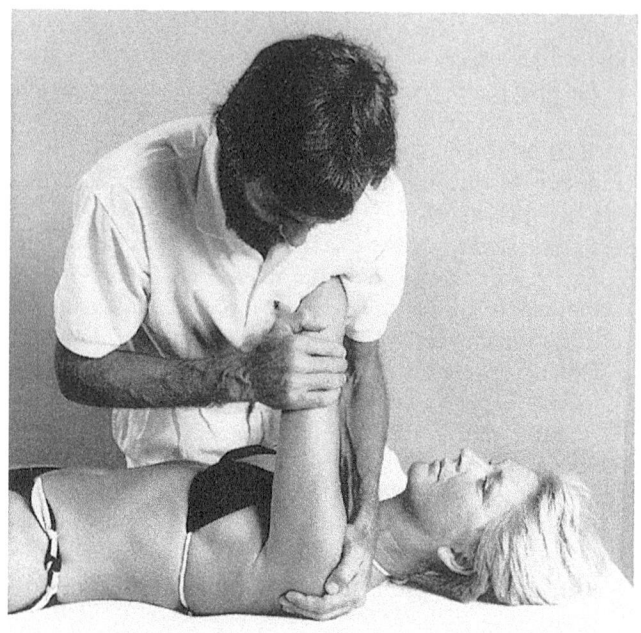

a *Uitgangspositie bij het rekken van de Mm. supra- en infraspinatus.*

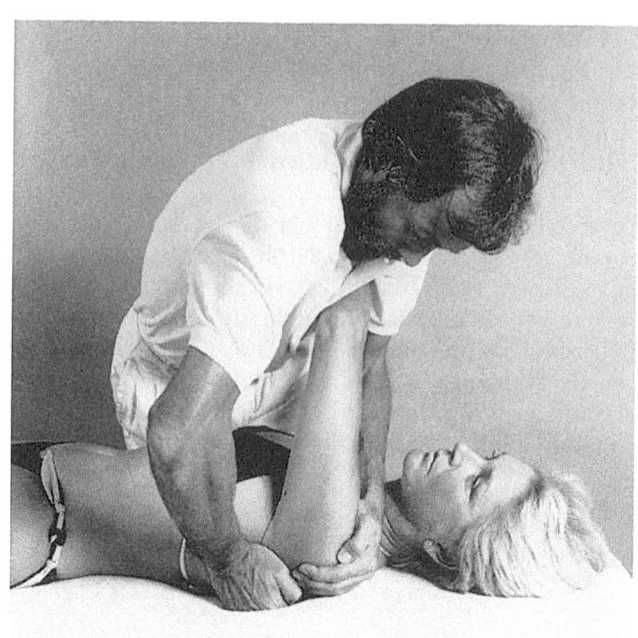

b *De scapula wordt gefixeerd.*

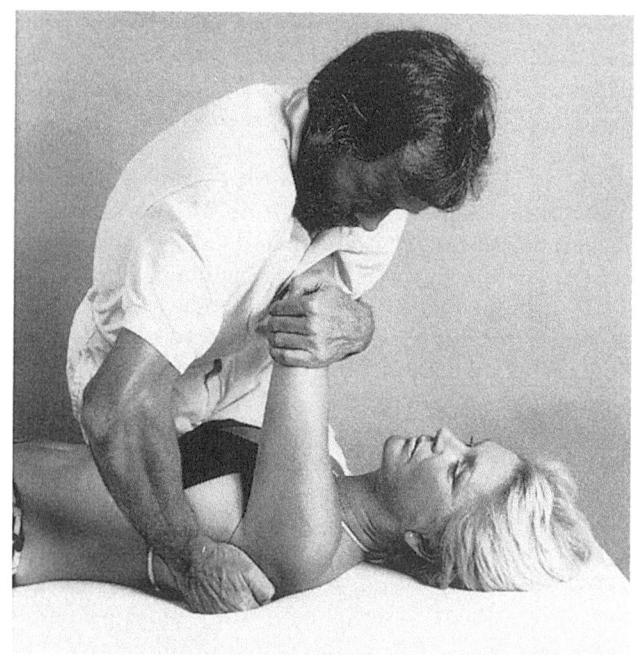

c *De schouder wordt geadduceerd en ...*

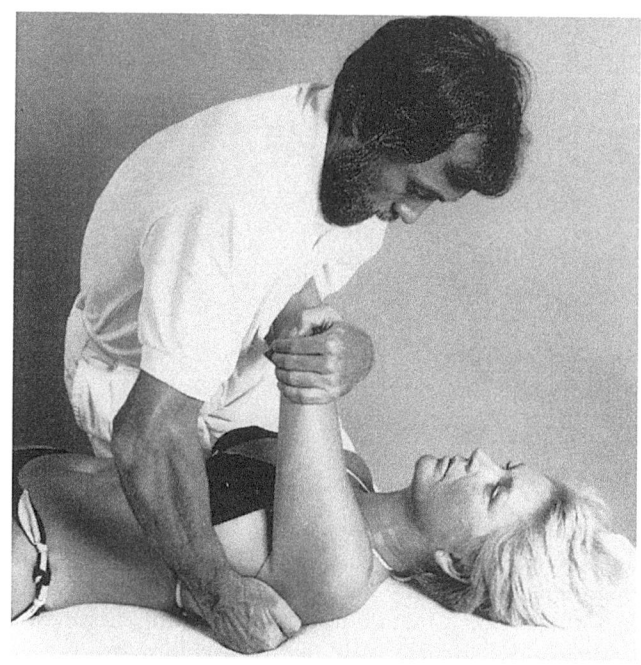

d *... geëndoroteerd.*

Afbeelding 2-8a t/m d

Uitvoering

De schouder wordt langzaam op geleide van pijn en afweerspanning in adduktie-endorotatierichting gebracht. De endorotatie ontstaat door adduktie van de arm van de therapeut. De patiënt voert twee- tot driemaal daags zelf rekkingsoefeningen uit, in ieder geval 's morgens direkt na het wakker worden en vóór en ná sportaktiviteiten of belastende werkzaamheden. Bij sporters laten wij een nog intensiever programma uitvoeren: in de eerste behandelweek wordt *elk uur van de dag* gerekt. In de tweede week *om het uur* en vanaf de derde week wordt dan het hiervoor beschreven schema gehanteerd.

Tijdens het zelf rekken van de M. supraspinatus dient de patiënt de schouder aktief in depressie te houden, dan de bovenarm horizontaal te adduceren en daarna het niveau te bepalen waarop de meeste rek ontstaat.
Dit is meestal juist onder horizontaal. De patiënt brengt de arm in endorotatie door met de elleboog van de niet-aangedane arm de onderarm aan de aangedane zijde naar beneden te duwen, zonder dat hierbij de positie van de elleboog verandert *(afb. 2-9a/b).*

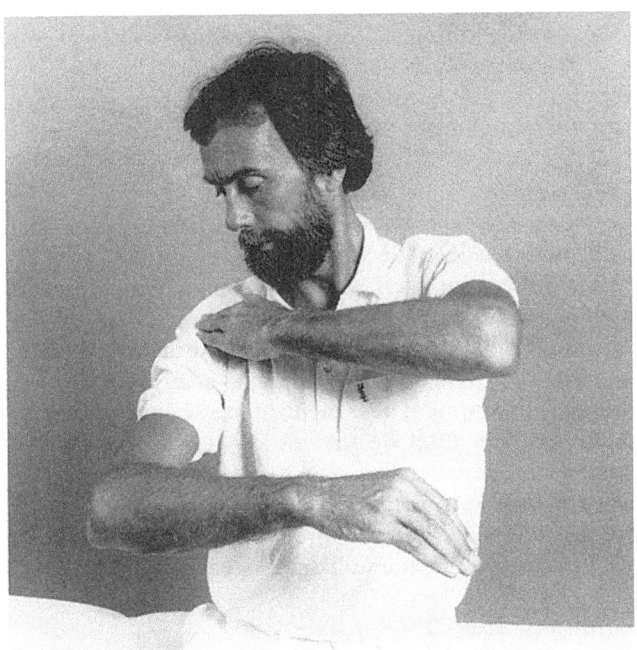

Afbeelding 2-9a
Rekken van de M. supraspinatus.
Voordat men begint met rekken dient men eerst actief de schouder in depressie te fixeren.

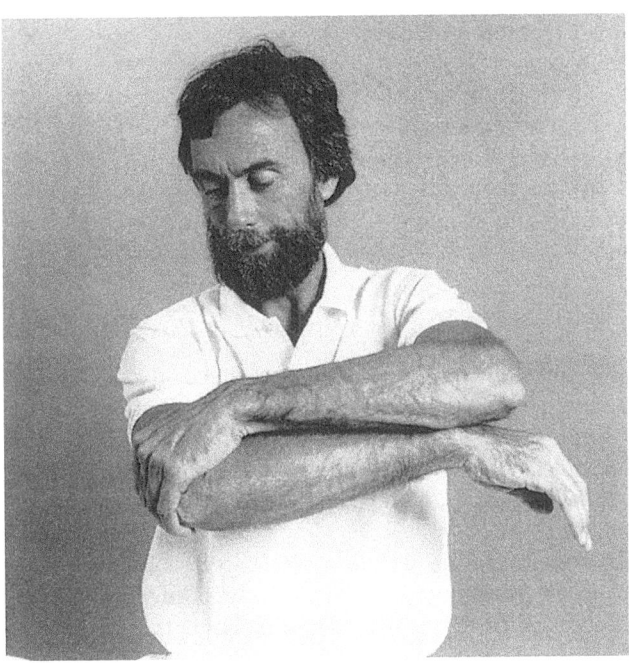

Afbeelding 2-9b
Nu wordt de arm in adduktie en endorotatie gebracht; de bovenliggende elleboog duwt de pols van de onderliggende arm naar beneden, waardoor endorotatie in de schouder ontstaat.

M. supraspinatus – Tendopathie met kalcifikatie

Er is een röntgenologisch aantoonbaar kalkdepot in de pees van de M. supraspinatus. Deze bevinding heeft uiteraard alleen klinische betekenis wanneer er ook relevante klachten zijn.

De kalcifikatie die zich het dichtst bij de insertie bevindt, heeft de neiging in een tijdsbestek van drie tot vijf maanden weer te verdwijnen. De kalcificatie meer mediaal in de pees veroorzaakt vaak meer problemen en kan enkele jaren blijven bestaan.

Klinische bevindingen
Zie *Tendopathie van de M. supraspinatus* en *Bursitis calcarea.*

Therapie
Infiltratie (één- tot driemaal) met een lokaal-anaestheticum doen de klachten meestal verdwijnen. Dwarse friktie is niet geïndiceerd: de klachten kunnen hierdoor toenemen.

Bij grote kalkdepots kan men (met een dikke naald) de kalkhaard aanprikken waardoor de – dikwijls half vloeibare – kalk uit de pees in de bursa wordt verspreid die daar gewoonlijk vrij snel wordt geresorbeerd. In therapieresistente gevallen kan operatief (artroskopisch) behandeld worden (verwijderen van het kalkdepot en acromioplastiek volgens Neer, 1983).

M. supraspinatus – Partiële en totale ruptuur van de pees

Onder een *totale* ruptuur verstaat men een ruptuur over de gehele dikte van de pees, dus van het artikulaire oppervlak tot aan de bursa.

Een *partiële* ruptuur kan oppervlakkig zijn, in het midden van de pees liggen, of diep zijn, dus aan het artikulaire oppervlak liggen.
Een akute (partiële) ruptuur ontstaat tengevolge van een trauma. Een chronische (partiële) ruptuur ontstaat geleidelijk als gevolg van degeneratieve veranderingen in de pees (de kritische zone). Als gevolg van een bagateltrauma, of zonder duidelijke oorzaak, kunnen de aanvankelijk nog intakte vezels rupturen waardoor een plotselinge verergering van de klachten ontstaat.

Totale rupturen komen vaker voor dan voorheen werd gedacht. Verschillende onderzoekers geven getallen die variëren van minder dan 5%. Deze gegevens berusten op kadaveronderzoek.
Partiële rupturen komen tweemaal zo vaak voor als totale rupturen.

Patiënten die een schouderluxatie ondergingen, krijgen frekwent cuffrupturen. Petterson (1942) vond bij patiënten boven de veertig jaar na antero-inferieure luxaties bij 30% een (partiële) cuffscheur; dit getal nam toe tot 60% bij patiënten boven de zestig jaar.

De meeste partiële rupturen bevinden zich aan het artikulaire oppervlak en zijn dus zichtbaar tijdens intra-artikulaire artroskopie. Rupturen aan de zijde van de bursa (oppervlakkig) komen minder vaak voor. Deze veroorzaken wel de meeste klachten omdat dan ook de bursa symptomatisch is. Deze scheuren zijn vrijwel alle in de kritische zone gelokaliseerd.
Door middel van palpatie is in ernstige gevallen vaak een gap palpabel. Partiële rupturen bij atleten ontstaan voor-

al ter hoogte van de insertie. Het betreft in het bijzonder de diepe vezels. Totale rupturen bij atleten onder de veertig jaar komen voor, ontstaan altijd traumatisch, maar zijn uiterst zeldzaam; eerder scheurt de kapsel of ontstaat een fraktuur. Bij jonge volwassenen is de oorzaak van een totale ruptuur meestal een val op de uitgestrekte hand.

In veel gevallen van totale ruptuur is ook de pees van het caput longum van de M. biceps brachii gerupttureerd.

Aanvullend onderzoek
Artrografie, artro-CT en artroskopie zijn invasieve mogelijkheden om het letsel te visualiseren.
Echografie wint aan populariteit, omdat dit een niet-invasieve, relatief eenvoudige techniek is om de omvang van de laesie te kunnen vaststellen.

Klinische bevindingen
Bij een partiële ruptuur is er meestal heftige pijn bij vrijwel alle schouderbewegingen, vooral bij abduktie.

Abduktie tegen weerstand is zowel zwak als zeer pijnlijk. Veel patiënten zijn niet in staat hun aangedane arm aktief te eleveren.

Ontstaat een totale ruptuur, dan is er meestal alleen in de akute fase heftige pijn. Deze pijn verdwijnt binnen enkele dagen. Abduktie tegen weerstand is zwak maar niet pijnlijk.

In de chronische fase ontstaat vaak krepitatie en/of klikken van de schouder, vooral in de flexie-abduktie-endorotatiepositie.

Komplikaties
In zeldzame gevallen kan bij oudere patiënten een 'cuff tear arthropathy' ontstaan. *Zie bij Aandoeningen met kapsulaire bewegingsbeperking.*

Therapie
Veel oudere mensen kunnen een (partiële) ruptuur hebben zonder klachten. In dergelijke gevallen wordt niet behandeld.
Bij symptomatische schouders is het doel van de behandeling:
– pijn verminderen;
– funktie verbeteren;
– preventie van recidief of progressie.
Een eenmalige subacromiale en/of intra-artikulaire toediening van een corticosteroïd kan de klachten verminderen. Herhaalde toediening van dit middel verzwakt de peesvezels, zodat de recidief- en de progressiekans juist toenemen. Eventuele latere operatieve behandeling heeft in dergelijke gevallen een slechtere prognose als gevolg van het zwakke peesweefsel.

Partiële ruptuur
Dwarse friktie en voorzichtige rekkingen. Bewegen binnen de pijngrens, eventueel ondersteund door niet-steroïde antiflogistika. Alleen in hardnekkige gevallen (weinig of geen resultaat binnen twee maanden) kan men een éénmalige injektie geven met een corticosteroïd; in de subacromiale ruimte bij oppervlakkige scheuren (echografie), intra-artikulair bij diepe scheuren.
Bij vlot herstel kunnen spierversterkende oefeningen (zónder gewichten) worden gegeven.

Totale ruptuur
In principe zal bij jonge mensen (jonger dan veertig jaar) en bij oudere atleten de behandeling operatief zijn.
In de overige gevallen wordt het beleid gevolgd zoals beschreven bij de partiële ruptuur. Wanneer de patiënt zijn aangedane arm niet aktief kan eleveren, doordat de M. deltoideus het tuberculum majus naar craniaal trekt terwijl de komponent naar mediaal (de M. supraspinatus) ontbreekt, kan men de patiënt een techniek aanleren waarbij met depressie en exorotatie van de humeruskop de arm toch kan worden geëleveerd. Lukt dit niet, en bestaan er verder geen kontra-indikaties, dan kan men alsnog operatieve behandeling overwegen.

M. infraspinatus – Tendopathie

Aandoeningen van de M. infraspinatus komen veel minder frekwent voor dan aandoeningen van de M. supraspinatus. Degeneratieve veranderingen van de pees en de teno-ossale aanhechting van de M. infraspinatus worden onder andere minder vaak gezien omdat hierbij sprake is van een betere vaskularisatie.

Er zijn drie mogelijke lokalisaties voor tendopathie:
– het laterale aspect van de insertie;
– het mediale aspect van de insertie;
– het peeslichaam.
Een ruptuur is meestal ter hoogte van de pees gelokaliseerd. *Zie verder bij Ruptuur van de M. supraspinatus.*

Klinische bevindingen
De patiënt geeft pijn aan in de schouder, en/of het verdere uitbreidingsgebied van het C5-dermatoom (laterale deltoideusregio en dorsolaterale zijde van de onderarm).

De klinische stadia – zoals beschreven bij de tendopathie van de M. supraspinatus – zijn ook hier van toepassing.

Bij een totale ruptuur kan na verloop van tijd een beperking van de exorotatie ontstaan (zowel aktief als passief), aangezien de volledige exorotatiebeweging niet meer door de M. teres minor alleen gemaakt kan worden (er ontstaat dus een soort kontraktuur).

Tendinitis: het laterale aspect van de insertie
Er is een painful arc en pijn bij exorotatie tegen weerstand. Vaak zijn ook de passieve horizontaal uitgevoerde adduktie en de passieve endorotatie pijnlijk, omdat hierbij de struktuur wordt gerekt.

Tendinitis: het mediale aspect van de insertie
Pijn bij passieve elevatie aan het einde van de beweging (kompressie van het mediale deel tegen het labrum glenoidale) en pijn bij exorotatie tegen weerstand.

De passieve endorotatie en de horizontaal uitgevoerde adduktie zijn pijnlijk tengevolge van de rek.

Tendinitis: het peeslichaam
Alleen exorotatie tegen weerstand, passieve endorotatie en passieve horizontaal uitgevoerde adduktie zijn pijnlijk (rek).

Therapie
De therapie is dezelfde als beschreven bij de aandoeningen van de M. supraspinatus – dus afhankelijk van de oorzaak en het stadium.

Funktieonderzoek
Aktieve elevatie van de arm kan pijnlijk zijn
Passieve elevatie van de arm kan eindstandig pijnlijk zijn
Painful arc is mogelijk
Passieve endorotatie is vaak gevoelig – pijnlijk (rek)
Passieve horizontale adduktie is meestal pijnlijk (rek)
Exorotatie tegen weerstand is pijnlijk en soms minder krachtig (partiële ruptuur)
De impingementtest kan positief zijn

Dwarse friktie

Differentiatie met een aandoening van de M. supraspinatus is niet altijd eenvoudig daar de M. supraspinatus onder weerstand ook exorotatie geeft.

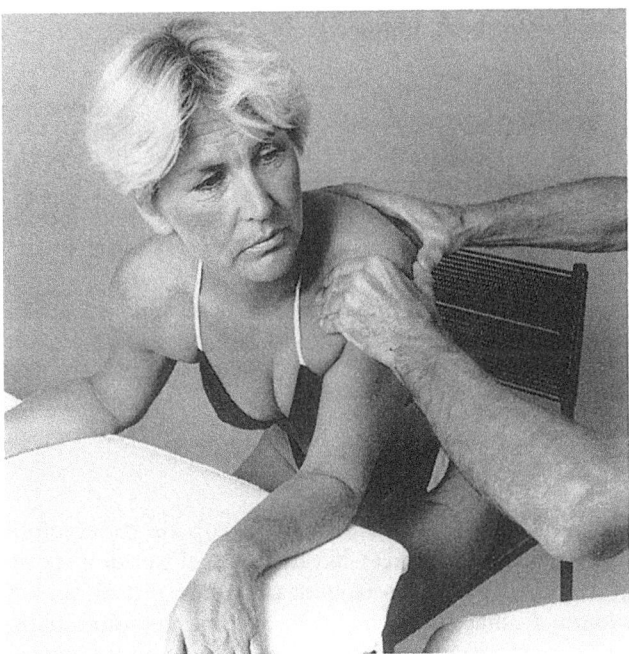

Afbeelding 2-10
Dwarse friktie van de M. infraspinatus.

Uitgangshouding patiënt
Zit aan de korte zijde van de behandelbank.
De patiënt steunt op de ellebogen en neigt hierbij zover naar voren dat de armen 45° geflekteerd zijn. In deze stand is de pees van de M. infraspinatus volledig palpabel onder en achter de dorsolaterale rand van het acromion.

Uitgangshouding therapeut
Zit naast de behandelbank aan de aangedane zijde van de patiënt, met het gezicht naar de patiënt toe.

De onderarm in het verlengde van het spierverloop, de duim ter hoogte van de laesie, de vingers aan de voorkant van de schouder. Wanneer de linkerkant is aangedaan gebruikt de therapeut zijn linkerhand.
De pees is meestal (direkt distaal van de hoek tussen spina scapulae en acromion) goed voelbaar. Het letsel is echter vaker ter hoogte van de insertie (meer naar lateraal) dan in de pees zelf gelokaliseerd.

Uitvoering
De therapeut plaatst beide duimtoppen op elkaar en tijdens de aanspanningsfase adduceren nu beide duimen en beide onderarmen supineren.

Behandelduur
Dagelijkse behandeling (sporters) of twee- tot driemaal per week, gedurende vijftien tot twintig minuten. Dit gekombineerd met rekkingsoefeningen die de patiënt twee- tot driemaal per dag ook zelf uitvoert, leidt gewoonlijk in twee tot zes weken tot genezing.
Het klinische stadium van de tendopathie is mede bepalend voor de duur van het genezingsproces (zie *Orthopedische geneeskunde en manuele therapie, deel 2b, Diagnostiek extremiteiten*) en de hoeveelheid (relatieve) rust die tijdens de behandelperiode in acht moet worden genomen; in het tweede stadium ± 50% en volledig staken van de belastende aktiviteiten in het derde stadium.

Rekken

Het rekken van de M. infraspinatus wordt op dezelfde wijze uitgevoerd als beschreven bij de M. supraspinatus, met dien verstande dat de schouder nu meer in horizontale adduktie wordt gehouden. Zie voor een samenvatting van de behandelmogelijkheden bij M. infraspinatusaandoeningen het behandelschema bij de M. supraspinatustendopathie. Zie eveneens bij de behandeling van aandoeningen van de M. supraspinatus de opmerkingen over rekken bij sporters en over spierversterking bij onderliggende oorzaken, als bijvoorbeeld instabiliteit van de schouder.

M. subscapularis – Tendopathie

Van de spieren die tot de rotator cuff behoren is – ter hoogte van de insertie – de M. subscapularis het best gevaskulariseerd.
Aandoeningen van de M. subscapularis zijn vaak het gevolg van overbelasting. Vooral bij werpsporters ziet men problemen met de M. subscapularis, omdat deze spier bij de werpbeweging (ook bij smashbewegingen en de service zoals bij tennis) zeer sterk belast wordt. Eerst wordt de spier gerekt bij het naar achteren brengen van de arm, daarna moet ze zeer plotseling maximaal aanspannen.
Bij de verschillende vormen van anterieure instabiliteit zal, als gevolg van de pijn, de M. subscapularis, evenals de andere endorotatoren, aanzienlijk aan kracht inboeten (*zie Anterieure instabiliteit*).

Zonder aanwijsbare oorzaak komen tendopathieën nogal eens voor bij vrouwen tussen de veertig en zestig jaar.

Klinische bevindingen

Pijn aan de voorzijde van de schouder, eventueel uitstralend in de arm (C5-dermatoom).

Bij het funktieonderzoek wordt in een aantal gevallen een painful arc gevonden; dit symptoom wijst op een laesie van het proximale deel van de insertie van de M. subscapularis.

Endorotatie tegen weerstand is pijnlijk; vaak ook passieve exorotatie (rek). Wanneer ADduktie vanuit geabduceerde stand tegen weerstand getest wordt en ABduktie vanuit ca. 90° abduktie, kunnen deze tests eveneens positief zijn.

Als passieve horizontaal uitgevoerde adduktie pijnlijk is, dan is (ook) het distale deel van de insertie aangedaan. Bij deze test wordt dit deel van de insertie tegen de processus coracoideus gekomprimeerd.

Therapie

Evenals bij de overige letsels van de cuff is ook hier de kausale behandeling primair. Men dient bij werpers of racketsporters (service/smash) vooral de techniek te (laten) kontroleren.

Wanneer er geen duidelijk aanwijsbare oorzaak is, reageert deze aandoening meestal zeer goed op een (doorgaans eenmalige) infiltratie met een corticosteroïd. Zelden zijn meer dan twee infiltraties nodig. Na de infiltratie wordt de arm drie dagen in een mitella gehouden.

Friktie en rekkingsoefeningen zijn wel werkzaam maar de behandeling duurt dan doorgaans langer. Bij een sportletsel is ook specifieke spierversterking aangewezen. Hiermee kan men echter pas beginnen wanneer het funktieonderzoek negatief geworden is.

M. subscapularis – Insertie-tendopathie

Funktieonderzoek

Aktieve elevatie van de arm kan pijnlijk zijn
Painful arc is mogelijk (proximale deel van de insertie aangedaan)
Passieve exorotatie is vaak gevoelig (rek)
Passieve horizontale adduktie kan pijnlijk zijn (distale deel van de insertie aangedaan)
Endorotatie tegen weerstand is pijnlijk
De impingementtest kan positief zijn

Dwarse friktie

Bij kapsulaire aandoeningen van de schouder én bij instabiliteit naar voren is ook endorotatie tegen weerstand vaak gevoelig. Dit is het gevolg van het feit dat kapsel en subscapularis-insertie met elkaar verbonden zijn. Bij aanspanning van de M. subscapularis ontstaat trek aan de aangedane kapsel.

Uitgangshouding patiënt

Zit, op de behandelbank tegen het schuingestelde hoofdeinde, de aangedane schouder in de nulstand (hand op bovenbeen).
In deze positie wijst het tuberculum minus zuiver naar voren en is de insertie volledig bereikbaar. Wil men de pees palperen, dan zal men de schouder tot 80° dienen te exoroteren. De pees is echter zelden of nooit aangedaan.

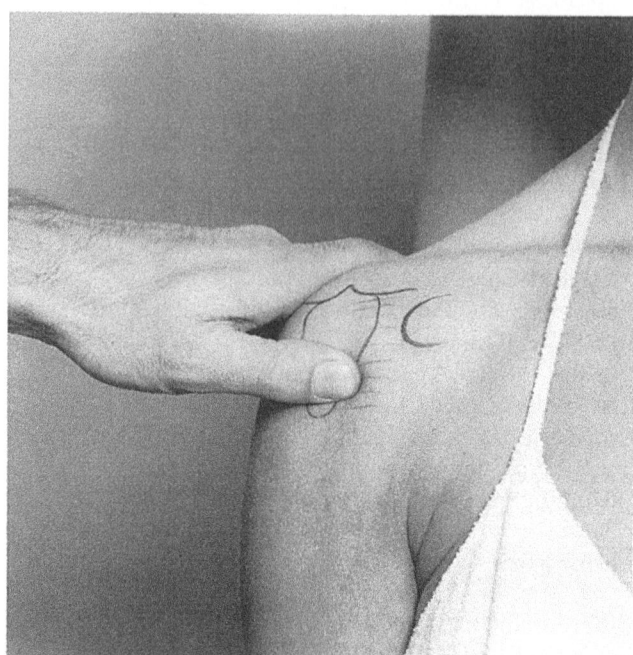

Afbeelding 2-11
Uitgangspositie van de hand voor dwarse friktie van het proximale deel van de M. subscapularis-insertie.

Uitgangshouding therapeut

Zit aan de aangedane zijde van de patiënt, het gezicht naar de patiënt toegewend.
Het tuberculum minus wordt gepalpeerd (direkt lateraal van de processus coracoideus) en de top van de linkerduim (wanneer het de rechterschouder betreft) wordt juist distaal van de laesie geplaatst. De therapeut kan zijn andere hand eventueel op de onderarm van de patiënt plaatsen.

Uitvoering

Techniek 1

De duim wordt zo distaal mogelijk op de tuberculum minus geplaatst wanneer het distale deel van de insertie of de gehele insertie is aangedaan en juist distaal van het proximale, meer prominerende deel, van het tuberculum minus, wanneer alleen het proximale deel van de insertie is aangedaan. De friktiebeweging bestaat tijdens de aanspanningsfase uit adduktie van de duim, extensie van de pols, supinatie van de onderarm en lichte adduktie van de schouder.

Techniek 2 (niet afgebeeld)

De therapeut staat nu achter de patiënt en plaatst de toppen van de wijs- en middelvinger juist distaal van de plaats van de laesie, de duim wordt op de scapula geplaatst.
De friktie bestaat uit extensie van de pols tijdens de aanspanningsfase. De vingergewrichten bewegen niet mee!

Behandelduur

Dwarse friktie wordt dagelijks (sporters) tot driemaal per

week uitgevoerd gedurende vijftien tot twintig minuten per behandeling.
Het effekt van deze behandeling is meestal niet zo spektakulair als bij M. supra- of infraspinatusletsels. Na ongeveer tien behandelingen moet toch duidelijk verbetering zijn opgetreden, zo niet, dan kan men infiltratie met een corticosteroïd overwegen.

M. biceps brachii – Tenosynoviitis en tendinitis van het caput longum

De pees van het caput longum van de M. biceps brachii verloopt zowel intra- als extra-artikulair en is omgeven door een tunica synovialis. Intra-artikulair ligt de pees soms (gedeeltelijk) ingebed in een kapselplooi; vanaf het moment dat de pees uit de kapsel treedt, is er een peesschede tot ca. 4 à 5 cm naar distaal.

Veel patiënten met schouderklachten geven pijn aan ter hoogte van de bicepspees en als daar dan ook nog drukpijn bijkomt, wordt nogal eens ten onrechte de biceps hiervoor verantwoordelijk gesteld. Het funktieonderzoek is echter bepalend en níet de palpatie, die meestal misleidende informatie oplevert.
De pees beweegt tijdens schouderbewegingen niet of nauwelijks. De humeruskop glijdt onder de statische pees door. Daar de peesschede een niet-kontraktiele struktuur is, zal bij een aandoening hiervan het onderzoek tegen weerstand negatief uitvallen.
De pees van de M. biceps brachii heeft – evenals de pees van de M. supraspinatus – een minder goed doorbloede ('kritische') zone. Dit gedeelte is 1-2 cm lang en bevindt zich bij afhangende arm juist distaal van het acromion. Peesrupturen ontstaan vrijwel altijd juist ter hoogte van deze zone.

De aandoening, die meestal deel uitmaakt van het impingementsyndroom (*zie aldaar*), komt vooral voor bij jonge sportmensen – vooral werpers, racketsporters en zwemmers. De totale ruptuur wordt vooral gezien bij mensen van middelbare leeftijd, meestal geassocieerd met een cuffruptuur.
Evenals bij de aandoeningen van de cuff geldt ook hier dat bijvoorbeeld een foutieve werptechniek de oorzaak kan zijn. Overbelasting kan ook optreden bij de verschillende vormen van anterieure instabiliteit (*zie aldaar*).

Klinische bevindingen
Pijn aan de anterieure zijde van de schouder, vaak uitstralend in het verloop van de M. biceps brachii.

Wanneer flexie van de elleboog tegen weerstand – eventueel in kombinatie met supinatie van de onderarm tegen weerstand – pijnlijk is, levert de diagnose weinig problemen op.
Vaak moet men nog verder testen. Zo kan er sprake zijn van een pijnlijke rektest (test nr. 14): passieve retroflexie van de schouder, extensie van de elleboog en pronatie van de onderarm zijn pijnlijk; eventueel vanuit deze stand weerstand geven tegen supinatie van de onderarm, flexie van de elleboog en anteflexie van de schouder. Dikwijls is passieve elevatie van de arm, met doortesten naar posterieur, aan het einde van de beweging pijnlijk (kompressie van pees en peesschede tegen het acromion).
Ook de werptest (nr. 21) kan positief zijn. Bij tenosynoviitis en tendinitis dient men altijd de stabiliteit van de schouder te testen.

Therapie
Naast de mogelijke kausale therapie worden lokale dwarse frikties gegeven, eventueel gekombineerd met vermindering van de (sport)aktiviteiten. Zie verder bij *Impingementsyndroom*.

Funktieonderzoek
Aktieve elevatie van de arm is soms gevoelig
Passieve elevatie van de arm naar dorsaal kan pijnlijk zijn (kompressie tegen het acromion)
Soms een painful arc
Flexie van de elleboog tegen weerstand, in kombinatie met supinatie van de onderarm tegen weerstand is zelden pijnlijk (alleen in ernstige gevallen)
Rek is *meestal* pijnlijk (arm in retroflexie, elleboog in extensie, onderarm in pronatie)

Dwarse friktie

De diagnose tendinitis of tenosynoviitis van de lange pees van de M. biceps brachii wordt vaak ten onrechte gesteld op basis van drukpijn ter hoogte van de pees. Deze lokale drukpijn vindt men zeer frekwent óók bij andere schouderaandoeningen!

Uitgangshouding patiënt
Zit, op de behandelbank tegen het schuingestelde hoofdeinde.

Uitgangshouding therapeut
Zit, naast de behandelbank, aan de aangedane zijde van

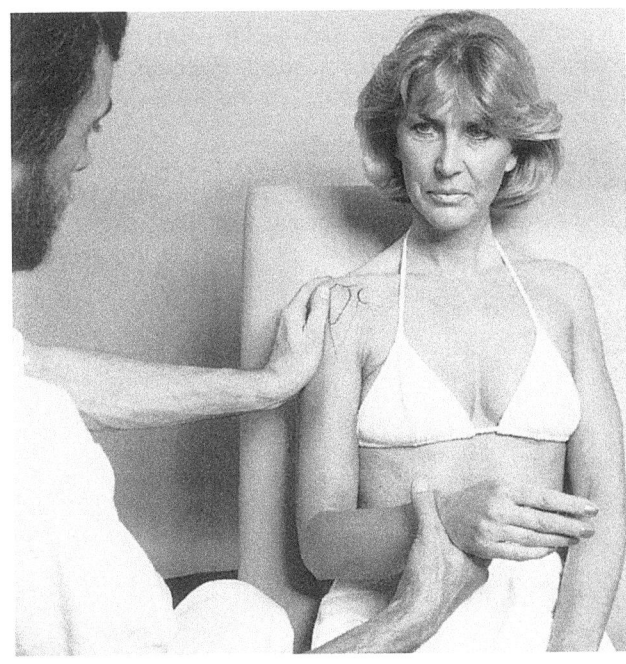

Afbeelding 2-12
Vanuit de nulstand van de schouder wordt geëxoroteerd terwijl de duim druk uitoefent op de lange pees van de M. biceps brachii.

de patiënt. Is de rechterschouder aangedaan, dan omvat de therapeut met zijn rechterhand de onderarm van de patiënt (onderarm in de nulstand of gesupi neerd). de radiale zijde van de top van de duim wordt op het drukpijnlijkste deel van de pees geplaatst. De pees wordt (vanuit de nulstand van de schouder) direkt lateraal van het tuberculum minus gelokaliseerd. Meestal wordt de laesie juist distaal van het acromion gevonden.

Uitvoering
De rechterhand van de therapeut exoroteert de schouder van de patiënt ± 30°. Tijdens deze beweging wordt door de linkerduim van de therapeut druk uitgeoefend; de pees beweegt nu van mediaal naar lateraal. Tijdens de ontspanningsfase wordt de schouder weer teruggebracht in de nulstand. De friktie kan ook vanuit exorotatie naar de nulstand toe worden gegeven. De ontspanningsfase is dan de exorotatiebeweging.

Behandelduur
In verreweg de meeste gevallen leiden vier tot acht dwarse friktiebehandelingen tot volledige genezing. Slechts zelden is een injektie geïndiceerd.

M. biceps brachii – Luxatie van de pees van het caput longum

De pees kan soms luxeren uit de sulcus intertubercularis. Gewoonlijk is dit het gevolg van een abnormale vorm van de groeve in kombinatie met degeneratieve veranderingen van de strukturen die de pees in zijn groeve stabiliseren, te weten het ligamentum coracohumerale en de pees van de M. subscapularis.
De pees kan ook luxeren door een eenmalig trauma. De luxatie ontstaat naar mediaal, ónder de pees van de M. subscapularis.

Klinische bevindingen
De pijn is zelden ernstig, maar de klik, die vooral bij exorotatie-abduktiebewegingen wordt gevoeld, kan zeer hinderlijk zijn.

Therapie
Tegen de pijn: tijdelijk nalaten van de belastende bewegingen én het geven van dwarse friktie.

Eventueel operatieve behandeling.

M. biceps brachii – Ruptuur van de pees van het caput longum

De ruptuur ontstaat vrijwel altijd in de zogenaamde 'kritische zone' van de pees, die al bij relatief geringe inspanning kan scheuren. Vaak is er tevens een cuffscheur.

Klinische bevindingen
De meeste patiënten voelen en/of horen een knap. Pijn, voorzover aanwezig, is zelden ernstig en vrijwel altijd kortdurend (drie dagen tot een week).
Bij aanspannen van de M. biceps brachii ontstaat zwelling van de spierbuik dicht bij de elleboog in plaats van midden op de bovenarm.

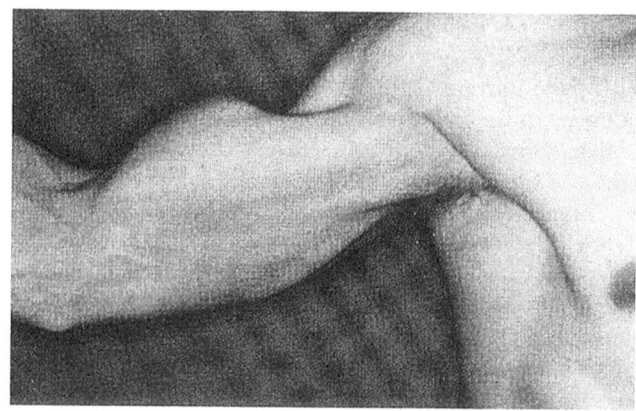

Afbeelding 2-13
Deze klinische opname toont het beeld van een totale ruptuur van de pees van het caput longum van de M. biceps brachii.

Therapie
Meestal wordt volstaan met de patiënt gerust te stellen en wordt verder niet behandeld. In sommige gevallen opereert men, waarbij de pees wordt vastgehecht in de sulcus intertubercularis in plaats van aan de oorspronkelijke origo; het resterende deel van de pees wordt dan verwijderd. Dit gaat wel enigszins ten koste van de stabiliteit van het schoudergewricht. Een ander nadeel is dat de kans op impingement groter wordt, doordat het caput breve de humeruskop naar craniaal trekt terwijl de tegengestelde kracht van het caput longum ontbreekt.

Hoofdstuk 3

ELLEBOOG

Inhoud

3-1	Onderzoek	49
	Beschrijving van het funktieonderzoek	51
3-2	Pathologie en therapie	56

Gewrichtsaandoeningen met kapsulaire bewegingsbeperking

Arthritis algemeen	56
Traumatische arthritis	56
Distorsie zonder instabiliteit	56
Niet-traumatische arthritis	56
Arthrosis	56

Gewrichtsaandoeningen met niet-kapsulaire bewegingsbeperking

Osteochondrosis dissecans	57
Morbus Panner	57
Corpora libera bij volwassenen	57
Osteochondromatosis	57

Aandoeningen van de bursae

Bursitis subcutanea olecrani	58

Aandoeningen van het spier-peesapparaat

Overrekking/overbelasting van de M. brachialis	58
Myositis ossificans	58
Aandoeningen van de M. biceps brachii	59
Overrekking/overbelasting spierbuik/spier-peesovergang M. biceps brachii	59
Insertie-tendopathie M. biceps brachii	60
Aandoeningen van de M. triceps brachii	61
Epicondylitis medialis humeri (golferselleboog)	61
Tendopathie van de polsflexoren (golferselleboog)	61
Epicondylitis lateralis humeri (tenniselleboog)	63
Tenniselleboog type 1	66
Tenniselleboog type 2	66
Tenniselleboog type 3	70
Tenniselleboog type 4	71
Tenniselleboog type 5	71
Tenniselleboog alle typen	72

Zie voor uitbreide literatuur met betrekking tot de elleboog deel 2b hoofdstuk B3 van de serie *Orthopedische geneeskunde en manuele therapie*

3-1 Onderzoek

Het ellebooggewricht (articulatio cubiti)

Nulstand
Boven- en onderarm in het frontale vlak, onderarm gesupineerd.

Ruststand (maximal loose-packed position)
Articulatio humero-ulnaris: elleboog in ca. 70° flexie, onderarm ca. 10° gesupineerd.
Articulatio humeroradialis: elleboog in extensie, onderarm maximaal gesupineerd.

Vergrendelde stand (maximal close-packed position)
Articulatio humero-ulnaris: elleboog maximaal geëxtendeerd, onderarm maximaal gesupineerd (voor het deel van het gewricht tussen de processus coronoideus ulnae en de humerus: elleboog in maximale flexie).
Articulatio humero-ulnaris: elleboog ca. 90° flexie, onderarm ca. 5° gesupineerd.

Kapsulair patroon
Voor beide gewrichten: flexie veel meer beperkt dan extensie.

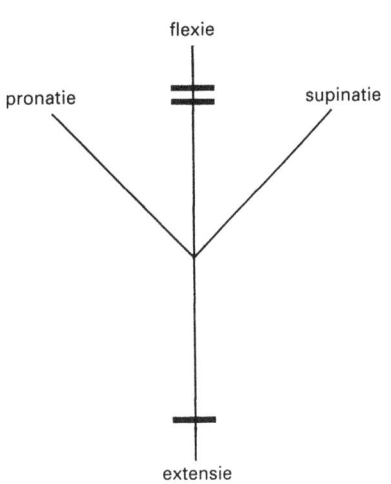

De onderarm (antebrachium)

Nulstand
Bovenarm in het frontale vlak, de elleboog 90° geflekteerd, onderarm in het midden tussen pro- en supinatie.

Ruststand (maximal loose-packed position)
Articulatio radio-ulnaris proximalis: elleboog ca. 70° flexie, onderarm ca. 10° gesupineerd.

Vergrendelde stand (maximal close-packed position)
De onderarm ca. 5° gesupineerd.

Kapsulair patroon
Weinig of geen beperking, pijn in de eindstanden (pronatie en supinatie).

Overzicht van het onderzoek

Algemene inspektie
Let op de algemene houding van de patiënt, zijn/haar gelaatsuitdrukking en op het gebruik van hulpmiddelen. Is er een (gips)verband, mitella of brace? Hoe houdt de patiënt de elleboog? Hoe geeft de patiënt een hand?

Anamnese

Leeftijd, beroep, hobby (sport)?
Sommige aandoeningen zijn sterk leeftijdgebonden. Zo kan bijvoorbeeld tot ongeveer acht jaar een luxatie van het radiohumerale en het radio-ulnaire gewricht optreden; tot ongeveer tien jaar de Morbus Panner, van vijftien tot twintig jaar osteochondrosis dissecans, en van vijfendertig tot zestig jaar een tenniselleboog. Bij jonge werpers kan een avulsiefraktuur van de epicondylus medialis ontstaan. Verschillende aandoeningen, bijvoorbeeld een tennis- of golferselleboog, kunnen zowel beroepshalve als ook hobby- of sportgebonden voorkomen.

Wat zijn de klachten?
- *Pijn?*
- *Paresthesieën?*
- *Krachtsverlies?*
- *Gevoelsstoornissen?*
- *Bewegingsbeperking?*
- *Slotverschijnselen?*

Pijn in de (omgeving van de) elleboog heeft vaak een lokale oorzaak. Paresthesieën bij de elleboog kunnen een lokale oorzaak hebben, maar meestal zijn ze het gevolg van een cervicaal probleem, of soms ook een thoracic outlet-kompressiesyndroom. Wordt een perifere zenuw ter hoogte van de elleboog gekomprimeerd, dan worden paresthesieën meestal verder distaal, met name in de vingers en de hand, gevoeld.
Bij krachtsverlies en gevoelsstoornissen dient primair te worden gedifferentieerd tussen cervicaal letsel en kompressie van een perifere zenuw.
Bewegingsbeperking kan vele oorzaken hebben; in het bijzonder de leeftijd en de bevindingen van het funktieonderzoek zijn bepalend. Zo kan een extensiebeperking bij een 15-jarige jongen bijvoorbeeld worden veroorzaakt door osteochondrosis dissecans, terwijl bij iemand van zestig jaar een kapsulaire bewegingsbeperking meestal het gevolg is van artrose.
Slotverschijnselen worden frekwent veroorzaakt door corpora libera. Soms kunnen aandoeningen in het polsgebied naar proximaal pijn doen refereren. In die gevallen dient bij klachten van de elleboog ook het polsonderzoek te worden uitgevoerd.

Sinds wanneer bestaan de klachten en wat is de oorzaak?
- *Was er een trauma?*
- *Ontstonden de klachten na overbelasting?*
- *Is er geen oorzaak bekend?*

Het meest voorkomende traumatische letsel is de traumatische arthritis, al of niet met instabiliteit en/of frakturen. Na overbelasting ontstaan vooral aandoeningen van de kontraktiele strukturen rondom het ellebooggewricht, in het bijzonder de peesaanhechtingen. Anamnestisch dient men in een dergelijk geval eveneens het klinische stadium vast te stellen.

Verschillende artritiden of osteochondrosis dissecans kunnen ontstaan zonder bekende oorzaak.

Waar zijn de klachten gelokaliseerd?
- Lokaal?
- Is er uitstraling?

Hoe lokaler de klachten, hoe groter de kans dat het letsel waar het om gaat inderdaad op die plaats gelokaliseerd is. Men dient altijd rekening te houden met misleidende pijnlokalisaties.

Uitstraling van pijn komt vooral voor bij de tenniselleboog, met name bij type 2 en bij letsels van de M. biceps brachii *(zie aldaar)*.

Wanneer treden de klachten op?
- Tijdens bewegen? (Van elleboog, schouder of nek?)
- In rust overdag?
- In rust 's nachts?

Wanneer de patiënt aangeeft dat het vooral de bewegingen van het hoofd zijn die de elleboogpijn veroorzaken, dient men uiteraard in de eerste plaats aan een cervicale aandoening te denken. Zijn het vooral de schouderbewegingen die de klachten veroorzaken, dan wordt aan een schouderprobleem gedacht.

Pijn alleen tijdens beweging of ook in rust kan iets zeggen over het klinische stadium van een tendinitis.

Wanneer een patiënt in het bijzonder klaagt over nachtelijke pijn dient men bijvoorbeeld ook met een tumor rekening te houden.

Zijn er andere (gewrichts)klachten?
Zo ja, denk dan aan systeemziekten, bijvoorbeeld reumatoïde arthritis, psoriasis, Morbus Bechterew of jicht.

Gebruikt de patiënt medicijnen (bijvoorbeeld anticoagulantia)?
Wees dan uiterst voorzichtig met mechanische therapie.

Heeft de patiënt al therapie gehad? Resultaat?
Een tenniselleboog die bijvoorbeeld tevergeefs met infiltraties werd behandeld, zonder dat eerst fysiotherapie werd geprobeerd, zal zelden gunstig reageren wanneer fysiotherapeutische behandeling pas in tweede instantie wordt toegepast.

Specifieke inspektie

Zie Orthopedische geneeskunde en manuele therapie, deel 1, Anatomie in vivo
Vergelijk de stand en kontouren van de aangedane elleboog met de niet-aangedane zijde. Is er een valgusstand of recurvatie van het gewricht? Vergelijk beiderzijds de kleur en de konditie van de huid. Is er (lokale) zwelling? Beoordeel altijd de totale houding van de patiënt.

Palpatie
Vóór het funktieonderzoek let men op warmte en palpeert men ter hoogte van het radiuskopje en aan de voorzijde van de mediale epicondylus humeri naar eventuele zwelling en synoviale verdikking (vaak het eerste symptoom van een arthritis). Is er elders zichtbare zwelling, beoordeel dan de konsistentie hiervan.

Funktieonderzoek
Heeft de patiënt *op dit moment* pijn? Zo ja, verandert de pijn tijdens het funktieonderzoek?

Onderzoek altijd eerst de niet-aangedane zijde om te kunnen vergelijken met de aangedane zijde.

De essentiële tests (basisonderzoek) worden vet gedrukt weergegeven. De overige tests worden toegevoegd, afhankelijk van de bevindingen uit het basisonderzoek.

Aktieve bewegingen
1 Aktieve extensie beide ellebogen
2 Aktieve flexie beide ellebogen
3 Aktieve pronatie beide onderarmen
4 Aktieve supinatie beide onderarmen

Passieve bewegingen, waaronder stabiliteitsonderzoek
5 **Passieve extensie elleboog**
6 **Passieve flexie elleboog**
7 **Passieve pronatie onderarm**
8 **Passieve supinatie onderarm**
9a **Passieve valgustest**
9b **Passieve varustest**

Weerstandstests
10 **Weerstand flexie elleboog**
11 **Weerstand extensie elleboog**
12 **Weerstand pronatie onderarm**
13 **Weerstand supinatie onderarm**
14 **Weerstand extensie pols (dorsaalflexie)**
15 Weerstand radiale abduktie pols
16 Weerstand ulnaire abduktie pols
17 Weerstand extensie vingers II t/m V
18 Weerstand extensie vingers II en III
19 **Weerstand flexie pols (palmairflexie)**

Palpatie
De struktuur die waarschijnlijk verantwoordelijk is voor de klachten, wordt nu zorgvuldig gepalpeerd naar warmte, eventuele zwelling en synoviale verdikking.

Aanvullend onderzoek bij bewegingsbeperking
Specifieke tests voor gewrichtsspel, evenals traktie- en kompressietests. *Zie Orthopedische geneeskunde en manuele therapie, deel 3b, Therapie extremiteiten.*

Overig aanvullend onderzoek
- Zo nodig, beeldvormend onderzoek (o.a. konventioneel röntgenonderzoek, artrografie, CT-scan, MRI en echografie)
- Laboratoriumonderzoek
- Artroskopie
- EMG

ELLEBOOG

Beschrijving van het funktieonderzoek

Wanneer er op basis van de anamnese twijfel is of er wel een lokaal elleboogprobleem bestaat, dient men ook – uiteraard afhankelijk van de anamnese – de cervicale wervelkolom, het gebied van de thoracic outlet, de schouder of de pols te onderzoeken.

Aktieve bewegingen

De aktieve bewegingen worden uitgevoerd teneinde de bewegingsuitslagen en het bewegingsverloop te kunnen beoordelen. In geval van bewegingsbeperking dient men, na ook de passieve bewegingen te hebben uitgevoerd, primair te differentiëren tussen kapsulaire en niet-kapsulaire bewegingsbeperking. Worden de klachten geprovoceerd?

1 AKTIEVE EXTENSIE BEIDE ELLEBOGEN
De patiënt strekt beide ellebogen aktief. Vergelijk links en rechts. De bewegings-

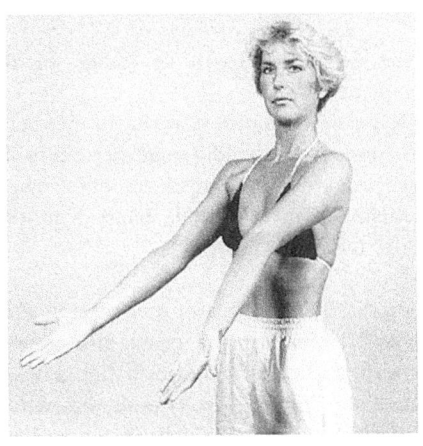

1

uitslag is afhankelijk van de algemene mobiliteit van de patiënt.
Meer dan 180° extensie impliceert toename van de valgusstand.
Eventuele beperking kan meestal pas korrekt worden geïnterpreteerd wanneer ook de passieve test is uitgevoerd. Zie ook test nr. 2.

2 AKTIEVE FLEXIE BEIDE ELLEBOGEN
De patiënt buigt beide ellebogen aktief. Vergelijk links en rechts. De bewegingsuitslag is onder andere afhankelijk van de spiermassa aan de voorzijde van boven- en onderarm.

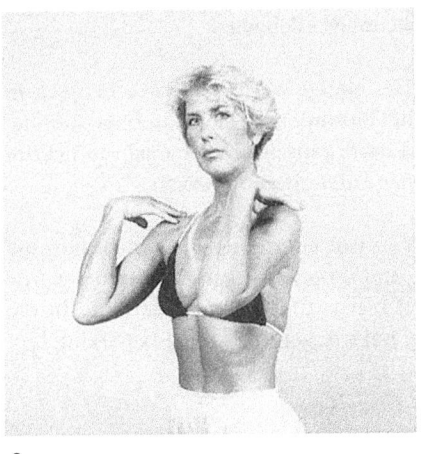

2

Is er sprake van kapsulaire bewegingsbeperking, dan is de flexie veel meer beperkt dan de extensie: bijvoorbeeld 60° flexiebeperking tegenover 10° extensiebeperking.

3 AKTIEVE PRONATIE BEIDE ONDERARMEN
De patiënt houdt de ellebogen 90° gebogen en proneert beide onderarmen zo-

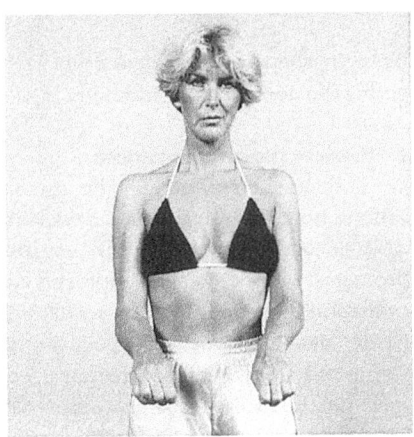

3

veel mogelijk. De bewegingsuitslag is ca. 90°.
Beperkingen worden zelden gezien en zijn meestal het gevolg van een radiuskop- of andere radiusfraktuur.
Pijn zonder beperking kan het gevolg zijn van kompressie van de insertie van de M. biceps brachii tegen de ulna.

4 AKTIEVE SUPINATIE BEIDE ONDERARMEN
De patiënt houdt de ellebogen 90° gebogen en supineert beide onderarmen zover mogelijk. De bewegingsuitslag is 80°-90°.
Beperkingen worden zelden gezien en

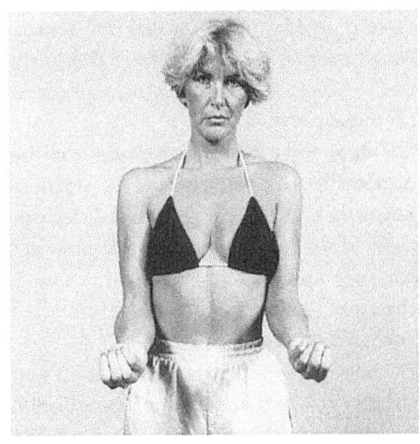

4

zijn meestal het gevolg van onderarmfrakturen.

Passieve bewegingen

Men vergelijkt de bewegingsuitslagen van het passieve bewegingsonderzoek met die van het aktieve bewegingsonderzoek. Bij bewegingsbeperking dient men primair te differentiëren tussen kapsulaire en niet-kapsulaire bewegingsbeperking.
Het bepalen en korrekt interpreteren van het eindgevoel is eveneens van groot belang.
Worden de klachten geprovoceerd?

5 Passieve extensie elleboog
De onderzoeker omvat met zijn homolaterale hand het distale deel van de onderarm van de patiënt vanaf de volaire zijde, juist proximaal van de pols. De andere hand omvat de elleboog ter hoogte van het gewricht, zodanig dat de duim zich aan de voorzijde en de vingers zich aan de achterzijde bevinden.

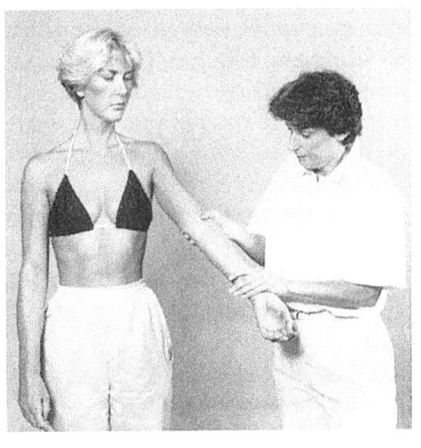

5

Vanuit maximale extensie en lichte pronatie van de onderarm (artrokinematische koppeling) wordt nu de elleboog enkele graden geflekteerd en daarna wordt met de proximale hand een korte, snelle, maar vooral niet krachtige extensie uitgevoerd.

Op deze wijze wordt het eindgevoel beoordeeld. Het eindgevoel is normaal gesproken hard, hetgeen wordt veroorzaakt door het op spanning komen van het voorste deel van de kapsel, versterkt door het ligamentum collaterale mediale (ulnare), pars anterior.

Bij bewegingsbeperking dient men kapsulaire van niet-kapsulaire bewegingsbeperking te differentiëren.

Bij corpora libera in het gewricht kan het eindgevoel elastisch of zelfs terugverend zijn.

6 Passieve flexie elleboog

De onderzoeker omvat met zijn homolaterale hand de onderarm van de patiënt juist proximaal van de pols en flekteert de elleboog zover mogelijk. De andere hand geeft tegendruk aan de posterieure zijde van de schouder.

Het eindgevoel is gewoonlijk zacht (in

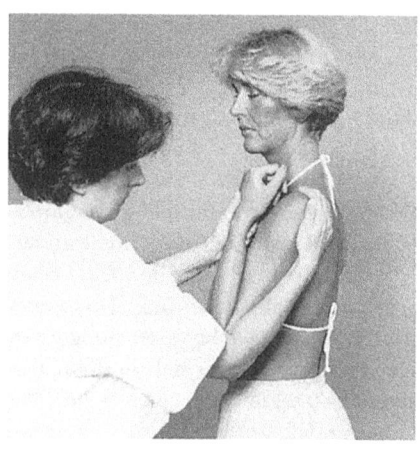

6

terpositie van de weke delen), maar kan bij veel mensen stug zijn als gevolg van lichte kapsulaire veranderingen, die meestal het gevolg zijn van sportbeoefening (zoals boksen, volleybal, speerwerpen, enz.) of van zwaar lichamelijk werk. In sommige gevallen bestaat het stugge eindgevoel echter zonder dat daarvoor een duidelijke oorzaak wordt gevonden. Zie verder interpretatie bij de tests nr. 2 en 5.

7 Passieve pronatie onderarm

De 90° gebogen elleboog wordt door de onderzoeker met zijn homolaterale hand geproneerd (met de thenar op de dorsale zijde van de radius, juist proximaal van de pols). De heterolaterale hand ondersteunt de elleboog.

Het eindgevoel is vrij hard, hetgeen in het bijzonder wordt veroorzaakt door het dorsale kapsel-bandapparaat van het distale radio-ulnaire gewricht.

Pijn kan het gevolg zijn van kompressie ('impingement') van de insertie van de M.biceps brachii tegen de ulna. In dat geval is er geen bewegingsbeperking.

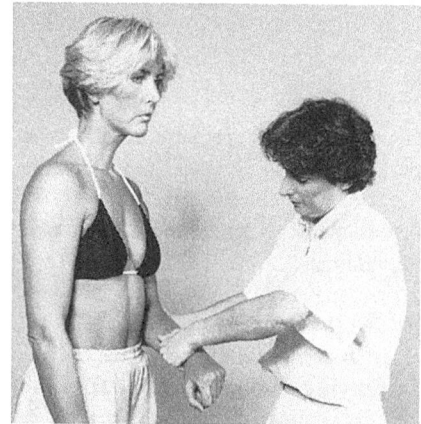

7

Bewegingsbeperking is gewoonlijk het gevolg van een radiuskopfraktuur.

8 Passieve supinatie onderarm

De onderzoeker omvat met de thenar van zijn homolaterale hand via de volaire zijde de onderarm van de patiënt, juist proximaal van de pols, en supineert de onderarm. Het eindgevoel is meestal iets harder dan bij pronatie, hetgeen wordt veroorzaakt door het op spanning komen van het volaire bandapparaat van het distale radio-ulnaire gewricht.

Deze test is zelden positief. Pijn, soms

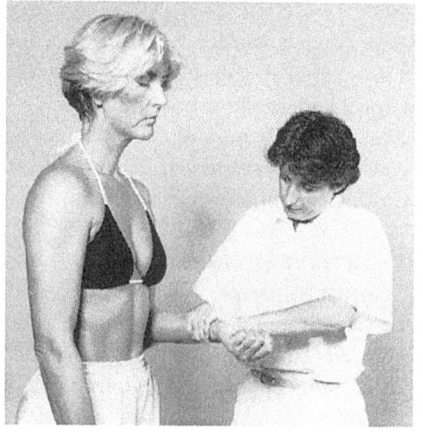

8

met lichte bewegingsbeperking, kan wijzen op een distorsie van het proximale radio-ulnaire gewricht. Beperking, eventueel met pijn, ontstaat meestal tengevolge van een radiuskopfraktuur.

9a Passieve valgustest

De onderzoeker omvat met zijn homolaterale hand vanaf de ulnaire zijde de onderarm van de patiënt juist proximaal van de pols. De elleboog van de patiënt is licht geflekteerd. De andere hand van de onderzoeker omvat de elleboog van de patiënt vanaf de radiale zijde zodanig,

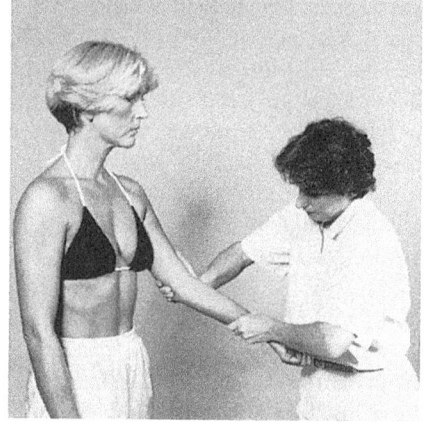

9a

dat de thenar tegen de radius wordt geplaatst.

De passieve valgustest wordt nu met beide handen gelijktijdig uitgevoerd: terwijl de proximale hand druk uitoefent naar ulnair, oefent de distale hand druk uit naar radiaal.

Op dezelfde wijze wordt nu de test in iets meer flexie en iets meer extensie uitgevoerd. In lichte flexie wordt het gehele mediale (ulnaire) collaterale ligament getest: in bijna maximale extensie het voorste deel, in iets meer flexie met name het achterste deel van de band.

9b Passieve varustest

Op dezelfde wijze, maar nu via mediaal, wordt de passieve vasustest uitgevoerd. Deze test doet men alleen bij verdenking van (zeldzaam) letsel van het laterale collaterale kapsel-bandapparaat.

Weerstandstests

10 Weerstand flexie elleboog

De patiënt houdt de elleboog in 90° flexie en de onderarm in supinatie. De vingers zijn ontspannen. De onderzoeker plaatst zijn homolaterale hand juist proximaal van de pols op de volaire zijde van de onderarm van de patiënt. De schouder van de onderzoeker bevindt zich boven de pols. De patiënt wordt nu gevraagd de elleboog te buigen, waarbij de onderzoeker weerstand geeft. De patiënt dient de hand ontspannen te houden.

Bij deze test worden de flexoren van de elleboog op kracht en pijnlijkheid getest. De M. biceps brachii is het meest frekwent aangedaan, de M. brachialis zelden, de M. brachioradialis (vrijwel) nooit.

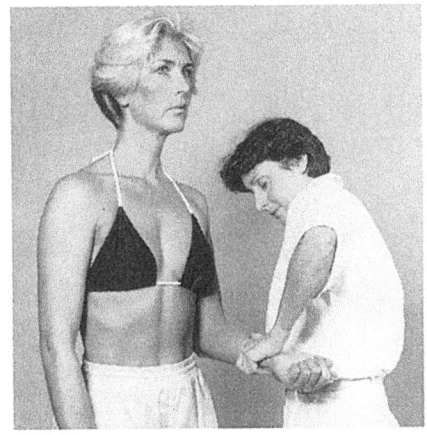

10

11 Weerstand extensie elleboog

Er zijn verschillende uitvoeringsmogelijkheden voor de extensie van de elleboog tegen weerstand.

De uitgangshouding kan dezelfde zijn als beschreven bij de weerstand flexie elleboog (nr. 10). Afbeelding test 11 is de alternatieve uitvoering; deze is in het bijzonder geschikt wanneer de onderzoeker kleiner is dan de patiënt.

De onderzoeker omvat de onderarm van de patiënt (de elleboog is 90° gebogen) juist proximaal van de pols vanaf dorsaal, zodanig dat zijn elleboog zich loodrecht

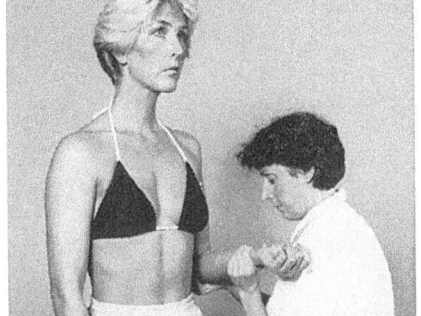

11

onder de pols bevindt. De heterolaterale hand ondersteunt de elleboog.

De patiënt wordt nu gevraagd de elleboog te strekken zonder daarbij de bovenarm te verplaatsen: de hand moet ontspannen blijven.

Bij deze test worden de extensoren van de elleboog op kracht en pijnlijkheid getest. De M. triceps brachii is het meest frekwent aangedaan, de M. anconeus uiterst zelden.

12 Weerstand pronatie onderarm

De patiënt houdt de elleboog 90° gebogen en de onderarm in de nulstand.

De onderzoeker omvat met zijn homolaterale hand vanaf volair de onderarm van de patiënt juist proximaal van de pols. De thenar wordt tegen de radius geplaatst. De andere hand versterkt de fixatie van de homolaterale hand vanaf dorsaal: de thenar wordt tegen de vingers van de andere hand geplaatst, de vingers tegen het dorsum van de hand (volair). Beide onderarmen van de onderzoeker liggen in elkaars verlengde. De patiënt wordt nu verzocht de onderarm naar binnen te draaien zonder daarbij de bovenarm te verplaatsen; de hand moet ontspannen blijven.

Bij deze test worden de pronatoren op kracht en pijnlijkheid getest.

De M. pronator teres is zelden aangedaan. Wanneer de patiënt echter een 'golferselleboog' heeft, is pronatie tegen weerstand vaak pijnlijk, doordat ten eerste de M. pronator teres gedeeltelijk aan de insertiepees van de polsflexoren ontspringt en ten tweede de M. flexor carpi radialis (tegen weerstand) eveneens een pronator is.

Is er sprake van een kompressie-neuropathie van de N. medianus, op de plaats

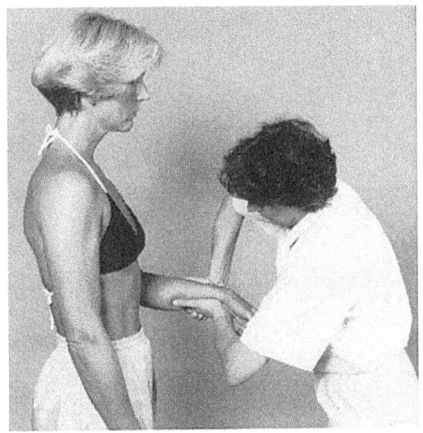

12

waar deze tussen (of door een van) de spierbuiken van de M. pronator teres verloopt, dan kan (herhaalde) pronatie tegen weerstand eveneens pijn veroorzaken. De M. pronator quadratus is vrijwel nooit aangedaan.

13 Weerstand supinatie onderarm

De uitgangshouding is dezelfde als beschreven bij test nr. 12, met dien verstande dat nu de onderzoeker met zijn heterolaterale hand de onderarm van de patiënt vanaf dorsaal omvat. De thenar wordt tegen de radius geplaatst. De ande-

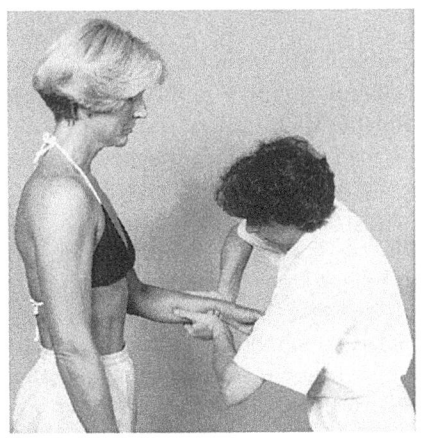

13

re hand versterkt de heterolaterale hand vanaf volair.

De patiënt wordt gevraagd de onderarm naar buiten te draaien zonder daarbij de bovenarm te verplaatsen; de hand moet ontspannen blijven.

Bij deze test worden de supinatoren op kracht en pijnlijkheid getest.

De M. supinator is zelden aangedaan. Een kompressie-neuropathie van de ramus profundus van de N. radialis kan soms een pijnlijke supinatie tegen weerstand veroorzaken, omdat kontraktie van de M. supinator de zenuw kan komprimeren.

In verreweg de meeste gevallen berust een positieve test op een aandoening van de M. biceps brachii (de krachtigste supinator), of een tenniselleboog. In het laatste geval zijn de tests nr. 14, 15 en eventueel nr. 17 en 18 eveneens positief.

14 Weerstand extensie pols

De onderzoeker plaatst de volaire zijde van zijn homolaterale hand tegen het dorsum van de hand van de patiënt, zodanig dat zijn onderarm loodrecht op die van de patiënt staat. De andere arm van de onderzoeker ondersteunt de

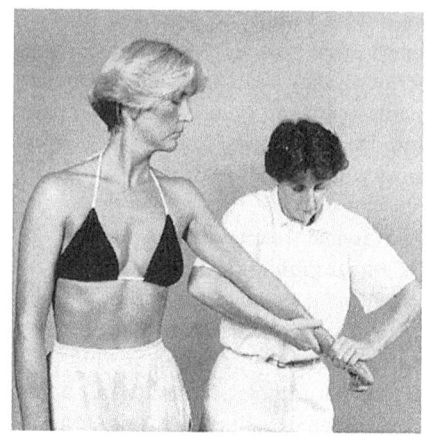

14

gestrekte arm van de patiënt met de bovenarm en fixeert met de hand de onderarm juist proximaal van de pols.
De patiënt wordt nu verzocht met gebogen vingers de pols te extenderen zonder daarbij de arm te verplaatsen.
Bij deze test worden de extensoren van de pols op kracht en pijnlijkheid getest.

Pijn is vrijwel altijd het gevolg van een tenniselleboog, een aandoening van de M. extensor carpi radialis longus of brevis (soms is eveneens de M. extensor digitorum aangedaan).

15 Weerstand radiale abduktie pols
De homolaterale hand van de onderzoeker omvat het os metacarpale II van de hand van de patiënt vanaf radiaal zodanig, dat zijn onderarm loodrecht op die van de patiënt staat. Met de heterolaterale hand wordt de onderarm van de patiënt juist boven de pols omvat. Beide onderarmen van de onderzoeker staan min of meer in elkaars verlengde.
De patiënt wordt gevraagd de hand in de richting van de elleboog van de homolaterale arm van de onderzoeker te bewegen.

Bij deze test worden de radiale abduktoren van de pols op kracht en pijnlijkheid getest. Deze test is positief wanneer er sprake is van een tenniselleboog. Zie verder test nr. 14.

16 Weerstand ulnaire abduktie pols
De handvatting is in principe dezelfde als beschreven bij test nr. 15, met dien verstande dat nu de onderzoeker zijn heterolaterale hand tegen de ulnaire zijde van het os metacarpale V plaatst en de andere hand vanaf radiaal de onderarm van de patiënt juist proximaal van de pols omvat.

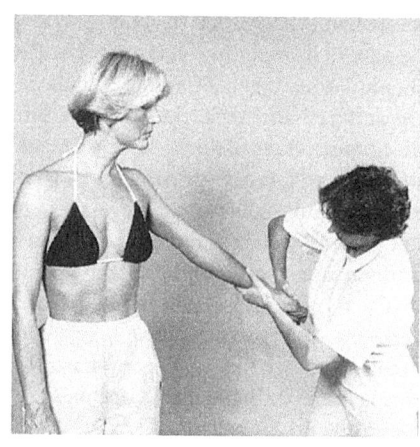

16

Bij deze test worden de ulnaire abduktoren van de pols getest. Deze zijn ter hoogte van de elleboog uiterst zelden aangedaan.

17 Weerstand extensie vingers II t/m V
De uitgangshouding is dezelfde als beschreven bij test nr. 14, met dien verstande dat de onderzoeker nu zijn vingers tegen de dorsale zijde van de gestrekte vingers van de patiënt plaatst. De elleboog van de patiënt is gestrekt, de pols in de nulstand en de metacarpofalangeale gewrichten zijn 90° gebogen.
Bij deze test wordt de M. extensor digitorum getest.
Deze test is vaak positief bij een tenniselleboog type 2, en altijd positief bij type 5.

18 Weerstand extensie vingers II en III
De uitgangshouding is dezelfde als beschreven bij tests nr. 14 en 17, met dien verstande dat nu de onderzoeker weerstand geeft aan de tweede en derde vinger.
Deze test is positief bij een tenniselleboog type 5, of bij een kombinatie van de

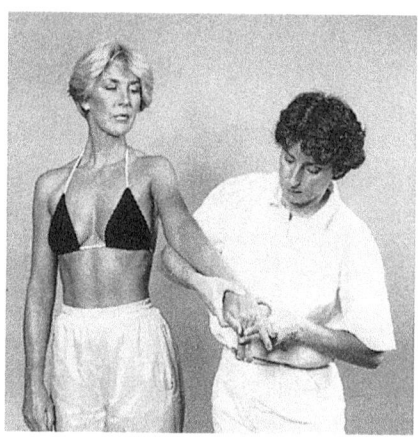

18

typen 2 en 5. Men kan ook de vingers IV en V tegen weerstand laten strekken; is deze test positief, dan betreft het een type 5 omdat de test bij type 2 negatief is.

19 Weerstand flexie pols
De uitgangshouding is dezelfde als beschreven bij test nr. 14, met dien verstande dat de homolaterale hand van de onderzoeker nu weerstand geeft tegen de volaire zijde van de hand, zodanig dat de duim vrij wordt gehouden. De patiënt

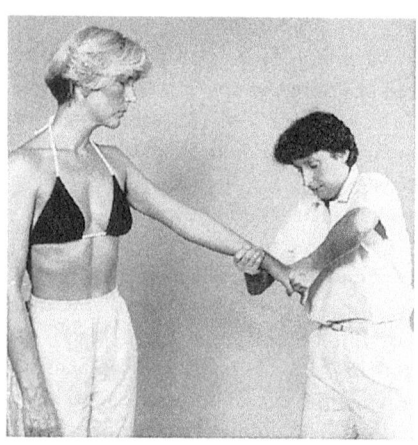

15   *17*   *19*

houdt de vingers gestrekt en wordt gevraagd de hand in de richting van de elleboog van de homolaterale arm van de onderzoeker te bewegen zonder daarbij zijn eigen arm te verplaatsen.

Bij deze test worden de palmairflexoren van de pols op kracht en pijnlijkheid getest.
Wanneer de test positief is, spreekt men van een 'golferselleboog', een aandoening van de (palmair)flexoren van de pols ter hoogte van de mediale epicondylus humeri.

3-2 Pathologie en therapie

Gewrichtsaandoeningen met kapsulaire bewegingsbeperking

Arthritis algemeen

Bij elke vorm van arthritis ontstaat een kapsulaire bewegingsbeperking. Alvorens met een behandeling te beginnen dient men eerst de oorzaak van de arthritis te achterhalen, bijvoorbeeld op basis van de anamnese en door middel van laboratoriumonderzoek.

Traumatische arthritis

Deze aandoening ontstaat na een trauma (met als gevolg prikkeling van de synoviale membraan). In veel gevallen betreft het een hyperextensietrauma, waarbij de voorste kapsel, in het bijzonder het anterieure deel van het ligamentum collaterale ulnare, wordt overrekt.

Klinische bevindingen
Diffuse pijn in de elleboog, vooral aan de mediale voorzijde na een hyperextensietrauma. Beperking van flexie meer dan extensie (kapsulair patroon), terwijl de rotaties pijnloos zijn.
Is rotatie (pro- en supinatie) wel pijnlijk, dan is er grote kans op een fraktuur van de radiuskop.
Men dient in dergelijke gevallen te allen tijde de stabiliteit te onderzoeken en konventionele röntgenopnamen te laten maken.

Therapie
Als er sprake is van een ongekompliceerde traumatische arthritis bij volwassenen leidt een intra-artikulaire injektie met een corticosteroïd zeer snel tot resultaat.
Een eventuele tweede injektie wordt na een week gegeven. Na elke injektie wordt de arm drie dagen in een mitella gehouden.

Bij kinderen gaat men na een week rust (mitella) over tot voorzichtig aktief en passief mobiliseren (géén injekties!).

Distorsie zonder instabiliteit

Als gevolg van een trauma kan een van de volgende delen van het kapsel-bandapparaat solitair overrekken, waarbij ook kombinatieletsels kunnen ontstaan:
a het ligamentum collaterale mediale (valgustrauma);
b de anterieure kapsel, vooral het ulnaire deel (hyperextensietrauma);
c het ligamentum collaterale laterale (varustrauma, zeldzaam).

Klinische bevindingen
Er ontstaat diffuse pijn in de elleboog tengevolge van de optredende traumatische arthritis. Bij het funktieonderzoek vindt men een kapsulaire bewegingsbeperking evenals pijn tijdens passief valgiseren (*a*), extenderen (*b*) en/of variseren (*c*).

Therapie
Als traumatische arthritis. Zodra de verschijnselen van arthritis zijn verdwenen, kan worden begonnen met voorzichtige mobilisering.

Niet-traumatische arthritis

Vrijwel alle voorkomende artritiden kunnen ook in het ellebooggewricht gelokaliseerd zijn.

Klinische bevindingen
De patiënt klaagt over lokale pijn, zwelling en bewegingsbeperking. De bewegingsbeperking is kapsulair, de flexie is veel meer beperkt dan de extensie.
Het achterhalen van de oorzaak is niet altijd eenvoudig. Soms gaat het om een monarthritis van onbekende oorzaak, soms betreft het een uiting van een systeemziekte. Laboratoriumonderzoek is in dergelijke gevallen aangewezen.

Therapie
De behandeling is geheel afhankelijk van de oorzaak en het stadium van de arthritis. In de meeste gevallen wordt medikamenteus of met een intra-artikulaire injektie met een corticosteroïd behandeld.

Arthrosis

Artrose van de elleboog is meestal het gevolg van een doorgemaakt trauma of van een ernstige arthritis. Voor zover traumatisch betreft het meestal een slecht genezen intra-artikulaire fraktuur of ernstige instabiliteit. Ook chronisch inwerkende mikrotraumata kunnen tot artrotische veranderingen leiden, zoals bij boksers, mensen die drilboren gebruiken, enz. De aandoening bestaat in dergelijke gevallen vaak bilateraal en wordt vooral na het 45e jaar gezien.

Klinische bevindingen
De patiënt heeft gewoonlijk weinig pijn, behoudens in ernstige gevallen – vooral na (zware) belasting. De dan optredende traumatische arthritis (geaktiveerde artrose) veroorzaakt de meeste klachten.
De patiënt klaagt over stijfheid van het gewricht in de ochtend en pijn vooral tegen het einde van de dag.
Krepitatie en zwelling ontstaan naarmate de aandoening langer bestaat.

Bij het funktieonderzoek vindt men een klassiek kapsulair patroon, vaak met duidelijke krepitatie van het gewricht. Het eindgevoel is zowel bij de extensie als bij de flexie bothard.
De röntgenfoto bevestigt de diagnose: vernauwing van de gewrichtsspleet, sklerose, osteofyten en kysten.
Soms ontstaan corpora libera die plotselinge blokkade en pijn van het gewricht kunnen veroorzaken.

Therapie
In de meeste gevallen wordt de aandoening niet behandeld, tenzij er zeer ernstige klachten bestaan – zoals mogelijk na overbelasting.
Corpora libera worden in ernstige gevallen operatief verwijderd.

Nettoyage van het gewricht is zowel artrotomisch als artroskopisch mogelijk.

Gewrichtsaandoeningen met niet-kapsulaire bewegingsbeperking

Elke vorm van bewegingsbeperking die afwijkt van de kapsulaire bewegingsbeperking wordt niet-kapsulair genoemd. Aandoeningen die in de elleboog een niet-kapsulaire bewegingsbeperking kunnen veroorzaken, komen tamelijk frekwent voor.

Osteochondrosis dissecans

Osteochondrosis dissecans is een aseptische necrose van een deel van het subchondrale bot. De aandoening komt voor bij jonge mensen tussen de vijftien en twintig jaar en wordt bij mannen (ca. 90%) veel vaker gezien dan bij vrouwen. Vrijwel altijd is de dominante elleboog aangedaan.
Predilektieplaatsen zijn: het caput humeri, de trochlea humeri en het caput radii.
Vaak ontstaat de aandoening in kombinatie met haarden van osteochondrosis dissecans in andere gewrichten.
Doordat de aandoening vaker bij jeugdige werpsporters voorkomt dan bij andere sportbeoefenaars vermoedt men dat radiale hyperkompressie van de elleboog een etiologische faktor kan zijn.

Klinische bevindingen
Klinisch onderscheidt men drie verschillende stadia:

Vroeg stadium:
- geen pijn maar recidiverende lichte zwelling van het gewricht;
- gewoonlijk lichte strekbeperking.

Midden stadium:
- de patiënt klaagt over belastingsafhankelijke pijn en regelmatig blokkeren van de elleboog;
- zowel de flexie als de extensie zijn beperkt;
- er is vaak krepitatie van het gewricht.

Laat stadium:
- de pijn is nu kontinu aanwezig en er zijn duidelijke ADL-stoornissen;
- bij het funktieonderzoek zijn nu ook de pro- en supinatie beperkt.

De drie klinische stadia worden ook gekenmerkt door typische röntgenologische bevindingen.

Therapie
De behandeling is in principe operatief. Het doel is – in het vroege stadium – dissekaatvorming (de vorming van een 'bot-eiland') te voorkomen of, wanneer er reeds een dissekaat bestaat, door refixatie (operatief vastzetten) te voorkomen dat dit loslaat. Deze refixatie is vooral succesvol vóór het midden stadium (of in de overgangsfase van het vroege naar het midden stadium).
Om de subchondrale doorbloeding te aktiveren worden subchondrale retrograde botboringen uitgevoerd.
In het late stadium dienen corpora libera te worden verwijderd. Ditzelfde geldt voor eventuele artrotische veranderingen van het gewricht.

Morbus Panner

De ziekte van Panner is een aseptische epifyse-necrose die gewoonlijk rond het 10e levensjaar voorkomt doch ook bij jongere en wat oudere kinderen kan ontstaan. In de literatuur liggen de uiterste grenzen bij vier en zestien jaar. De aandoening komt vrijwel uitsluitend bij jongens voor.
Zie verder deel 2b van de serie *Orthopedische geneeskunde en manuele therapie, Therapie extremiteiten* blz. 193.

Corpora libera bij volwassenen

Zonder dat er sprake is van één van de eerder besproken aandoeningen kan soms toch, al dan niet röntgenologisch, een gewrichtsmuis worden aangetoond.
De oorzaak is soms traumatisch, doorgaans onbekend.

Klinische bevindingen
De patiënt klaagt over aanvallen van pijn in de elleboog, vooral tijdens bewegen. Vaak wordt de pijn lateraal aangegeven; er dient dan met name te worden gedifferentieerd van een tenniselleboog.
Afhankelijk van de lokalisatie van de gewrichtsmuis kan de extensie of de flexie beperkt en pijnlijk zijn. Het eindgevoel is vaak zacht-verend bij extensie en (te) hard-verend bij flexie.

Therapie
Manipulatie is in de meeste gevallen zeer doeltreffend, vooral wanneer de extensie beperkt is.
Treedt (te) vaak recidief op, dan is artroskopie of artrotomie aangewezen.

Osteochondromatosis

Osteochondromatose berust op een chondroïde metaplasie van de membrana synovialis waarin later botvorming optreedt. Zo kunnen vele chondreuze of osteochondreuze corpora libera ontstaan.

Bij mannen komt de aandoening tweemaal zo vaak voor als bij vrouwen, vooral tussen het 25e en 50e levensjaar.

Klinische bevindingen
Er ontstaat een pijnlijk gezwollen gewricht waarbij het vaak tot blokkering komt van de flexie of extensie van de elleboog.

Bevestiging van de diagnose door biopsie, CT-scan of MRI.

Therapie
Operatief verwijderen van de corpora libera of synovectomie.

Aandoeningen van het kapsel-bandapparaat

Instabiliteit

Zie voor bespreking hiervan deel 2b van de serie Orthopedische geneeskunde en manuele therapie, Therapie extremiteiten blz. 197.

Aandoeningen van de bursae

Bursitis subcutanea olecrani

Ontsteking van deze bursa kan ontstaan door chronische irritatie, zoals het steeds steunen op de ellebogen ('studentenelleboog') of als gevolg van reumatoïde arthritis.
Ook kan een slag of stoot, of een val op de elleboog een bloeding in de bursa veroorzaken. In veel gevallen treedt als gevolg hiervan een ontstekingsreaktie op.

Differentiële diagnostiek
Subcutane noduli bij reumatoïde arthritis of uraat-tophi tengevolge van jicht kunnen ter hoogte van het olecranon gelokaliseerd zijn. In plaats van de te verwachten zachte palpatie van de bursa worden dan hardere knobbels gevoeld.

Klinische bevindingen
De patiënt klaagt over pijn aan de posterieure zijde van de elleboog na een trauma of bij steunen op de elleboog. Vaak is er een palpabele verdikking. Vooral na een trauma kan ter hoogte van het olecranon een duidelijke zwelling te zien zijn.

Therapie
Posttraumatisch dient te worden gepunkteerd. De bursa bevat dan meestal hemorragisch vocht. Als de bursa tengevolge van mikrotraumata ontstoken is, vindt men gewoonlijk bij het punkteren helder vocht. Na het punkteren wordt een corticosteroïd ingespoten. Een reumatoïde bursitis wordt eveneens eerst gepunkteerd en daarna met een corticosteroïd geïnfiltreerd.
Deze behandeling dient meestal één- of tweemaal te worden herhaald.

Mocht de aandoening recidiveren, dan wordt de bursa operatief verwijderd.

Aandoeningen van het spier-peesapparaat

Overrekking/overbelasting van de M. brachialis

Overrekkingen van deze spier zijn zeldzaam. Overbelasting ontstaat vooral bij lange-afstandlopers die de ellebogen 90° of meer flekteren tijdens het lopen en bij gewichttraining.

Klinische bevindingen
Evenals bij aandoeningen van de M. biceps brachii wordt de pijn aangegeven aan de voorkant van het distale deel van de bovenarm.
Flexie van de ellebogen tegen weerstand is pijnlijk, maar supinatie niet; dit is wél het geval bij aandoeningen van de M. biceps brachii.
Door middel van palpatie wordt de exakte plaats van de laesie vastgesteld; deze bevindt zich meestal in de spierbuik van de M. brachialis, ter hoogte van de spier-peesovergang van de M. biceps brachii.

Therapie
De behandeling is – zo mogelijk – kausaal. Daarnaast wordt lokaal behandeld. Onze ervaringen met dwarse friktie zijn zeer positief. Gewoonlijk zijn vier tot zes behandelingen met diepe dwarse friktie voldoende om de klachten geheel te doen verdwijnen. Tijdens de behandelperiode kan men het best de belastende aktiviteiten zoveel mogelijk vermijden, maar het is slechts zelden nodig deze geheel te staken.

Myositis ossificans

Myositis ossificans ontstaat in het ellebooggebied vrijwel altijd in de M. brachialis en is gewoonlijk het gevolg van een trauma.
Er ontstaat botvorming in de spier.

Bij ernstige neurologische aandoeningen die gepaard gaan met parese of paralyse van de arm, ontstaat in sommige gevallen in korte tijd (enkele weken) eveneens botvorming (ektopische kalcifikatie) in de M. brachialis.

Klinische bevindingen
Na een trauma voelt de patiënt pijn in het middelste een derde deel van de bovenarm aan de anterieure zijde. Na enkele weken tot een maand kan een bewegingsbeperking ontstaan van zowel flexie als extensie.
Bij een uitgesproken myositis ossificans (zichtbaar op de röntgenfoto) is vanuit 90° flexie van de elleboog nog slechts enkele graden flexie mogelijk.
Flexie tegen weerstand is vaak zwak en pijnlijk.

Therapie
Er zijn (nog) geen effektieve therapeutische maatregelen bekend. Soms wordt, met wisselend resultaat, de verkalking operatief verwijderd.
Gewoonlijk verdwijnt de aandoening in de loop van ongeveer twee jaar.

Aandoeningen van de M. biceps brachii

De aandoeningen van de pees van het caput longum van de M. biceps brachii werden reeds beschreven bij de schouder.

Ter hoogte van de elleboog kan de spier op een aantal plaatsen aangedaan zijn.

1 Aandoeningen van de spierbuik
Overrekking of partiële ruptuur, meestal aan de achterzijde van de spierbuik.

2 De tenomuskulaire overgang
Meestal een overrekking. Het betreft een zeldzame aandoening.

3 De teno-ossale insertie
Van alle letsels van de M. biceps brachii die zich ter hoogte van de elleboog kunnen voordoen, wordt de insertietendopathie het meest frekwent gezien.

Klinische bevindingen

Ad 1, 2 en 3
De patiënt geeft de pijn gewoonlijk op de 'juiste' plaats aan: de lokalisatie van de pijn komt overeen met de lokalisatie van de laesie. Wel kan de pijn vaag uitstralen, zowel naar proximaal als naar distaal.
Flexie en supinatie van de elleboog tegen weerstand zijn pijnlijk.

Ad 3
Wanneer de teno-ossale insertie is aangedaan, is de pijn meestal vrij heftig. De uitstralende pijn is meestal eveneens meer uitgesproken. Differentieel-diagnostisch dient men rekening te houden met een irritatie of ontsteking van de (niet altijd aanwezige) bursa tussen de pees en de radius.
Flexie en supinatie van de elleboog tegen weerstand zijn pijnlijk, evenals passieve pronatie aan het eind van de beweging (elleboog in 90° flexie). Dit is het gevolg van het feit dat bij pronatie de gezwollen insertie van de pees op de tuberositas radii tegen de ulna aankomt. Ook is de passieve extensie van de elleboog vaak pijnlijk (rek).

Therapie

Ad 1
In akute gevallen helpt infiltreren met een lokaal-anaestheticum; bestaat de aandoening al langer, dan is diepe dwarse friktie meestal snel effektief.
Tijdens de behandelperiode is het verstandig de spier zo min mogelijk te belasten. Onbehandeld kan de aandoening enkele jaren blijven bestaan.

Ad 2
Diepe dwarse friktie is gewoonlijk snel effektief.

Ad 3
Onze ervaringen met dwarse frikties zijn teleurstellend. Infiltratie met een corticosteroïd is meestal zeer effektief. Deze infiltratie wordt uitgevoerd met de onderarm in maximale pronatie bij gestrekte elleboog. De naald wordt aan de posterieure zijde van de elleboog ingebracht, níet aan de voorzijde, om aanprikken van de A. brachialis te voorkomen.
Na infiltratie dient de patiënt de arm drie dagen in een mitella te dragen.
Zodra het funktieonderzoek negatief is, wordt begonnen met spierversterkende oefeningen.

Overrekking/overbelasting spierbuik/spier-peesovergang M. biceps brachii

Funktieonderzoek
Passieve extensie van de elleboog kan gevoelig of pijnlijk zijn (rek)
Flexie van de elleboog tegen weerstand is pijnlijk
Supinatie van de onderarm tegen weerstand is pijnlijk

Dwarse friktie

Door het tillen van een zwaar voorwerp of na krachtig werpen of smashen kan een aandoening van de spierbuik of de pees-spierovergang van de M. biceps brachii ontstaan.

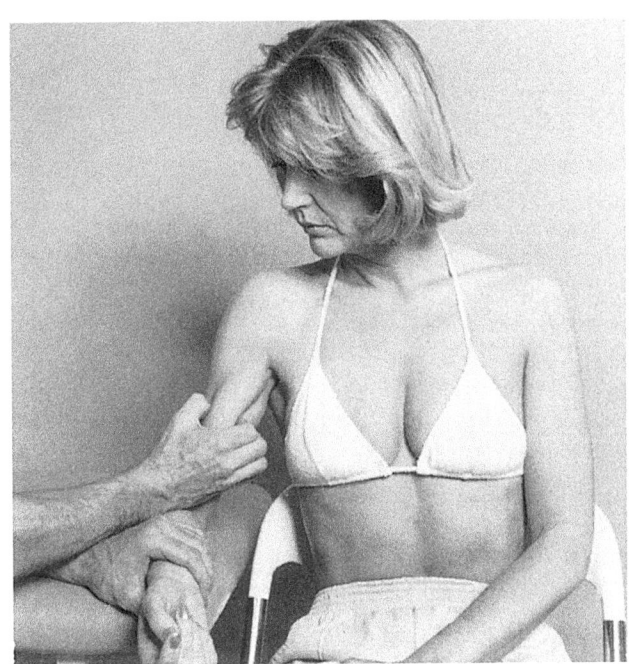

Afbeelding 3-1
Dwarse friktie van de spierbuik van de M. biceps brachii.

Uitgangshouding patiënt
Zit, aan de korte zijde van de behandelbank, de elleboog 90° gebogen, de onderarm in supinatie gesteund op de bank.

Uitgangshouding therapeut
Zit, aan de lange zijde van de bank schuin tegenover de patiënt.
Wordt de rechterkant behandeld, dan zal de therapeut met zijn rechterhand de plaats van de laesie opzoeken.

Dit gebeurt door middel van de knijpgreep: tussen duim en wijsvinger wordt het posterieure deel van de spierbuik gekomprimeerd. De pijnlijkste plaats wordt behandeld.
De andere hand fixeert de onderarm van de patiënt in supinatie.

Uitvoering
Zoals hiervoor beschreven wordt de plaats van de laesie tussen duim en wijsvinger gehouden.
De aanspanningsfase van de dwarse friktie bestaat uit knijpen en gelijktijdige lichte extensie van de pols. De bicepsvezels worden zodoende dwars gefriktioneerd.

Spier-peesovergang
De friktie wordt in principe met dezelfde techniek als boven beschreven uitgevoerd, doch nu kan beter met de andere hand gefriktioneerd worden in verband met de beschikbare ruimte distaal van de laesie.

Behandelduur
Meestal zijn slechts enkele behandelingen van tien of vijftien minuten, twee- tot driemaal per week voldoende. In akute gevallen kan ook met 2 ml lokaal-anaestheticum worden geïnfiltreerd.

Dwarse friktie

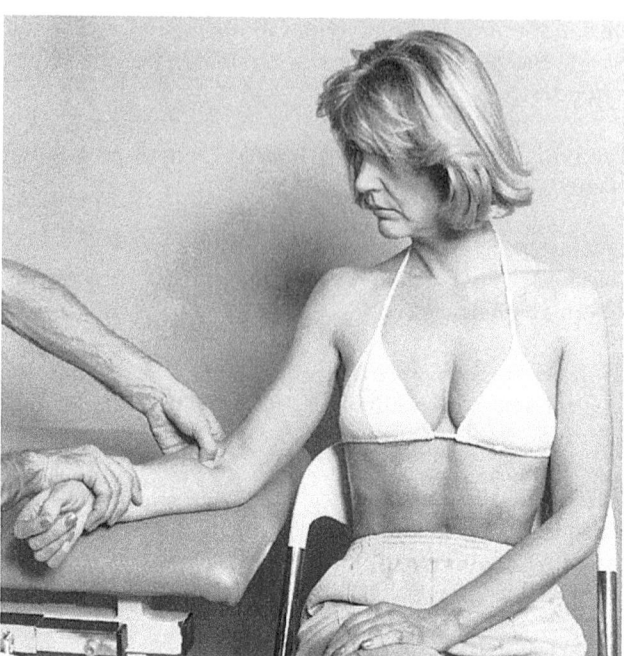

Afbeelding 3-3
Dwarse friktie van de insertie van de M. biceps brachii, de uitgangspositie.

Uitgangshouding patiënt
Zit, aan de korte zijde van de behandelbank, de elleboog ongeveer 90° gebogen, de gesupineerde onderarm steunt op de bank.

Uitgangshouding therapeut
Zit, aan de lange zijde van de bank schuin tegenover de patiënt.
De insertieplaats van de M. biceps brachii wordt gevonden door de pees vanaf lateraal te volgen naar distaal totdat deze niet meer voelbaar is.
Dan plaatst de therapeut, wanneer rechts behandeld wordt, de top van de linkerduim op de tuberositas radii.
De andere hand omvat de gesupineerde onderarm, juist proximaal van de pols.

Uitvoering
De linkerduim geeft druk juist mediaal van de insertie van de M. biceps brachii. Terwijl de druk gehandhaafd blijft, proneert de andere hand de onderarm van de patiënt tot juist voorbij de middenstand. Tijdens de ontspanningsfase wordt de onderarm gesupineerd.
De friktiebehandeling kan worden gekombineerd met rekking.
Mocht na zes behandelingen dwarse friktie onvoldoende verbetering zijn opgetreden, dan is infiltratie geïndiceerd. Bij oudere patiënten wordt vaak direkt gekozen voor infiltratie, daar de friktie te belastend kan zijn voor de A. brachialis die tijdens de friktie nauwelijks te ontlopen is.
Ontstaat tijdens de friktie geen pijnvermindering dan is waarschijnlijk de bursa tussen pees en radius aangedaan. De aangewezen therapie is hier infiltratie: de techniek is dezelfde als beschreven voor de peesinsertie.

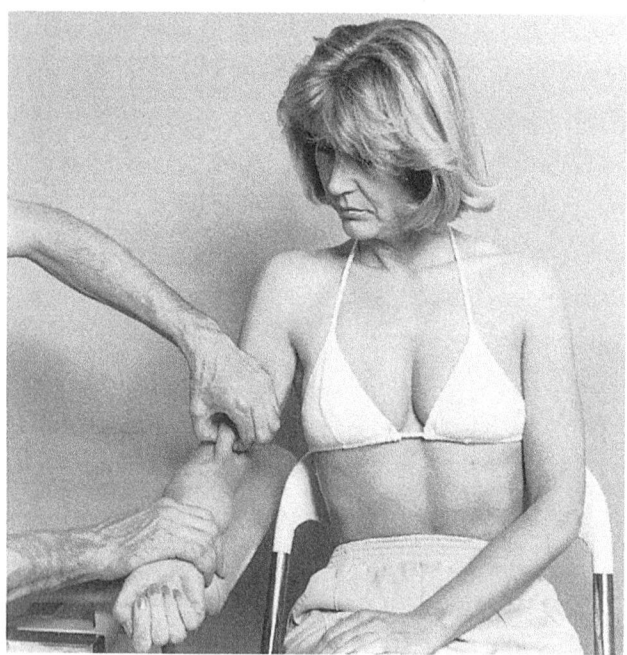

Afbeelding 3-2
Dwarse friktie van de spier-peesovergang van de M. biceps brachii.

Insertie-tendopathie M. biceps brachii

Deze aandoening komt vrij vaak voor en is meestal het gevolg van chronische overbelasting.

Funktieonderzoek, zie blz. 59.
Tevens kan nu passieve pronatie pijnlijk zijn (kompressie insertie tegen ulna)

Behandelduur
Dagelijkse behandeling of driemaal per week, vijftien tot twintig minuten gedurende drie tot zes weken.

Aandoeningen van de M. triceps brachii

Deze aandoeningen zijn zeldzaam en vrijwel altijd het gevolg van een direkt trauma of overbelasting. Een voorbeeld van een vaak voorkomend trauma is een val op de hand bij gebogen elleboog. Bij dergelijke traumata kunnen ook frakturen van het olecranon, de aanhechtingsplaats van de M. triceps brachii, ontstaan.
Overbelasting ziet men vooral bij werpsporters en racketsporters, vaak tengevolge van een verkeerde werp- of slagtechniek.

Klinische bevindingen
De patiënt lokaliseert zijn pijn aan de achterzijde van de elleboog ter hoogte van, of juist proximaal van het olecranon. Gewoonlijk is er weinig of geen uitstraling van pijn. Extensie van de elleboog tegen weerstand is pijnlijk. Soms is passieve flexie van de elleboog gevoelig.

Indien er sprake is van een fraktuur van het olecranon, is de extensie ook uitgesproken zwak en zijn zowel de flexie als de extensie van de elleboog fors beperkt.

Therapie
In alle gevallen – de fraktuur uiteraard uitgezonderd – zijn diepe dwarse friktie en rekkingen zeer effektief. De patiënt zal dagelijks zelf rekkingsoefeningen dienen uit te voeren.
In geval van techniekfouten bij sporters is het verbeteren hiervan een belangrijke kausale maatregel. Met spierversterkende oefeningen wordt begonnen zodra het funktieonderzoek negatief is.

Epicondylitis medialis humeri (golferselleboog)

Dit betreft een tendinitis van de gezamenlijke flexorpees van de pols (Mm. flexores carpi radialis, carpi ulnaris en – indien aanwezig – palmaris longus) aan de mediale epicondylus humeri. Op deze plaats ontspringt tevens de M. pronator teres.
Deze aandoening komt vooral voor bij werpsporters, maar ook wel bij mensen die niet aan sport doen en veelvuldig gebruik maken van hun polsflexoren (tuinniers, schilders, instrumentmakers enz.). Ook komt dit letsel voor bij golfers (vrij zeldzaam) en racketsporters. In deze laatste gevallen is frekwent sprake van techniekfouten.

De aandoening kan gelokaliseerd zijn in de teno-ossale insertie (frekwent) of in de tenomusculaire overgang (zelden). Het tussenliggende peesgedeelte is zelden aangedaan.

Differentiële diagnostiek
- Pijn bij een traumatische arthritis van de elleboog wordt in het begin vaak alleen ter hoogte van de mediale epicondylus humeri gevoeld.
- Aan de achterzijde van de epicondylus kan de N. ulnaris door verschillende oorzaken geïrriteerd raken; bij het pronator teres-syndroom (kompressie-neuropathie van de N. medianus) wordt ook pijn aangegeven bij pronatie tegen weerstand.
- Referred pain vanuit de cervicale wervelkolom.
- Wanneer bij jonge werpsporters (15-20 jaar) akute pijn optreedt tijdens (en na) een worp, betreft het meestal een avulsiefraktuur van de mediale epicondylus humeri.

Klinische bevindingen
De patiënt voelt pijn aan de binnenzijde van de elleboog; de pijn straal slechts weinig uit.
Flexie van de pols tegen weerstand, waarbij de elleboog gestrekt wordt gehouden, is pijnlijk. Soms is ook flexie van de vingers tegen weerstand pijnlijk.
Pronatie van de onderarm tegen weerstand is meestal ook pijnlijk, tengevolge van het feit dat de M. pronator teres op dezelfde plaats en gedeeltelijk aan de gezamenlijke flexorpees ontspringt. Ook de M. flexor carpi radialis heeft (tegen weerstand) een pronatiefunktie.

Therapie
Zo mogelijk kausaal. Tevens wordt lokaal behandeld. Zowel de teno-ossale als de tenomusculaire variant reageren goed op dwarse friktie en, met name, rekkingen. Genezing van de teno-ossale aandoening duurt gewoonlijk langer dan van de tenomusculaire aandoening.
Friktie wordt dagelijks toegepast bij sporters en ten minste driemaal per week bij niet-sporters.
Rekking wordt door de patiënt tijdens de eerste behandelweek het liefst elk uur uitgevoerd (10-60 sekonden). In de tweede week om het uur en vanaf de derde week vier- à vijfmaal per dag.

Hebben friktie en rekkingen uiteindelijk onvoldoende resultaat, dan kan men een lokaal-anaestheticum infiltreren (éénmaal per week); mocht na driemaal het resultaat nog niet bevredigend zijn, dan kan men bij de teno-ossale variant zeer lokaal een corticosteroïd infiltreren.
Na deze infiltratie wordt de arm enkele dagen in een mitella gehouden.

Tendopathie van de polsflexoren (golferselleboog)

Funktieonderzoek
Passieve extensie van de elleboog is soms gevoelig (rek)
Pronatie van de onderarm tegen weerstand is meestal pijnlijk
Flexie van de pols tegen weerstand is pijnlijk

Dwarse friktie

Overbelasting van de polsflexoren leidt tot een insertietendopathie op de mediale humerus-epicondylus of een laesie van de spier-peesovergang.

Uitgangshouding patiënt
Zit op de behandelbank, de aangedane arm zijwaarts geëleveerd, juist onder horizontaal.
De elleboog is gestrekt, de onderarm gesupineerd.

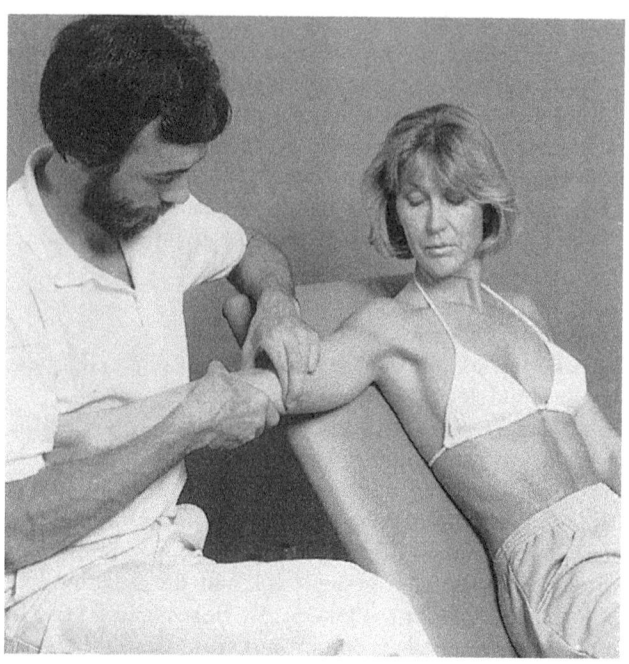

Afbeelding 3-4
Dwarse friktie van de origo van de flexoren van de pols.

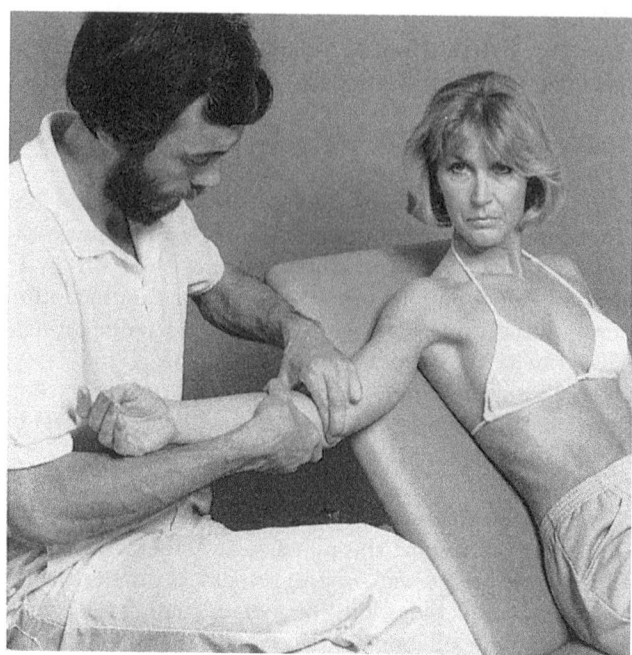

Afbeelding 3-5
Dwarse friktie van de spier-peesovergang van de polsflexoren.

Uitgangshouding therapeut
Zit naast de aangedane zijde van de patiënt.
Wordt de rechterelleboog behandeld, dan klemt de therapeut de hand van de patiënt tussen zijn bovenarm en zijn thorax. De rechterhand omvat de onderarm juist distaal van de elleboog en houdt de elleboog in extensie. De top van de linker wijsvinger palpeert zorgvuldig het anterieure plateau van de mediale humerus-epicondylus en lokaliseert het meest drukpijnlijke punt.

Uitvoering
De top van de wijsvinger wordt versterkt door de top van de middelvinger.
Beide vingers zijn in alle gewrichtjes licht geflekteerd. Tijdens de aanspanningsfase verandert de stand in de vingergewrichten niet.
De friktiebeweging bestaat uit een geringe extensie van de pols en een nog geringere adduktie van de bovenarm.

Behandelduur
Dagelijkse behandeling (sporters) of driemaal per week, gedurende vijftien minuten. De friktiebehandeling wordt gekombineerd met rekken. Deze rekkingsoefeningen worden door de patiënt ook enkele maken per dag zelf uitgevoerd.
Gewoonlijk wordt gedurende drie tot zes weken behandeld. Bij onvoldoende resultaat na de eerste zes behandelingen kan eventueel met een lokaal-anaestheticum geïnfiltreerd worden.

Tijdens de behandelperiode worden voor de spiergroep belastende aktiviteiten zoveel mogelijk vermeden.

Wordt de *spier-peesovergang* behandeld, dan wordt de elleboog van de patiënt licht geflekteerd daar anders de vezels te strak gespannen staan *(zie afb. 3-5)*.

Uitvoering
De plaats van de laesie ligt ongeveer 1 cm distaal van de insertie. De spier-peesovergang is 1½-2 cm breed en de dwarse friktiebeweging heeft dan ook een veel grotere amplitude dan bij de friktie van de origo.
Tijdens de aanspanningsfase zal nu een grotere extensie van de pols worden gemaakt. Ook de adduktiebeweging van de bovenarm wordt dan groter.

Behandelduur
Gewoonlijk geneest ná dwarse friktie de spier-peesovergang sneller dan de origo. Meestal zijn vier tot tien behandelingen voldoende.
Ook hier wordt gekombineerd met rekkingsoefeningen.

Rekken

De funktie van de flexoren van de pols is flexie van de elleboog, pronatie van de onderarm en flexie van de pols. Zowel bij de insertie-tendopathie als bij de laesie van de spier-peesovergang is rekken geïndiceerd. Deze behandeling wordt altijd gekombineerd met dwarse-friktiebehandeling.

Uitgangshouding patiënt
Zit op stoel, de aangedane arm ± 80° zijwaarts geëleveerd, de elleboog licht gebogen, de onderarm gesupineerd en de pols in extensie.

Uitgangshouding therapeut
Stand, achter de aangedane arm.
Wordt de rechterarm behandeld, dan brengt de rechterhand van de therapeut de pols van de patiënt in zoveel mogelijk extensie en de vingers in zoveel mogelijk extensie.
De andere hand ondersteunt de elleboog vanaf ulnair. De

ELLEBOOG

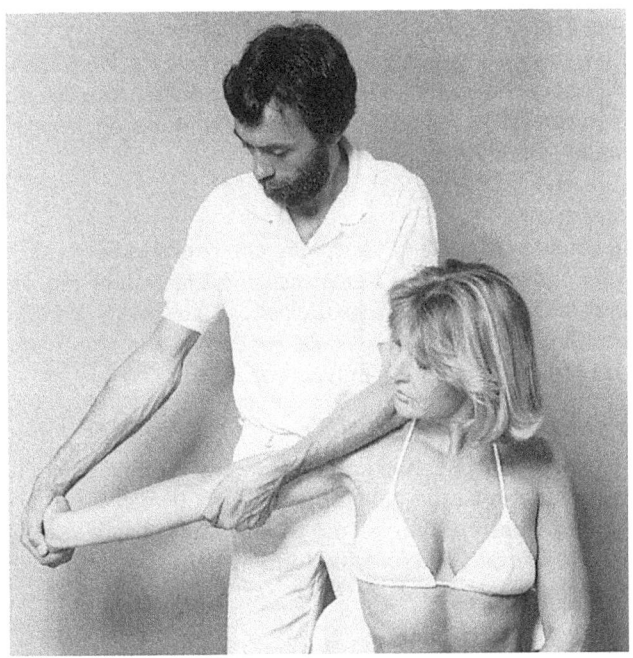

Afbeelding 3-6
Statisch rekken van de flexoren van de pols.

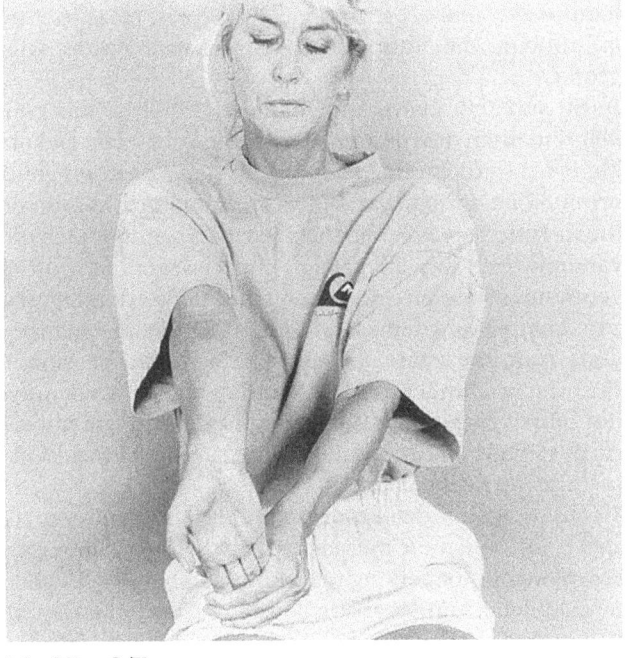

Afbeelding 3-7b
Rekken van de polsflexoren: de eindstand.

onderarm van de therapeut fixeert de schouder aan de voorzijde zodat de patiënt geen uitwijkbeweging kan maken.

Uitvoering
Terwijl de pols in maximale extensie gehouden wordt, strekt de therapeut zeer langzaam de elleboog. Zodra pijn en/of afweerspanning optreedt wordt de beweging gestopt en wordt de elleboog iets meer geflekteerd. Is de pijn na enkele sekonden weer verdwenen, dan kan de elleboog verder worden gestrekt.

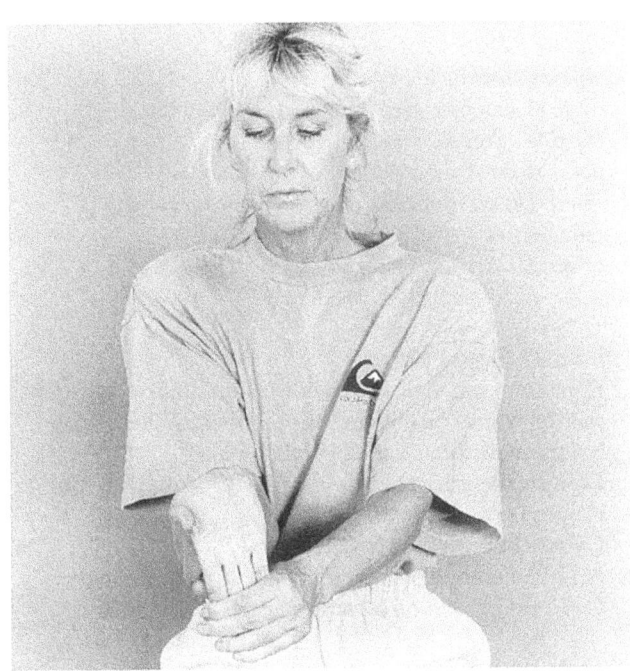

Afbeelding 3-7a
Beginstand bij het rekken van de polsflexoren.

Zelf rekken is voor de patiënt zeer belangrijk. Hoe frekwenter gerekt wordt, hoe beter – en sneller – de resultaten.
Patiënten met een tenniselleboog ontwikkelen (meestal aan dezelfde zijde, maar ook wel aan de niet-aangedane zijde) soms eveneens een golferselleboog. Het omgekeerde komt ook voor. Zowel in het geval van een golferselleboog als bij een tenniselleboog laten we altijd respektievelijk de extensoren en de flexoren van de pols aan beide kanten rekken. Dit als preventieve maatregel.

Uitvoering
De patiënt omvat de vingers van de hand aan de te rekken zijde. De onderarm is gesupineerd en de elleboog is geflekteerd.
Op geleide van pijn en afweerspanning wordt de elleboog nu langzaam gestrekt.

Epicondylitis lateralis humeri (tenniselleboog)

Een tenniselleboog is een aandoening van de extensoren van de pols ter hoogte van, of vlakbij de origo van deze spieren aan en bij de epicondylus lateralis humeri.
Veel is reeds gefilosofeerd over mogelijke oorzaken van de tenniselleboog. Sommige onderzoekers zien de oorzaak in overbelasting, anderen wijten deze aandoening aan degeneratieve veranderingen. Allender (1974) onderzocht 15.000 mensen tussen 34 en 74 jaar. Hij vond dat de tenniselleboog ná het 42e jaar minder frekwent voorkomt, hetgeen zou kunnen leiden tot de gedachte dat het hier *niet* een degeneratieve aandoening betreft.
In de praktijk is gebleken dat diverse aktiviteiten de oorzaak kunnen zijn van het ontstaan van deze frekwent voorkomende aandoening (wringen, schroeven indraaien, tennissen enz.). Bij nadere analyse blijken al deze aktiviteiten een gemeenschappelijk aspect te kennen: de

hand wordt niet als steunorgaan gebruikt, maar juist de grijpfunktie, het vastpakken van iets staat op de voorgrond.

In dit verband analyseerde Snijders (1984) de krachten en momenten die rondom de pols een rol spelen. Gekonkludeerd werd dat de kracht die de vingerflexoren genereren bij het grijpen van voorwerpen ten opzichte van de draaias van de pols een moment vormt, waardoor de hand rondom deze as naar palmair zou bewegen. Om dit te voorkomen is een moment nodig in extensierichting. Dat zou kunnen worden ontwikkeld door de M. extensor digitorum, die echter het grijpmoment van de vingerflexoren zou hinderen. Het extensiemoment kan daarom het beste worden gegenereerd door de Mm. extensores carpi radialis longus en brevis, die aan de carpus en de metacarpus aanhechten.

Het is mogelijk dat bovenstaand mechanisme een rol speelt bij patiënten met een tenniselleboog, die tevens een bewegingsbeperking van de pols hebben. Wij hebben herhaaldelijk kunnen vaststellen dat bij 'therapieresistente tennisellebogen' mobilisering van een eveneens gekonstateerde bewegingsbeperking van de carpus *toch* tot resultaat leidde.

In verreweg de meeste gevallen is het letsel gelokaliseerd op het anterieure aspect van de epicondylus lateralis humeri, de origo van de M. extensor carpi radialis brevis. De aandoening wordt vooral gezien bij huisvrouwen, uiteraard bij tennissers en verder bij mensen die in hun dagelijks werk veelvuldig de polsen extenderen.

In verband met kausale therapie is het van groot belang de beroeps- en/of sportbewegingen van de patiënt zo uitgebreid mogelijk te (laten) analyseren.

Type 1
Dit is een overrekking van de muskulaire origo van de M. extensor carpi radialis longus, juist proximaal van de laterale epicondylus.
Deze lokalisatie komt zeer zelden voor.

Type 2
Dit is, solitair of in kombinatie met type 5, het meest voorkomende type tenniselleboog: een insertie-tendopathie van de M. extensor carpi radialis brevis. Stratford et al. (1989) meldden dat in hun studie over het effekt van fonoforese en dwarse friktie slechts negen van de veertig (23%) patiënten met een tenniselleboog een type 2 hadden.

Onze ervaringen met duizenden kursisten hebben ons geleerd dat het exakt lokaliseren van de aandoening kennelijk verre van eenvoudig is. Een type 2 is gemakkelijk te missen wanneer onvoldoende *lateraal* gepalpeerd wordt. De pees (type 3) en spier-peesovergang zijn *altijd* gevoelig.

Histologisch vindt men oud en nieuw littekenweefsel. Het oude littekenweefsel is ontstaan als gevolg van mikrorupturen ter hoogte van de teno-ossale insertie. Bij herhaalde krachtige extensie van de pols ontstaan opnieuw scheurtjes van de peesvezels, waardoor weer littekenweefsel wordt gevormd. Uiteindelijk kan zelfs een scheur ontstaan.

Type 3
Dit is, evenals type 1, een zeldzame variant van de tenniselleboog. Het is een tendinitis van het peeslichaam van de pees van de M. extensor carpi radialis brevis ter hoogte van het caput radii.

Type 4
In een aantal gevallen vindt men een overrekking van de spier-peesovergang of het meest proximale deel van de spierbuik van de M. extensor carpi radialis brevis. Van de kombinaties van letsels is de meest voorkomende de kombinatie van type 2 met type 4 of 5.

Type 5
Dit type tenniselleboog komt frekwent voor, maar zelden solitair: vrijwel altijd gekombineerd met type 2. De origo van de M. extensor digitorum aan het laterodistale aspect van de laterale epicondylus humeri is bij palpatie zeer drukpijnlijk.

Een tenniselleboog, ongeacht het type, wordt vooral gezien tussen het 40e en 60e levensjaar; zelden is de patiënt jonger dan twintig jaar. De incidentie neemt af na het 42e jaar.

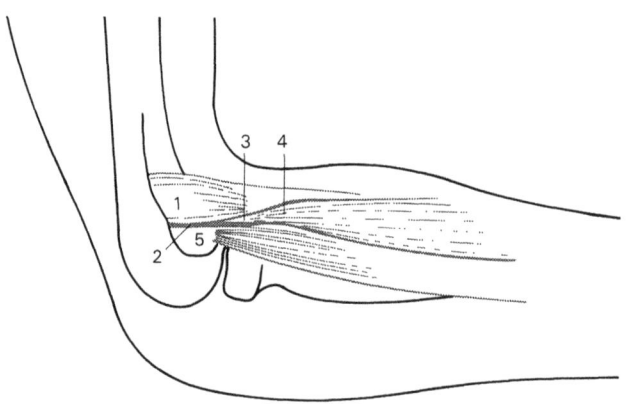

Afbeelding 3-8
De vijf typen tenniselleboog.
1 origo M. extensor carpi radialis longus
2 origo M. extensor carpi radialis brevis
3 pees van de M. extensor carpi radialis brevis
4 spierbuik/spier-peesovergang M. extensor carpi radialis brevis
5 origo M. extensor digitorum

Differentiële diagnostiek
- Kneuzing van het proximale radio-ulnaire gewricht, waarbij vooral de passieve supinatie pijnlijk is.
- Status na distorsie van de elleboog.
- Kompressie-neuropathie van de R. profundus van de N. radialis.
- Corpus liberum.
- Referred pain vanuit de cervicale wervelkolom.
- Overrekking van de M. supinator.

Klinische bevindingen
De patiënt klaagt gewoonlijk over pijn die begint aan de laterale zijde van de elleboog, waarbij de meeste pijn ter

hoogte van de laterale epicondylus humeri wordt aangegeven.
De pijn kan uitstralen via de dorsale zijde van de onderarm tot aan de pols of het dorsum van de hand. Vaak zijn ook de middel- en ringvinger pijnlijk. In sommige gevallen straalt de pijn ook uit in de bovenarm, soms zelfs tot aan de schouder. Evenals bij andere tendopathieën begint de pijn meestal ná inspanning, die wordt gekenmerkt door herhaalde en/of geforceerde extensies van de pols en bij knijpen of grijpen.

Funktieonderzoek
Passieve extensie van de elleboog is vaak pijnlijk aan het einde van de beweging (rek) en soms iets beperkt. Soms is supinatie tegen weerstand pijnlijk.
Verreweg de meest pijnlijke test is extensie van de pols tegen weerstand, uitgevoerd met een gestrekte elleboog (de extensorpezen zijn nu iets gerekt).
Eveneens bij gestrekte elleboog zijn radiale abduktie van de pols en extensie van de vingers tegen weerstand vaak pijnlijk (vooral van de tweede en derde vinger). Zijn in het bijzonder extensie van de vierde en vijfde vinger tegen weerstand pijnlijk, dan wijst dit op het mede aanwezig zijn van een type 5 tenniselleboog.

Therapie
Welke therapie voor een tenniselleboog zal worden toegepast is afhankelijk van de oorzaak en van de duur van de aandoening. Onbehandeld zal de meest voorkomende tenniselleboog (type 2) in veel gevallen spontaan genezen in een periode van acht tot dertien maanden. De zeldzamere varianten (typen 1, 3 en 4) kunnen onbehandeld langer, soms zelfs jaren blijven bestaan.
Men zal dus bij een patiënt met een type 2 tenniselleboog, die bijvoorbeeld al een jaar klachten heeft, in eerste instantie geen intensieve therapie meer geven en spontaan herstel afwachten; de patiënt geruststellen, een bandage geven en rekkingsoefeningen aanleren is meestal voldoende. Ook hier geldt, dat hoe sneller de patiënt voor behandeling komt, hoe sneller de patiënt met een adekwate therapie genezen is.
Kausale therapie kan bijvoorbeeld bestaan uit het opheffen van een carpale bewegingsbeperking. Bij tennissers dient het materiaal soms aangepast te worden; zowel een te dikke als een te dunne grip van het racket kunnen de primaire oorzaak van de klachten zijn. De sporter moet dan namelijk te hard in de grip knijpen en overbelast zo niet alleen de polsflexoren, maar eveneens de -extensoren. Men moet ook letten op de spanning en op de trillingsgeleiding van het racket.
Ontstaat de pijn bij tennissers vooral bij de backhandslag, dan is het verstandig een tweehandige backhand aan te leren, omdat hierdoor de belasting van de polsextensoren sterk wordt verminderd. Het oog-bal-kontakt speelt ook een zeer belangrijke rol. Wordt namelijk de bal niet nauwkeurig in het midden van het racket geraakt, dan ontstaan trillingen die via de onderarm naar de elleboog worden geleid. Een voorbeeld van kausale therapie zou dus bijvoorbeeld kunnen zijn het verbeteren van het oog-balkontakt, door de tennisser te leren de bal zolang mogelijk met het oog te volgen en met de voorbereiding van de slag hierop tijdig te anticiperen.

Type 1
Deze zeldzame variant van de tenniselleboog is met rekkingsoefeningen en slechts enkele behandelingen diepe dwarse friktie in korte tijd volledig te genezen. Kausale behandeling blijft uiteraard belangrijk ter voorkoming van recidief.

Type 2
Naast kausale therapie is de lokale voorkeurstherapie het beïnvloeden van de pijnlijke littekens door middel van rekken; dit kan eventueel manipulatief gebeuren met behulp van de manipulatie volgens Mills. Deze behandeling kan worden voorafgegaan door diepe dwarse friktie, dit in verband met het analgetische effekt hiervan.
Rekkingsoefeningen zijn naar onze mening de meest effektieve konservatieve behandeling. Dwarse friktie als enige behandeling heeft weinig effekt, in ieder geval niet blijvend.
Wij trachten de patiënten te motiveren de rekkingen gedurende een week *elk uur van de dag*, gedurende 10-60 sekonden (afhankelijk van pijn en spierverkorting) uit te voeren. In de tweede week *om het uur* en vanaf de derde week vier- à vijfmaal per dag – tennissers en andere racketsporters altijd vóór en ná het spelen. Zeer veel patiënten zijn zonder enige andere therapie in staat (soms met geringe klachten) elke belasting te ondergaan, wanneer intensief gerekt wordt.
Zodra het funktieonderzoek negatief is, kan met spierversterkende oefeningen worden begonnen.
Helaas wordt bij patiënten met een tenniselleboog het gewricht nogal eens geïmmobiliseerd door middel van een gipsverband. Dit doet de verkorting van de muskulatuur alleen maar toenemen, terwijl tegelijkertijd spieratrofie ontstaat: dat is dus exakt het tegenovergestelde van wat men wil bereiken, namelijk spierverlenging en -hypertrofie!
Geeft deze behandeling niet snel genoeg (binnen drie maanden) voldoende resultaat, dan kan men het beste overgaan tot het infiltreren met een corticosteroïd. Als ook deze behandeling niet succesvol is, kan operatieve tenotomie aangewezen zijn. Men dient peroperatief zorgvuldig te differentiëren van een kompressie-neuropathie van (een van de takken van) de N. radialis!

Type 3
Ongeacht de duur van de symptomen reageert deze aandoening uitstekend op diepe dwarse friktie en rekkingen. Gewoonlijk zijn vier tot acht behandelingen voldoende. Kausale therapie ter voorkoming van recidief blijft aangewezen.

Type 4
Sinds enkele jaren hebben wij bij dit type tenniselleboog ervaring opgedaan met de behandeling door middel van diepe dwarse friktie en rekkingen. Cyriax (1978) geeft aan dat friktie niet effektief zou zijn. Wij menen de reden voor zijn bewering te begrijpen: als gevolg van de door hem toegepaste palpatietechniek van dit type tennisarm (de plaats van het letsel wordt tussen duim en wijsvinger gekomprimeerd) wordt de N. radialis superficialis gekomprimeerd. Wordt dwarse friktie op dezelfde wijze als de palpatie gegeven, dan zal de pijn niet verdwijnen. Wij

hebben een friktietechniek ontwikkeld, waarbij geen druk op de N. radialis ontstaat. De resultaten van deze behandeling met dwarse friktie en rekkingen zijn – ongeacht de duur van de klachten – zeer goed. Vier tot zes behandelingen zijn voldoende *(zie deel 3b van de serie Orthopedische geneeskunde en manuele therapie, Therapie extremiteiten)*. Uiteraard is ook hier de kausale behandeling noodzakelijk om recidief te voorkomen.
Infiltratie met een lokaal-anaestheticum blijft een mogelijk alternatief.

Type 5
De behandeling is dezelfde als bij type 2; naast de kausale behandeling zijn rekkingen en dwarse frikties in de meeste gevallen effektief.

Bij alle typen tenniselleboog kan een tapeverband of een zogenaamde tenniselleboogbandage zeer goede diensten bewijzen als ondersteuning van de primaire therapie.

Tenniselleboog type 1

Overbelasting/overrekking origo M. extensor carpi radialis longus

Funktieonderzoek
Passieve extensie van de elleboog is vaak pijnlijk (rek)
Supinatie van de onderarm tegen weerstand is soms gevoelig
Extensie van de pols tegen weerstand is pijnlijk
Radiale abduktie van de pols tegen weerstand is pijnlijk

Dwarse friktie

Slechts zelden is de oorsprong van de M. extensor carpi radialis longus aangedaan.

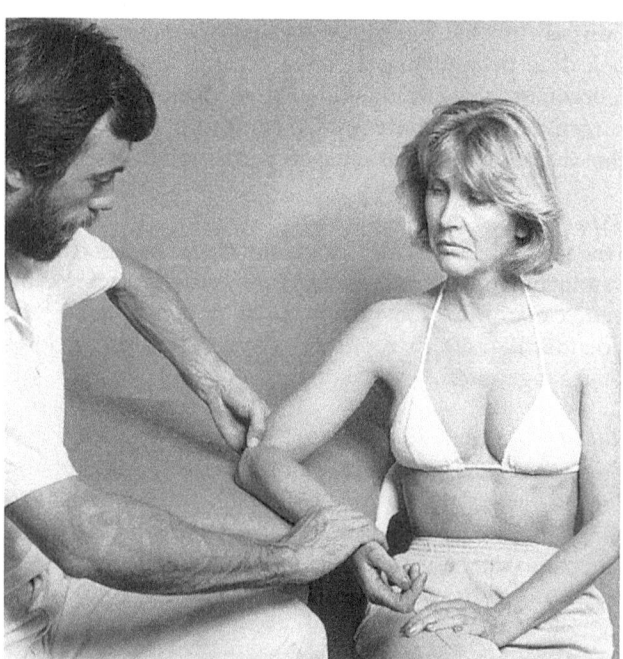

Afbeelding 3-9
Dwarse friktie van de origo van de M. extensor carpi radialis longus: de uitgangspositie.

Uitgangshouding patiënt
Zit, naast de korte zijde van de behandelbank.
De bovenarm 45° geabduceerd, de elleboog 90° geflekteerd en de onderarm gesupineerd.

Uitgangshouding therapeut
Zit, naast de lange zijde van de behandelbank, schuin tegenover de patiënt.
Wanneer de rechterelleboog wordt behandeld, omvat de rechterhand van de therapeut de onderarm van de patiënt bovenhands en fixeert deze in supinatie. De top van de duim van de andere hand wordt aan de voorzijde van de humerus geplaatst, direkt proximaal aan de laterale humerus-epicondylus.
De linker onderarm van de therapeut bevindt zich precies in het verlengde van de onderarm van de patiënt.

Uitvoering
Tijdens de aanspanningsfase van de dwarse friktie beweegt de duim van de therapeut van distaal naar proximaal; de duim adduceert, gelijktijdig wordt de pols geëxtendeerd, de onderarm iets gesupineerd en de schouder iets geadduceerd.

Behandelduur
Gewoonlijk zijn slechts vier tot acht behandelingen nodig, twee- tot driemaal per week, vijftien minuten per behandeling.
De behandeling wordt altijd gekombineerd met rekkingsoefeningen *(zie verder bij Tenniselleboog type 2)*. Infiltratie is feitelijk nooit geïndiceerd.

Tenniselleboog type 2

Insertie-tendopathie M. extensor carpi radialis brevis

Funktieonderzoek, zie bij type 1.
Vaak is bij type 2 ook extensie van de vingers tegen weerstand pijnlijk (vooral van de middel- en wijsvinger)

Dwarse friktie

Dit type tenniselleboog komt verreweg het meest frekwent voor. De behandeling is in de eerste plaats – indien mogelijk – kausaal. Zo kan een tennisser bijvoorbeeld een tennisarm ontwikkelen als gevolg van een verkeerde slagtechniek, of onvoldoende oog-balkontakt hebben, waardoor de bal niet in het midden van het racket terechtkomt. Het gevolg hiervan is dat de speler te hard in de grip van het racket moet knijpen, omdat anders het racket enigszins kantelt. Ook een te dikke of te dunne grip, of een te zachte dan wel een te harde bespanning kunnen een kausale faktor zijn.

Dwarse-friktiebehandeling is een snel-analgetisch werkende therapie, waarvan het effekt bij een tennisarm meestal slechts tijdelijk is. Verreweg de meeste patiënten met een tennisarm hebben – soms zelfs extreem – verkorte polsextensoren. De belangrijkste therapeutische maatregel naast de kausale behandeling is dan ook het rekken van de pols- en vingerextensoren.

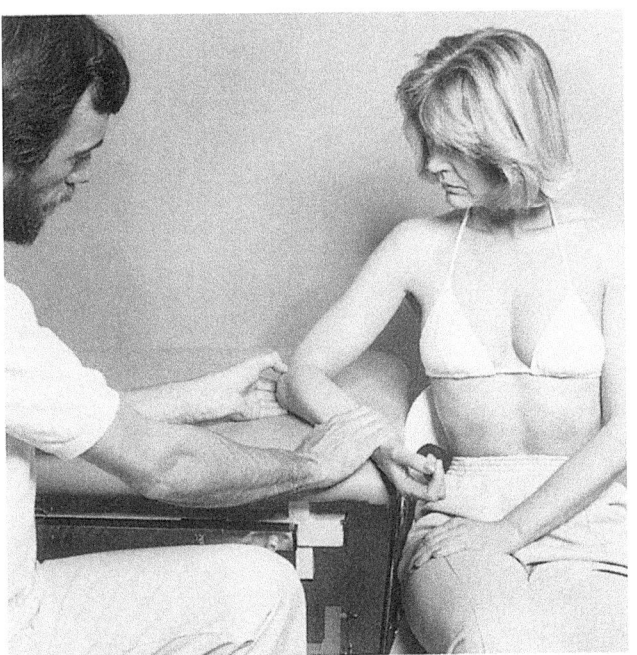

Afbeelding 3-10
Dwarse friktie van de origo van de M. extensor carpi radialis brevis.

De hier voorgestelde behandeling (dit geldt ook voor andere fysiotherapeutische behandelingen en injekties) is meestal niet effektief indien de aandoening *akuut* is ontstaan, of wanneer de patiënt voordien een periode in gips geïmmobiliseerd is geweest of reeds eerder geïnfiltreerd werd met corticosteroïden.
In de meeste gevallen is de aandoening self-limiting; wanneer de klachten al langer dan zes maanden bestaan (dit geldt alleen wanneer niet geïnfiltreerd werd), volstaat uitleg geven over de aandoening, evenals instruktie met betrekking tot rekkingsoefeningen. Bij belastende aktiviteiten wordt een tenniselleboogbandage geadviseerd.

Uitgangshouding patiënt
Zit, naast de korte zijde van de behandelbank.
De bovenarm is 45° geabduceerd, de elleboog 90° geflekteerd en de onderarm gesupineerd.

Uitgangshouding therapeut
Zit, naast de lange zijde van de behandelbank, schuin tegenover de patiënt.
De therapeut palpeert met de top van de linkerduim het – in deze stand – horizontaal liggende aspekt van de epicondylus lateralis humeri en zoekt het meest drukpijnlijke deel. De andere hand fixeert bovenhands de gesupineerde onderarm juist proximaal van de pols.

Uitvoering
Vanuit de schouder (door middel van anteflexie) wordt de top van de duim (en dus de hele hand) ongeveer ½ cm naar mediaal bewogen.
Beweegt men verder, dan worden de vezels van de M. extensor carpi radialis longus geraakt.

Behandelduur
Dagelijks behandeling met dwarse friktie en rekkingsoefeningen is aan te bevelen. Voor de rekkingsoefeningen geldt het schema zoals dat is beschreven bij aandoeningen van de M. supraspinatus. De friktie wordt steeds 10-15 minuten gegeven.
Na zes behandelingen moet er duidelijk vooruitgang zijn, zo niet, dan is infiltratie geïndiceerd. Het totale aantal behandelingen is zeer variabel (drie tot ± twintig).

Opmerkingen: wanneer zelfs lichte druk van de duim al zeer pijnlijk is, dan kan men eerst lokaal ijs appliceren en/of voorzichtig rekken.
Ná de friktiebehandeling wordt altijd gerekt, of wel statisch, ofwel manipulatief.
Daarna is het aan te bevelen de gehele extensorengroep klassiek dwars te masseren (kneden). Als ondersteuning van de behandeling geven wij dan nog een specifieke bandage of een tapeverband.

Rekken 1

Rekken van de M. extensor carpi radialis brevis wordt altijd gekombineerd met rekken van de M. extensor carpi radialis longus en de M. extensor digitorum, en is geïndiceerd bij alle typen tenniselleboog, maar ook bij de golferselleboog *(zie blz. 61)*. De funktie van de spier is flexie van de elleboog, supinatie van de onderarm, extensie en radiale abduktie van de pols.

Uitgangshouding patiënt
Zit op een stoel, de bovenarm horizontaal, de elleboog 90° flexie, de onderarm geproneerd en de pols in flexie.

Uitgangshouding therapeut
Stand, achter de patiënt.
Wordt de rechterkant gerekt, dan omvat de therapeut met zijn rechterhand de hand van de patiënt zo, dat de pols in maximale flexie en ulnairabduktie wordt gehouden en de onderarm in maximale pronatie *(zie afb. 3-11 a/b)*. De andere hand omvat de bovenarm van de patiënt juist proximaal van de elleboog.

Uitvoering
Zonder dat de stand van de pols en de onderarm verandert wordt zeer langzaam en op geleide van pijn en/of afweerspanning de elleboog gestrekt *(afb. 3-11 c/d)*.

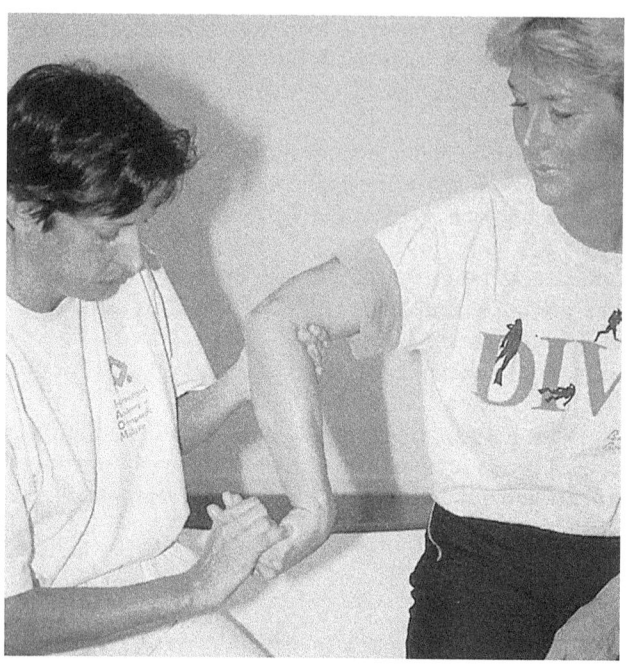

Afbeelding 3-11a
Statisch rekken van de M. extensor carpi radialis brevis.

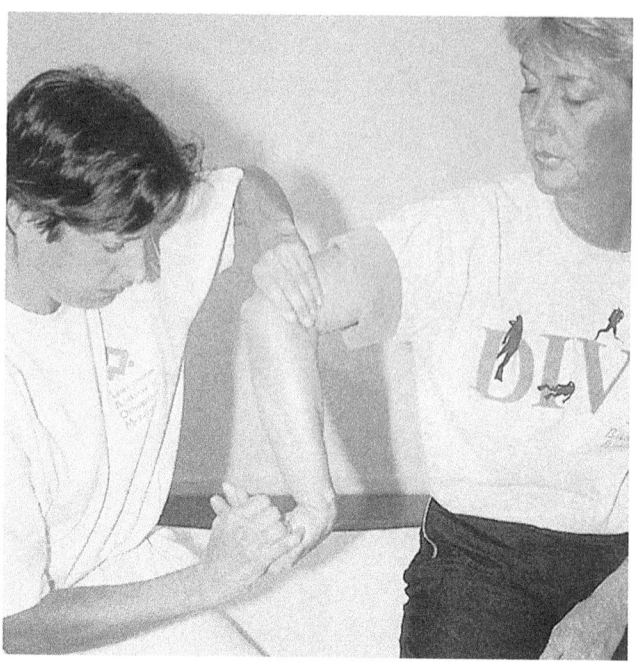

Afbeelding 3-11b
Handvatting bij de uitgangspositie voor het statisch rekken van de M. extensor carpi radialis brevis.

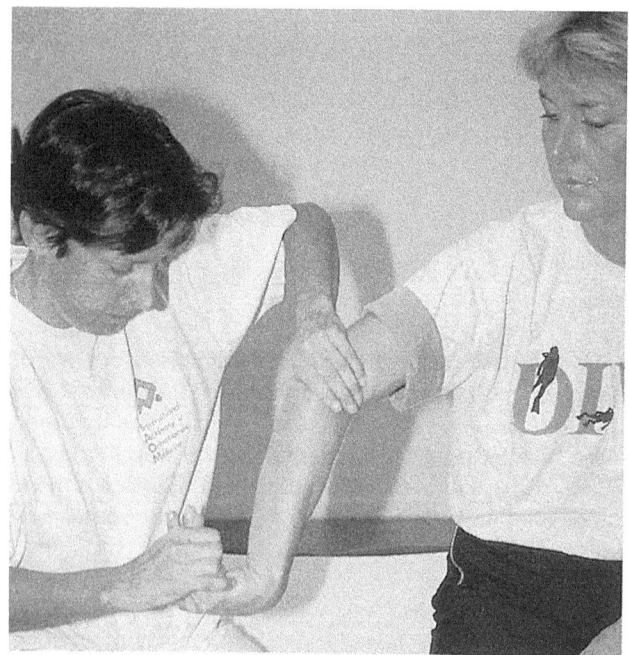

Afbeelding 3-11c
Rekken van de M. extensor carpi radialis brevis: de stand van hand en onderarm blijven onveranderd, de elleboog wordt langzaam gestrekt.

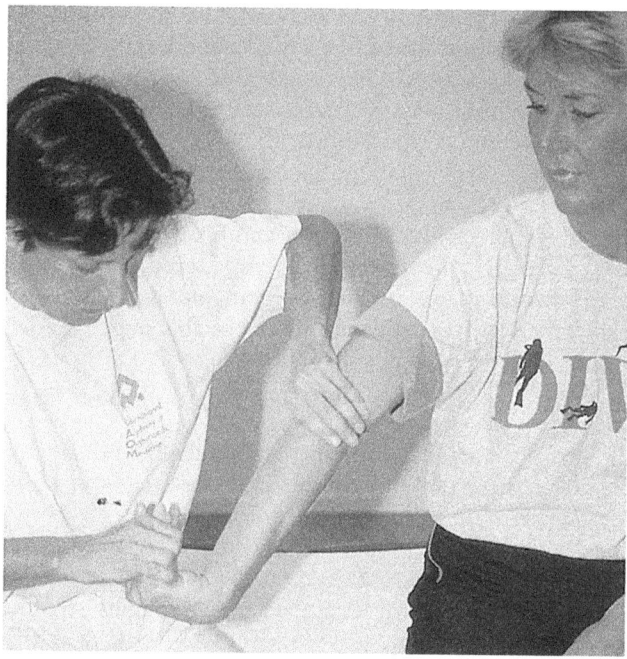

Afbeelding 3-11d
Rekken van de M. extensor carpi radialis brevis. De eindstand is bijna bereikt.

Manipulatieve rekking

In plaats van langzaam tot maximale extensie van de elleboog te gaan, kan men de laatste paar graden ook manipulatief uitvoeren (manipulatie volgens Mills).

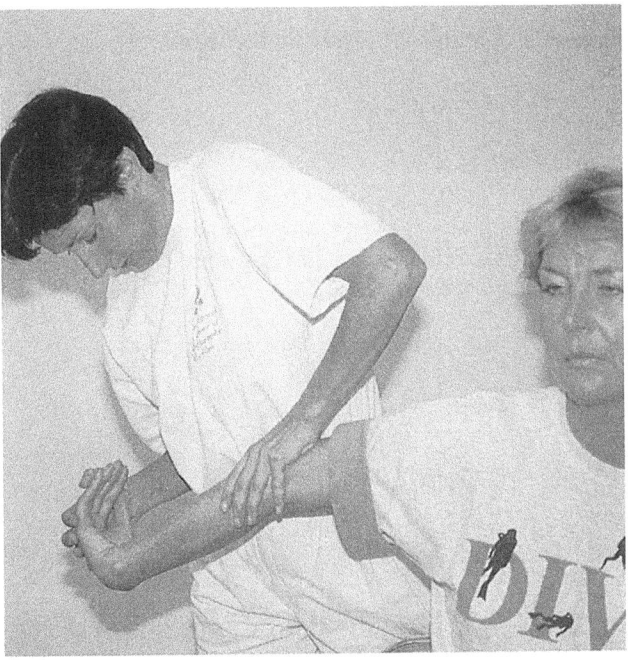

Afbeelding 3-12
Manipulatie volgens Mills.

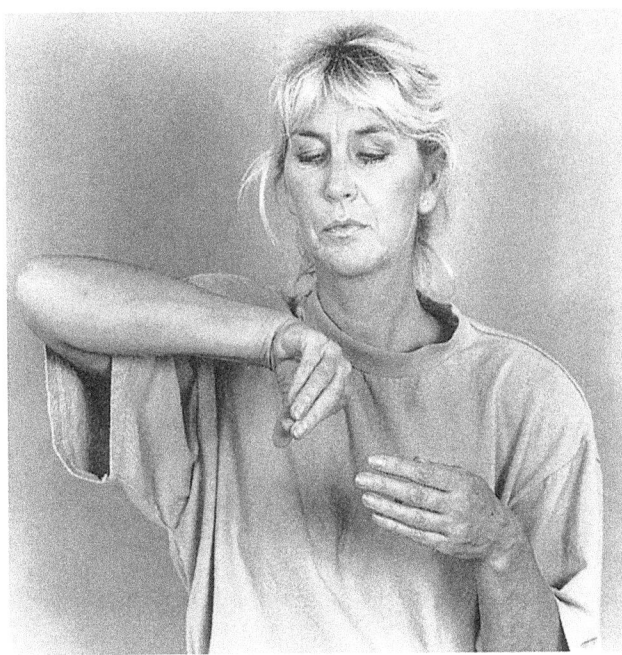

Afbeelding 3-13a
De eerste fase van het rekken.

Fase 1: de in de elleboog gebogen arm wordt tot horizontaal geheven, zodanig dat de hand zich min of meer ter hoogte van het sternum bevindt. De pols is gebogen en de pink en andere vingers bevinden zich in het horizontale vlak.

Uitvoering

Wanneer de elleboog bijna maximaal gestrekt is, buigt de therapeut zich zover in de richting van de hand van de patiënt dat zijn linkerschouder zich boven zijn linkerhand bevindt. Door middel van een zeer korte snelle strekbeweging van zijn linkerelleboog, wordt de elleboog van de patiënt maximaal gestrekt *(afb. 3-12).* Hierbij wordt gewoonlijk een geluid van scheurend linnen gehoord.
Wanneer deze manipulatie technisch niet korrekt wordt uitgevoerd, kan een traumatische arthritis van een ellebooggewricht ontstaan!

Voorwaarde voor deze manipulatie is, dat voordat wordt gemanipuleerd (dus ná de dwarse/friktiebehandeling) de extensie van de elleboog volledig mogelijk is en dat ook het eindgevoel normaal is.

Rekken 2

De rekkingsoefening voor de pols- en vingerextensoren wordt altijd beiderzijds uitgevoerd. Dit is een belangrijke preventieve maatregel, omdat patiënten met een tennisarm vaak aan de niet-aangedane zijde vroeg of laat eveneens een tennisarm ontwikkelen. Ook de polsflexoren dienen te worden gerekt: ook een golferselleboog kompliceert frekwent een tenniselleboog.

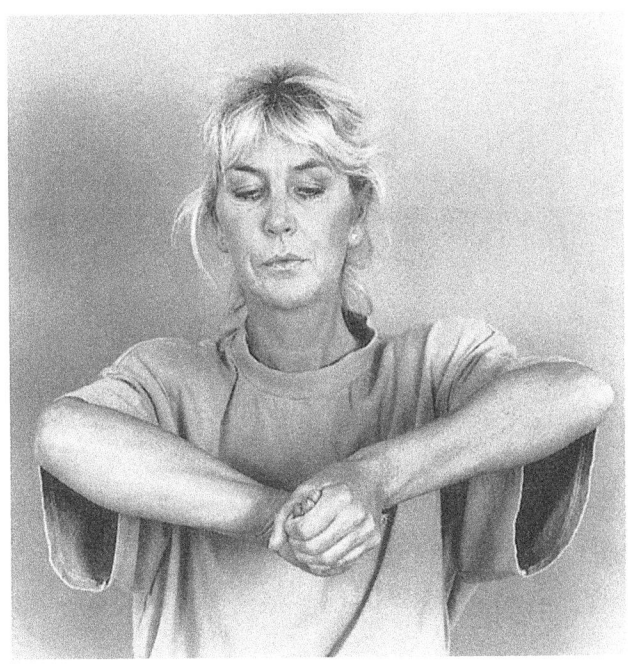

Afbeelding 3-13b
De tweede fase van het rekken.

Fase 2: de patiënt omvat nu met de andere hand de vingers zodanig dat de vingertoppen nog juist zichtbaar zijn.

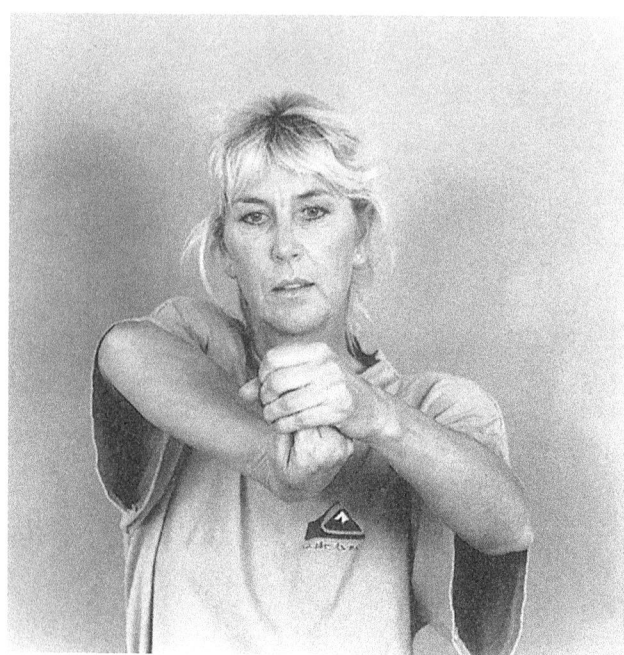

Afbeelding 3-13c
De derde fase van het rekken.

Fase 3: de afstand tussen de vingertoppen en het hoofd van de patiënt wordt nu zo klein mogelijk gemaakt, zonder dat de elleboog verder gebogen wordt. De pols komt hierdoor in maximale ulnaire abduktie en flexie en de onderarm in maximale pronatie.

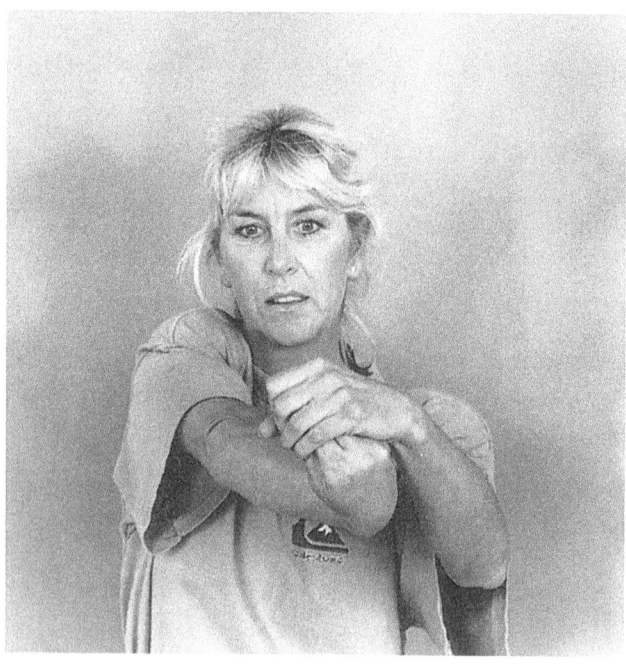

Afbeelding 3-13d
De vierde fase van het rekken.

Fase 4: op geleide van pijn en afweerspanning strekt de patiënt nu langzaam de elleboog. Het kan soms wel enkele minuten duren totdat de elleboog volledig gestrekt is.

Fase 5: tegen lichte weerstand (door de andere hand uitgevoerd) wordt nu de arm weer naar de oorspronkelijke uitgangshouding teruggebracht.

Aansluitend worden de polsflexoren gerekt, waarna de gehele procedure aan de niet-aangedane zijde wordt uitgevoerd.

Tenniselleboog type 3

Tendinitis M. extensor carpi radialis brevis

Funktieonderzoek, zie blz. 66.

Dwarse friktie

Overbelasting van de pees van de M. extensor carpi radialis brevis komt zelden voor. In verreweg de meeste gevallen is de origo aangedaan.

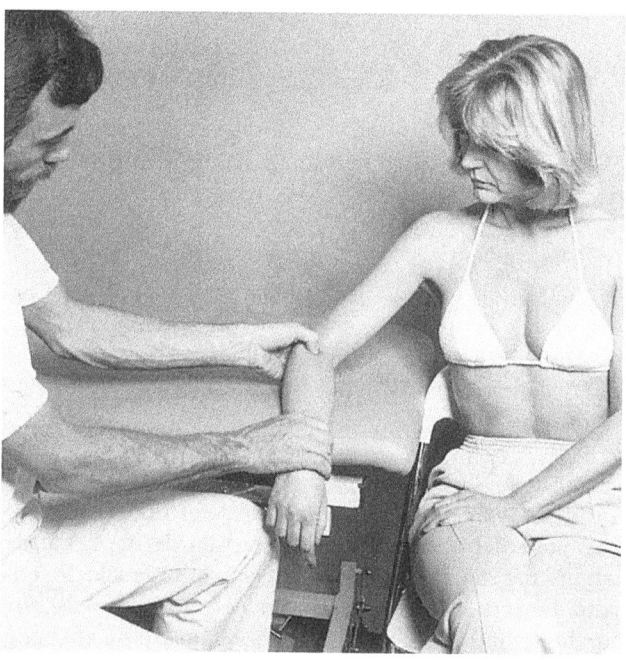

Afbeelding 3-14
Dwarse friktie van de pees van de M. extensor carpi radialis brevis: de uitgangspositie.

Uitgangshouding patiënt
Zit, naast de korte zijde van de behandelbank. De bovenarm is 45° geabduceerd, de elleboog is ± 135° gestrekt en de onderarm is geproneerd.

Uitgangshouding therapeut
Zit, naast de lange zijde van de behandelbank, schuin tegenover de patiënt.
Wordt de rechterelleboog behandeld, dan omvat de therapeut met zijn rechterhand, bovenhands, de geproneerde onderarm van de patiënt juist proximaal van de pols. Met de duim van de linkerhand wordt nu de pees gelokaliseerd. Bij geproneerde onderarm loopt de pees aan de voorzijde over het radiuskopje. In de meeste gevallen wordt één pees gevoeld, de gemeenschappelijke pees van de M. extensor radialis brevis en de M. extensor digitorum. Wanneer men dan dwars over deze pees beweegt zal de middelvinger en/of wijsvinger van de patiënt in het metacarpofalangeale gewricht iets gestrekt worden. Soms echter voelt men twéé pezen, de meest mediale is de pees van de M. extensor carpi radialis brevis.

Uitvoering
Met de top van de linkerduim wordt dwars over de pees bewogen (van mediaal naar lateraal). Deze beweging ontstaat door in de pols radiale abduktie uit te voeren.

Behandelduur
Vijftien tot twintig minuten dwarse friktie, twee- tot driemaal per week, gedurende drie tot vier weken. Evenals bij de overige typen tenniselleboog dient de patiënt verschillende malen per dag rekkingsoefeningen uit te voeren, zoals beschreven bij type 2.
De behandeling wordt ondersteund door een tenniselleboogbandage.

Tenniselleboog type 4

Overbelasting/overrekking spier-peesovergang en/of spierbuik M. extensor carpi radialis brevis

Funktieonderzoek, zie blz. 66.

Dwarse friktie

Dit type tenniselleboog komt na de typen 2 en 5 het meest frekwent voor, soms op zichzelf staand, doch meestal in kombinatie met een van deze typen.

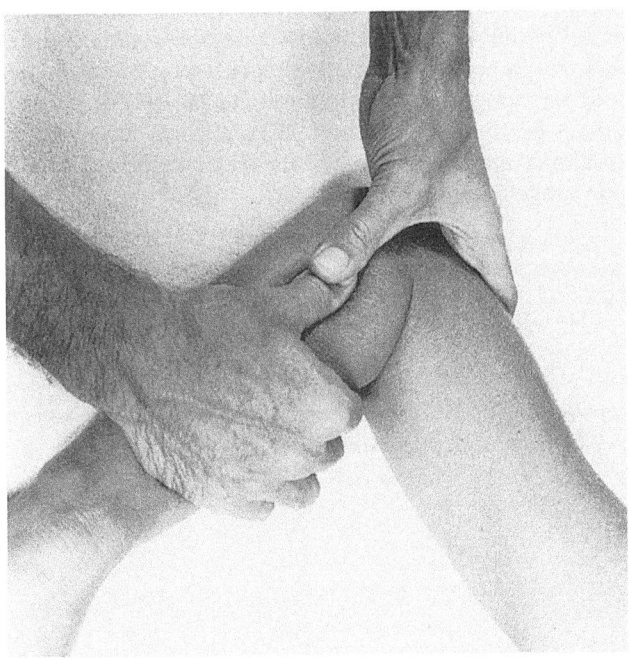

Afbeelding 3-15
Dwarse friktie van de spier-peesovergang en/of de spierbuik van de M. extensor carpi radialis brevis.

Uitgangshouding patiënt
Zit naast de korte zijde van de behandelbank. De bovenarm is 45° geabduceerd, de elleboog 90° geflekteerd en de onderarm geproneerd.

Uitgangshouding therapeut
Zit naast de lange zijde van de behandelbank, schuin tegenover de patiënt. De therapeut lokaliseert door middel van palpatie het meest drukpijnlijke deel van de spier.

Uitvoering
De therapeut plaatst de volaire zijde van de distale falanx van zijn duim juist radiaal van de plaats van de laesie. De duim wordt versterkt door de andere duim.
Beide duimen worden nu van radiaal naar ulnair over de plaats van de laesie bewogen.
Door deze techniek loopt men niet het gevaar de N. radialis te prikkelen.

Behandelduur
Tien tot vijftien minuten dwarse friktie, dagelijks of driemaal per week gedurende een tot twee weken zijn gewoonlijk voldoende. Wanneer de aandoening in kombinatie met type 2 en/of 5 bestaat, dient men deze laesies uiteraard eveneens te behandelen.
De patiënt dient zelf dagelijks verschillende malen rekkingsoefeningen uit te voeren *(zie bij type 2)*.
Evenals bij de andere typen tenniselleboog kan ook hier de behandeling worden ondersteund door een tenniselleboogbandage.

Tenniselleboog type 5

Insertie-tendopathie M. extensor digitorum

Funktieonderzoek, zie blz. 66.
Extensie van de vingers tegen weerstand is ook pijnlijk

Dwarse friktie

Dit type tenniselleboog komt na type 2 het meest frekwent voor, meestal in kombinatie met type 2 en/of 4; zelden als solitaire laesie.

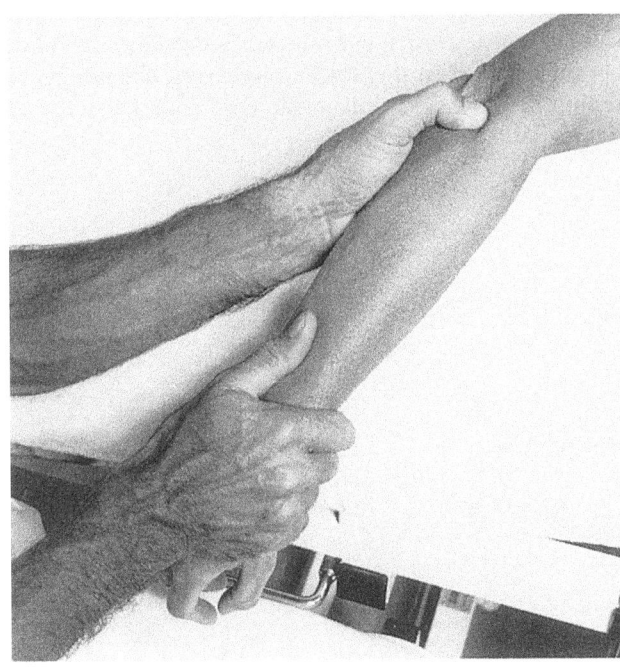

Afbeelding 3-16
Dwarse friktie van de insertie van de M. extensor digitorum.

Uitgangshouding patiënt
Zit, naast de behandelbank. De elleboog is vrijwel gestrekt, de onderarm in de nulstand.

Uitgangshouding therapeut
De therapeut omvat met een hand de onderarm van de patiënt en plaatst de top van de duim van zijn andere hand tegen het distale aspekt van de laterale epicondylus humeri.

Uitvoering
De therapeut beweegt de top van de duim van radiaal naar ulnair of andersom over de laesie, daarbij steeds kontakt houdend met de onderzijde van de laterale epicondylus humeri.

Behandelduur
Tien tot vijftien minuten dwarse friktie, gedurende twee tot drie weken zijn gewoonlijk voldoende.
Uiteraard dient het type tenniselleboog waarmee dit type 5 gekombineerd voorkomt, eveneens te worden behandeld.
Evenals bij de andere typen tenniselleboog dient ook hier de patiënt zelf verschillende malen per dag rekkingsoefeningen uit te voeren *(zie bij type 2)* en zonodig een specifieke bandage te gebruiken.

Wanneer de aandoening onvoldoende reageert kan een zeer lokale druppelsgewijze corticosteroïd-infiltratie worden gegeven.

Tenniselleboog alle typen

Funktieonderzoek, zie blz. 66.

Bandageren/tapen

Deze eenvoudig aan te leggen bandage-tapekonstruktie kan eventueel worden gebruikt ter ondersteuning van de eerder beschreven therapieën bij de verschillende typen tenniselleboog. Dit in plaats van een 'konfektie-tenniselleboogbandage'.

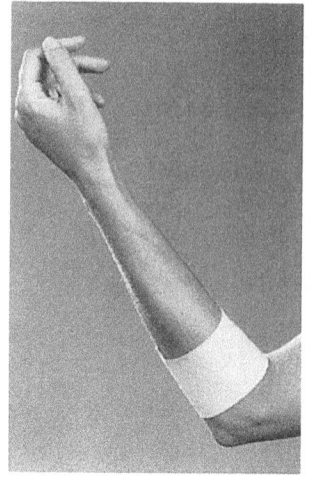 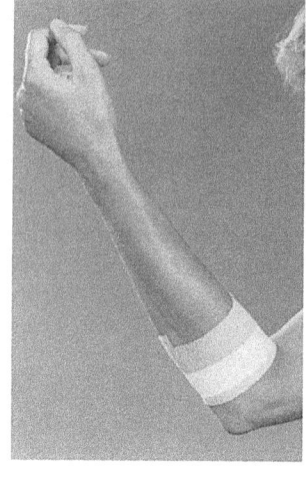

Afbeelding 3-17

Uitgangshouding patiënt
Zit of stand, de elleboog ± 100° gebogen.

Uitgangshouding therapeut
Zit of stand, naast de aangedane zijde van de patiënt.

Uitvoering
Een 6 – 8 cm brede kleefzwachtel wordt om het dikste gedeelte van de, zo nodig geschoren, onderarm aangelegd. Proximaal raakt de zwachtel de bovenarm. Eventueel kan nog een drukelement geplaatst worden tussen de huid ter hoogte van de pees van de M. extensor carpi radialis brevis en de zwachtel. Hierna wordt 1 cm van de proximale rand een cirkulaire niet-rekbare 2-3 cm smalle tape aangebracht.

Neurologische aandoeningen

Zie hiervoor deel 2b Therapie extremiteiten hoofdstuk B1 van de serie Orthopedische geneeskunde en manuele therapie.

Hoofdstuk 4

POLS EN HAND

Inhoud

4-1	Onderzoek	75
	Beschrijving van het funktieonderzoek	79
4-2	Pathologie en therapie van de pols	87

Gewrichtsaandoeningen met kapsulaire bewegingsbeperking
Arthritis algemeen — 87
Traumatische arthritis — 87
Niet-traumatische arthritis — 87
Arthrosis — 87

Gewrichtsaandoeningen met niet-kapsulaire bewegingsbeperking
Ruptuur van de discus articularis carpi — 87
Lunatomalacie (ziekte van Kienböck) — 88

Aandoeningen van het kapsel-bandapparaat
Overrekking van de dorsale intercarpale ligamenten — 88
Overrekking van het ligamentum collaterale carpi radiale — 89
Overrekking van het ligamentum collaterale carpi ulnare — 90
Instabiliteit van de carpus — 91

Aandoeningen van het spier-peesapparaat
(Insertie-)tendopathie Mm. extensores carpi radialis longus en brevis — 93
(Insertie-)tendopathie M. extensor carpi ulnaris — 94
Tenosynoviitis M. extensor carpi ulnaris 1/2 — 95
Luxatie van de pees van de M. extensor carpi ulnaris — 96
Tenosynoviitis van de M. extensor indicis — 96
Tenosynoviitis van de M. flexor digitorum profundus — 97
Aandoening van de M. flexor carpi radialis — 97
Insertie-tendopathie van de M. flexor carpi ulnaris — 97
Myotenosynoviitis van de Mm. abductor pollicic longus, extensor pollicis longus en brevis — 98
Tenosynoviitis Mm. abductor pollicis longus en extensor pollicis brevis ter hoogte van de carpus — 99
Tendovaginitis Mm. abductor pollicis longus en extensor pollicis brevis — 100
Insertie-tendopathie van de M. abductor pollicis longus — 101
Aandoening van de M. flexor pollicis longus — 101

Overige aandoeningen
Ganglion — 102

Aandoeningen van het distale radio-ulnaire gewricht
Arthritis — 102
(Sub)luxatie — 102
Arthrosis — 103

4-3 Pathologie en therapie van de (midden)hand, duim en vingers   104

Aandoeningen met kapsulaire bewegingsbeperking
– Het trapeziometacarpale I-gewricht
Traumatische arthritis   104
Niet-traumatische arthritis   104
Arthrosis   104

Aandoeningen met kapsulaire bewegingsbeperking
– De metacarpofalangeale en
interfalangeale vingergewrichten
Traumatische arthritis   104
Niet-traumatische arthritis   105
Arthrosis   105

Aandoeningen van het kapsel-bandapparaat
Luxatie van het trapeziometacarpale I-gewricht   105
Luxatie van het metacarpofalangeale I-gewricht   106
Letsel van het ligamentum collaterale ulnare   106
Letsel van het ligamentum collaterale radiale   106
(Sub)luxatie van de metacarpofalangeale gewrichten II-IV   106
Ruptuur van de kollaterale ligamenten van de metacarpofalangeale gewrichten   106
Luxatie van de interfalangeale gewrichten   107

Aandoeningen van het spier-peesapparaat
Dislokatie van de pees van de M. extensor digitorum communis   107
De knoopsgatdeformiteit   107
De zwanehals-hyperextensiedeformiteit   108
Letsel van de pees van de M. extensor digitorum communis   108
Ruptuur van de peesinsertie van de M. flexor digitorum profundus   108
Tendovaginitis stenosans van de Mm. flexor digitorum profundus en superficialis   109
Overrekking van de origo van het caput obliquum van de M. adductor pollicis   109
Aandoeningen van de Mm. interossei   109
Morbus Dupuytren   109

Overige aandoeningen
Aseptische necrose   110
Ganglion   110

Zie voor uitgebreide literatuur met betrekking tot pols en hand deel 2b hoofdstuk B4 van de serie *Orthopedische geneeskunde en manuele therapie*

4-1 Onderzoek

De onderarm (antebrachium)

Nulstand
Bovenarm in het frontale vlak, de elleboog 90° geflekteerd, de onderarm het midden houdend tussen pro- en supinatie.

Ruststand (loose-packed position)
Articulatio radio-ulnaris proximalis: elleboog in ca. 70° flexie, de onderarm ca. 35° gesupineerd.
Articulatio radio-ulnaris distalis: onderarm ca. 10° gesupineerd.

Vergrendelde stand (close-packed position)
Onderarm ca. 5° gesupineerd.

Kapsulair patroon
Weinig of geen beperking, pijn in de eindstanden (pronatie- en supinatie).

De pols

Nulstand
De longitudinale as door de radius en die door het os metacarpale III liggen in elkaars verlengde.

Ruststand (loose-packed position)
Dezelfde stand als de nulstand, maar nu met ca. 10° flexie (palmairflexie) en ca. 10° ulnaire abduktie.

Vergrendelde stand (close-packed position)
De pols in maximale extensie (dorsaalflexie).

Kapsulair patroon
Ongeveer evenveel beperking van de flexie als van de extensie.

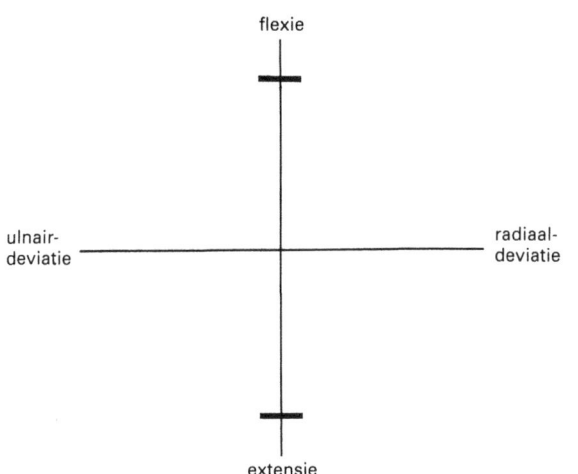

De middenhand

Nulstand
Articulatio carpometacarpale I: het midden houdend tussen maximale abduktie en adduktie.
Articulationes carpometacarpalia II t/m V: dezelfde stand als in de nulstand van de pols.

Ruststand (loose-packed position)
Articulatio carpometacarpale I: het midden houdend tussen maximale abduktie en adduktie, evenals tussen flexie en extensie.
Articulationes carpometacarpalia II t/m V: dezelfde stand als in de nulstand van de pols.

Vergrendelde stand (close-packed position)
Articulatio carpometacarpale I: maximale oppositie.
Articulationes carpometacarpalia II t/m V: de pols in maximale extensie.

Kapsulair patroon
Articulatio carpometacarpale I: repositie, abduktie-extensie beperkt; alleen in ernstige gevallen kan ook oppositie beperkt raken.
Articulationes carpometacarpalia I t/m V: extensie en flexie evenveel beperkt.

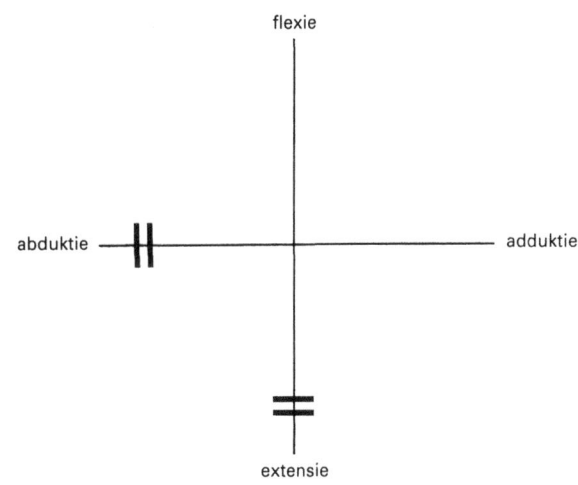

De vingers

Nulstand
De longitudinale assen door het os metacarpale en door de daarmee articulerende proximale falanx liggen in elkaars verlengde.

Ruststand (loose-packed position)
Lichte flexie in alle gewrichten. In de metacarpofalangeale gewrichten II t/m V eveneens lichte ulnaire abduktie.

Vergrendelde stand (close-packed position)
Alle interfalangeale gewrichten en het eerste metacarpo-

falangeale gewricht in maximale extensie, de metacarpofalangeale gewrichten II t/m V in maximale flexie.

Kapsulair patroon
Flexie iets meer beperkt dan extensie.

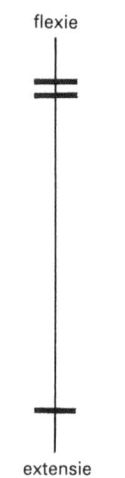

Overzicht van het onderzoek

De meeste aandoeningen van de weke delen in de pols-handregio veroorzaken vooral lokale klachten. De meest bekende uitzonderingen hierop zijn het syndroom van De Quervain en het carpale-tunnelsyndroom *(zie hoofdstuk 1, Kompressie-neuropathieën)*. Men moet zich altijd realiseren dat veel neurologische – en ook andere – aandoeningen kunnen beginnen met klachten van de handen (zoals paresthesieën, spierzwakte en oedeem).

Algemene inspektie
Al bij het binnenkomen van de patiënt kan een aantal zaken opvallen: algemene houding, gelaatsuitdrukking, hulpmiddelen enz. Let op het gebruik van een mitella (gips)verband of brace. Hoe geeft de patiënt een hand?

Anamnese

Leeftijd, beroep, hobby (sport)?
Sommige aandoeningen zijn leeftijdsgebonden, zoals lunatomalacie, een aandoening die bij adolescenten kan voorkomen. Tendiniditen en tenosynovitiden ziet men vooral bij volwassenen. Andere aandoeningen kunnen bijvoorbeeld beroeps- of sportgebonden zijn. Zo komt bijvoorbeeld een ganglion van de pols vooral voor bij mensen die hun pols vaak in extensie belasten, zoals masseurs en turners. Veel van de traumatische letsels van de hand, de middenhand en de vingers zijn haast sportspecifiek te noemen.

Wat zijn de klachten?
- Pijn? Waar, wanneer (tijdens belasting of – ook – in rust)?
- Krepitatie? Waar?
- Paresthesieën? Waar? Wanneer?
- Blokkering van de pols of vinger(s)?

Hoe verder distaal een aandoening in een extremiteit is gelokaliseerd, hoe lokaler gewoonlijk de klachten worden aangegeven. De lokalisatie van de pijn en de lokalisatie van de laesie komen ook veel vaker overeen dan bij letsels meer proximaal in een extremiteit.
Wanneer klachten ook in rust blijven bestaan, betekent dit meestal dat het een ernstiger letsel betreft, dan wanneer de pijn alleen tijdens belasting wordt gevoeld.
Krepitatie duidt in de meeste gevallen op een tenosynovitis. De lokalisatie van de krepitatie komt overeen met de lokalisatie van het letsel. In geval van paresthesieën dient te worden gedifferentieerd tussen aandoeningen van de cervicale wervelkolom, het thoracic outlet-gebied en de perifere zenuwen. De distributie van de paresthesieën speelt daarbij een belangrijke diagnostische rol. Paresthesieën die zijn veroorzaakt door kompressie van de N. medianus in de carpale tunnel kunnen misleidend ver naar proximaal uitstralen.
Blokkering van de pols wijst meestal op instabiliteit. Blokkering van de duim of een vinger duidt meestal op een zogenaamde 'trigger' duim of vinger.

Hoe zijn de klachten ontstaan?
- Spontaan? Akuut of geleidelijk?
- Traumatisch? Wat gebeurde er precies?
- Na overbelasting? Direkt of later?

Klachten die spontaan zonder trauma ontstaan, kunnen bijvoorbeeld wijzen op een arthritis, een ganglion of een tendinitis. Vooral in de laatste twee gevallen kan een mikrotraumatische oorzaak een rol spelen.
Veel letsels van de pols, de middenhand en de vingers hebben een traumatische oorzaak. Het is belangrijk de aard van het trauma zo goed mogelijk te achterhalen en de mogelijk hieruit voortvloeiende diagnose te vergelijken met de bevindingen van het funktieonderzoek.
Wanneer klachten direkt na overbelasting ontstaan heeft dit als 'voordeel' dat snel behandeld kan worden en dat, in het algemeen, de klachten dan ook weer snel zullen verdwijnen.

Hoe lang bestaan de klachten al?
De duur van de klachten zegt in veel gevallen ook iets over de prognose. Chronische instabiliteit is bijvoorbeeld konservatief moeilijk te behandelen. De duur van de klachten kan dus bepalend zijn voor de in te stellen therapie en de prognose.

Zijn er andere (gewrichts)klachten?
Deze vraag is van belang, doordat aan de huidige klachten mogelijk een systeemziekte ten grondslag ligt. Veel systeemziekten *kunnen* met een arthritis van de pols of van voorbeelden zijn reumatoïde arthritis en psoriasis.

Heeft de patiënt deze of dergelijke klachten ooit eerder gehad?
Mogelijke informatie over de chroniciteit of het recidiveren van de klachten. Zo kan bijvoorbeeld een ganglion spontaan verdwijnen en weer terugkomen.

Gebruikt de patiënt medicijnen (bijvoorbeeld anticoagulantia)?
Bij het gebruik van anticoagulantia dient men vooral voorzichtig te zijn met het geven van injekties en manipu-

laties of frikties. Veel patiënten zijn reeds eerder behandeld met niet-steroïde antiflogistica. Resultaten van fysiotherapeutische behandeling zijn in veel gevallen niet te verwachten wanneer de patiënt – zonder goed gevolg – reeds met corticosteroïden werd geïnjekteerd.

Heeft de patiënt voor deze aandoening al eerder therapie gehad? Resultaat?
Zie ook de vorige vraag betreffende medikatie. In het algemeen kan men stellen dat het weinig zinvol is een reeds zonder resultaat toegepaste behandeling te herhalen, behalve wanneer men bijvoorbeeld van oordeel is dat de voorgaande behandeling niet korrekt gegeven zou zijn.

Specifieke inspektie
(Zie Orthopedische geneeskunde en manuele therapie, deel 1, Anatomie in vivo.)
Men let op de stand van de pols en de gewrichtjes van de hand; is er *zwelling* van de gehele hand, zoals bij oedeem, of is er lokale zwelling? Let ook op atrofie, vooral van de thenar- en/of hypothenarmuskulatuur.

Kleurveranderingen kunnen optreden tengevolge van arteriële of veneuze kompressie, respektievelijk stuwing. Let ook op veranderingen van de huid; glimmen, pigmentatie, schilferen, vlekken.
Ook aan en rondom de nagels kunnen afwijkingen zichtbaar zijn, zoals bij psoriasis en ziekte van Reiter.

Palpatie
Vóór het funktie-onderzoek wordt gepalpeerd op huidtemperatuur en wordt de aard van de eventuele zwelling beoordeeld.

Funktieonderzoek
Heeft de patiënt *op dit moment* pijn? Zo ja, verandert de pijn tijdens het funktieonderzoek?
Vergelijk altijd de aangedane met de niet-aangedane zijde.

De essentiële tests (basisonderzoek) worden hierna vet gedrukt weergegeven. De overige tests worden toegevoegd afhankelijk van de bevindingen uit het basisonderzoek.

Het distale radio-ulnaire gewricht

Aktieve bewegingen
1 Aktieve pronatie onderarm
2 Aktieve supinatie onderarm

Passieve bewegingen
3 **Passieve pronatie onderarm**
4 **Passieve supinatie onderarm**

De pols

Aktieve bewegingen
5 Aktief ondersteunde extensie pols
6 Aktief ondersteunde flexie pols
7 Aktieve radiale abduktie pols
8 Aktieve ulnaire abduktie pols

Passieve bewegingen
9 **Passieve extensie pols**
10 **Passieve flexie pols**
11a **Passieve radiale abduktie pols**
11b Passieve radiale abduktie in lichte extensie pols
11c Passieve radiale abduktie in lichte flexie pols
12a **Passieve ulnaire abduktie pols**
12b Passieve ulnaire abduktie in lichte extensie pols
12c Passieve ulnaire abduktie in lichte flexie pols
13 Passieve pronatie radiocarpaal
14 Passieve supinatie radiocarpaal

Weerstandstests
15 **Weerstand extensie met radiale abduktie pols**
16 **Weerstand extensie met ulnaire abduktie pols**
17 **Weerstand flexie met radiale abduktie pols**
18 **Weerstand flexie met ulnaire abduktie pols**

De duim

Aktieve en passieve bewegingen
19 Aktieve repositie duim
20 **Passieve repositie duim**

Weerstandstests
21 **Weerstand extensie duim**
22 **Weerstand abduktie duim**
23 **Weerstand adduktie duim**
24 **Weerstand flexie duim**

De vingers

Passieve bewegingen
25 Passieve metacarpofalangeale extensie
26 Passieve metacarpofalangeale flexie
27 Passieve extensie proximale interfalangeale gewrichten
28 Passieve flexie proximale interfalangeale gewrichten
29 Passieve extensie distale interfalangeale gewrichten
30 Passieve flexie distale interfalangeale gewrichten

Weerstandstests

31 Weerstand abduktie vingers II en III
32 Weerstand abduktie vingers III en IV
33 Weerstand abduktie vinger V
34 Weerstand adduktie vinger V
35 Weerstand adduktie vinger IV
36 Weerstand adduktie vinger II

Palpatie
Na het funktieonderzoek wordt opnieuw gepalpeerd naar eventuele zwelling evenals de lokale huidtemperatuur. Tevens wordt nu – indien mogelijk – de gevonden laesie gepalpeerd teneinde het letsel zo nauwkeurig mogelijk te kunnen lokaliseren.

Aanvullend onderzoek bij bewegingsbeperking
Specifieke tests voor gewrichtsspel, evenals traktie- en kompressietests worden beschreven in de serie *Orthopedische geneeskunde en manuele therapie, deel 3b, Therapie.*

Aanvullend onderzoek bij hypermobiliteit
Bij verdenking van instabiliteit dienen naast de specifieke tests voor gewrichtsspel en traktietests eveneens de zogenaamde 'apprehension tests' uitgevoerd te worden. Enigszins manipulatief, maar met weinig kracht, beweegt men het te testen botstuk in de richting van de vermoedelijke instabiliteit.

Overig aanvullend onderzoek
- Zo nodig beeldvormend onderzoek (o.a. konventioneel röntgenonderzoek, CT-scan, artrografie, MRI en echografie)
- Laboratoriumonderzoek
- Artroskopie
- EMG

Beschrijving van het funktieonderzoek

De verschillende gewrichten in het pols-handgebied worden onderzocht door middel van aktieve en passieve bewegingen alsmede weerstandstests.

Aktieve bewegingen

Het onderzoek door middel van aktieve bewegingen wordt uitgevoerd ter beoordeling van de bewegingsuitslagen en het bewegingsverloop. De bewegingsuitslag wordt vergeleken met die van het passieve bewegingsonderzoek.
Kan de patiënt de klachten tijdens deze bewegingen provoceren?

Passieve bewegingen

Evenals bij de aktieve bewegingen wordt bij de passieve bewegingen de bewegingsuitslag bepaald. De resultaten van beide onderzoeken worden met elkaar vergeleken. In geval van bewegingsbeperking dient men in de eerste plaats vast te stellen of het een kapsulaire, dan wel een niet-kapsulaire bewegingsbeperking betreft.
Zeer belangrijk is het bepalen van het eindgevoel en de vraag of de klachten van de patiënt tijdens dit deel van het onderzoek geprovoceerd kunnen worden.

Weerstandstests

Door de weerstandstests uit te voeren onderzoekt men de kontraktiele strukturen op kracht en pijnlijkheid. Rondom de pols zijn veel pezen beschermd door een peesschede. Dit is een niet-kontraktiele struktuur, hetgeen betekent dat deze níet door middel van weerstand kan worden onderzocht. Hier zijn de passieve bewegingen van belang: door middel van *rek* kan pijn, veroorzaakt door een tenosynovitis, worden geprovoceerd.
Slechts in het geval van een ernstige peesschedeontsteking ontstaat verkleving van de peesschede met de pees en kan het onderzoek tegen weerstand positief uitvallen.

Het distale radio-ulnaire gewricht

Aktieve bewegingen

1 AKTIEVE PRONATIE ONDERARM
De patiënt draait beide onderarmen in het horizontale vlak zover mogelijk naar binnen zonder daarbij de bovenarmen te bewegen. Hierbij wordt met name de mobiliteit van het distale radio-ulnaire gewricht getest.
Pijn in het polsgebied wijst gewoonlijk op een aandoening van het distale radio-ulnaire gewricht, in het bijzonder wanneer de supinatie eveneens pijnlijk is. De bewegingen van het distale radio-ulnaire gewricht zijn zelden beperkt.

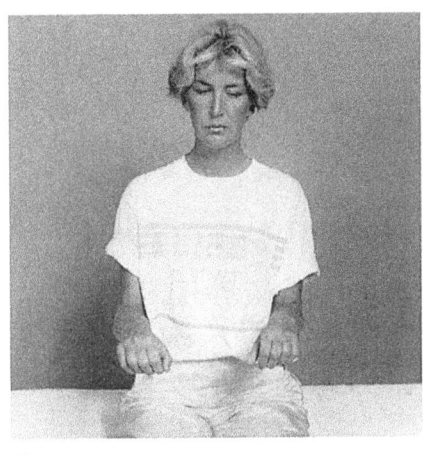

1

2 AKTIEVE SUPINATIE ONDERARM
De patiënt draait beide onderarmen – die in het horizontale vlak worden gehouden – zover mogelijk naar buiten zonder daarbij de bovenarmen te bewegen. Deze test dient, evenals nr. 1, om de mobiliteit van het distale radio-ulnaire gewricht te testen.
Voor de interpretatie zie nr. 1. Een tenosynovitis van de M. extensor carpi ulnaris kan tijdens aktieve en passieve supinatie pijn veroorzaken.

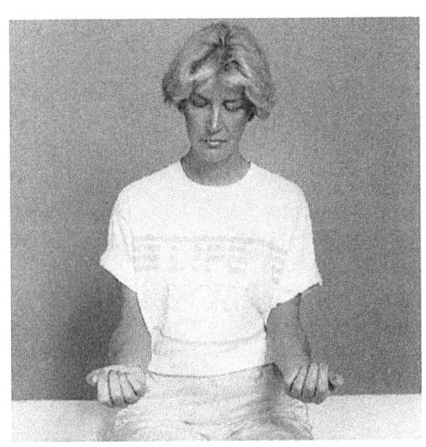

2

Passieve bewegingen

3 Passieve pronatie onderarm
De onderzoeker omvat met zijn homolaterale hand de radiale zijde van de onderarm juist proximaal van de pols vanaf dorsaal. Zijn andere hand omvat de elleboog van de patiënt vanaf dorsaal.
De onderzoeker beweegt de onderarm van de patiënt zover mogelijk in pronatie.
De bewegingsuitslag bedraagt ca. 85°; het eindgevoel is vrij hard.
De interpretatie van pijn en bewegingsbeperking is dezelfde als bij nr. 1.

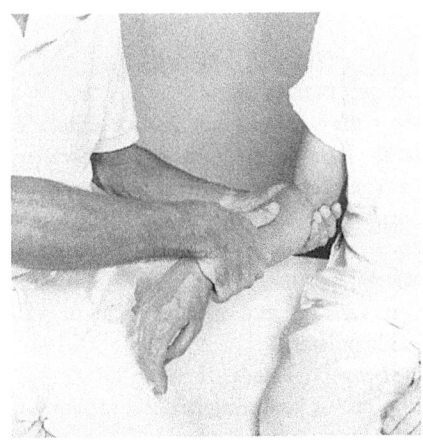

3

4 Passieve supinatie onderarm
De onderzoeker omvat met zijn homolaterale hand de radiale zijde van de onderarm van de patiënt juist proximaal van de pols vanaf volair. Zijn andere hand omvat de elleboog van de patiënt vanaf dorsaal. De onderzoeker beweegt de onderarm zover mogelijk in supinatie.
De bewegingsuitslag bedraagt ca. 90°; het eindgevoel is meestal iets harder dan bij de passieve pronatie.
De interpretatie van pijn en bewegingsbeperking is dezelfde als beschreven bij test nr. 2.

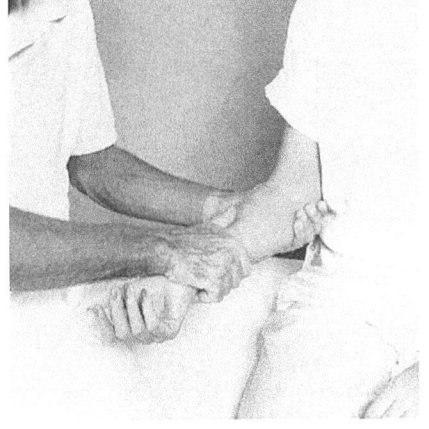

4

De pols

Aktieve bewegingen

5 AKTIEF ONDERSTEUNDE EXTENSIE POLS

De patiënt brengt de volaire zijde van beide handen en vingers tegen elkaar, waarna geprobeerd wordt om zonder kontakt te verliezen beide ellebogen zover mogelijk naar boven te bewegen. Hierbij wordt een globale indruk verkregen van de extensiemogelijkheid van beide polsen.

De bewegingsuitslag bedraag 85°-90°.

Pijn en/of bewegingsbeperking kunnen vele aandoeningen als oorzaak hebben. Enkele voorbeelden:
- een ganglion ter hoogte van het os capitatum veroorzaakt meestal een lichte, pijnlijke beperking;
- instabiliteit van een van de carpalia veroorzaakt vrijwel altijd pijn bij maximale flexie en/of extensie;
- bij een kapsulaire bewegingsbeperking (ongeveer evenveel extensie- als flexiebeperking) ontstaat eveneens pijn.

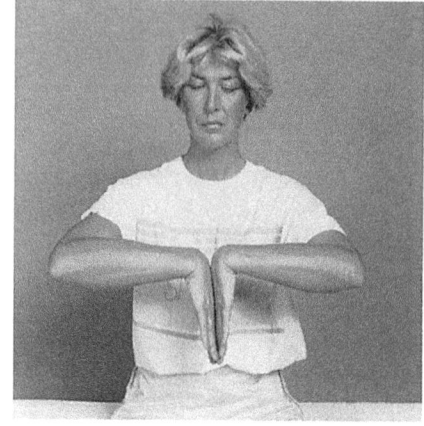

6

7 AKTIEVE RADIALE ABDUKTIE POLS

De patiënt houdt de handen in het verlengde van de onderarmen, de vingers gesloten en tracht de vingers naar elkaar toe te bewegen.

Hierbij wordt de beweeglijkheid van de carpus getest en komt het ligamentum collaterale carpi ulnare op spanning.

Bewegingsbeperking en pijn wijzen meestal op een aandoening van de car-

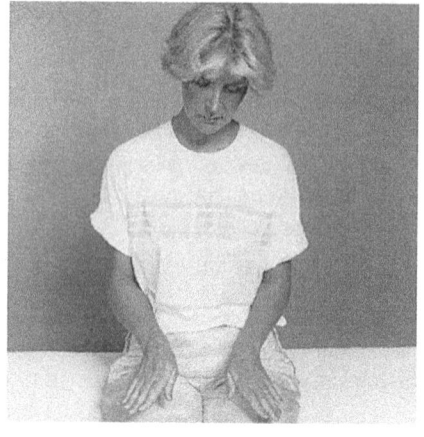

8

Passieve bewegingen

9 Passieve extensie pols

De homolaterale hand van de onderzoeker omvat de hand van de patiënt zodanig, dat de vingers zich aan de volaire zijde van de hand(palm) bevinden, terwijl de duim zich tussen duim en wijsvinger bevindt. De andere hand omvat de onderarm juist proximaal van de pols.

De onderzoeker beweegt de pols van de

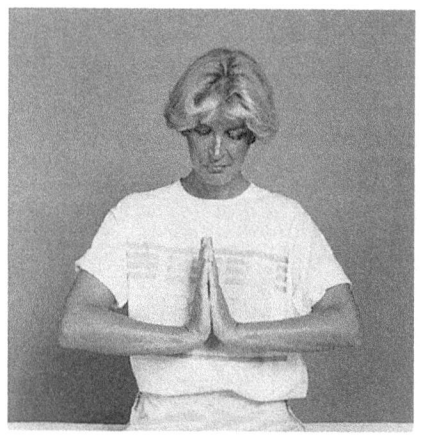

5

6 AKTIEF ONDERSTEUNDE FLEXIE POLS

De patiënt plaatst de dorsale zijde van beide handen en vingers tegen elkaar en tracht de ellebogen zover mogelijk naar beneden te bewegen, zonder dat de handen kontakt verliezen.

De interpretatie van pijn en/of bewegingsbeperking bij flexie van de pols is in vele opzichten dezelfde als beschreven bij test nr. 5. Een ganglion kan pijn veroorzaken, veel minder vaak bewegingsbeperking.

Wanneer de dorsale intercarpale ligamenten zijn aangedaan (posttraumatisch), dan is passieve flexie van de pols de pijnlijkste beweging.

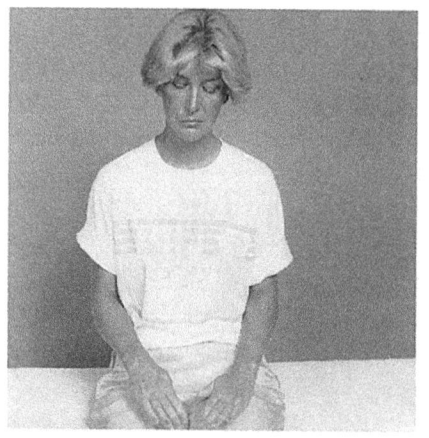

7

pus; alléén pijn wijst meestal op letsel van het collaterale ulnaire ligament.

8 AKTIEVE ULNAIRE ABDUKTIE POLS

Op dezelfde wijze als beschreven bij test nr. 7 probeert de patiënt nu de gesloten vingers van elkaar af te bewegen.

Ook hier wordt de beweeglijkheid van de carpus getest, maar nu wordt het ligamentum collaterale carpi radiale op spanning gebracht.

Bewegingsbeperking en pijn wijzen gewoonlijk op een aandoening van de carpus; alléén pijn wijst meestal op letsel van het collaterale radiale ligament.

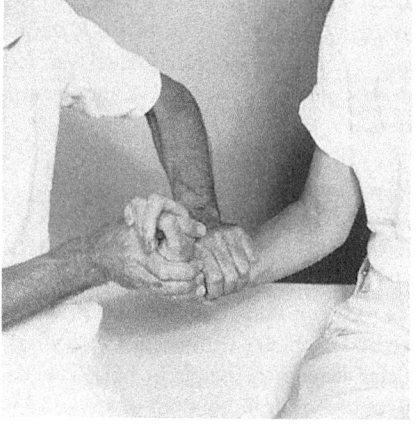

9

patiënt zover mogelijk in extensie.
Het eindgevoel is vrij hard.

De interpretatie van pijn en/of bewegingsbeperking is dezelfde als beschreven bij test nr. 5.

10 Passieve flexie pols

De onderzoeker omvat met zijn homolaterale hand de hand van de patiënt zodanig, dat de vingers zich dorsaal bevinden en de duim zich volair bevindt. Zijn andere hand omvat de onderarm juist proximaal van de pols.

De onderzoeker brengt de pols van de patiënt zover mogelijk in flexie.
Het eindgevoel is vrij hard.

De interpretatie van pijn en/of bewe-

POLS EN HAND

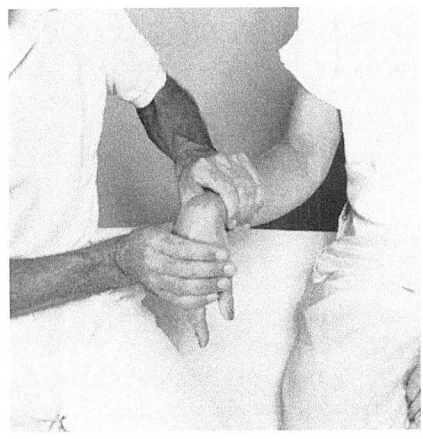

10

gingsbeperking is dezelfde als beschreven bij test nr. 6.

11a Passieve radiale abduktie pols
De onderzoeker omvat met zijn homolaterale hand de hand van de patiënt vanaf ulnair zodanig, dat zijn duim zich op de handrug bevindt, terwijl zijn vingers zich aan de volaire zijde van de hand bevinden; de wijsvinger tussen duim en wijsvinger van de patiënt. De andere hand

dien verstande dat nu de pols in lichte extensie wordt gehouden.
Hierbij wordt specifiek het volaire deel van het ligamentum collaterale carpi ulnare getest. Verder wordt hierbij de pees van de M. flexor carpi ulnaris op rek gebracht.

11c **PASSIEVE RADIALE ABDUKTIE IN LICHTE FLEXIE POLS**
(niet afgebeeld)
Zie voor handvatting en uitvoering de beschrijving bij test nr. 11a. In dit geval wordt de pols echter in lichte flexie gehouden.
Hierbij wordt specifiek het dorsale deel van het ligamentum collaterale carpi ulnare getest. Tevens wordt de pees(schede) van de M. extensor carpi ulnaris op rek gebracht.

12a Passieve ulnaire abduktie pols
De onderzoeker omvat met zijn homolaterale hand de hand van de patiënt vanaf de radiale zijde van het os metacarpale II; de duim bevindt zich aan de ulnaire zijde. De pols bevindt zich in de nul-

bracht, waardoor specifiek het volaire deel van het ligamentum collaterale carpi radiale getest wordt, terwijl tevens de pees(schede) van de M. flexor carpi radialis wordt gerekt.

12c **PASSIEVE ULNAIRE ABDUKTIE IN LICHTE FLEXIE POLS**
(niet afgebeeld)
Handvatting en uitvoering zijn dezelfde als beschreven bij test nr. 12a.
Hierbij wordt de pols in lichte flexie gebracht en wordt specifiek het dorsale deel van het ligamentum collaterale carpe radiale getest. Tevens worden de pezen en de peesschede van de Mm. extensor carpi radialis longus en brevis op rek gebracht.

13 **PASSIEVE PRONATIE RADIOCARPAAL**
Ook bij deze passieve beweging dient men in geval van bewegingsbeperking in de eerste plaats vast te stellen of het een kapsulaire, dan wel een niet-kapsulaire bewegingsbeperking betreft.
Bij de bepaling van het eindgevoel is het

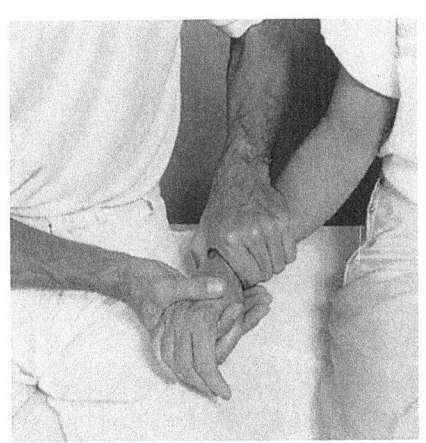

11a

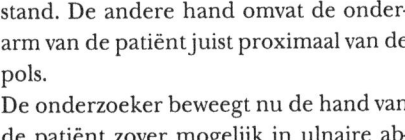

12a

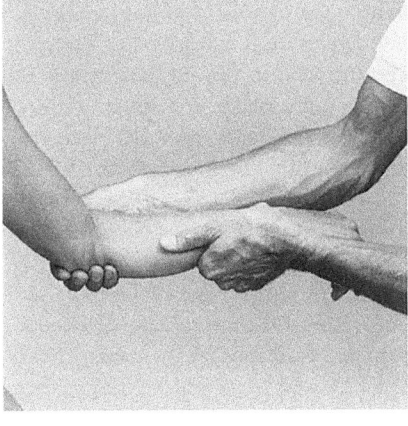

13

omvat de onderarm van de patiënt vanaf dorsoradiaal, juist proximaal van de pols. De pols bevindt zich in de nulstand.
De onderzoeker beweegt de hand van de patiënt nu zover mogelijk in radiale abduktierichting.
Het eindgevoel is vrij hard.
De interpretatie van pijn en/of bewegingsbeperking is dezelfde als beschreven bij test nr. 7.

11b **PASSIEVE RADIALE ABDUKTIE IN LICHTE EXTENSIE POLS**
(niet afgebeeld)
De onderzoeker voert dezelfde beweging uit als beschreven bij test nr. 11a, met

stand. De andere hand omvat de onderarm van de patiënt juist proximaal van de pols.
De onderzoeker beweegt nu de hand van de patiënt zover mogelijk in ulnaire abduktierichting.
Het eindgevoel is vrij hard.
De interpretatie van pijn en/of bewegingsbeperking is dezelfde als beschreven bij test nr. 8.

12b **PASSIEVE ULNAIRE ABDUKTIE IN LICHTE EXTENSIE POLS**
(niet afgebeeld)
Handvatting en uitvoering zijn dezelfde als beschreven bij test nr. 12a.
Nu wordt de pols in lichte extensie ge-

belangrijk of hierbij de klachten van de patiënt kunnen worden geprovoceerd.
De interpretatie van pijn en/of bewegingsbeperking is dezelfde als beschreven bij test nr. 5.

14 PASSIEVE SUPINATIE RADIO-CARPAAL

Zie hiervoor bij test nr. 13.

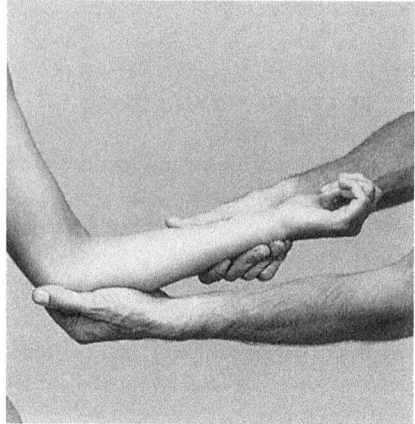

14

15 Weerstand extensie met radiale abduktie pols

De onderzoeker omvat met zijn homolaterale hand os metacarpale II van de hand van de patiënt vanaf de radiale zijde zodanig, dat de onderarm van de onderzoeker loodrecht op die van de patiënt staat. De elleboog van de onderzoeker bevindt zich echter hoger dan de hand.

Met zijn andere hand fixeert hij de onderarm van de patiënt juist proximaal van de pols; beide onderarmen van de onderzoeker liggen 'parallel' in elkaars verlengde. De elleboog van de patiënt is 90° gebogen, het dorsale aspect van de onderarm van de patiënt bevindt zich in het horizontale vlak.

De patiënt wordt nu gevraagd de hand in de richting van de homolaterale elleboog van de onderzoeker te bewegen. De onderzoeker geeft hierbij isometrische weerstand.

Hierbij worden de Mm. extensores carpi radialis longus en brevis op kracht en pijnlijkheid getest.

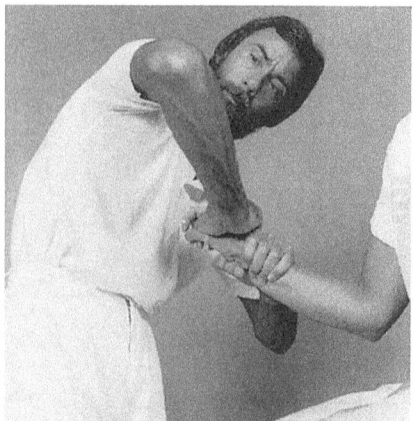

15

16 Weerstand extensie met ulnaire abduktie pols

De onderzoeker omvat met zijn heterolaterale hand de hand van de patiënt (os metacarpale V) vanaf ulnair. De elleboog van de onderzoeker bevindt zich hoger dan zijn hand. De andere hand omvat de onderarm van de patiënt juist proximaal van de pols. Beide onderarmen van de onderzoeker liggen 'parallel' in elkaars verlengde. De elleboog van de patiënt is 90° gebogen, het dorsale aspect van de onderarm bevindt zich in het horizontale vlak.

De patiënt wordt nu gevraagd de hand in de richting van de heterolaterale elleboog van de onderzoeker te bewegen. Deze geeft isometrische weerstand.

Hierbij wordt de M. extensor carpi ulnaris op kracht en pijnlijkheid getest.

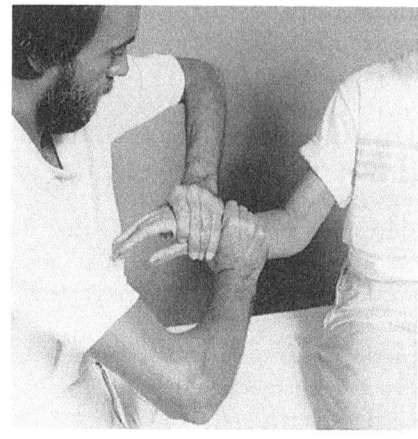

16

17 Weerstand flexie met radiale abduktie pols

De onderzoeker omvat met zijn homolaterale hand vanaf radiaal os metacarpale II van de patiënt. De elleboog van de onderzoeker bevindt zich lager dan de hand. Met de andere hand omvat de onderzoeker de onderarm van de patiënt juist proximaal van de pols. Beide armen van de onderzoeker bevinden zich 'parallel' in elkaars verlengde. De patiënt houdt de elleboog 90° gebogen, terwijl het dorsale aspect van de onderarm zich in het horizontale vlak bevindt.

De patiënt wordt gevraagd de hand in de richting van de homolaterale elleboog van de onderzoeker te bewegen. De onderzoeker geeft isometrische weerstand.

Hierbij wordt de M. flexor carpi radialis op kracht en pijnlijkheid getest.

18 Weerstand flexie met ulnaire abduktie pols

De onderzoeker omvat met zijn heterolaterale hand vanaf ulnair de hand (os metacarpale V) van de patiënt. De elleboog van de onderzoeker bevindt zich lager dan de hand. De andere hand omvat de onderarm van de patiënt juist proximaal van de pols. Beide armen van de

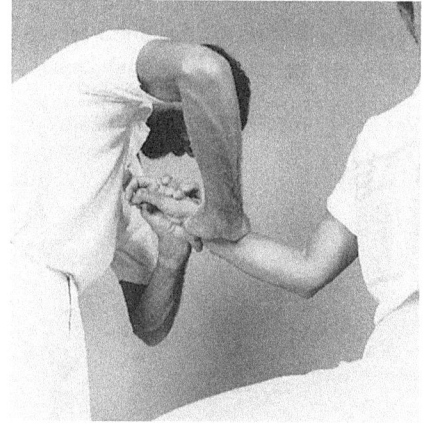

18

onderzoeker bevinden zich 'parallel' in elkaars verlengde. De patiënt houdt de elleboog 90° gebogen, terwijl het dorsale aspect van de onderarm zich in het horizontale vlak bevindt.

De patiënt wordt gevraagd de hand in de richting van de heterolaterale elleboog van de onderzoeker te bewegen. De onderzoeker geeft isometrische weerstand.

Hierbij wordt de M. flexor carpi ulnaris op kracht en pijnlijkheid getest.

De duim

Aktieve en passieve bewegingen

19 AKTIEVE REPOSITIE DUIM

De patiënt plaatst beide handen en vingers met het volaire aspect tegen elkaar en brengt de duimen zo ver mogelijk in repositie. Hierbij wordt met name het trapeziometacarpale I-gewricht getest.

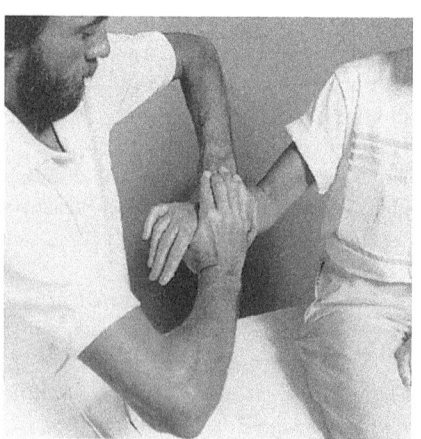

17

POLS EN HAND

Bewegingsbeperking en pijn zijn vrijwel altijd het gevolg van arthrosis of arthritis van het gewricht (kapsulair patroon).

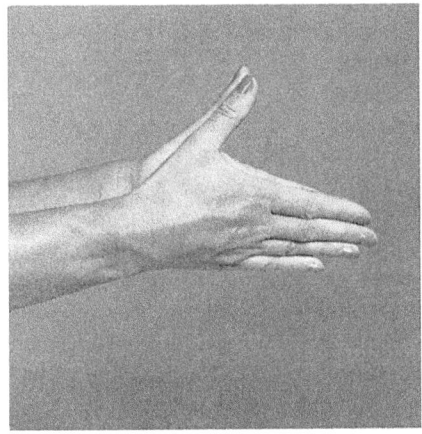

19

20 Passieve repositie duim

De onderzoeker omvat met zijn homolaterale hand de hand van de patiënt vanaf volair ('de onderzoeker geeft de patiënt een hand'). Met de andere hand wordt os metacarpale I tussen duim (volair) en gebogen wijsvinger (dorsaal) zo dicht mogelijk bij het gewricht omvat.
De onderzoeker brengt de duim zo ver mogelijk in repositie.
Bewegingsbeperking van dit gewricht is vrijwel altijd kapsulair. Het normale stugge eindgevoel is dan verhard.
De normale bewegingsuitslag bedraagt vanuit de nulstand ca. 20°.

Weerstandstests

21 Weerstand extensie duim

De onderzoeker omvat met zijn heterolaterale hand de hand van de patiënt vanaf dorsaal zodanig, dat de distale falanx van de duim van de onderzoeker op de dorsale zijde van het interfalangeaalgewricht van de duim van de patiënt geplaatst wordt. De nagel van de duim van de patiënt bevindt zich in het horizontale vlak.
De patiënt wordt nu verzocht de duim te extenderen. De onderzoeker geeft isometrische weerstand. Hierbij worden de extensoren van de duim (Mm. extensores pollicis longus en brevis) op kracht en pijnlijkheid getest.
Men kan door de lokalisatie van de weerstand gevende duim de beide spieren met deze test niet funktioneel differentiëren.

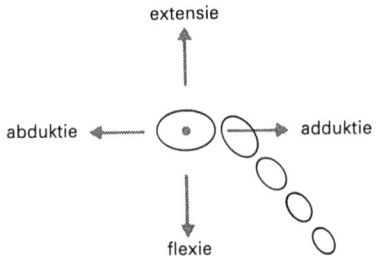

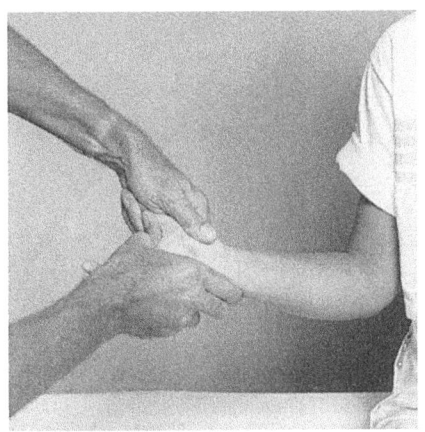

20

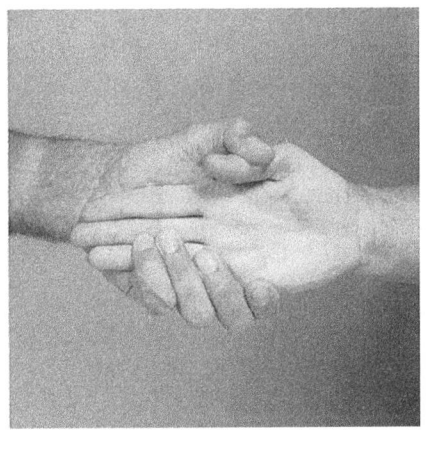

21

22 Weerstand abduktie duim

De handvatting is dezelfde als beschreven bij test nr. 21, met dien verstande dat men de weerstand nu aan de radiale zijde van het interfalangeale gewricht van de duim van de patiënt geeft.

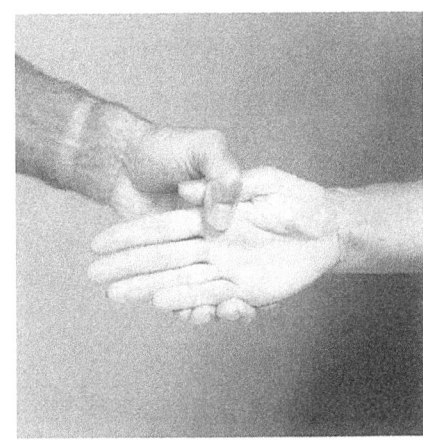

22

De patiënt wordt gevraagd de duim te abduceren. Hierbij worden de abduktoren van de duim (Mm. abductores pollicis longus en brevis) op kracht en pijnlijkheid getest.
Evenals bij de extensoren van de duim geldt ook hier dat men door het funktieonderzoek niet kan differentiëren tussen beide abduktoren.
Opmerking: wanneer men anatomisch korrekt wil lokaliseren, dus direkt distaal van het trapeziometacarpale I-gewricht voor de M. abductor pollicis longus (de brevis is zelden aangedaan), is het funktieonderzoek vrijwel altijd negatief, ook wanneer er sprake is van een aandoening.

23 Weerstand adduktie duim

De onderzoeker omvat met zijn heterolaterale hand de hand van de patiënt zodanig, dat de vingers zich aan de volaire zijde bevinden, terwijl zijn duim zich op

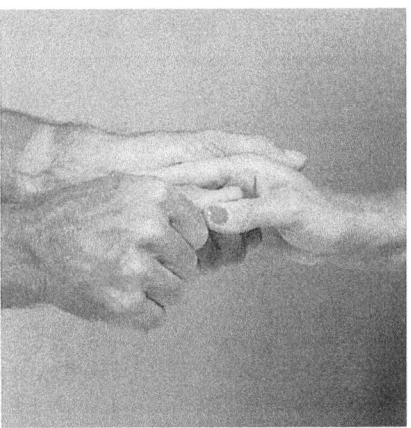

23

het dorsum van de hand bevindt. De duim van de andere hand wordt tussen duim en wijsvinger van de patiënt geplaatst.
De patiënt wordt nu verzocht de duim in de richting van de wijsvinger te bewegen. De onderzoeker geeft isometrisch weerstand.
Hierbij worden de adduktoren van de duim getest (met name de M. adductor pollicis, waarvan in het bijzonder het caput obliquum – gewoonlijk na een abduktietrauma – het meest frekwent is aangedaan).

24 Weerstand flexie duim

Met zijn heterolaterale hand omvat de onderzoeker de hand van de patiënt op dezelfde wijze als beschreven in test nr. 23.
De middenfalanx van de wijsvinger van zijn andere hand wordt tegen het volaire

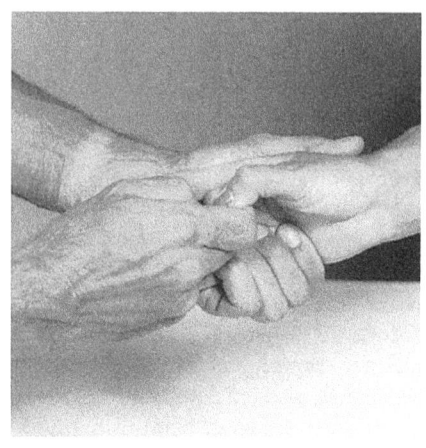

24

aspekt van de distale falanx van de duim van de patiënt geplaatst.
De patiënt wordt nu verzocht de duim te flekteren.
De onderzoeker geeft isometrisch weerstand.
Hierbij worden de flexoren van de duim op kracht en pijnlijkheid getest (Mm. flexores pollicis longus en brevis, waarvan alleen de longus soms is aangedaan).

De vingers

Passieve bewegingen

25 PASSIEVE EXTENSIE METACARPOFALANGEALE (MCP) GEWRICHTEN

De homolaterale hand omvat de proximale falanx zo dicht mogelijk bij het MCP-gewricht. De duim bevindt zich dorsaal, de vingers zijn volair.
De gemiddelde bewegingsuitslag is tussen 30° en 45°. Het eindgevoel is vast (elastisch).

Aandoeningen van deze gewrichtjes zijn meestal traumatisch of het gevolg van reumatoïde arthritis. Men vindt dan een kapsulair patroon; de flexie is meer beperkt dan de extensie.

26 PASSIEVE FLEXIE METACARPOFALANGEALE GEWRICHTEN

De duim van de homolaterale hand bevindt zich juist proximaal van het MCP-gewricht aan de dorsale zijde. De wijsvinger, versterkt door de middelvinger, bevindt zich juist distaal van het MCP-gewricht op het dorsale aspect van de vinger. De andere hand fixeert het os metacarpale met de duim dorsaal en de vingers volair.
De gemiddelde bewegingsuitslag is ca. 90°. Het eindgevoel is vast (elastisch).
Zie verder passieve extensie.

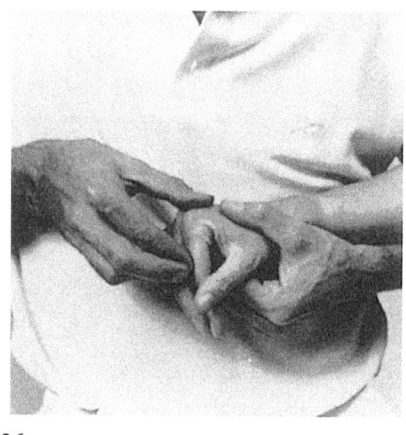

26

27 PASSIEVE EXTENSIE PROXIMALE INTERFALANGEALE (PIP) GEWRICHTEN

De homolaterale hand omvat de middenfalanx juist distaal van het PIP-gewricht. De duim bevindt zich dorsaal, de wijsvinger volair. De duim en de wijsvinger van de andere hand fixeren de proximale falanx juist proximaal van het PIP-gewricht.
De gemiddelde bewegingsuitslag is 0°-5°. het eindgevoel is zeer vast.

Aandoeningen van deze gewrichtjes zijn meestal traumatisch of het gevolg van arthrosis, reumatoïde arthritis of arthritis psoriatica. Men vindt dan een kapsulair patroon; de flexie is meer beperkt dan de extensie.

28 PASSIEVE FLEXIE PROXIMALE INTERFALANGEALE (PIP) GEWRICHTEN

De duim van de homolaterale hand wordt direct proximaal van het PIP-gewricht geplaatst en de wijsvinger, versterkt door de middelvinger, direct distaal hiervan. De duim en de wijsvinger van de andere hand fixeren de proximale falanx en het os metacarpale.

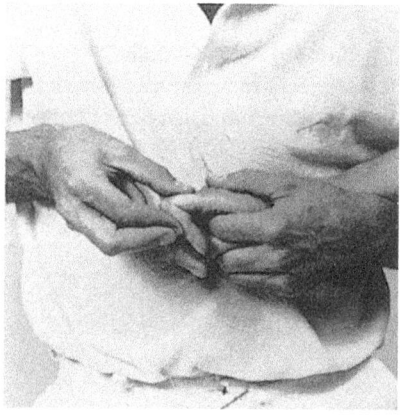

28

De gemiddelde bewegingsuitslag is 0°-5°.
Het eindgevoel is vast (elastisch).
Zie verder passieve extensie.

29 PASSIEVE EXTENSIE DISTALE INTERFALANGEALE (DIP) GEWRICHTEN

De duim en de wijsvinger van de homolaterale hand omvatten de distale falanx juist distaal van het DIP-gewricht. De duim en de wijsvinger van de andere

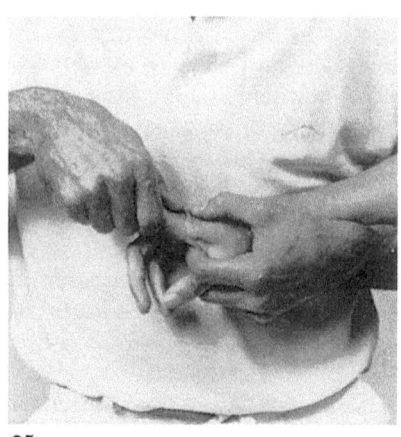

25

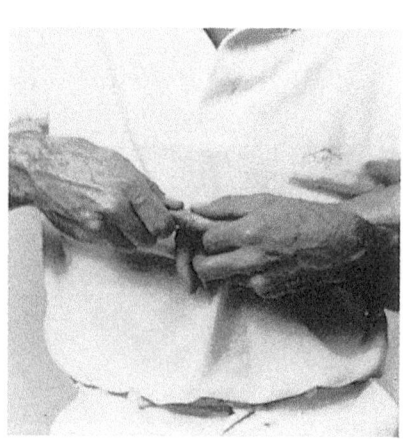

27

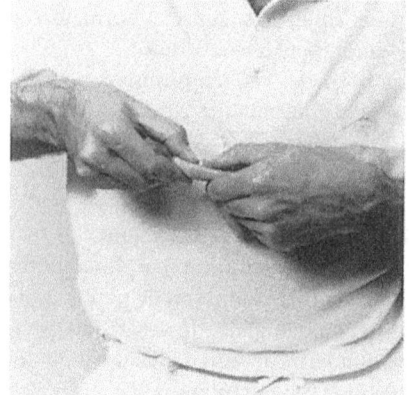

29

hand fixeren de middenfalanx juist proximaal van het gewricht.
De gemiddelde bewegingsuitslag is 0°-10°. Het eindgevoel is zeer vast.

Aandoeningen van deze gewrichtjes zijn meestal traumatisch of het gevolg van arthrosis, reumatoïde arthritis of het gevolg van arthritis psoriatica. Men vindt dan een kapsulair patroon; de flexie is meer beperkt dan de extensie.

30 PASSIEVE FLEXIE DISTALE INTERFALANGEALE (DIP) GEWRICHTEN

Om de passieve flexie van het DIP-gewricht te kunnen testen moet eerst het

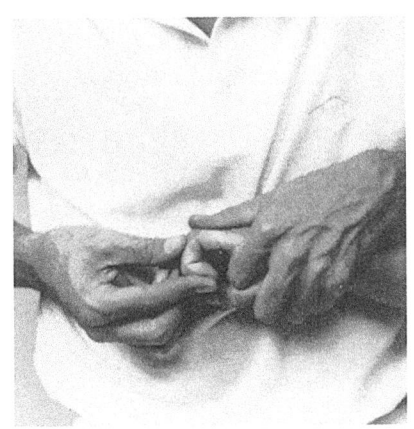

30

PIP-gewricht ongeveer 90° worden geflekteerd. De duim en de wijsvinger van de homolaterale hand worden nu respektievelijk proximaal en distaal van het DIP-gewricht geplaatst. De duim en de wijsvinger van de andere hand fixeren de proximale falanx en het os metacarpale.
De gemiddelde bewegingsuitslag is 70°-90°. Het eindgevoel is vast (elastisch).
Zie verder passieve flexie.

Weerstandstests

31 WEERSTAND ABDUKTIE VINGERS II EN III

De patiënt heeft de onderarm gepronneerd en houdt de pols in de nulstand.
De vingers zijn gestrekt en gespreid.
De onderzoeker plaatst zijn duim en wijsvinger aan respektievelijk de ulnaire zijde van het distale interfalangeale gewricht van de derde vinger en de radiale zijde van het distale interfalangeale gewricht van de tweede vinger van de patiënt. Deze wordt nu gevraagd de wijs- en de middelvinger ván elkaar te bewegen, tegen de isometrische weerstand van de onderzoeker in. Hierbij worden

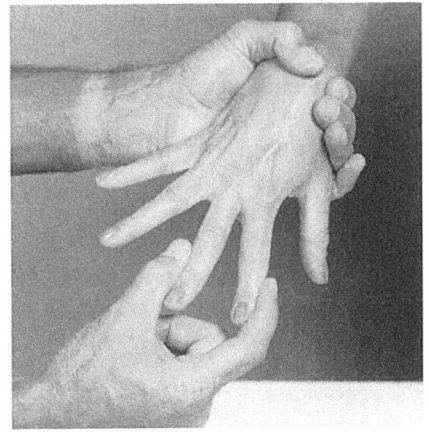

31

de Mm. interossei dorsales I en III op kracht en pijnlijkheid getest. Aandoeningen komen zelden voor.

Opmerking: de lokalisatie van de weerstand gevende vingers is anatomisch niet korrekt. Bij een anatomisch wel korrekte lokalisatie wordt echter door de patiënt niet altijd pijn aangegeven.

32 WEERSTAND ABDUKTIE VINGERS III EN IV

Uitgangshouding patiënt en handvatting therapeut zijn dezelfde als beschreven bij test nr. 31, met dien verstande dat de weerstand nu aan de derde en vierde vinger wordt gegeven. Hierbij worden de Mm. interossei dorsales II en IV getest.
Zie verder test nr. 31.

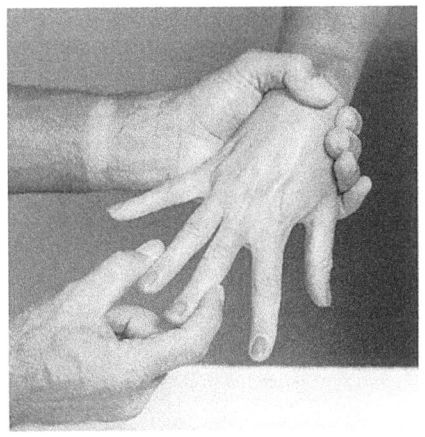

32

33 WEERSTAND ABDUKTIE VINGER V

Uitgangshouding patiënt is dezelfde als beschreven bij test nr. 31. De onderzoeker geeft met zijn duim weerstand aan de ulnaire zijde van het distale interfalangeale gewricht van de pink van de patiënt. Hierbij wordt de M. abductor digiti minimi getest.
Zie verder test nr. 31.

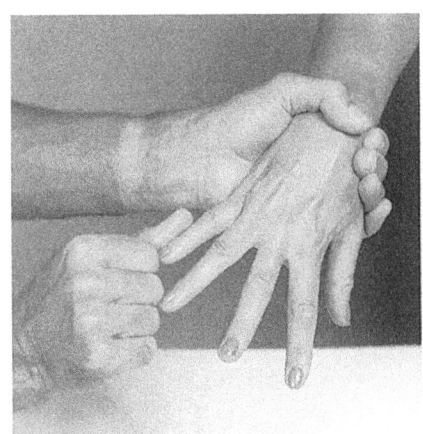

33

34 WEERSTAND ADDUKTIE VINGER V

Uitgangshouding patiënt is dezelfde als beschreven bij test nr. 31.
De onderzoeker geeft weerstand aan de radiale zijde van het distale interfalangeale gewricht van de pink. De patiënt wordt gevraagd de pink in de richting van de middelvinger te bewegen.
De onderzoeker geeft isometrische weerstand met de top van zijn wijsvinger. Hierbij wordt de M. interosseus palmaris III op kracht en pijnlijkheid getest.
Aandoeningen komen uiterst zelden voor.

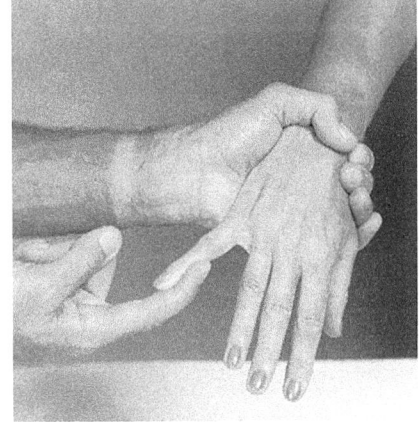

34

35 WEERSTAND ADDUKTIE VINGER IV

Uitgangshouding patiënt en handvatting onderzoeker zijn dezelfde als beschreven bij test nr. 34.
De patiënt wordt verzocht de ringvinger naar de middelvinger toe te bewegen. Hierbij wordt de M. interosseus palmaris II getest.
Zie verder test nr. 34.

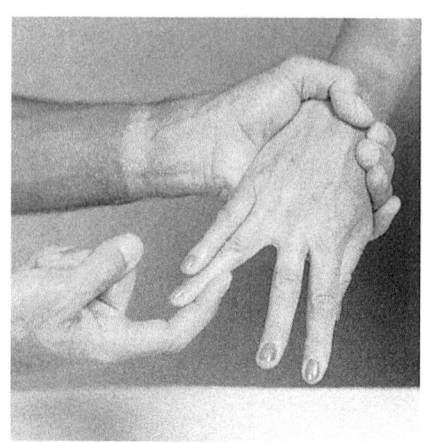

36 WEERSTAND ADDUKTIE VINGER II

Uitgangshouding patiënt is dezelfde als beschreven bij test nr. 31.

De onderzoeker geeft met de top van zijn wijsvinger weerstand aan de ulnaire zijde van het distale interfalangeale gewricht van de wijsvinger van de patiënt. De patiënt wordt verzocht de wijsvinger in de richting van de middelvinger te bewegen. Hierbij wordt de M. interosseus palmaris I getest.

Zie verder test nr. 34.

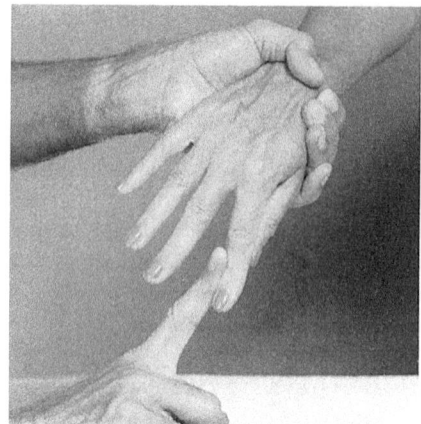

4-2 Pathologie en therapie van de pols

Gewrichtsaandoeningen met kapsulaire bewegingsbeperking

Arthritis algemeen

Hoewel in principe alle ziektebeelden waarbij artritiden kunnen ontstaan eveneens een arthritis van de carpus kunnen veroorzaken, komen met name reumatoïde arthritis en traumatische arthritis het meest frekwent voor.

Traumatische arthritis

Na een vaak niet ernstig trauma van de pols ontstaat lokale zwelling. Indien de traumatische arthritis – pijn, zwelling en bewegingsbeperking – langer dan een week blijft bestaan, is er vrijwel zeker sprake van een carpale fraktuur.

Klinische bevindingen
De patiënt geeft pijn aan in het gehele polsgebied.
Er is duidelijk zichtbare cirkulaire zwelling.
Zowel de aktieve als de passieve flexie en extensie van de pols zijn pijnlijk en beperkt. Het kenmerkende eindgevoel wordt veroorzaakt door spierspasme.

Therapie
Omdat men direkt na het trauma maar ook in de eerste dagen daarna, niet met zekerheid kan zeggen of er sprake is van een carpale fraktuur, moet de pols worden geïmmobiliseerd; voorlopig in een mitella.
Als de zwelling en bewegingsbeperking na een week nog aanwezig zijn, moet men ernstig rekening houden met een carpale fraktuur.

Niet-traumatische arthritis

Arthritis van de pols komt frekwent voor bij reumatoïde arthritis. Vele systeemaandoeningen waarbij tevens artritiden ontstaan, kunnen in principe ook het polsgewricht aantasten. Dit komt echter vrij zelden voor.
Bij elke kapsulaire bewegingsbeperking die niet traumatisch is ontstaan en die ook niet het gevolg is van reumatoïde arthritis, dient nader (bloed)onderzoek te worden uitgevoerd.

Klinische bevindingen
Geleidelijk of akuut ontstaat een pijnlijke kapsulaire bewegingsbeperking van het polsgewricht. In ernstige gevallen kunnen ook verschillende weerstandstests positief zijn, omdat pijnlijke kompressie in het gewricht hiervan het gevolg kan zijn.

Therapie
De behandeling is afhankelijk van de oorzaak van de arthritis. In veel gevallen kan men, in het bijzonder wanneer orale medikatie onvoldoende resultaat geeft, een intra-artikulaire injektie geven.

Arthrosis

Artrose van de pols is gewoonlijk het gevolg van een vroeger doorgemaakt ernstig trauma, of van chronische overbelasting, zoals bij mensen die gebruik maken van drilboren, enz. Ook eerder doorgemaakte infektieuze of reumatische aandoeningen kunnen tot artrose leiden. In vergelijking met het voorkomen van artrose van het heup- en het kniegewricht ziet men artrose van de carpus veel minder frekwent. Artrotische veranderingen worden vooral gezien in de radiale kolom, in het bijzonder de gewrichten tussen de radius en het os scaphoideum en tussen het os trapezium en het os metacarpale I. De laatste lokalisatie wordt apart besproken bij de *Pathologie van duim en vingers*.

Klinische bevindingen
In het beginstadium is er meestal alleen sprake van een geringe bewegingsbeperking. Vaak gaan de bewegingen gepaard met krepitatie. Pijn ontstaat pas in een later stadium, wanneer er een duidelijke kapsulaire bewegingsbeperking is ontstaan (evenveel extensie- als flexiebeperking).
De röntgenfoto toont de artrotische veranderingen, waarbij vooral de vaak voorkomende kysteuze ophelderingen opvallen.

Therapie
Therapie is alleen nodig in die gevallen waarbij de patiënt klaagt over pijn en er tevens een synoviale irritatie van het gewricht is. Het gewricht reageert in het algemeen goed op specifieke mobilisering. Tevens kan men de meest pijnlijke plaatsen van het kapsel-bandapparaat druppelsgewijs infiltreren met een corticosteroïd.

In sommige gevallen (extreme pijn) kan door middel van een brace de pols gedurende enkele dagen tot weken worden geïmmobiliseerd. Operatieve artrodese is zelden noodzakelijk.

Zie voor frakturen van de carpalia deel 2b van de serie Orthopedische geneeskunde en manuele therapie, Therapie extremiteiten blz. 264.

Gewrichtsaandoeningen met niet-kapsulaire bewegingsbeperking

Ruptuur van de discus articularis carpi

De discus articularis maakt deel uit van het triangulaire fibrocartilagineuze (TFC)-komplex. Letsel hiervan betreft niet altijd een solitair letsel; men dient in dergelijke geval-

len alle strukturen die tot het TFC-komplex behoren zo nauwkeurig mogelijk te onderzoeken.
Discusletsel kan het gevolg zijn van krachtige en herhaalde ulnairdeviatiebewegingen zoals die bij sommige sporten worden uitgevoerd, bijvoorbeeld baseball en batten bij cricket.
De discus is extra kwetsbaar bij een zogenaamde positieve ulnavariant, dat wil zeggen een relatief te lange ulna. Deze aandoening gaat vrij frekwent gepaard met een ruptuur van het ligamentum lunatotriquetrum.
Ook kunnen discusletsels voorkomen als gevolg van:
- geforceerde pro- en supinatiebewegingen;
- geforceerde extensie van de pols met axiale krachtsinwerking;
- geforceerde extensie van de pols in kombinatie met pronatie van de onderarm.

Bij de volgende sporten kunnen bovengenoemde bewegingen tot discusbeschadiging leiden: basketbal, volleybal, handbal, waterpolo, tennis, turnen, boksen en gewichtheffen.
Discusletsel is een bekende komplikatie bij de meeste onderarmfrakturen en treedt *altijd* op bij dislokatie van het distale radio-ulnaire gewricht.

Klinische bevindingen
Lokale zwelling en pijn zijn bij verse letsels meest uitgesproken symptomen.
Het maken van een vuist is meestal onmogelijk omdat dit veel pijn veroorzaakt. Er is een krachteloos gevoel in de hand.

Pro- en supinatie van de onderarm, met name van de carpus (tests 13 en 14), zijn pijnlijk en gaan soms gepaard met krepitatie tussen ulna en os triquetrum. Passieve ulnaire abduktie en passieve extensie kunnen eveneens pijnlijk zijn.
Artrografie en artroskopie zijn aanvullende diagnostische mogelijkheden.

Therapie
De behandeling van de symptomatische discusruptuur is in principe operatief. Tegenwoordig wordt in veel gevallen de voorkeur gegeven aan de artroskopische (partiële) discusresektie.
Bij een positieve ulnavariant wordt de ulna ingekort.

Lunatomalacie (ziekte van Kienböck)

Dit betreft een aseptische necrose van het os lunatum berustend op een vaskularisatiestoornis van het bot.
Doordat bij deze ziekte het botweefsel wordt vervangen door fibreus weefsel ontstaat gemakkelijk vervorming van het os lunatum.
De aandoening wordt vooral gezien bij adolescenten; bij mannen vaker dan bij vrouwen.

Klinische bevindingen
De patiënt klaagt meestal over pijn aan de dorsale zijde van de pols, die naar proximaal kan uitstralen, soms tot aan de elleboog.
Vooral de extensie van de pols is beperkt (aktief en passief) en pijnlijk. De andere polsbewegingen kunnen op den duur ook beperkt raken, maar kunnen ook alléén pijnlijk zijn.

Therapie
Gipsimmobilisatie of operatief.

Aandoeningen van het kapsel-bandapparaat

Ligamentaire aandoeningen zonder instabiliteit

Het betreft traumatische overrekkingen zonder dat hierbij de klinische verschijnselen van instabiliteit optreden. In principe kan elk van de carpale ligamenten aangedaan raken, maar in de praktijk komen aandoeningen van de volgende anatomische strukturen het meest voor:
a dorsale intercarpale ligamenten;
b ligamentum collaterale carpi radiale;
c ligamentum collaterale carpi ulnare;
d ligamentum lunatotriquetrum;
e ligamentum pisiformetriquetrum.

Ad a Overreking van de dorsale intercarpale ligamenten

Vooral na een flexietrauma van de pols kan een overrekking van een van de dorsale intercarpale ligamenten ontstaan. Meestal betreft dit een deel van het ligamentaire komplex tussen het os scaphoideum en os trapezium enerzijds en het os triquetrum, os lunatum en os capitatum anderzijds. Ook kunnen de capitatometacarpale III-verbindingen overrekken, vaak in kombinatie met de bovengenoemde aandoening. *Chronische ligamentaire stress* kan aanleiding geven tot een lokale synoviitis. Doordat de meeste dorsale ligamenten kapsulaire versterkingen zijn, ontstaan in sommige gevallen traktie-osteofyten – meestal aan het os scaphoideum en os lunatum – die tijdens extensie van de pols tegen de radius gekomprimeerd kunnen worden. Het gevolg is een ontstekingsreaktie van de ingeklemde weke delen.

Klinische bevindingen
Lokale pijn aan de dorsale zijde van de pols. In sommige chronische gevallen is er zichtbare zwelling als gevolg van de osteofyten en de lokale weefselreaktie.

Passieve flexie van de pols is de pijnlijkste beweging. Zijn er osteofyten, dan is passieve extensie eveneens pijnlijk.

Therapie
Vrijwel alle ongekompliceerde overrekkingen reageren zeer goed op lokale behandeling met dwarse friktie.
Is er sprake van lokale synoviitis, dan is infiltratie met een corticosteroïd geïndiceerd.
Osteofyten kunnen eventueel operatief worden verwijderd.

Funktieonderzoek
Passieve flexie van de pols is pijnlijk (rek)
Passieve extensie van de pols is soms pijnlijk (kompressie)

Dwarse friktie

Deze aandoening moet worden gedifferentieerd van een ganglion en een werperspols *(zie deel 2b van de serie Orthopedische geneeskunde en manuele therapie, Diagnostiek extremiteiten)*.

Uitgangshouding patiënt
Zit, naast de korte zijde van de behandelbank, de onderarm in pronatie rustend op de bank, de pols in flexie en de hand buiten de bank.

Uitgangshouding therapeut
Zit, schuin tegenover de patiënt naast de lange zijde van de behandelbank.
Wordt de rechterpols behandeld, dan omvat de therapeut met zijn linkerhand vanaf volair de hand van de patiënt.
Na zorgvuldige palpatie naar drukpijnlijkheid van de verschillende ligamenten aan de dorsale zijde van de pols plaatst de therapeut de top van de duim, of de top van de wijsvinger van zijn rechterhand op de plaats van de laesie.

Uitvoering

Met de duim
De friktie bestaat uit lichte adduktie van de duim en gelijktijdig uitgevoerde extensie van de pols tijdens de aanspanningsfase. Tevens adduceert de bovenarm enigszins. De extensorpezen moeten tijdens de behandeling aan weerszijden van de duim blijven.

Met de wijsvinger
De top van de wijsvinger wordt versterkt door de middelvinger. De stand van de wijsvinger is afhankelijk van welk ligament en/of welk deel van een ligament is aangedaan.
Voorbeeld 1: de plaats van de laesie bevindt zich ter hoogte van de aanhechting van een van de ligamenten tussen os capitatum en os metacarpale III aan de basis van os metacarpale III. De nagel van de wijsvinger bevindt zich nu vrijwel in het horizontale vlak; de druk wordt naar distaal gegeven. De friktie bestaat uit een lichte extensie van de pols en gelijktijdig uitgevoerde lichte adduktie van de bovenarm *(afb. 4-1)*.

Voorbeeld 2: de plaats van de laesie bevindt zich aan het os capitatum, de insertieplaats van de ligamenten die van het os lunatum en het os scaphoideum naar het os capitatum verlopen. De friktie wordt op dezelfde wijze als hiervoor beschreven uitgevoerd, met dien verstande dat nu de nagel van de wijsvinger zich vrijwel in het vertikale vlak bevindt.

Behandelduur
Dagelijkse behandeling, doch ten minste driemaal per week, gedurende ongeveer vijftien minuten. Het resultaat is goed.
Het aantal behandelingen varieert van zes tot tien.

Ad b Overrekking van het ligamentum collaterale carpi radiale

Overrekking ontstaat ten gevolge van ulnaire abduktie. Een zuiver ulnairabduktietrauma komt echter vrijwel niet voor; overrekking ontstaat tijdens een kombinatietrauma, waarbij de pols ofwel in flexie, ofwel in extensie in ulnaire richting geforceerd wordt. Het gevolg is respektievelijk een overrekking van het dorsale deel of van het volaire deel van het ligament.

Klinische bevindingen
Lokale pijn aan de radiale zijde van de pols.

Afhankelijk van het trauma, zal passieve ulnaire abduktie in lichte flexie, of in lichte extensie van de pols de pijnlijkste beweging zijn.
Door middel van palpatie wordt de plaats van de aandoening zo nauwkeurig mogelijk gelokaliseerd. Predilektieplaatsen zijn de origo van het ligament aan de processus styloideus en de insertie aan het os scaphoideum.

Therapie
Dwarse friktie is gewoonlijk zeer effektief. Cave de in de tabatière anatomique verlopende huidtakjes van de N. radialis en de A. radialis!
In de zeldzame therapieresistente gevallen kunnen enkele druppeltjes corticosteroïd worden geïnfiltreerd, waarbij men zeer zorgvuldig rekening dient te houden met de vaat-zenuwstrukturen.

Funktieonderzoek
Passieve ulnaire abduktie van de pols is pijnlijk

Dwarse friktie

Evenals het ulnaire collaterale ligament bestaat ook het

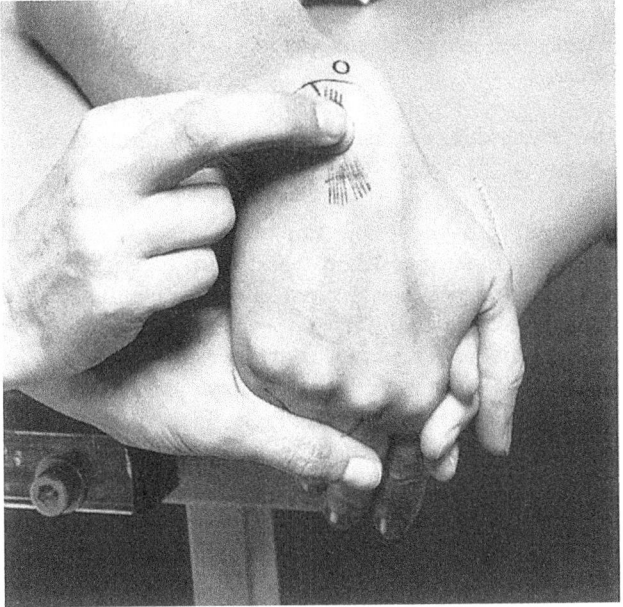

Afbeelding 4-1
Dwarse friktie van de insertie van de ligamenten tussen os capitatum en os metacarpale III.

radiale collaterale ligament van de pols uit een meer volair en een meer dorsaal gelegen deel.
Is het volaire deel aangedaan, dan zal passieve ulnaire abduktie in lichte extensie de pijnlijkste beweging zijn. Is passieve ulnaire abduktie in flexie pijnlijk, dan is met name het dorsale deel van het ligament aangedaan.

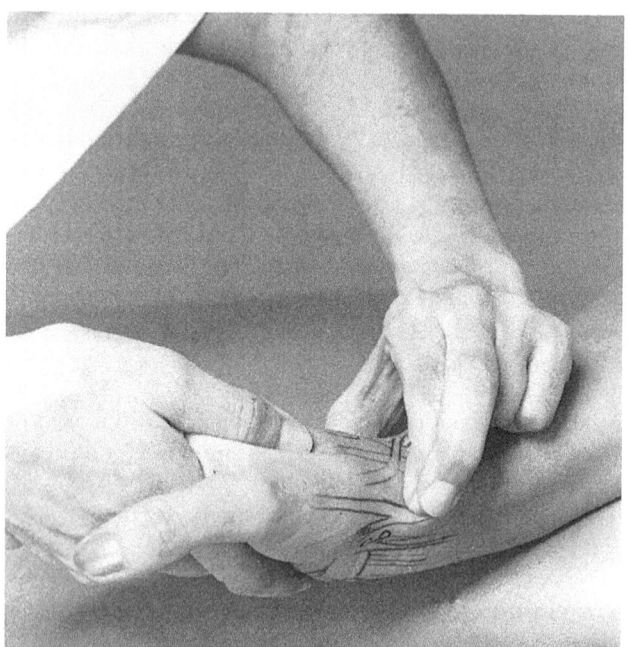

Afbeelding 4-2
Dwarse friktie van het volaire deel van het lig. collaterale carpi radiale.

Volaire deel van het lig. collaterale carpi radiale

Uitgangshouding patiënt
Zit, naast de korte zijde van de behandelbank, de onderarm in lichte pronatie rustend op de bank, de hand buiten de bank.

Uitgangshouding therapeut
Zit, naast de lange zijde van de behandelbank, schuin tegenover de patiënt.
Wordt de rechterpols behandeld, dan 'geeft' de therapeut met zijn rechterhand de patiënt 'een hand' en brengt zo de pols in ulnaire abduktie en lichte extensie (afb. 4-3).
Door middel van palpatie wordt het meest drukpijnlijke punt gelokaliseerd.
De mogelijkheden zijn:
a de oorsprong aan de processus styloideus radii;
b het ligament zelf (zelden);
c de insertie aan het volaire aspekt van het os scaphoideum.
De therapeut plaatst de top van zijn wijsvinger op de plaats van de laesie en versterkt de wijsvinger door de middelvinger; de duim wordt aan de ulnaire zijde van de pols geplaatst.

Uitvoering
De friktie bestaat tijdens de aanspanningsfase uit een extensie van de pols en een gelijktijdig uitgevoerde lichte abduktie van de bovenarm.

Behandelduur
Dagelijkse behandeling, doch tenminste driemaal per week, gedurende vijftien minuten leidt in vrijwel alle gevallen tot goed resultaat in twee tot vier weken.
Mocht toch het resultaat van deze behandeling onvoldoende zijn, dan kan worden geïnfiltreerd met een corticosteroïd.

Dorsale deel van het lig. collaterale carpi radiale

Uitgangshouding patiënt
Als hiervoor beschreven, doch nu de pols in ulnaire abduktie en *lichte flexie.*

Uitgangshouding therapeut en uitvoering
Als bij de behandeling van het volaire deel van het ligament.

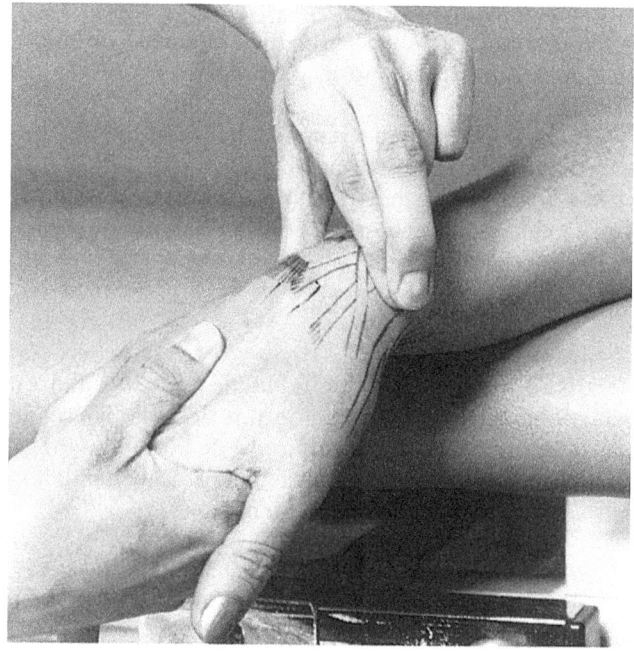

Afbeelding 4-3
Dwarse friktie van het dorsale deel van het lig. collaterale carpi radiale.

Ad c Overrekking van het ligamentum collaterale carpi ulnare

Overrekking is het gevolg van een radiaalabduktietrauma. Dit ontstaat meestal in flexie of in extensie van de pols, waarbij respektievelijk het dorsale deel of het volaire deel van het ligament wordt overrekt. De aandoening wordt eveneens frekwent gezien na een Colles-fraktuur en na een fraktuur van de processus styloideus ulnae.
Men dient bij het funktieonderzoek te bedenken dat deze band deel uitmaakt van het TFC-komplex en dat er eveneens letsel van een andere komplex-struktuur kan bestaan.

Klinische bevindingen
Lokale pijn aan de ulnaire zijde van de pols.

Passieve radiale abduktie van de pols is pijnlijk. Door de test in lichte flexie en lichte extensie van de pols te herha-

len kan men differentiëren tussen het dorsale en het volaire deel van het ligament.
Door middel van palpatie wordt de plaats van de laesie zo nauwkeurig mogelijk gelokaliseerd. Predilektieplaatsen zijn de origo van de band aan de processus styloideus ulnae en de aanhechting aan het os triquetrum.

Therapie
Dwarse friktie is – zelfs in al lang bestaande gevallen – zeer effektief. In (zeldzame) therapieresistente gevallen kan men enkele druppels corticosteroïd infiltreren.

Instabiliteit van de carpus

In de pols is de verbinding tussen os capitatum en os lunatum de zwakste schakel. De stabiliteit van dit gewricht wordt verzorgd door de volgende ligamenten: *a* het palmaire ligament tussen radius en os capitatum en *b* het palmaire ligament tussen os capitatum en os triquetrum. Het ligamentum radiocapitatum palmare is de primaire stabilisator van de distale rij ten opzichte van de proximale rij. Dit ligament verbindt eveneens het os capitatum met os hamatum. Elke situatie waarbij de spanning van deze band vermindert, is een predispositie voor symptomatische instabiliteit tussen het os capitatum en os lunatum.

De oorzaak van de instabiliteit is vrijwel altijd traumatisch; vooral na een fraktuur van de distale radius of van de processus styloideus radii kan de band overrekken of ruptureren. Als gevolg van een hyperextensietrauma van de pols kan eveneens overrekking ontstaan.
De ruimte van Poirier (de driehoek die wordt gevormd door de ligamenten tussen radius en os capitatum, radius en os lunatum en os triquetrum, en tussen os capitatum en os triquetrum) is een locus minoris resistentiae op de bodem van de carpale tunnel. De dorsale radiocarpale ligamenten zijn in vergelijking met de palmaire veel dunner en zwakker. Zij ontspringen aan de radius en insereren aan de ossa lunatum, triquetrum en hamatum en worden versterkt door kompartimenten van de pezen van de vingerextensoren.

De stabiliteit van de carpus wordt gewaarborgd door:
- de komplexe, multifacettaire vorm van de artikulaire oppervlakken van de carpalia;
- het kapsel-bandapparaat;
- de flexoren en extensoren van de pols.

Zoals eerder beschreven is trauma de meest frekwente oorzaak van carpale instabiliteit. Auto-ongevallen (impakt van het stuur op de pols tijdens de botsing) en een val van een zekere hoogte komen hierbij op de eerste plaats. Alle andere oorzaken zijn minder frekwent. Van belang is nog de val op de uitgestrekte arm waarbij de piekbelasting op de thenar of de hypothenar kan optreden. Vaak ontstaat hierbij eveneens ossaal letsel (carpale fraktuur).
Aangeboren algemene laxiteit is een predisponerende faktor voor polsinstabiliteit. Ditzelfde geldt voor neurologische aandoeningen waarbij uitval bestaat van de polsflexoren en/of -extensoren en reumatoïde arthritis.

Ook door chronische mikrotraumata (langdurige rek van het carpale kapsel-bandapparaat, zoals voorkomt bij turners, gewichtheffers en boksers), kan instabiliteit van de carpus ontstaan.

Instabiliteit van de carpus komt vooral voor in de centrale kolom, minder vaak in de radiale kolom en zelden in de ulnaire kolom.
Letsel van de ulnaire kolom veroorzaakt in eerste instantie beschadiging van de discus articularis en frekwent van het distale radio-ulnaire gewricht. Door het zwakke dorsale kapsel-bandapparaat ziet men veel vaker dorsale dan volaire instabiliteit. Wanneer een of beide kollaterale carpale ligamenten ruptureert, kan ook laterale instabiliteit ontstaan.

Taleisnik (1988) maakte bij de carpale instabiliteit tengevolge van ligamentaire laxiteit een onderscheid in een *statische* en een *dynamische* vorm. In het eerste geval betreft het een permanente standverandering van een van de carpalia die radiologisch duidelijk vast te stellen is. In het tweede geval zouden alleen abnormale intercarpale bewegingen ontstaan tijdens bepaalde geforceerde handposities. Dit is radiologisch zeer moeilijk vast te stellen.
Men kan de statische instabiliteit onderscheiden in twee hoofdgroepen: de *dissociatieve* (met verwijding tussen de betrokken carpalia) en de *niet-dissociatieve* carpale instabiliteit.
De dissociatieve carpale instabiliteit is een gevolg van rupturen van de intrinsieke ligamenten in de proximale rij, met name tussen het os scaphoideum en os lunatum en tussen het os lunatum en os triquetrum. Dit zal een scapho-lunatum-dissociatie tot gevolg hebben, hetgeen meestal resulteert in een dorsale 'tussengevoegd-segment'-instabiliteit (DISI = Dorsal Intercalated-Segmental Instability). Bij de niet-dissociatieve carpale instabiliteit zijn de intrinsieke ligamenten intakt en zal er een lunatotriquetrum-dissociatie ontstaan, hetgeen zal leiden tot een volaire 'tussengevoegd-segment'-instabiliteit (VISI).
De dynamische instabiliteit komt het meest voor tussen het os scaphoideum en os lunatum, minder tussen het os lunatum en os triquetrum; nog minder tussen beide carpale rijen in het mediocarpale gewricht.
Taleisnik (1988) maakt verder nog onderscheid naar de anatomische lokalisatie van de instabiliteit: *1 laterale instabiliteit*, die meestal voorkomt tussen het os scaphoideum en os lunatum. Deze laterale instabiliteit duidt dus in dit geval niet op een laesie van één van de collateralia, die voor de carpale stabiliteit weinig funktie hebben. Als *2* noemt hij *mediale instabiliteit* tussen het os triquetrum en/of os hamatum of os lunatum (mediocarpale instabiliteit). Tenslotte *3, proximale instabiliteit*, die voorkomt wanneer een abnormale carpale alignment sekundair is aan een radiusletsel of aan een massieve radiocarpale ruptuur (dorsale carpale subluxatie; mediocarpale instabiliteit als gevolg van een slechte genezing van het distale deel van de radius; ulnaire carpusverschuiving).

Klinische bevindingen
De patiënt klaagt na een trauma over een gestoorde grijpfunktie, bijvoorbeeld het met één hand optillen van een zwaar boek of het hanteren van een tennisracket.

Vaak bestaat er chronische vage pijn in het polsgebied, die soms een meer lokaal karakter heeft (radiaal, dorsaal of ter hoogte van het distale radio-ulnaire gewricht).
Bij sommige bewegingen kan een heftige schietende pijn in de pols ontstaan, soms gepaard gaand met stroomsensaties en een verlamd gevoel, het zogenaamde 'dead-hand syndrome'.
Soms is een klik voel- en/of hoorbaar bij bepaalde polsbewegingen.

Het funktieonderzoek is afhankelijk van de ernst van de instabiliteit en van het klinische stadium:
- direkt na een trauma is er meestal een forse kapsulaire bewegingsbeperking van de pols (cave carpale fraktuur);
- in geval van chronische instabiliteit is gewoonlijk het funktieonderzoek volledig negatief, alleen de apprehension-test is positief.

Apprehension-test
Het doel is één der carpalia te forceren in de richting van de instabiliteit. Daar de DISI de meest voorkomende vorm van instabiliteit is zal men in eerste instantie een dorsale verplaatsing van het os lunatum beogen. Deze test kan echter in principe voor alle carpalia (in de praktijk echter alleen os scaphoideum, os triquetrum en os capitatum), zowel naar dorsaal als naar volair worden uitgevoerd.

Uitvoering: met één hand houdt de onderzoeker de hand van de patiënt in de neutrale positie (dit wil zeggen lichte palmairflexie en lichte ulnaire abduktie). De duim van de andere hand, gesteund door de andere duim, neemt kontakt op met de volaire (of dorsale) zijde van het te bewegen botstuk, dat door een manipulatieve translatiebeweging naar dorsaal (of volair) wordt bewogen.

Beoordeling: de voor de patiënt herkenbare, schietende en/of verlammende pijn is het belangrijkste kriterium.
Afhankelijk van de ernst van de aandoening kan men, naast een positieve apprehension-test, de volgende bevindingen verwachten:
- een niet-kapsulaire bewegingsbeperking (meestal is de extensie beperkt met een pathologisch eindgevoel);
- een kapsulair patroon met pijn als gevolg van een traumatische arthritis, geïndiceerd door de slechte carpale bewegingscontrole;
- het pijnlijke 'klikken' bij een van de passieve bewegingen van de pols. Zo kan bijvoorbeeld bij de passieve radiale abduktie een pijnlijk klikken ter hoogte van de ulnaire zijde van de pols wijzen op een instabiliteit in de ulnaire kolom, met name tussen het os triquetrum en os hamatum. Een klikken ulnair bij een passieve pronatie *via de hand* uitgevoerd (geeft een radiocarpale en ulnocarpale pronatie) duidt meestal op een letsel van het TFC-komplex;
- het bij de weerstandstests van pols en/of duim ontstaan van de schietende pijn en/of het 'dead-hand' syndroom.

De specifieke gewrichtsspeltests laten meestal een grotere bewegingsuitslag zien naar dorsaal of volair (in het bijzonder tussen het os scaphoideum en os lunatum, het os lunatum en os triquetrum), waarbij ook een pijnlijk klikken of verspringen van één van de carpalia kan optreden.
In sommige gevallen zijn er irritatietekens van de N. medianus. Panting (1984) zag bij perakuut onderzoek na een os lunatum-dislokatie N. medianus-letsel bij 24 van de 61 patiënten. In een enkel geval treedt irritatie van de N. radialis op.

Palpatie naar drukpijnlijkheid
Soms bestaat er drukgevoeligheid ter hoogte van de aangedane gewrichtsspleet (radiocarpaal, mediocarpaal of intercarpaal).

Röntgenonderzoek
Bij statische instabiliteit is röntgendiagnostiek de belangrijkste diagnostische procedure.

De gangbare opnametechnieken zijn:
- Een anterieur/posterieur-opname, een laterale opname en een schuin-laterale opname.
- Funktieopnamen:
  - anterieur/posterieur in maximale radiale en ulnaire abduktie;
  - lateraal in maximale extensie en flexie.
- Röntgenfluoroskopie. Hierbij wordt onder doorlichting de eerder beschreven apprehension-test uitgevoerd.

Therapie
Indien nodig – bij bewegingsbeperking als gevolg van een (sub)luxatie – kan men een gerichte manipulatie ter repositie uitvoeren. Wanneer aansluitend bij aktief bewegen direkt weer een dispositie ontstaat, is chirurgisch ingrijpen aangewezen.
Eventueel kan men dwarse frikties van de ligamenten ter pijndemping toepassen.
Een stabiliserende orthese is vrijwel altijd geïndiceerd.
Dynamische stabilisering met gebruik van een orthese kan zijn:
- isometrisch;
- isometrisch in de funktionele polspatronen;
- PNF-patronen (belangrijk in verband met de grijpfunktie).

De meest voorkomende instabiliteit ziet men ter hoogte van de centrale kolom, omdat alle kompressiekrachten naar deze kolom worden geleid. De extensoren en in het bijzonder de flexoren van de vingers dienen op kracht én uithoudingsvermogen te worden getraind. Belangrijk zijn hangoefeningen, aangezien hierbij de carpale kompressiekracht wordt geneutraliseerd door het lichaamsgewicht.

Meestal is een operatie uiteindelijk toch onvermijdelijk. Bij de statische instabiliteit komt het meestal tot een intercarpale fusie; bij de dynamische instabiliteit (heel vaak chronisch) volstaat een ligamentaire rekonstruktie.
Na een operatie of bij voortgezette konservatieve behandeling zal men trachten ook de steunfunktie te verbeteren, (eerst) met gebruik van de orthese, later met tapeverband, nog later met een elastische bandage. Tijdens

zware belasting (sport, stevig grijpen) echter wordt teruggegrepen naar de orthese.
Een verdere progressiemogelijkheid bestaat uit het stabiliseren vanuit een lichte steunfunktie met de hand (eerst met de hand in een neutrale positie, later vanuit verschillende handposities), evoluerend naar maximale belasting (van handen- en knieënsteun naar handen- en voetensteun).

Deze vorm van instabiliteit leent zich ook tot proprioceptieve training: bijvoorbeeld het trainen van de steunfunktie op een oefentafel (met handvat) met en zonder optische kontrole.

Aandoeningen van het spier-peesapparaat

De hierna beschreven aandoeningen zijn gewoonlijk het gevolg van (relatieve) overbelasting. Voor al deze aandoeningen geldt, dat men dient te trachten de primaire oorzaak voor het ontstaan van de klachten te vinden en deze, indien mogelijk, op te lossen.
Er zijn veel faktoren die tot chronische overbelasting kunnen leiden. Het is voor arts en fysiotherapeut niet altijd mogelijk de (vaak biomechanische) oorzaak van de klachten op te sporen. Vooral bij sportbeoefenaars is hulp van een deskundige (trainer of coach) aan te bevelen. Zo kan bijvoorbeeld een te hoge of te lage spanning van een tennisracket tot tendopathieën of tenosynovitiden leiden. Ditzelfde geldt voor een te dikke of te dunne grip van het racket, maar ook voor een foutieve slagtechniek.
Wil men recidief voorkomen, dan is kausale therapie een eerste vereiste. Daarnaast is het, afhankelijk van het klinische stadium, in veel gevallen aangewezen de beweging(belasting) van de pols te doseren.

(Insertie-)tendopathie Mm. extensores carpi radialis longus en brevis

Deze spieren zijn ter hoogte van de elleboog veel frekwenter aangedaan dan ter hoogte van de pols. De oorzaak is vrijwel altijd een verkeerde techniek bij de verschillende racketsporten; met name te krachtig grijpen tijdens extensie van de pols kan tot klachten leiden. De aandoening wordt ook gezien bij schermen, kanovaren, turnen, kogelstoten en gewichtheffen.
Soms is het niet de herhaalde aanspanning, maar de chronische overrekking van de inserties waardoor dit syndroom ontstaat.

Differentiële diagnostiek
- Carpal boss
- Ganglion
- Carpale instabiliteit

Klinische bevindingen
Lokale pijn aan de dorsale zijde van de pols.

Extensie in kombinatie met radiale abduktie tegen weerstand is de pijnlijkste test.
Passieve flexie van de pols is vaak pijnlijk tengevolge van de hierbij optredende rek.

Therapie
De behandeling is primair kausaal. Daarnaast geven wij dwarse friktie en rekkingsoefeningen die meestal zeer effektief zijn. De behandeling wordt bij voorkeur dagelijks gegeven en gewoonlijk zes tot twaalf dagen.
In hardnekkige gevallen kan men de insertie(s) met enkele druppels corticosteroïd infiltreren. Meer dan twee infiltraties zijn zelden nodig.

Funktieonderzoek
Passieve flexie van de pols is pijnlijk (rek)
Extensie van de pols in kombinatie met radiale abduktie tegen weerstand is vaak gevoelig/pijnlijk

Dwarse friktie

Hoewel ook een tenosynoviitis van de M. extensor carpi radialis brevis kan voorkomen, wordt de insertie-tendopathie hier als voorbeeld genomen daar deze aandoening veel vaker voorkomt.

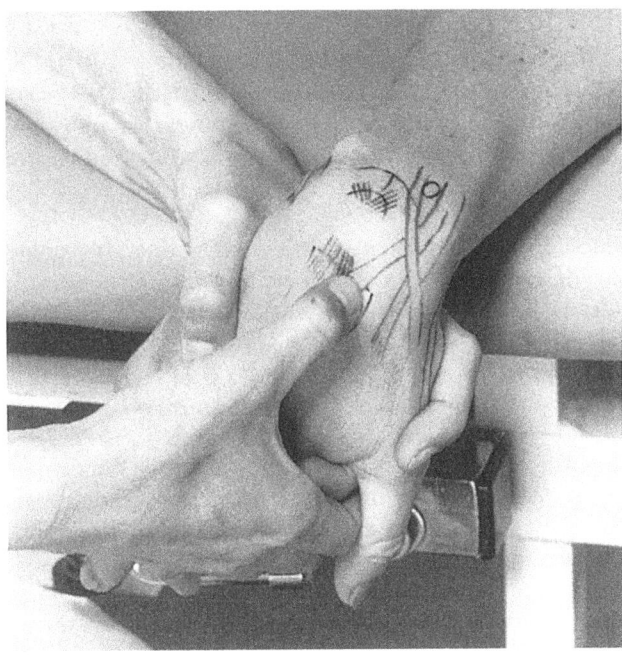

Afbeelding 4-4
Dwarse friktie van de insertie van de M. extensor carpi radialis brevis.

Uitgangshouding patiënt
Zit, naast de korte zijde van de behandelbank, de onderarm in pronatie rustend op de bank, de pols in flexie en de hand buiten de bank.

Uitgangshouding therapeut
Zit, schuin tegenover de patiënt naast de lange zijde van de behandelbank.
Wordt de rechterpols behandeld, dan omvat de thera-

peut met zijn linkerhand vanaf volair de hand van de patiënt. De therapeut lokaliseert zorgvuldig de plaats van de laesie (basis metacarpale II en III; *zie Orthopedische geneeskunde en manuele therapie, deel 1, Anatomie in vivo*) en plaatst hier ofwel de top van zijn duim, ofwel de top van zijn wijsvinger.

Uitvoering

Met de duim
Adduktie van de duim, lichte extensie van de pols en adduktie van de bovenarm tijdens de aanspanningsfase van de dwarse friktie (*afb. 4-4*).

Met de wijsvinger
De wijsvinger wordt versterkt door de middelvinger. De friktie bestaat uit lichte extensie van de pols en lichte adduktie van de bovenarm.

Behandelduur
Dagelijkse friktiebehandeling of driemaal per week, ca. vijftien minuten per behandeling gedurende een tot twee weken.
Wanneer na zes behandelingen het resultaat nog onvoldoende is, wordt geïnfiltreerd met een corticosteroïd.

(Insertie-)tendopathie M. extensor carpi ulnaris

De pees van de M. extensor carpi ulnaris wordt vooral belast tijdens pronatie-, extensie- en ulnairabduktiebewegingen van de pols. Dergelijke bewegingen komen voor bijvoorbeeld tijdens verschillende effektslagen bij tennis, vooral topspin backhand.

Meestal betreft het een insertie-tendopathie ter hoogte van de basis van os metacarpale V; soms een tendinitis juist proximaal van de insertie.

Klinische bevindingen
Lokale pijn aan de ulnaire zijde van de pols.

Extensie, gekombineerd met ulnaire abduktie van de pols tegen weerstand is pijnlijk. Passieve flexie, gekombineerd met radiale abduktie kan als gevolg van de hierbij optredende rek eveneens pijnlijk zijn.

Door middel van palpatie wordt de laesie zo exakt mogelijk gelokaliseerd.

Differentiële diagnostiek
- Letsel van het TFC-komplex
- Overrekking van het ligamentum collaterale carpi ulnare
- Triquetrum-hamatum kompressiesyndroom

Therapie
De behandeling is, zo mogelijk, kausaal. Dwarse friktie is als lokale therapie meestal zeer werkzaam.
In geval van een hardnekkige insertie-tendopathie kan men enkele druppels corticosteroïd infiltreren. Infiltratie van de pees zelf is te allen tijde gekontraïndiceerd!

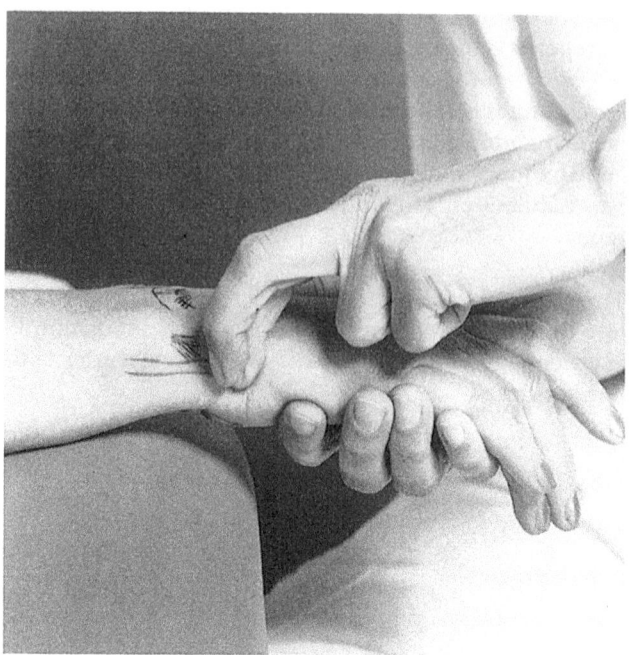

Afbeelding 4-5
Dwarse friktie van de insertie van de M. extensor carpi ulnaris.

Funktieonderzoek
Passieve flexie van de pols, vooral in kombinatie met radiale abduktie, is pijnlijk (rek).
Extensie van de pols in kombinatie met ulnaire abduktie tegen weerstand is meestal pijnlijk.

Dwarse friktie

Uitgangshouding patiënt
Zit, naast het uiteinde van de lange zijde van de behandelbank, de onderarm in pronatie rustend op de bank, de pols ter hoogte van de rand van de bank.

Uitgangshouding therapeut
Zit, aan de korte zijde van de behandelbank.
Wordt de rechterhand behandeld, dan omvat de therapeut onderhands vanaf ulnair de hand van de patiënt en houdt deze in radiale abduktie. De top van de wijsvinger van de andere hand wordt tegen de basis van os metacarpale V geplaatst, de duim zo distaal mogelijk aan de radiale zijde van os metacarpale II.

Uitvoering
De friktie bestaat gedurende de aanspanningsfase uit een lichte extensie van de pols met een gelijktijdig uitgevoerde lichte adduktie van de humerus. Zo wordt de wijsvinger van ulnair naar radiaal over de laesie bewogen, terwijl druk in radiodistale richting wordt uitgeoefend.

Behandelduur
Dagelijkse behandeling of ten minste driemaal per week, gedurende ongeveer twintig minuten. Gewoonlijk zijn zes tot tien behandelingen nodig. Infiltratie met een corticosteroïd is geïndiceerd wanneer na zes behandelingen dwarse friktie onvoldoende effekt heeft.

Tenosynoviitis M. extensor carpi ulnaris 1

Er zijn twee lokaties:
- juist distaal van het caput ulnae;
- juist proximaal van het caput ulnae.

Vooral bij tennissers (vrouwen vaker dan mannen) is de aandoening gelokaliseerd *juist proximaal* van de processus styloideus ulnae.
Bij reumatoïde arthritis, en in zeldzame gevallen als gevolg van tuberculose, kan een sterk krepiterende tenosynoviitis ontstaan.

Klinische bevindingen
Passieve rek (lichte flexie van de pols met maximale radiale abduktie) is de pijnlijkste test wanneer de laesie juist distaal van het caput ulnae gelokaliseerd is. Is de aandoening juist proximaal hiervan gelokaliseerd dan is met name passieve supinatie van de onderarm zeer pijnlijk. In ernstige gevallen bestaat er eveneens pijn tegen weerstand; dit ziet men vrijwel alleen bij de reumatoïde variant.

Therapie
De behandeling is primair kausaal. Bij tennissers is het aan te bevelen de pijn veroorzakende (effekt)slag zoveel mogelijk te vermijden. Zo nodig kan een tape ter voorkoming van maximale supinatie en/of pronatie worden aangelegd.
Dwarse friktie is gewoonlijk zeer werkzaam, behalve bij de (krepiterende) reumatoïde of tuberculeuze aandoeningen.
In therapieresistente gevallen kan men 0,5 ml corticosteroïd tussen pees en peesschede injekteren. Gewoonlijk zijn deze injekties in kombinatie met tijdelijke, gedoseerde rust zeer effektief.

Funktieonderzoek, zie blz. 94
Is de aandoening gelokaliseerd ter hoogte van het meest distale deel van de ulna, dan is ook passieve supinatie pijnlijk (rek)
Soms is dit de enige positieve bevinding

Dwarse friktie

De aandoening kan zowel ter hoogte van de carpus als juist proximaal van de processus styloideus ulnae gelokaliseerd zijn.

Uitgangshouding patiënt
Zit, aan het uiteinde van de lange zijde of aan de korte zijde van de behandelbank, de onderarm in maximale supinatie op de bank.

Uitgangshouding therapeut
Zit, schuin tegenover de patiënt.
Wanneer de rechterzijde behandeld wordt, dan omvat de therapeut met zijn rechterhand de hand van de patiënt vanaf ulnair en brengt de hand in radiale abduktie. De peesschede is nu in gerekte positie (supinatie en radiale abduktie).
De top van de wijsvinger van de andere hand wordt nu,

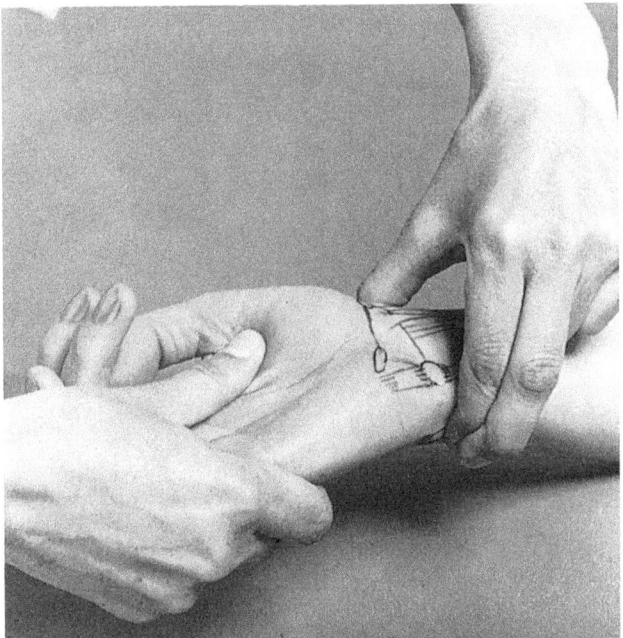

Afbeelding 4-6
Dwarse friktie bij tenosynoviitis van de M. extensor carpi ulnaris ter hoogte van het meest distale deel van de ulna.

komende van volair, aan de dorsoradiale zijde van de plaats van de laesie geplaatst (na voorafgaande palpatie ter lokalisatie).

Uitvoering
De wijsvinger wordt versterkt door de middelvinger. De duim geeft tegendruk aan de radiale zijde van de pols. De friktie bestaat tijdens de aanspanningsfase uit extensie van de pols en lichte adduktie van de bovenarm.
Wanneer het een tennisspeler of een andere racketsporter betreft kan de behandeling ondersteund worden door een tape- en bandagekonstruktie *(zie verder)*.
Mocht bovenbeschreven uitgangshouding te pijnlijk zijn, dan kan ook vanuit pronatie van de onderarm en radiale abduktie van de pols worden behandeld. De friktie bestaat dan eveneens uit extensie van de pols tijdens de aanspanningsfase.

Behandelduur
Drie behandelingen per week, gedurende vijftien minuten. Zes tot twaalf behandelingen zijn meestal voldoende. Mocht na zes behandelingen het resultaat onbevredigend zijn, dan kan tussen pees en peesschede worden geïnjekteerd met een corticosteroïd.

Tenosynoviitis musculus extensor carpi ulnaris 2

Funktieonderzoek, zie blz. 94

Bandageren/tapen

Bandageren/tapen bij een tenosynoviitis van de M. extensor carpi ulnaris wordt toegepast bij racketsporters als ondersteuning van de friktiebehandeling. Deze konstruktie remt de pijnlijke supinatie van de onderarm.

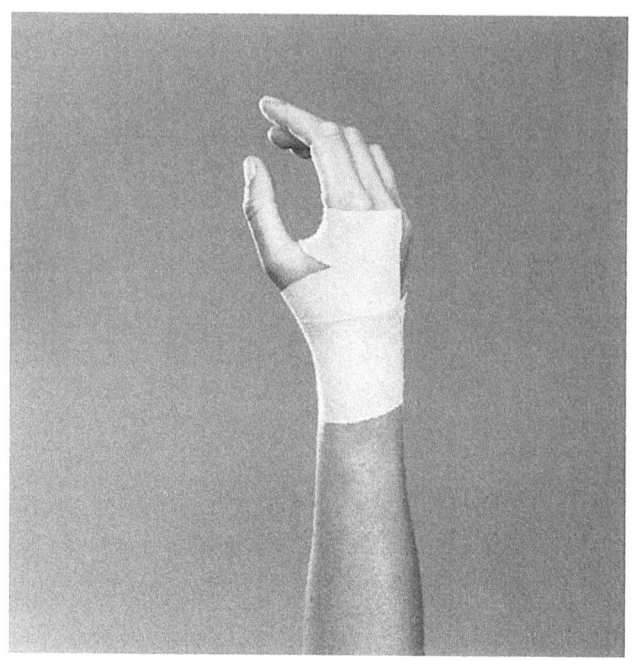

Afbeelding 4-7a
Bandage-tapekonstruktie bij tenosynoviitis van de M. extensor carpi ulnaris.

Uitgangshouding patiënt
Zit, naast de behandelbank, de bovenarm op de bank, de elleboog 90° gebogen, de onderarm in pronatie en de pols in ruststand.

Uitgangshouding therapeut
Zit of stand, tegenover de te behandelen arm van de patiënt.

Uitvoering (zie afb. 4-7a)
Met een 7 cm brede rekbare kleefzwachtel wordt begonnen ter hoogte van de dorsale zijde van os metacarpale III. De zwachtel wordt ingeknipt voor de duim en in pronatierichting cirkulair via de volaire zijde van de pols aange-

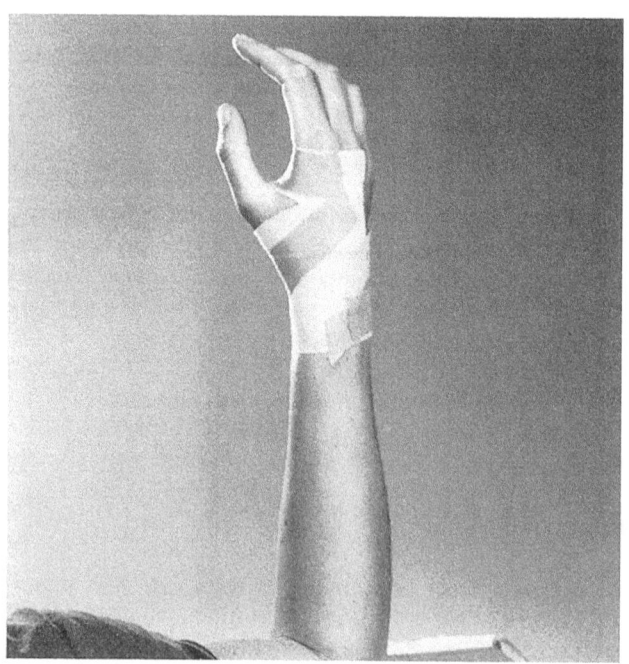

Afbeelding 4-7b

legd. De bandage eindigt na een hele slag om de pols/onderarm aan de ulnaire zijde van de pols/onderarm.
Nu wordt met een 2 – 2½ cm brede niet-elastische kleefpleister de bandage versterkt. Eveneens vanaf de dorsale zijde van os metacarpale III, tussen duim en wijsvinger via de palm van de hand naar de dorsale zijde van het distale deel van de onderarm *(zie afb. 4-7b)*.

Een tweede strook wordt aangelegd vanaf de dorsale zijde van os metacarpale III via het trapeziometacarpale I-gewricht, eveneens naar het distale-dorsale deel van de onderarm, eindigend op de eerste strook.

Deze eenvoudig aan te leggen konstruktie kan ook wanneer de patiënt klachtenvrij is worden aangelegd als profylaxe tijdens training en wedstrijd.

Luxatie van de pees van de M. extensor carpi ulnaris

Door krachtige geforceerde supinatie met radiale abduktie van de pols (rek), kan de pees van de M. extensor carpi ulnaris uit zijn fibro-ossale tunnel luxeren of subluxeren. Dit komt vooral voor bij tennis, golf, honk- en softbal.
Een andere mogelijkheid is bij de eerder beschreven topspin backhand bij tennis.

Klinische bevindingen
Er is een voel- én zichtbare (sub)luxatie van de pees tijdens aktieve supinatie. Tijdens aktieve pronatie klikt de pees gewoonlijk weer terug (dit is vaak hoorbaar). Deze aktieve bewegingen kunnen zéér pijnlijk zijn.
Bij passieve pro- en supinatie treden meestal veel minder symptomen op.

Therapie
Na de akute luxatie wordt gewoonlijk gedurende enkele weken met behulp van een brace geïmmobiliseerd. Deze immobilisatie gebeurt in pronatiestand van de onderarm met lichte ulnaire abduktie en extensie van de pols.
In een latere fase is het gebruik van de brace (of taping) aan te bevelen tijdens alle vormen van sportbeoefening waarbij rotaties van de onderarm worden gemaakt.

Een chronische (sub)luxatie wordt, evenals de recidiverende (symptomatische) luxatie ná immobilisatie, operatief behandeld.

Tenosynoviitis van de M. extensor indicis

Het betreft een overbelasting van de M. extensor indicis proprius ter hoogte van de pols aan de dorsale zijde, waar de pees samen met de pezen van de M. extensor digitorum in het vierde peesvak verloopt. De aandoening komt vooral bij sporters voor: skilanglaufers, tennissers, golfers en roeiers.
Een tweede lokalisatie betreft de peesschede ter hoogte van het tweede metacarpofalangeale gewricht die vrijwel uitsluitend bij skilanglaufers voorkomt die hun sport seizoengebonden uitoefenen. De vingers worden bij skilanglauf direkt na de afzet gestrekt. Bij normale diagonaalpas gebeurt dit enkele honderden malen per kilometer. Wanneer men deze bewegingen niet het gehele jaar

door uitvoert (rolski), kan gemakkelijk dit overbelastingssyndroom ontstaan.

Klinische bevindingen
De patiënt kan de pijn exact lokaliseren. In veel gevallen is er bij aktief bewegen krepitatie voelbaar.

Bij het funktieonderzoek is passieve flexie van de pols met gelijktijdig uitgevoerde passieve flexie van de wijsvinger de meest pijnlijke test.
Bij de ter hoogte van het metacarpofalangeale II-gewricht gelokaliseerde tenosynoviitis kan er sprake zijn van verkleving van de peesschede met de huid. Dit gaat altijd gepaard met duidelijke krepitatie. In dat geval is ook extensie van de wijsvinger tegen weerstand pijnlijk.

Therapie
Kausale therapie bestaat uit een betere voorbereiding op de belastende sportbeoefening; de patiënt dient dus uitgebreid te worden geïnformeerd over de oorzaak van de aandoening.
Wanneer de aandoening ter hoogte van de pols is gelokaliseerd is dagelijkse dwarse friktie in de meeste gevallen zeer effektief; gewoonlijk zijn zes tot acht behandelingen voldoende.
Bij de tenosynoviitis ter hoogte van het MCP II-gewricht is dwarse friktie zinloos; hierbij is injektie tussen pees en peesschede, gevolgd door twee à drie dagen 'rust' (niet belasten) zeer effektief.

Tenosynoviitis van de M. flexor digitorum profundus

Deze aandoening wordt vooral gezien in de tuinbouw (seizoenswerk) en bij fietsers die (in hun vakantie) in de bergen gaan fietsen en daarbij veelvuldig gebruik moeten maken van handremmen. Verder betreft het een typisch letsel bij motorcrossers.
De typerende lokalisatie is juist proximaal van de volaire polsplooi. Het pijnlijke gebied bestrijkt meestal een lengte van ongeveer 4 cm.
Als komplikatie kan een carpale-tunnelsyndroom ontstaan.
Evenals bij de strekpezen van de pols kunnen ook bij de buigpezen reumatoïde of tuberculeuze tenosynovitiden voorkomen.

Klinische bevindingen
Pijn aan de volaire zijde van de pols, meestal iets naar proximaal, zelden naar distaal uitstralend. Wanneer eveneens een carpale-tunnelsyndroom bestaat, klaagt de patiënt ook over paresthesieën in de hand. *Zie hoofdstuk 1, Kompressie-neuropathieën.*

Passieve rek is vrijwel altijd pijnlijker dan aanspanning: passieve extensie van de pols met gelijktijdig uitgevoerde extensie van de vingers is gewoonlijk de meest pijnlijke test.
Alleen in ernstige gevallen is flexie van de pols met gelijktijdig uitgevoerde flexie van de vingers tegen weerstand pijnlijk.

Therapie
Naast informatie over de oorzaak van de aandoening (in samenhang met de kausale behandeling) zijn diepe dwarse friktie en rekkingen te proberen, maar door de moeilijke bereikbaarheid van de pezen is deze behandeling lang niet altijd succesvol. In dat geval of bij recidief kan men tussen pees en peesschede 1 ml corticosteroïd injekteren (cave N. medianus). De behandeling kan worden ondersteund door een brace die de extensie- en flexiebeweging van de pols beperkt.

Aandoening van de M. flexor carpi radialis

Vooral bij mensen die tennissen, golfen, roeien en kanovaren komt deze aandoening voor. In het bijzonder herhaalde flexies van de pols tegen weerstand en pro- en supinatiebewegingen bij een geflekteerde pols veroorzaken overbelasting.

Er zijn twee predilektieplaatsen:
a teno-ossaal (insertie-tendopathie), ter hoogte van de volaire zijde van de basis van os metacarpale II;
b ter hoogte van de carpus aan de volaire zijde (tenosynoviitis).

Klinische bevindingen
De pijn wordt lokaal gevoeld aan de volaire zijde van de pols.

Het funktieonderzoek toont bij de insertie-tendopathie meer pijn bij het testen tegen weerstand (flexie met gelijktijdig uitgevoerde radiale abduktie van de pols), dan bij het op rek brengen (extensie met gelijktijdig uitgevoerde ulnaire abduktie van de pols).
Bij de tenosynoviitis is uitgesproken het omgekeerde het geval: rek is pijnlijker dan het testen tegen weerstand.

Therapie
Diepe dwarse friktie is gewoonlijk zeer effektief. Slechts een enkele maal is het nodig de teno-ossale insertie te infiltreren met ± 0,5 ml corticosteroïd.
Bij tenosynoviitis kan zo nodig worden geïnjekteerd tussen pees en peesschede.

Insertie-tendopathie van de M. flexor carpi ulnaris

De oorzaak van deze aandoening is vrijwel altijd een herhaalde krachtige ulnaire abduktie met flexie van de pols. Soms is herhaalde geforceerde rek de oorzaak van de klachten.
Het betreft meestal een sportletsel dat in het bijzonder voorkomt bij tennis, golf, roeien en kanovaren. Bij schoonspringers kan ook een insertie-tendopathie voorkomen wanneer zij tijdens het kontakt met het water beide polsen in maximale extensie houden.

Er zijn drie predilektieplaatsen:
a proximale aanhechting aan het os pisiforme;
b distale aanhechting aan het os pisiforme;
c insertie op de basis van os metacarpale V.

Klinische bevindingen
Pijn aan de volaire-ulnaire zijde van de pols.
De weerstandstests (flexie met gelijktijdig uitgevoerde ulnaire abduktie van de pols) is pijnlijker dan de rektest (extensie met gelijktijdig uitgevoerde radiale abduktie van de pols).

Differentiële diagnostiek
• Distorsie van de articulatio ossis pisiformis

Therapie
Onze ervaringen met (dagelijks uitgevoerde) diepe dwarse friktie en rekkingsoefeningen zijn zeer goed. Meestal zijn maar vier tot zes behandelingen nodig.
Slechts zelden is druppelsgewijze infiltratie met een corticosteroïd geïndiceerd.

Myotenosynoviitis van de Mm. abductor pollicis longus, extensor pollicis longus en brevis (synoniemen: abductor pollicis longus-bursitis, Wood's bursitis, intersektiesyndroom van de onderarm)

Het betreft een typisch overbelastingsletsel van de polsextensoren aan de radiale zijde. De pezen van de Mm. abductor pollicis longus en extensor pollicis brevis kruisen juist proximaal van het retinaculum extensorum de pezen van de Mm. extensores carpi radiales longus en brevis. Vaak bevindt zich tussen de pezen een kleine bursa (Wood's bursa).
Het is niet duidelijk of het hier gaat om een synoviale prikkeling van de naar proximaal voortgezette peesschede of om een echte bursitis.

De aandoening komt vooral voor als gevolg van zwaar tuinieren en kan in principe worden gezien bij alle belaste, herhaald uitgevoerde extensie van de pols. Voor 1975 was de aandoening veel frekwenter omdat toentertijd tennis nog een typische zomersport was. Aan het begin van het tennisseizoen ontstond dan de overbelasting. Tegenwoordig wordt het gehele jaar door getennist en komt de aandoening veel minder vaak voor.
Andere sporten waarbij dit syndroom voorkomt zijn roeien, kanovaren en gewichtheffen.

Differentiële diagnostiek
• Syndroom van De Quervain

Klinische bevindingen
Lokale pijn en zwelling ca. 4 cm proximaal van het tuberculum van Lister.

Vaak krepitatie tijdens extensie en flexie van de pols.

Passieve flexie van de pols is pijnlijk als gevolg van rek.
De weerstandstests zijn gewoonlijk negatief.
De test van Finkelstein is gewoonlijk positief, vooral wanneer deze in flexie van de pols wordt uitgevoerd.

Therapie
Informatie over de oorzaak van de aandoening ter voorkoming van recidief.

Diepe dwarse friktie is als lokale behandeling zeer effektief. Tijdens de eerste behandelingen is er vaak enige toename van de klachten. Men dient de patiënt hiervoor te waarschuwen. Na drie of vier behandelingen treedt dan meestal zeer sterke verbetering op; in de derde week zijn de klachten gewoonlijk geheel verdwenen.

Spontaan herstel kan zes tot acht weken duren.

Funktieonderzoek
Passieve flexie van de pols is pijnlijk, vooral in kombinatie met flexie van alle duimgewrichten (rek)
Extensie en abduktie van de duim tegen weerstand zijn pijnlijk (in gevallen met veel pijn en krepitatie)

Dwarse friktie

Deze aandoening is gelokaliseerd ter hoogte van de pees-(met peesschede) spierovergang van de duimstrekkers en de lange abduktor van de duim, 3 tot 4 cm proximaal van het tuberculum van Lister.

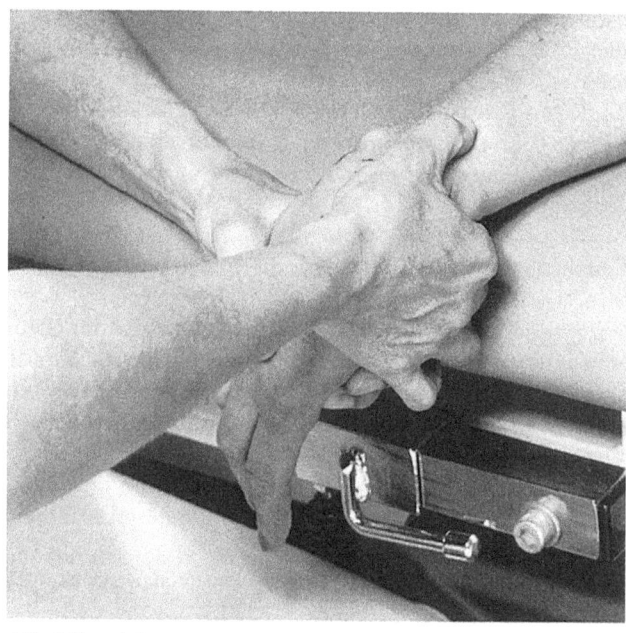

Afbeelding 4-8
De uitgangspositie bij dwarse friktie van de spier-peesovergang van de duimextensoren en de lange duimabduktor.

Uitgangshouding patiënt
Zit, naast de korte zijde van de behandelbank, de onderarm in pronatie op de bank, de hand buiten de bank.

Uitgangshouding therapeut
Zit, naast de lange zijde van de behandelbank, schuin tegenover de patiënt.

Er zijn twee mogelijke handvattingen en uitvoeringen:
1 met de duim behandelen
   De therapeut houdt, wanneer de rechterkant wordt behandeld, met de linkerhand (door de hand van de patiënt te omvatten) de pols in flexie. De top van de duim van de andere hand wordt juist ulnair van de laesie geplaatst; de duim 'wijst' naar proximaal;

2 *met de vingers behandelen*
Nu houdt de therapeut de pols met zijn andere hand in flexie. De toppen van wijs-, middel- en eventueel ook ringvinger worden juist radiaal van de laesie geplaatst; de vingers 'wijzen' naar radiaal.

Toelichting bij afbeelding 4-8
De dwarse friktie bestaat tijdens de aanspanningsfase uit adduktie van de duim met gelijktijdig uitgevoerde lichte extensie van de pols (eventueel nog lichte adduktie van de schouder).

Verloop van de behandeling
Gewoonlijk ontstaat tijdens de friktiebehandeling wel snel pijnvermindering, doch direkt ná de friktie in veel gevallen na de eerste twee tot vier behandelingen toename van pijn!
Men heeft de neiging dan met deze therapie te stoppen, doch na de eerste (drie tot vier) behandelingen treedt zeer plotseling een duidelijke verbetering op. Al onze gevallen reageerden tot nu toe zeer goed op dwarsefriktiebehandeling; vijftien minuten per behandeling, driemaal per week, gedurende twee, maximaal drie weken.

Overige aandoeningen van de Mm. abductor pollicis longus/extensor pollicis longus en brevis

De Mm. abductor pollicis longus en extensor pollicis brevis lopen gezamenlijk in het eerste peesvak aan de dorsale zijde van de pols. De lokalisatie van dit eerste peesvak is ongunstig, omdat traumata gemakkelijk de peesschede en de pezen kunnen beschadigen. Een ander ongunstig punt is de vrij sterke verandering van de trekrichting van de pezen (proximaal van de processus styloideus radii verlopen de pezen naar proximo-ulnair).
Interessant is de variabele anatomie van de pees van de M. abductor pollicis longus: in meer dan 50% van alle gevallen is er een accessoire pees van de M. abductor pollicis longus en in ongeveer 20% worden de pezen binnen de peesschede nog eens verdeeld door een fibreuze wand, terwijl in ongeveer 30% de beide pezen een eigen peesschede bezitten. Al deze faktoren kunnen gemakkelijk leiden tot een overbelasting van de pezen.

De oorzaken kunnen zijn:
- bewegingen van de pols met de duim in een vaste greep gefixeerd (bijvoorbeeld wringen, racketsporten en kanovaren). Vooral extensie of flexie van de pols in kombinatie met ulnaire abduktie;
- herhaalde aktieve spierkontrakties;
- akute en chronische stompe traumata;
- soms worden reumatoïde of tuberculeuze aandoeningen van deze strukturen gezien.

Er zijn drie mogelijke aandoeningen:
a tenosynoviitis ter hoogte van de carpus;
b tendovaginitis juist proximaal van de processus styloideus radii;
c insertie-tendopathie van de M. abductor pollicis longus aan de basis van os metacarpale I.

Ad a Tenosynoviitis Mm. abductor pollicis longus en extensor pollicis brevis ter hoogte van de carpus

Deze aandoening wordt ook wel het syndroom van De Quervain genoemd, of – ten onrechte – styloiditis radii.

Differentiële diagnostiek
- Processus styloideus radii-syndroom
- Overrekking van het ligamentum collaterale carpi radiale

Klinische bevindingen
Opvallend bij deze aandoening is het feit dat de pijn ver kan uitstralen; naar distaal tot aan de top van de duim en naar proximaal soms zelfs tot aan de schouder!

De test volgens Finkelstein is de pijnlijkste test (vuist maken, duim *in* de vuist en deze passief vanuit lichte extensie van de pols in ulnaire richting abduceren).
Soms zijn ook extensie en abduktie van de duim tegen weerstand pijnlijk.
Bij palpatie is, behalve de peesschede ter hoogte van de carpus, vaak de processus styloideus radii zeer drukpijnlijk. Deze processus zelf is echter niet aangedaan en bij lokale anesthesie van het periost van de processus verdwijnt de pijn niet. Het betreft hier het fenomeen van 'misleading tenderness'.

Therapie
Uitleg over de aandoening ter voorkoming van recidief is zeer belangrijk. Gewoonlijk zijn daarnaast slechts één of twee injekties met (ten hoogste) 1 ml corticosteroïd nodig om de klachten binnen enkele weken – onafhankelijk van de duur van de aandoening – volledig te doen verdwijnen.

Funktieonderzoek
De test van Finkelstein is zeer pijnlijk (de patiënt maakt een vuist en de therapeut brengt de pols in lichte extensie en ulnaire abduktie)
Abduktie en extensie van de duim tegen weerstand is alleen in ernstige gevallen pijnlijk

Dwarse friktie

Wij geven de voorkeur aan een (meestal éénmalige) injektie met een corticosteroïd, doch in sommige gevallen kan, om welke reden dan ook, niet worden geïnjekteerd. In die gevallen kan dwarse friktie worden toegepast. Hoewel het resultaat uiteindelijk goed is, zijn vele behandelingen nodig en per behandeling duurt het (in verhouding met behandeling van andere strukturen) abnormaal lang voordat zonder al te veel pijn met redelijk wat druk gefriktioneerd kan worden. De aandoening is gelokaliseerd ter hoogte van de carpus, direkt distaal van de processus styloideus radii.

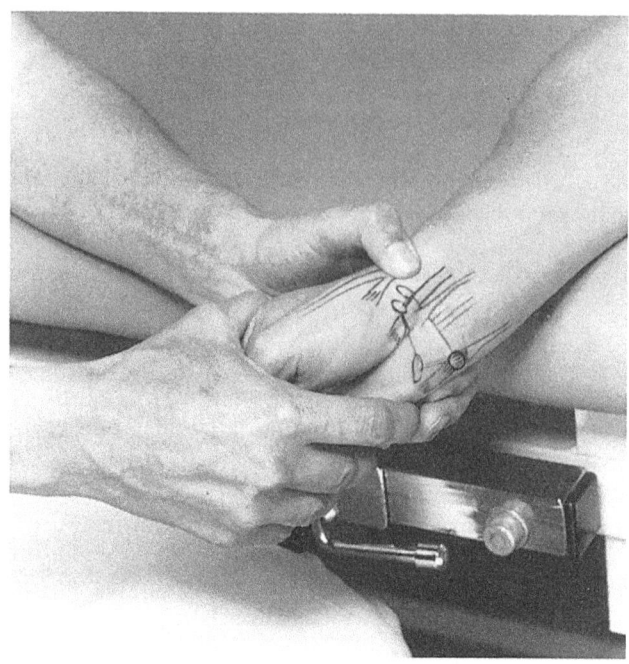

Afbeelding 4-9
Dwarse friktie bij het De Quervain-syndroom.

Uitgangshouding patiënt
Zit, naast de korte zijde van de behandelbank, de onderarm op de bank en zover gesupineerd (± 10°), dat de te behandelen strukturen zich vrijwel in het horizontale vlak bevinden.

Uitgangshouding therapeut
Zit, naast de lange zijde van de behandelbank, schuin tegenover de patiënt.
Wordt de rechterpols behandeld, dan omvat de therapeut met zijn rechterhand vanaf radiaal de hand van de patiënt zo, dat de duim in flexie en de pols in lichte extensie en ulnaire abduktie gehouden wordt. De top van de duim van de andere hand wordt juist volair van de laesie geplaatst.

Uitvoering
De friktie bestaat uit een radiale abduktie van de pols en een lichte adduktie van de bovenarm tijdens de aanspanningsfase.

Behandelduur
Drie behandelingen per week van vijftien tot twintig minuten, gedurende vier tot zeven weken.
Tijdens de behandelperiode de aangedane extremiteit zoveel mogelijk ontzien.

Diepe dwarse friktie is te proberen, maar er zijn veel behandelingen nodig voordat enige verbetering optreedt. Men moet ten minste met vier tot zes weken behandeling rekenen (drie behandelingen van ca. 15 minuten per week).

Ad b Tendovaginitis Mm. abductor pollicis longus en extensor pollicis brevis juist proximaal van de processus styloideus radii

Deze aandoening komt veel minder frekwent voor dan het syndroom van De Quervain.

Klinische bevindingen
Alleen lokale pijn en géén uitstraling zoals bij het syndroom van De Quervain.
De test volgens Finkelstein is de meest positieve test. Extensie en abduktie van de duim tegen weerstand zijn soms pijnlijk.

Therapie
Zie onder a.

Funktieonderzoek
De test van Finkelstein is positief, doch minder duidelijk dan bij het De Quervain-syndroom *(zie blz. 99)*.
Extensie en abduktie van de duim tegen weerstand zijn in ernstige gevallen pijnlijk

Dwarse friktie

Deze aandoening is juist *proximaal* van de processus styloideus radii gelokaliseerd *(zie ook het De Quervain-syndroom blz. 99)* en reageert goed op dwarse-friktietherapie.

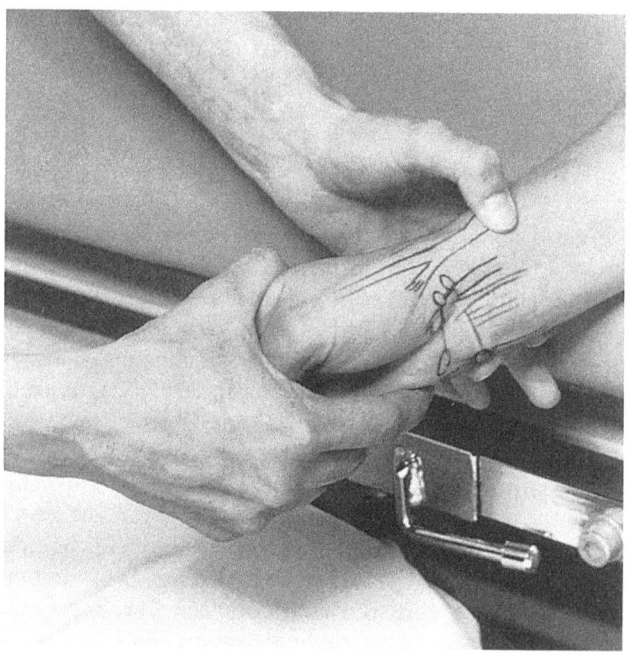

Afbeelding 4-10
Dwarse friktie van de gezamenlijke peesschede van de Mm. abductor pollicis longus en extensor pollicis brevis.

Uitgangshouding patiënt
Zit, naast de korte zijde van de behandelbank, de onderarm in zeer lichte pronatie rustend op de bank, de pols en de hand buiten de bank.
In deze positie bevindt de plaatst van de laesie zich vrijwel in het horizontale vlak.

Uitgangshouding therapeut
Zit, naast de lange zijde van de behandelbank, schuin tegenover de patiënt.

Is de rechterzijde aangedaan, dan omvat de therapeut met zijn rechterhand de hand van de patiënt zo, dat de pols in lichte extensie en ulnaire abduktie en de duim in flexie gehouden wordt. De top van de duim van de andere hand wordt juist volair van de laesie geplaatst.

Uitvoering
Evenals bij het De Quervain-syndroom bestaat de dwarse friktie uit radiale abduktie van de pols en lichte adduktie van de bovenarm tijdens de aanspanningsfase.

Behandelduur
In tegenstelling tot het De Quervain-syndroom reageert deze aandoening snel en goed op de dwarse-friktiebehandeling. Dagelijkse behandeling of driemaal per week, ca. vijftien minuten, gedurende twee tot vier weken.
Injektie met een corticosteroïd is eveneens zeer effektief. De uitvoering hiervan is gelijk aan die welke beschreven werd bij het De Quervain-syndroom, met dien verstande dat de onderarm nu in plaats van in lichte supinatie in lichte pronatie wordt gehouden. De naald wordt juist proximaal van de processus styloideus radii ingebracht.

Ad c Insertie-tendopathie van de M. abductor pollicis longus aan de basis van os metacarpale I
Het betreft een zelden voorkomende aandoening.

Klinische bevindingen
Lokale pijn aan de radiovolaire zijde ter hoogte van de basis van os metacarpale I.
Vooral abduktie van de duim tegen weerstand is pijnlijk, in mindere mate extensie van de duim tegen weerstand.

Therapie
Slechts enkele behandelingen met dwarse friktie zijn voldoende. Infiltratie met 0,5 ml corticosteroïd in de zeldzame therapieresistente gevallen.

Aandoening van de M. flexor pollicis longus

De oorzaak van deze aandoening is chronische overbelasting als gevolg van herhaalde krachtig uitgevoerde flexiebewegingen van de pols, waarbij de duim eveneens in krachtige flexie gehouden wordt. Voorbeelden tennis (service en smash), skieën en (vooral) skilanglauf. Ook kan door stompe traumata een tenosynoviitis ontstaan.

Er zijn drie predilektieplaatsen:
a tenosynoviitis ter hoogte van os metacarpale I;
b tenosynoviitis ter hoogte van de carpus;
c tendovaginitis stenosans (trigger duim) ter hoogte van het kopje van os metacarpale I.

Ad a Tenosynoviitis ter hoogte van os metacarpale I

Klinische bevindingen
Lokale pijn aan de volaire zijde van de pols of de thenar, die soms iets naar proximaal kan uitstralen.

Passieve repositie van de duim in extensiestand van de pols is de pijnlijkste test.

In sommige gevallen is de flexie van de duim tegen weerstand pijnlijk.

Therapie
Onze voorkeursbehandeling is diepe dwarse friktie en rekkingsoefeningen gedurende vier à vijf weken. De behandelfrekwentie is driemaal per week.

Ad b Tenosynoviitis ter hoogte van de carpus

Klinische bevindingen
Lokale pijn, soms gepaard gaand met krepitatie tijdens bewegingen van de duim.
Evenals bij de onder *a* genoemde lokalisatie is hier passieve rek pijnlijker dan aanspannen tegen weerstand.

Therapie
Ook hier geven wij de voorkeur aan diepe dwarse friktie met rekkingsoefeningen.
Wanneer na zes behandelingen onvoldoende verbetering is bereikt, kan men tussen pees en peesschede een injektie met 0,5 ml corticosteroïd geven. In de praktijk komt het er echter op neer dat de injektie in de carpale tunnel wordt gegeven. De naald wordt tussen de pezen van de M. palmaris longus en de M. flexor carpi radialis ingebracht (bij afwezigheid van de M. palmaris longus geeft men de injektie direkt ulnair van de pees van de M. flexor carpi radialis). Een tweede mogelijkheid is ca. 1 cm ulnair van de pees van de M. palmaris longus.

Ad c Tendovaginitis stenosans (trigger duim) ter hoogte van het kopje van os metacarpale I

Ook hier vermoedt men een traumatische etiologie.
Er is een verdikking van de peesschede, mogelijk als gevolg van verlittekening na een bloeding.

Klinische bevindingen
De patiënt klaagt over onvermogen om de duim vanuit gebogen stand aktief te strekken; dit kan wél passief (met behulp van de andere hand). Er ontstaat dan een voelbare klik en de beweging is tijdelijk hersteld.

Juist proximaal van het kopje van os metacarpale I is aan de volaire zijde een harde kleine zwelling palpabel.

Therapie
Een lokale injektie met enkele druppels corticosteroïd is vaak effektief. De zwelling verdwijnt echter niet helemaal.

Bij herhaald recidief is het operatief klieven van de peesschede geïndiceerd.

Neurologische aandoeningen

De verschillende kompressie-neuropathieën van de pols worden besproken in de serie *Orthopedische geneeskunde en manuele therapie*, deel 2b, hoofdstuk B1, Kompressie-neuropathieën van de bovenste extremiteit.

Overige aandoeningen

Ganglion

Een ganglion is het gevolg van een mucinedegeneratie van kapsel of peesschede met kystevorming. Waarschijnlijk kunnen deze kysten reeds aanleiding geven tot 'ganglionklachten' wanneer ze nog mikroskopisch klein en dus niet voelbaar of zichtbaar zijn.
De lokalisatie van het ganglion van de pols is meestal aan de dorsale zijde, vooral tussen de radiale vingerextensoren en de pees van de M. extensor pollicis longus, of ter hoogte van het os capitatum.
De aandoening wordt vooral gezien bij mensen die beroepshalve of bij sportbeoefening de pols, vooral in extensie, belasten. Bij masseurs komt een ganglion zeer frekwent voor. Turnen is de sport waarbij het ganglion, vooral bij jonge turnsters, het meest wordt gezien.

Differentiële diagnostiek
Men dient vooral aan een carpal boss te denken.

Klinische bevindingen
De patiënt kan de pijn gewoonlijk exakt lokaliseren. Wanneer het ganglion kan worden gezien, is dit vooral in flexie van de pols.

Bij het funktieonderzoek is in het bijzonder de passieve extensie van de pols opvallend pijnlijk een vaak ook iets beperkt. Passieve flexie is meestal gevoelig, maar niet beperkt.
Bij alternerende flexie en extensie van de pols zal het ganglion dat gewoonlijk met de huid verbonden is, enigszins meebewegen.

Het is niet altijd eenvoudig een ganglion dat van de gewrichtskapsel uitgaat te differentiëren van een ganglion met de peesschede als uitgangsplaats. Soms is dit palpatoir vast te stellen; in sommige gevallen wordt het ganglion van de peesschede opgespannen bij extensie van de geflekteerde vingers tegen weerstand.

Therapie
Soms lukt het een ganglion stuk te drukken. Dit gaat het best door middel van manipulatie. Bij deze aandoening komt het echter zeer vaak tot recidief.
Men kan trachten het ganglion te aspireren en daarna met 0,5-1 ml corticosteroïd in te spuiten. Ook hierna ziet men in veel gevallen het ganglion toch weer recidiveren.
Operatieve behandeling, waarbij het vooral belangrijk is dat 'de steel' van het ganglion (de verbinding met de gewrichtskapsel) wordt verwijderd, is de enige methode waarvan volledige genezing en het uitblijven van recidief mag worden verwacht.

Differentiële diagnostiek
- Scaphoid-impaktsyndroom
- Triquetrum-hamatum kompressiesyndroom
- Processus styloideus radii-syndroom
- Carpal boss (synoniemen: carpe bossu, carpometacarpal boss, werperspols.

Zie hiervoor deel 2b van de serie Orthopedische geneeskunde en manuele therapie, Therapie extremiteiten blz. 282 t/m 284.

Aandoeningen van het distale radio-ulnaire gewricht

Arthritis

In principe kan het distale radio-ulnaire gewricht aangedaan raken als gevolg van elke systeemziekte waarbij artritiden kunnen ontstaan. Het meest frekwent wordt echter reumatoïde arthritis gezien.
Gewoonlijk is de reumatoïde arthritis van het distale radio-ulnaire gewricht een moeilijk door medikamenten te beïnvloeden aandoening. Omdat de overige verschijnselen van de pols en de vingers op de voorgrond staan, wordt de diagnose 'reumatoïde arthritis van het distale radio-ulnaire gewricht' vaak gemist.
Verreweg het meest frekwent wordt de traumatische arthritis gezien. Het trauma ontstaat vaak als gevolg van een geforceerde pro- of supinatie en vrijwel altijd na onderarmfrakturen.

Klinische bevindingen
Er is gewoonlijk een lichte lokale zwelling en lokale pijn, die iets naar proximaal kan uitstralen.

Aktieve en (vooral) passieve pro- en supinatie zijn pijnlijk aan het einde van deze bewegingen. De tests van de carpus zijn negatief. Dit geldt zowel voor de (systemische) arthritis, waartoe ook de reumatoïde arthritis behoort, als voor de traumatische arthritis.

Therapie
Eén injektie met een corticosteroïd is vrijwel altijd kuratief.
Indien een lichte bewegingsbeperking resteert, kan het gewricht worden gemobiliseerd.

(Sub)luxatie

Dislokatie naar dorsaal ontstaat als gevolg van geforceerde hyperpronatie of herhaalde krachtige pronatiebewegingen.
Het betreft een typisch sportletsel dat men vooral ziet bij turners en gewichtheffers, maar het komt tevens voor bij tennis, bowling en hockey.

Men onderscheidt de dorsale en de volaire (sub)luxatie en dislokatie. De volaire (sub)luxatie ontstaat tengevolge van geforceerde supinatiebewegingen, die zelden het gevolg zijn van sportbeoefening.

Klinische bevindingen
Lokale pijn en zwelling. De patiënt heeft een krachteloos gevoel in pols en hand, vooral bij pronatiebewegingen.
Is er sprake van een volaire subluxatie, dan is ter hoogte van het capitulum ulnae een indeuking zichtbaar.

Bij een dislokatie is zowel pro- als supineren onmogelijk. Dislokeert het gewricht tijdens bewegen, dan ontstaat in een aantal gevallen een pijnlijke klik.

De instabiliteit van het gewricht is palpabel wanneer men de ulna ten opzichte van de radius naar dorsaal of volair beweegt.
Er is lokale drukpijn.

De antero-posterieure röntgenopname toont een diastase tussen de radius en de ulna (vergelijk met de niet-aangedane zijde). Cave fraktuur van de processus styloideus ulnae.
Bij dislokatie van het distale radio-ulnaire gewricht ontstaat altijd letsel van de discus articularis. In veel gevallen is er tevens letsel van het ligamentum collaterale carpi ulnare.

Therapie
Bij een akute dislokatie van de ulna naar dorsaal kan het gewricht onder lokale anesthesie door middel van maximale supinatie van de onderarm worden gereponeerd. Daarna gebruikt men gedurende ten minste zes weken een anti-rotatie brace. Later kan bij sportbeoefening het gewricht partieel worden geïmmobiliseerd door middel van tape. Bij een volaire dislokatie wordt de ulna vanaf volair manueel gereponeerd. Na de repositie wordt een anti-rotatie brace gebruikt gedurende ten minste vier weken. Vaak behandelt men nog met gipsimmobilisatie gedurende vier weken; de onderarm wordt in pronatie ingegipst. Wanneer repositie niet lukt, bestaat er waarschijnlijk een inklemming van de discus articularis, hetgeen open repositie noodzakelijk maakt. Hierbij verwijdert men de discus en wordt het kapsel-bandapparaat zowel dorsaal als volair gehecht.

In chronische gevallen immobiliseert men zowel de dorsale als de volaire instabiliteit partieel door middel van tape.

Arthrosis

Deze aandoening is vrijwel altijd het gevolg van een eerder doorgemaakt trauma, vaak een Colles-fraktuur. Ook kan arthrosis het gevolg zijn van een ziekte die inkongruentie van de gewrichtsoppervlakken met zich meebracht, zoals een doorgemaakte infektieuze of reumatische aandoening.

Klinische bevindingen
De symptomen zijn dezelfde als bij traumatische arthritis van het distale radio-ulnaire gewricht: pijnlijke passieve pro- en supinatie.
Soms bestaat er krepitatie tijdens pro- en/of supineren.

Therapie
Een stevige bandage van de pols doet de klachten gewoonlijk verminderen.
Injektie met een corticosteroïd heeft soms goed resultaat.
Mobiliseren helpt alleen in het beginstadium van de aandoening.

4-3 Pathologie en therapie van de (midden)hand, duim en vingers

Aandoeningen met kapsulaire bewegingsbeperking – Het trapeziometacarpale I-gewricht

Traumatische arthritis

Een traumatische arthritis van het trapeziometacarpale I-gewricht is vrijwel altijd het gevolg van een hyperabduktie- of een hyperrepositietrauma van de duim. Het betreft een overrekking van het zeer sterke volaire kapsel-bandapparaat.
Differentieel-diagnostisch moet men rekening houden met een luxatie van het gewricht en met een fraktuur van het os metacarpale I. Frakturen komen vaker voor dan luxaties.

Klinische bevindingen
Direkt na het trauma wordt ernstige pijn aangegeven aan de volaire zijde van de pols, vooral ter hoogte van het proximale deel van de thenar.
Gewoonlijk is er een akute cirkulaire zwelling ter hoogte van het gewricht.

Er bestaat forse kapsulaire bewegingsbeperking: de repositie van de duim is pijnlijk en zeer beperkt, terwijl de overige duimbewegingen niet of minder beperkt zijn. Soms zijn ook verschillende weerstandstests positief.

In verband met een mogelijke fraktuur of luxatie is aanvullend röntgenonderzoek aangewezen.

Therapie
De ongekompliceerde traumatische arthritis herstelt zeer traag. Spontaan herstel kan soms maanden duren. Zeer voorzichtige rekkingen van de kapsel, voorafgegaan door dwarse friktie van het volaire kapsel-bandapparaat, versnelt het genezingsproces aanmerkelijk. Meestal zijn vier à zes behandelingen nodig.

In hardnekkige gevallen kan men een intra-artikulaire injektie geven met 1 ml corticosteroïd.

Niet-traumatische arthritis

In principe kan het trapeziometacarpale I-gewricht de lokalisatie van verschillende artritiden zijn; in de praktijk is dit zelden het geval. Reumatoïde arthritis en jichtarthritis behoren tot de meest voorkomende artritiden van dit gewricht.

Klinische bevindingen
Er bestaat een pijnlijke beperking van de repositie van de duim (kapsulair patroon).
Bij onbekende etiologie is laboratoriumonderzoek (bloed en urine) aangewezen.

Therapie
De therapie is geheel afhankelijk van de aard van de aandoening. De reumatoïde arthritis reageert goed op een intra-artikulaire injektie met 0,5 ml corticosteroïd.

Arthrosis

Arthrosis van het trapeziometacarpale I-gewricht komt vooral voor bij vrouwen, vaak bilateraal. Meestal betreft het een vorm van primaire artrose, er is dus geen sprake van het gevolg van een eerder doorgemaakte aandoening. De etiologie is dan ook onbekend.
Soms ziet men de aandoening met gelijktijdig bestaande artrose van de distale interfalangeale vingergewrichten.

Klinische bevindingen
De patiënt klaagt over pijn en bewegingsbeperking. Vooral ADL-bewegingen zoals aardappels schillen, breien, haken enz. veroorzaken problemen.
De pijn is vooral ter hoogte van de thenarmuskulatuur gelokaliseerd en kan soms enigszins naar proximaal uitstralen.

Repositie van de duim is beperkt (kapsulaire bewegingsbeperking).
De röntgenfoto bevestigt de diagnose.

Therapie
Dwarse friktie van het volaire en het laterale aspect van het kapsel-bandapparaat gekombineerd met specifieke mobilisering van het gewricht kan bij beginnende arthrosis vaak maandenlange vermindering van de klachten geven. Het is van groot belang dat de patiënt de op deze wijze herwonnen beweeglijkheid zelf onderhoudt.
Intra-artikulaire injektie met 0,5-1 ml corticosteroïd leidt eveneens vaak tot maandenlange, soms zelfs jarenlange klachtenvrije perioden.

In ernstige, konservatieve therapieresistente gevallen kan operatieve behandeling noodzakelijk worden.

Aandoeningen met kapsulaire bewegingsbeperking – Metacarpofalangeale en interfalangeale vingergewrichten

Traumatische arthritis

De traumatische arthritis van de MCP II t/m V-gewrichten en van de interfalangeale vingergewrichten komt zeer frekwent voor. Vaak betreft het een sportletsel (skiën, balsporten en kontaktsporten). Differentieel-diagnostisch moet men rekening houden met een falangeale fraktuur.

Klinische bevindingen
Vrij snel na het trauma ontstaat een spoelvormige zwelling van het gewricht.

Het funktieonderzoek toont een pijnlijke bewegingsbeperking; de flexie is meestal iets meer beperkt dan de extensie (kapsulair patroon).

Therapie
Onbehandeld kunnen de klachten zeer lang blijven bestaan (soms wel een jaar).
Een intra-artikulaire injektie met 0,5 ml corticosteroïd is gewoonlijk zeer effektief.
Gipsimmobilisatie is ten sterkste af te raden omdat dit meestal tot blijvende kontraktuurvorming leidt.

Niet-traumatische arthritis

De meest voorkomende arthritis van de vingergewrichten is de reumatoïde arthritis. Gewoonlijk begint de aandoening in het tweede metacarpofalangeale gewricht. De overige metacarpofalangeale gewrichten raken geleidelijk aan bij het proces betrokken, evenals de interfalangeale gewrichten.
In sommige gevallen zijn alleen de interfalangeale gewrichten aangedaan.
Arthritis psoriatica begint vaak in de distale interfalangeale gewrichten. Deze aandoening dient men te differentiëren van arthrosis.

Klinische bevindingen
Pijn en zwelling rondom de aangedane gewrichten.
Bij reumatoïde arthritis ontstaat uiteindelijk misvorming van de hand waarbij de vingers in de metacarpofalangeale gewrichten in ulnaire abduktie komen te staan.

Het funktieonderzoek toont een iets grotere beperking van de flexie dan van de extensie (kapsulair patroon).

Therapie
De therapie is afhankelijk van de oorzaak van de arthritis.
Bij reumatoïde arthritis zal de behandeling in de eerste plaats medikamenteus zijn. Afhankelijk van het stadium van de aandoening kan de behandeling worden ondersteund door fysiotherapeutische maatregelen.
Soms blijven een of meer gewrichten zeer pijnlijk ondanks medikamenteuze therapie. In dergelijke gevallen kan een intra-artikulaire injektie met 0,5-1 ml corticosteroïd goede resultaten geven.
Operatieve behandeling is geïndiceerd bij therapie-resistente gevallen.

Arthrosis

Artrose van de vingergewrichten komt vooral voor bij vrouwen van middelbare leeftijd. Vaak worden typische extra-artikulaire fibreuze verdikkingen gezien, die voornamelijk ter hoogte van de distale interfalangeale gewrichten zijn gelokaliseerd – de zogenaamde noduli van Heberden – zelden ter hoogte van de proximale interfalangeale gewrichten (noduli van Bouchard).

Differentieel-diagnostisch dient men ook te denken aan arthritis psoriatica, een aandoening die vaak in de distale interfalangeale gewrichten begint. Ook reumatoïde arthritis kan in zeldzame gevallen het eerst optreden in de interfalangeale gewrichten.

Klinische bevindingen
De patiënt heeft gewoonlijk de meeste pijn in de perioden dat de noduli ontstaan. Typisch is dat een of meer noduli soms gedurende één nacht ontstaan.

Het funktieonderzoek toont de typische kapsulaire bewegingsbeperking: flexie iets meer beperkt dan extensie.

Therapie
In de meeste gevallen zijn de klachten niet zo ernstig dat therapie noodzakelijk is.
Medikamenteuze behandeling heeft meestal meer effekt dan fysiotherapie.
Gedurende de pijnlijke perioden wordt de patiënt aangeraden de hand(en) zoveel mogelijk te ontzien. Het proces stabiliseert gewoonlijk na enkele jaren. Men dient dit ter geruststelling aan de patiënt te laten weten.

Aandoeningen van het kapsel-bandapparaat

Luxatie van het trapeziometacarpale I-gewricht

Luxatie van het trapeziometacarpale I-gewricht is een zeldzame aandoening, die vooral voorkomt bij skiën, boksen, handbal en bij voetbalkeepers.
De aandoening dient te worden gedifferentieerd van een fraktuur van os metacarpale I.

Klinische bevindingen
Een luxatie van os metacarpale I ontstaat het meest frekwent naar radiovolair. Bij de akute luxatie heeft de patiënt heftige pijn ter hoogte van het gewricht.
Funktieonderzoek is door de luxatiestand en de pijn onmogelijk.
Röntgenonderzoek toont de luxatie.

Therapie
De akute luxatie dient ná röntgenonderzoek te worden gereponeerd. In de meeste gevallen is operatieve refixatie van het kapsel-bandapparaat noodzakelijk.
Soms heeft de patiënt de luxatie zelf door middel van traktie aan de duim gereponeerd, terwijl ook spontane repositie voorkomt.

Luxatie van het metacarpofalangeale I-gewricht

In principe kan een luxatie van het metacarpofalangeale I-gewricht zowel naar dorsaal als volair, alsook naar lateraal ontstaan. De dorsale luxatie komt echter verreweg het meest frekwent voor – het is een typisch sportletsel bij boksers en keepers.

Klinische bevindingen
De patiënt heeft ernstige pijn en bewegingsbeperking van het MCP I-gewricht. De luxatie is gewoonlijk zichtbaar. Funktieonderzoek is vanwege de pijn niet uitvoerbaar. Röntgenonderzoek toont de luxatie.

Therapie
De behandeling van een akute luxatie is repositie ná röntgenkontrole. Operatieve behandeling is geïndiceerd wanneer repositie niet uitvoerbaar is, bijvoorbeeld door interpositie van weke delen of de sesambeentjes, en bij aantoonbare ernstige instabiliteit.

Letsel van het ligamentum collaterale ulnare

Dit veel voorkomende sportletsel ontstaat wanneer de duim in gestrekte stand met geweld in radiale richting geabduceerd wordt. Dit gebeurt bijvoorbeeld wanneer men tijdens skiën valt, de stok in de hand houdt maar de duim abduceert.
Als men de stok echter krampachtig vasthoudt, kan hetzelfde letsel ontstaan omdat de stok dan als hypomochlion fungeert, waardoor de ulnaire kollaterale band kan ruptureren. In beide gevallen spreekt men van de zogenaamde ski-duim, die epidemiologisch gezien na knieletsel op de tweede plaats komt van de ski-aandoeningen.
Ook kan bij waterpolo, handbal, volleybal of basketbal de duim in repositiestand in radiaalabduktierichting worden geforceerd, wanneer de bal met kracht tegen de volaire zijde van de duim komt.
Het letsel kan eveneens voorkomen bij gevechtssporten en turnen; verder in principe als gevolg van een val op de uitgestrekte duim.

Klinische bevindingen
Pijn en zwelling van het MCP I-gewricht. Vaak is er verkleuring als gevolg van het hematoom.

Zowel aktieve als passieve flexie en extensie zijn beperkt en pijnlijk (kapsulair patroon) als gevolg van de traumatische arthritis. Passieve radiale abduktie is zeer pijnlijk bij een niet-totale ruptuur, terwijl bij de totale ruptuur de pijn bij deze test vaak geheel afwezig is.
Bij de totale ruptuur is er duidelijk instabiliteit waarneembaar.

Door middel van röntgenonderzoek dient men avulsiefrakturen uit te sluiten. Stressopnamen tonen de instabiliteit (vergelijk met de niet-aangedane zijde). Artrografie is een alternatieve röntgendiagnostische mogelijkheid.

Therapie
Konservatieve therapie is alleen bij overrekkingen en partiële rupturen geïndiceerd. Operatieve behandeling is aangewezen bij totale ruptuur van de ulnaire kollaterale band.

Letsel van het ligamentum collaterale radiale

Het betreft een zelden voorkomend letsel, dat kan ontstaan wanneer de geadduceerde duim in ulnaire richting wordt geforceerd.

Klinische bevindingen
De symptomen zijn in grote lijnen vergelijkbaar met de aandoeningen van de kollaterale ulnaire band, met dien verstande dat in dit geval de pijn (overrekking) en de instabiliteit ontstaan wanneer ulnaire abduktie van het gewricht wordt uitgevoerd.

Therapie
Zie de behandeling van het ligamentum collaterale ulnare.

(Sub)luxatie van de metacarpofalangeale gewrichten II-IV

(Sub)luxaties ontstaan meestal door een val op de geëxtendeerde hand. Een (sub)luxatie kan zowel naar dorsaal als naar palmair ontstaan. Het laatste komt verreweg het meest frekwent voor.

Klinische bevindingen
De akute (sub)luxatie wordt gekenmerkt door heftige lokale pijn, waardoor het funktieonderzoek niet uitvoerbaar is.

Het röntgenonderzoek maakt de luxatie zichtbaar.

Therapie
Door interpositie van de palmaire fibrocartilagineuze plaat kan repositie onmogelijk worden. Open repositie en restabilisatie van het gewricht blijft dan de enige mogelijkheid.

Ruptuur van de kollaterale ligamenten van de metacarpofalangeale gewrichten

Het betreft vooral de wijsvinger en de pink. Bij de wijsvinger is vooral de ulnaire kollaterale band aangedaan als gevolg van een radiaalabduktietrauma, terwijl bij de pink met name de radiale kollaterale band gerupureerd is als gevolg van een ulnairabduktietrauma.
Vaak betreft het een balsportletsel.

Klinische bevindingen
Pijn en zwelling ter hoogte van het aangedane gewricht.

Het stabiliteitsonderzoek geschiedt in 90° flexie van het gewricht: in deze positie zijn de kollaterale banden het meest gespannen.

Röntgenonderzoek dient ter uitsluiting of bevestiging van avulsiefrakturen.

Therapie
Wanneer het röntgenonderzoek geen (avulsie)frakturen toont, is de behandeling in eerste instantie konservatief:

immobiliseren door middel van een brace in 70° flexie gedurende drie à vier weken.
Bij avulsiefrakturen is de behandeling operatief.

Luxatie van de interfalangeale gewrichten

Luxatie van de proximale interfalangeale gewrichten komt vaker voor dan luxatie van de zeer stabiele interfalangeale gewrichten. Luxatie van het proximale interfalangeale gewricht kan naar dorsaal, palmair of lateraal plaatsvinden. Luxatie van het distale interfalangeale gewricht ontstaat vrijwel altijd naar dorsaal.
Een dorsale luxatie gaat niet altijd gepaard met scheuring van één of beide kollaterale ligamenten; bij de laterale luxatie ruptureert vrijwel altijd een van de kollaterale banden: de luxatie naar ulnair met een ruptuur van de radiale kollaterale band komt veel vaker voor dan de luxatie naar radiaal met een ruptuur van de ulnaire kollaterale band. De luxatie naar palmair komt het minst frekwent voor.
Avulsiefrakturen dienen röntgenologisch te worden uitgesloten.

Klinische bevindingen
Ernstige lokale pijn en bewegingsbeperking en de zichtbare deformiteit als gevolg van de luxatie zijn kenmerkend voor het letsel.

Funktieonderzoek kan en mag niet worden uitgevoerd voordat röntgenologisch onderzoek heeft plaatsgevonden.

Therapie
Wanneer er geen frakturen zijn wordt de geluxeerde falanx onder traktie gereponeerd en gedurende twee à drie weken in 20°-30° door middel van een brace geïmmobiliseerd. Daarna dient de vinger zolang door middel van tape partieel te worden geïmmobiliseerd totdat de funktie geheel genormaliseerd en pijnvrij is.
Bij avulsiefrakturen wordt na repositie eerst voorzichtig de stabiliteit getest. Bij instabiliteit wordt operatief, bij stabiliteit konservatief behandeld.
Bij de zeldzame palmaire luxatie wordt in principe operatief behandeld.

Aandoeningen van het spier-peesapparaat

Dislokatie van de pees van de M. extensor digitorum communis ter hoogte van het metacarpofalangeale gewricht

Dislokatie van de pees van de M. extensor digitorum communis ter hoogte van het metacarpofalangeale gewricht komt frekwent voor bij patiënten met reumatoïde arthritis van de handen. De spontane dislokatie bij afwezigheid van reumatoïde arthritis ziet men maar zelden. In de meeste gevallen betreft het een traumatische aandoening, in enkele gevallen een kongenitale of een idiopathisch verworven aandoening.
Bij de traumatische etiologie betreft het meestal een sportletsel.

Klinische bevindingen
De akute dislokatie gaat gepaard met heftige lokale pijn. De pees ter hoogte van de middelvinger is veel frekwenter aangedaan dan de pezen van de wijs- en ringvinger of de pink.
Meestal ontstaat de dislokatie in ulnaire richting.

De zichtbare dislokatie ontstaat tijdens flexie van de vinger in het metacarpofalangeale gewricht.

Therapie
De behandeling kan zowel konservatief als operatief zijn. De konservatieve behandeling bestaat uit immobiliseren door middel van een brace in extensie van de vinger gedurende drie weken.

De knoopsgatdeformiteit (synoniem: Boutonnièrredeformiteit)

Door geforceerde flexie van het proximale interfalangeale gewricht, zoals bij een val op de hand met geflekteerde vingers of bij sommige balsporten, komt het tot een ruptuur van het middendeel van de pees van de M. extensor digitorum communis, dat aan de basis van de middenfalanx insereert.
In de meeste gevallen betreft het de pees van de wijsvinger.

Klinische bevindingen
Aanvankelijk heeft de patiënt weinig pijn en nauwelijks funktieverlies. Even later ontstaan lokale zwelling en drukpijn aan de dorsale zijde van de basis van de middenfalanx.

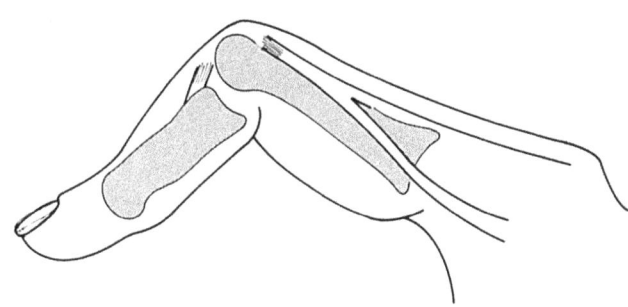

Afbeelding 4-11
Tekening van de zogenaamde knoopsgatdeformiteit. Luxatie van het kopje van de proximale falanx naar dorsaal. Flexie in het interfalangeale gewricht en hyperextensie in het distale interfalangeale gewricht.

De vinger wordt in het PIP-gewricht in flexie gehouden. Extensie in dit gewricht is niet meer mogelijk.
Omdat de retinacula voor de ulnair en radiaal verlopende pezen van de M. extensor digitorum communis meestal ook ruptureren, verplaatsen deze pezen zich naar pal-

mair en werken dan als palmairflexoren. Het kopje van de falanx proximalis komt zo tussen de laterale delen van de strekpees als door een knoopsgat naar dorsaal.
Door de trekrichting van de laterale pezen van de M. extensor digitorum communis in samenwerking met de trekrichting van de Mm. interossei komt het tot een overstrekking van het DIP-gewricht en ontstaat eveneens een lichte hyperextensie van het MCP-gewricht.

Röntgenonderzoek is aangewezen in verband met mogelijke avulsiefrakturen.

Therapie
In akute gevallen verdient operatieve behandeling door een handchirurg de voorkeur boven konservatieve therapie.
Konservatieve behandeling bestaat uit immobiliseren door middel van de vingerbrace waarbij het PIP-gewricht maximaal gestrekt is terwijl het DIP- en het MCP-gewricht vrij beweeglijk blijven. De duur van de immobilisatie dient ten minste vijf weken te zijn.

De zwanehals-hyperextensiedeformiteit

Als gevolg van een traumatische hyperextensie van het PIP-gewricht, of als gevolg van een dorsale luxatie, ruptureert de palmaire fibrocartilagineuze plaat van het gewricht, waardoor de pees van de M. extensor digitorum communis het gewricht kan hyperextenderen.
Dit letsel wordt vooral gezien bij volleyballers en handballers.

Klinische bevindingen
In het akute stadium is het stellen van de juiste diagnose niet altijd eenvoudig. De patiënt heeft zwelling en lokale pijn ter hoogte van het PIP-gewricht.

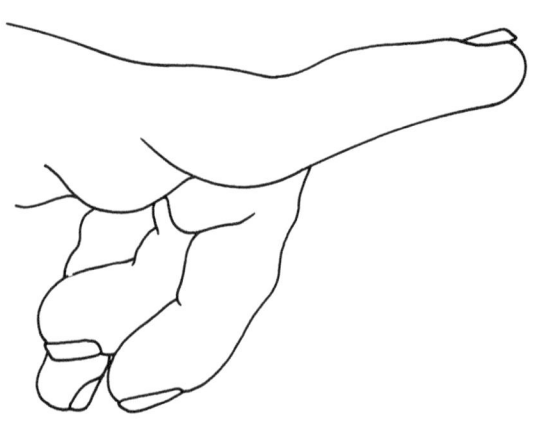

Afbeelding 4-12
Tekening van de zogenaamde zwanehals-deformiteit. Traumatische overstrekking van het PIP-gewricht als gevolg van een ruptuur van de palmaire fibrocartilagineuze plaat.

Bij het funktieonderzoek is er een zeer pijnlijk beperkte flexie van het PIP-gewricht.
Röntgenonderzoek is noodzakelijk ter uitsluiting van avulsiefrakturen.

Therapie
Immobiliseren van de vinger, gedurende ten minste twee weken, door middel van een brace waarbij het MCP-gewricht 90° geflekteerd is en de PIP- en DIP-gewrichten ca. 10° geflekteerd zijn, leidt gewoonlijk tot volledig herstel. Operatieve behandeling is noodzakelijk bij avulsiefrakturen.

Letsel van de pees van de M. extensor digitorum communis ter hoogte van het distale interfalangeale gewricht (synoniem: mallet finger, hamervinger)

Vooral bij volleyballers komt het regelmatig tot een traumatische hyperflexie of hyperextensie van een van de distale interfalangeale gewrichten. Het gevolg is een partiële, dan wel totale ruptuur van de strek-aponeurose, soms een avulsiefraktuur of een totale fraktuur van de distale falanx. Dit laatste letsel ontstaat als gevolg van hyperextensie.

Klinische bevindingen
Lokale pijn en sterke drukpijn tussen de nagel en het DIP-gewricht. Onvermogen om het DIP-gewricht aktief te strekken.

Therapie
Betreft het de ongekompliceerde ruptuur van de strek-aponeurose, dan kan zowel konservatief als operatief worden behandeld: immobilisatie van het DIP-gewricht in hyperextensie en het PIP-gewricht in 90° flexie.
De resultaten van operatieve rekonstruktie zijn beter dan van immobiliseren.

Ruptuur van de peesinsertie van de M. flexor digitorum profundus

Het betreft een typisch sportletsel dat vooral bij rugby, American football, hockey en bij gevechtssporten ontstaat als gevolg van traumatische overstrekking van het DIP-gewricht.
De ruptuur kan gepaard gaan met avulsie van een deel van de basis van de distale falanx.
De pees kan zich in sommige gevallen zelfs tot in de palm van de hand terugtrekken.

Klinische bevindingen
Pijn en zwelling van de gehele vinger.
Aktieve flexie van het DIP-gewricht is onmogelijk. Meestal kan de patiënt ook het PIP-gewricht niet meer maximaal strekken.

Röntgenonderzoek toont in veel gevallen op de laterale opname een avulsiefraktuur.

Therapie
De behandeling is operatief: herfixatie van de pees aan de basis van de distale falanx.
Bij ernstige zwelling is akute operatieve behandeling niet geïndiceerd. Operatie pas wanneer de ernstige zwelling verdwenen is. De hand wordt in deze periode in een mitella gedragen.

Tendovaginitis stenosans van de Mm. flexor digitorum profundus en superficialis (synoniem: trigger finger)

Het betreft een zeer lokale verdikking van een van de flexorpezen van de vingers, juist proximaal van een MCP-gewricht.
De etiologie van deze aandoening is onbekend. Mogelijk spelen multipele mikrotraumata hierbij een rol.

Klinische bevindingen
De patiënt klaagt gewoonlijk over het onvermogen de vinger aktief maximaal te strekken of maximaal te buiten.

Juist proximaal van het MCP-gewricht is een hard knobbeltje in de pees voelbaar. Palpatie hiervan is meestal pijnlijk. Wanneer de aandoening reeds lang bestaat, kan de patiënt vaak alleen nog maar met behulp van zijn andere hand de vinger buigen of strekken.

Therapie
Soms is een lokale injektie met 0,5 ml corticosteroïd effektief. Meestal helpt deze behandeling slechts tijdelijk of in het geheel niet en is operatief klieven van de peesschede geïndiceerd.

Overrekking van de origo van het caput obliquum van de M. adductor pollicis

Het betreft een traumatische aandoening die zelden solitair voorkomt en bijna altijd samengaat met letsel van het trapeziometacarpale I-gewricht of het metacarpofalangeale I-gewricht.

Klinische bevindingen
Lokale pijn ter hoogte van het volaire aspect van het os capitatum aan de basis van de thenar. Dit pijnpunt vindt men in het proximale verlengde van de derde straal.

Passieve repositie is pijnlijk, evenals adduktie van de duim tegen weerstand.

Therapie
Dwarse friktie is gewoonlijk zeer werkzaam. Meestal zijn vier tot zes behandelingen nodig.

Aandoeningen van de Mm. interossei

De Mm. interossei van de hand zijn zelden aangedaan. Meestal betreft het mensen die veel fijn werk met de vingers moeten verrichten, zoals bespelers van snaar- en toetsinstrumenten, typisten enz.
De Mm. interossei dorsales zijn veel vaker aangedaan dan de Mm. interossei palmares.
Het letsel kan gelokaliseerd zijn in de spierbuik, in het peesje of in de teno-ossale insertie.

Klinische bevindingen
Betreft het, zoals meestal het geval is, een aandoening van de Mm. interossei dorsales, dan wordt de pijn vooral aan de dorsale zijde van de middenhand gevoeld. Soms is er enige uitstraling naar proximaal.

Het spreiden van de vingers tegen weerstand is pijnlijk:
- radiale abduktie van de wijsvinger: M. interosseus dorsalis I
- radiale abduktie van de middelvinger: M. interosseus dorsalis II
- ulnaire abduktie van de middelvinger: M. interosseus dorsalis III
- ulnaire abduktie van de ringvinger: M. interosseus dorsalis IV

Door middel van palpatie wordt de exakte plaats van de laesie gelokaliseerd.

Bij aandoeningen van de Mm. interossei palmares is sluiten van de vingers tegen weerstand pijnlijk:
- ulnaire abduktie van de wijsvinger: M. interosseus palmaris I
- radiale abduktie van de ringvinger: M. interosseus palmaris II
- radiale abduktie van de pink: M. interosseus palmaris III

Therapie
Dwarse friktie is ongeacht de lokalisatie in vrijwel alle gevallen zeer effektief. Is de spierbuik aangedaan, dan zijn gewoonlijk slechts twee à drie behandelingen nodig; is de aandoening in de pees of ter hoogte van de insertie gelokaliseerd, dan zijn gewoonlijk vier à zes behandelingen nodig.

Morbus Dupuytren

Het betreft een fibreuze hypertrofie met kontraktuur van de aponeurosis palmaris. Aanvankelijk zijn er fibreuze knobbels die zich in een later stadium uitbreiden tot strengen. Het gevolg is een flexiekontraktuur van één of meer vingers, die meestal is gelokaliseerd ter hoogte van de vierde en vijfde straal van de hand.
De aandoening komt vooral voor bij mannen na het veertigste levensjaar.

De etiologie is onbekend, mogelijk spelen chronische mikrotraumata een rol. Zo kwam deze aandoening vroeger nogal eens voor bij koetsiers: de zogenaamde 'koetsiershand'.
Ook erfelijke faktoren schijnen een belangrijke rol te spelen.
Mogelijk spelen tevens sommige anti-epileptica een rol; de aandoening komt bij epileptici naar verhouding vaak voor.

Klinische bevindingen
De patiënt heeft geen pijn, maar een onvermogen om aktief en later ook passief de vierde en de vijfde vinger te strekken.
De fibreuze strengen van de aponeurosis palmaris zijn palpabel.

Therapie
De aandoening is uiterst moeilijk te behandelen. Fysiotherapeutische maatregelen hebben slechts zelden effekt.

Indien er toch enig resultaat van een behandeling wordt geboekt, is het effekt hiervan meestal zeer tijdelijk.
Ook de resultaten van operatieve behandeling zijn niet altijd bevredigend.

Neurologische aandoeningen

De verschillende kompressie-neuropathieën van de hand worden besproken in de serie *Orthopedische geneeskunde en manuele therapie* deel 2b, hoofdstuk B1, Kompressie-neuropathieën van de bovenste extremiteit.

Overige aandoeningen

Aseptische necrose

Eerder werd de ziekte van Kienböck beschreven, de aseptische necrose van het os lunatum. Deze aandoeningen berusten op een vaskularisatiestoornis van het bot. Doordat bij deze ziekten het botweefsel wordt vervangen door fibreus weefsel, ontstaat gemakkelijk vervorming van het aangedane bot.
Deze aandoeningen worden vooral gezien bij kinderen en adolescenten; bij mannen vaker dan bij vrouwen. In de hand komen soms eveneens juveniele aseptische botnecrosen (of osteochondrosen) voor:
- De ziekte van Burns: gelokaliseerd in een kopje van een van de ossa metacarpale;
- de ziekte van Thiemann: gelokaliseerd in de proximale interfalangeale vingergewrichten.

Ganglion

Op verschillende plaatsen in de hand kan een ganglion ontstaan. Een veel voorkomende lokalisatie is tussen de kopjes van os metacarpale II en III.
Het is belangrijk de aandoening te differentiëren van beginnende reumatoïde arthritis van de MCP II- en III-gewrichten.

Klinische bevindingen
Er is een fluktuerende zwelling tussen de kopjes van de metacarpalia II en III. Deze zwelling is palpabel. Het gewricht zelf blijkt niet gezwollen te zijn.
Het funktieonderzoek is meestal negatief.

Therapie
Punkteren en aspireren van het ganglion is meestal kuratief. Recidief is, in tegenstelling tot het ganglion ter hoogte van de carpus, zeldzaam.

Hoofdstuk 5

HEUP

Inhoud

5-1	Onderzoek	113
	Beschrijving van het funktieonderzoek	116
5-2	Pathologie en therapie	123

Gewrichtsaandoeningen met kapsulaire bewegingsbeperking

Traumatische arthritis	123
Niet-traumatische arthritis	123
Arthrosis (coxarthrosis)	123
Morbus Perthes (Calvé-Legg-Waldenström)	124
Coxitis fugax	125

Gewrichtsaandoeningen met niet-kapsulaire bewegingsbeperking

Osteochondrosis dissecans	125
Ischemische femurkopnecrose	125
Epifysiolysis capitis femoris	126
Corpora libera	126

Aandoeningen van de bursae

Bursitis iliopectinea (psoas-bursitis)	127
Bursitis subtrochanterica	127
Bursitis ischiadica	128

Aandoeningen van het spier-peesapparaat

Pubalgie	128
Aandoeningen van de heupadduktoren 1	130
Overrekking spierbuik/spier-peesovergang M. adductor longus	131
Aandoeningen van de heupadduktoren 2	132

(Insertie-)tendopathie van de M. rectus femoris	133
Aandoeningen van de M. rectus femoris	135
Aandoeningen van de M. sartorius	136
Aandoeningen van de M. iliopsoas	136
Overrekking van de tractus iliotibialis en M. tensor fasciae latae	137
Coxa saltans ('snapping hip')	138
Overrekking en (partiële) ruptuur van de spierbuik M. quadriceps femoris	139

Aandoeningen van de hamstrings

Insertie-tendopathie hamstrings	140
Overrekking/partiële ruptuur spierbuik hamstrings	141
Tendinitis van de M. gluteus maximus/ M. gluteus medius	143

Overige aandoeningen van de heupregio

Liespijn bij negatief funktieonderzoek van de heup	143
Stressfrakturen	143
Apofysaire avulsiefrakturen bij kinderen	144

Kompartimentsyndromen

Het akute kompartimentsyndroom	144
Het inspanningsgebonden kompartimentsyndroom	144
Het achterste kompartimentsyndroom van de dij	145
Het laterale kompartimentsyndroom van de dij	145
'Sign of the buttock'	145

5-1 Onderzoek

Het heupgewricht (articulatio coxae)

Nulstand
Bovenbeen in het verlengde van de romp. De rechte lijn van de spina iliaca anterior superior naar het midden van de patella maakt een rechte hoek met de lijn die de onderzijde van de beide spinae iliacae anteriores superiores verbindt.

Ruststand (maximal loose-packed position)
Ca. 30° flexie, ca. 30° abduktie en lichte exorotatie.

Vergrendelde stand (maximal close-packed position)
Maximale extensie, endorotatie en abduktie.

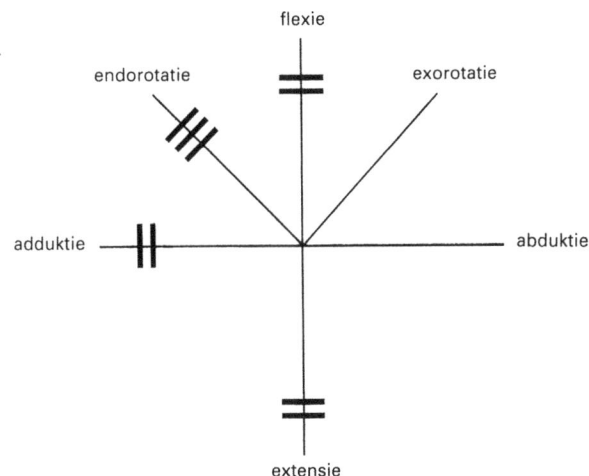

Kapsulair patroon
Endorotatie het meest beperkt, extensie, flexie en abduktie ongeveer evenveel beperkt; exorotatie en abduktie het minst beperkt.

Overzicht van het onderzoek

De meeste aandoeningen van het heupgewricht, maar ook vele periartikulaire strukturen, veroorzaken pijn in de lies. Daarnaast ontstaat ook vaak uitstralende pijn, met name in het L3-dermatoom (voorzijde bovenbeen, de knie en een gedeelte van het onderbeen). Men dient er rekening mee te houden dat pijn die wordt veroorzaakt door een heupaandoening *in een deel* van het L3-dermatoom gelokaliseerd kan zijn. Bekend is bijvoorbeeld de anterieure kniepijn bij coxartrose. Het funktieonderzoek van de knie is in dergelijke gevallen uiteraard negatief, terwijl dat van de heup positief uitvalt.

Het liesgebied is een verzamelplaats van verschillende dermatomen, zoals het Th12-, L1-, L2-, L3-, S3- en S4-dermatoom. Liespijn komt echter soms ook voor bij L4- en L5-wortelsyndromen. Om het geheel nog ingewikkelder te maken kan een groot aantal andere aandoeningen eveneens liespijn veroorzaken, zoals de verschillende herniae in het liesgebied (hernia inguinalis, hernia femoralis en de meer zeldzame hernia obturatorius), sommige aandoeningen van de tractus urogenitalis en zwelling van lokale lymfeklieren. Ook kan liespijn optreden bij aandoeningen van een sacro-iliacaal gewricht of van de symfyse.

Heupaandoeningen kunnen ook pijn in de rug en in de gluteusregio veroorzaken, gedeeltelijk doordat het L3-dermatoom zich eveneens in deze regio bevindt, gedeeltelijk sekundair doordat de belasting van de rug bij verschillende heupletsels kan veranderen. In het gluteusgebied overlappen eveneens weer verschillende dermatomen, te weten de L4 (soms), L5-, S1- en S2-dermatomen. Pijn in de gluteusregio heeft echter meestal een lumbale oorzaak.

Het is dus niet altijd eenvoudig aandoeningen van het heupgewricht of periartikulaire aandoeningen te differentiëren van aandoeningen van de lumbale wervelkolom, het sacro–iliacale gewricht en de symfyse of van een aandoening van de tractus urogenitalis. De inspektie zowel in stand als tijdens lopen, de anamnese en het funktieonderzoek, dienen uiterst zorgvuldig te worden uitgevoerd.

Algemene inspektie
Men let bij het binnenkomen van de patiënt op de wijze waarop hij/zij gaat, de algemene houding, de gelaatsuitdrukking en of de patiënt hulpmiddelen gebruikt. Veel loopstoornissen zijn kenmerkend voor bepaalde aandoeningen.

Anamnese
(Zie ook Anamnese van de lumbale wervelkolom, deel 4b van de serie Orthopedische geneeskunde en manuele therapie.)

Leeftijd, beroep, hobby/sport?
Er zijn veel aandoeningen van het heupgewricht die alleen op bepaalde leeftijden voorkomen. Enkele voorbeelden: coxitis fugax en Morbus Perthes bij zeer jonge kinderen, epifysiolysis capitis femoris bij teenagers, osteochondrosis dissecans bij adolescenten en coxarthrosis bij volwassenen.
Een bepaald beroep kan veel van de heupgewrichten vergen, bijvoorbeeld bij mensen die frekwent zware lasten moeten dragen. Voetbal is bijvoorbeeld een sport waarbij frekwent de zogenaamde pubalgie voorkomt.

Wat zijn de klachten?
- *Pijn? Waar, wanneer?*
- *Zwelling? Met of zonder koorts?*
- *Paresthesieën? Waar, wanneer?*
- *Gestoord looppatroon?*

De lokalisatie van de pijn is mede van belang ter differentiatie van lumbale aandoeningen. Wanneer de pijn uitsluitend bij belasten in de lies optreedt, is de kans groot

dat het inderdaad een heupaandoening betreft. Pijn die vooral aan het begin van belasting optreedt, kan het gevolg zijn van (beginnende) coxartrose, of bij jonge mensen ontstaan als gevolg van een tendopathie. Pijn in het bijzonder 's nachts *kan* op een tumoraal proces wijzen.
Zwelling in de lies wordt meestal veroorzaakt door de lokale lymfeklieren. Zelden betreft het een dusdanig ernstige bursitis iliopectinea, dat hierbij zwelling ontstaat. Zwelling met koorts kan duiden op een abces, bijvoorbeeld ten gevolge van tuberculose.
Paresthesieën aan de anterolaterale zijde van het bovenbeen worden nogal eens veroorzaakt door een meralgia paraesthetica, een kompressie-neuropathie van de N. cutaneus femoris lateralis, ter hoogte van de spina iliaca anterior superior. Paresthesieën in het liesgebied zelf kunnen worden veroorzaakt door kompressie van een van de kleinere zenuwen in dat gebied, zoals de N. obturatorius of de N. ilioinguinalis. Dergelijke paresthesieën treden vooral op tijdens zitten en/of lopen, hetgeen in kombinatie met de lokalisatie bijvoorbeeld niet past bij een aandoening van de lumbale wervelkolom.
Een gestoord looppatroon is zelden de enige klacht; bij kleine kinderen valt het de ouders soms op dat het kind 'niet normaal loopt'. Dit kan bijvoorbeeld het gevolg zijn van een subluxatie van de heup.

Hoe zijn de klachten begonnen?
Deze vraag is van belang voor de mogelijk in te stellen kausale therapie. Zijn de klachten het gevolg van een ongeval, dan tracht men zo nauwkeurig mogelijk te weten te komen wat er precies is gebeurd. Indien de klachten spontaan optreden, dient men zoveel mogelijk informatie te verzamelen over de belastingen die de patiënt tijdens werk of sportbeoefening ondergaat.

Wat is de aard van de pijn?
- *Zeurend?*
- *Stekend?*
- *Zeer kortdurende steken?*

Zeurende pijn past bijvoorbeeld zeer goed bij een voortgeschreden stadium van coxartrose.
Stekende pijn ontstaat vaak tijdens aktiviteit bij tendinitis, vooral vanaf het derde klinische stadium.
Zeer kortdurende steken *kunnen* het gevolg zijn van een tendinitis, maar worden veel frekwenter veroorzaakt door corpora libera (gewrichtsmuizen).

Hoelang bestaan de klachten al?
De duur van de klachten zegt over het algemeen iets over de ernst en over de prognose. Dit geldt zowel voor gewrichtsaandoeningen als voor periartikulaire aandoeningen. Hoe korter de klachten bestaan en hoe eerder met therapie wordt begonnen, hoe sneller therapeutisch resultaat volgt.

Is de heup de enige pijnlijke regio (gewricht) of zijn (waren) er ook klachten van andere regio's (gewrichten)?
Wanneer deze vraag positief wordt beantwoord, dient men met de mogelijkheid van een systeemziekte rekening te houden.

Heeft de patiënt een of meer operaties ondergaan?
Operaties aan de heup, zoals een osteotomie, maken een tweede operatie nogal eens noodzakelijk.
Andere operaties zijn mogelijk in verband met een maligne aandoening uitgevoerd; er kan nu sprake zijn van metastasering.

Gebruikt de patiënt medicijnen?
Bij gebruik van anticoagulantia zijn de meeste vormen van mechanische therapie, zoals friktie of manipulatie, gekontraïndiceerd.
Gebruikt patiënt niet-steroïde antiflogistica? Antihypertensiva? Antidepressiva?

Welke behandelingen zijn tot nu toe toegepast?
Deze vraag is van belang in verband met de in te stellen behandeling. In het algemeen zal men een behandeling die (elders) reeds gegeven werd niet voortzetten wanneer deze zonder succes gebleven is, tenzij men aan de adekwate uitvoering hiervan twijfelt.

Specifieke inspektie in stand
Zie ook Orthopedische geneeskunde en manuele therapie, deel 1, Anatomie in vivo.

Inspekteer de patiënt zowel van voren als van achteren en van beide zijden (let daarbij op de gehele houding):
- stand van de voeten;
- stand van de knieën;
- stand van de benen;
- stand van het bekken;
- beenlengte;
- eventuele atrofie, zwelling, kleurverandering.

Palpatie
Heeft de patiënt *op dit moment* pijn? Zo ja, verandert de pijn tijdens het funktieonderzoek?

Vergelijk altijd de aangedane met de niet-aangedane zijde.

De essentiële tests (basisonderzoek) worden vetgedrukt weergegeven. De overige tests worden toegevoegd afhankelijk van de bevindingen uit het basisonderzoek.

Ook al lijkt het uit het eerste deel van het klinisch onderzoek (algemene inspektie, anamnese, palpatie en specifieke inspektie) duidelijk dat er sprake is van een heupaandoening, tóch wordt in stand *altijd* met het basisonderzoek van de lumbale wervelkolom begonnen. Zie hiervoor de serie *Orthopedische geneeskunde en manuele therapie, deel 4b.*

In stand

1 **Basisonderzoek lumbale wervelkolom (extensie, lateraalflexie links/rechts en flexie)**

Aktieve bewegingen
2 **Test volgens Trendelenburg**
3 Aktieve endorotatie beide heupen
4 Aktieve exorotatie beide heupen

In ruglig

Passieve bewegingen
5   Passieve endorotatie beide heupen
6   Passieve exorotatie beide heupen
7   **Gestrekt heffen van het been**
8   **Sacro-iliacale-gewrichtstest: druk op beide spinae iliacae anteriores superiores naar dorsaal en lateraal**
9   **Passieve heupflexie**
10 Vanuit maximale passieve heupflexie naar maximale flexie met adduktie.
11 **Passieve heupendorotatie vanuit 90° heupflexie**
12 **Passieve heupexorotatie vanuit 90° heupflexie**
13a **Passieve heupabduktie met gestrekte knie**
13b Passieve heupabduktie met gebogen knie
14 **Passieve heupadduktie**

Weerstandstests (en M. iliopsoas-rektest)

15a **Weerstand heupflexie vanuit 90° heupflexie**
15b Weerstand heupflexie met gelijktijdig uitgevoerde exorotatie vanuit ca. 45° heupflexie
15c Weerstand heupflexie met gelijktijdig uitgevoerde exorotatie vanuit extensie en endorotatie heup
15d Musculus iliopsoas-rektest
16 **Weerstand heupabduktie (beide benen tegelijk)**
17a **Weerstand heupadduktie (beide benen tegelijk) vanuit de nulstand**
17b Weerstand heupadduktie (beide benen tegelijk) In ca. 45° heupflexie en ca. 90° knieflexie
17c Weerstand heupadduktie vanuit 90° heupflexie
17d Weerstand heupadduktie met gelijktijdig uitgevoerde flexie vanuit ca. 70° heupflexie

In buiklig

Passieve bewegingen
18 **Passieve heupextensie**
19 **Passieve heupextensie met gelijktijdig uitgevoerde knieflexie (L3-rektest)**
20 **Passieve endorotatie (beide benen tegelijk) vanuit ca. 90° knieflexie**

Weerstandstests
21 **Weerstand heupendorotatie (beide benen tegelijk) vanuit ca. 90° knieflexie**
22 **Weerstand heupexorotatie (beide benen tegelijk) vanuit ca. 90° knieflexie**
23 **Weerstand heupextensie**
24 **Weerstand knie-extensie vanuit 90° knieflexie**
25 **Weerstand knieflexie vanuit 90° knieflexie**

Palpatie
Na het funktieonderzoek wordt opnieuw gepalpeerd naar zwelling en warmte en wordt tevens – indien mogelijk – de vermoedelijk aangedane struktuur gepalpeerd om de plaats van de aandoening zo nauwkeurig mogelijk te lokaliseren.

Aanvullend onderzoek bij bewegingsbeperking
Speciële tests voor gewrichtsspel, evenals traktie- en kompressietests.
Zie deel 3b, *Therapie extremiteiten; zie voor het speciële onderzoek van de lumbale wervelkolom en het sacro-iliacale gewricht, deel 4b, Wervelkolom van de serie Orthopedische geneeskunde en manuele therapie.*

Overig aanvullend onderzoek
- Zo nodig, beeldvormend onderzoek (o.a. konventioneel röntgenonderzoek, CT-scan, artrografie, MRI en echografie).
- Laboratoriumonderzoek.
- EMG.

Beschrijving van het funktieonderzoek

Aktieve bewegingen

Het onderzoek door middel van aktieve bewegingen wordt uitgevoerd ter beoordeling van de bewegingsuitslagen en het bewegingsverloop. De bewegingsuitslag wordt vergeleken met die van het passieve onderzoek. Kan de patiënt de klachten tijdens deze bewegingen provoceren?
Bij het onderzoek van de heup is de differentiatie tussen aandoeningen van de heup, de LWK, de SI-gewrichten, symfyse en interne organen van groot belang.

Passieve bewegingen

Evenals bij de aktieve wordt bij de passieve bewegingen de bewegingsuitslag bepaald. De resultaten van beide onderzoeken worden met elkaar vergeleken. In geval van bewegingsbeperking dient men in de eerste plaats vast te stellen of het een kapsulaire, dan wel een niet-kapsulaire bewegingsbeperking betreft.
Zeer belangrijk is het bepalen van het eindgevoel en de vraag of de klachten van de patiënt tijdens dit deel van het onderzoek geprovoceerd kunnen worden.

Weerstandstests

De weerstandstests voert men uit om de kontraktiele strukturen op kracht en pijnlijkheid te onderzoeken. Rondom het heupgewricht liggen verschillende bursae die, wanneer ze zijn aangedaan, tijdens isometrische kontraktie pijnlijk kunnen worden gekomprimeerd.

In stand

1 Basisonderzoek lumbale wervelkolom

Het basisonderzoek van de lumbale wervelkolom bestaat uit de volgende aktieve bewegingen: extensie, links- en rechtslateraalflexie en flexie.
Bij het heuponderzoek zijn bewegingen van de lumbale wervelkolom niet te vermijden. Zo zal bijvoorbeeld bij heupflexie de LWK eveneens flekteren; bij endorotatie van de heup zal een homolaterale lateraalflexie van de LWK plaatsvinden en bij exorotatie van de heup zal een heterolaterale lateraalflexie van de LWK ontstaan.

2 Test volgens Trendelenburg

De patiënt staat op het aangedane been en flekteert het niet-aangedane been ca. 90° in de heup.
De onderzoeker hurkt of zit achter de patiënt en palpeert de onderzijde van de beide spinae iliacae posteriores superiores.

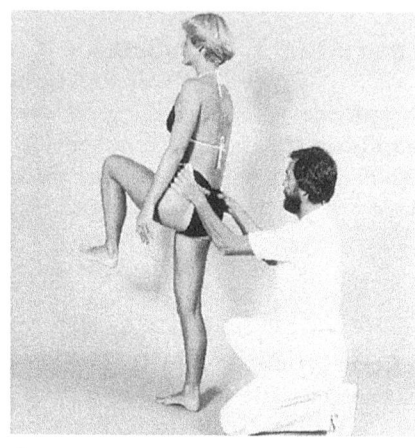

2

De test is positief wanneer de spina iliaca posterior superior aan de kant van het standbeen stijgt, respectievelijk aan de andere kant zakt. Dit betekent dat er zwakte is van de M. gluteus medius. Oorzaken hiervoor zijn: aandoeningen waarbij origo en insertie van de spier dichter bij elkaar komen, zoals epifysiolysis capitis femoris, aangeboren (sub)luxatie van de heup, frakturen van de trochanter major, ernstige vormen van coxarthrosis en verschillende neurologische ziektebeelden.

3 AKTIEVE ENDOROTATIE BEIDE HEUPEN

De patiënt houdt de knieën gestrekt en tracht beide heupen zover mogelijk te endoroteren.
De onderzoeker let op eventuele asymmetrieën en zorgt ervoor dat de verbindingslijn tussen de beide spinae iliacae anteriores superiores in het frontale vlak blijft.

De bewegingsuitslag wordt vergeleken met de bewegingsuitslag in ruglig in 0° en 90° flexie van de heup en in buiklig (vanuit de nulstand).

4 AKTIEVE EXOROTATIE BEIDE HEUPEN

De patiënt tracht met gestrekte knieën beide heupen zover mogelijk te exoroteren.
De onderzoeker let op eventuele asymmetrieën en zorgt ervoor dat de verbindingslijn tussen de beide spinae iliacae anteriores superiores in het frontale vlak blijft.

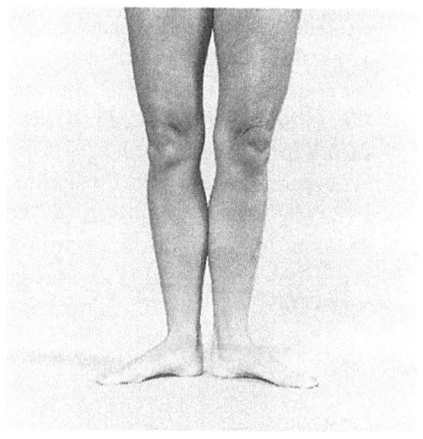

4

De bewegingsuitslag wordt vergeleken met de bewegingsuitslag in ruglig in 90° heupflexie.
Er bestaat vrijwel altijd een lichte asymmetrie; het rechter heupgewricht heeft bij de meeste mensen iets meer exorotatie dan de linker zijde.

In ruglig

5 PASSIEVE ENDOROTATIE BEIDE HEUPEN

De onderzoeker omvat de onderbenen van de patiënt ter hoogte van de malleoli en endoroteert beide heupen maximaal. De knieën blijven gestrekt.

Gewoonlijk bestaat er een pseudo-asymmetrische bewegingsuitslag als gevolg van een asymmetrische stand van de acetabuli.

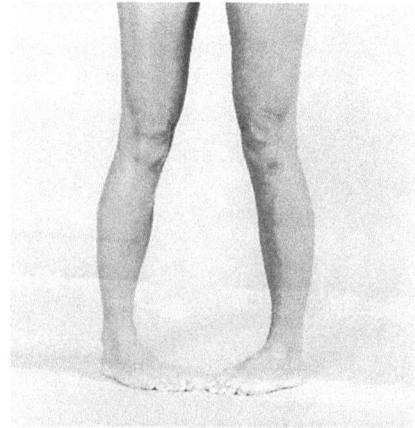

3

6 PASSIEVE EXOROTATIE BEIDE HEUPEN

Op dezelfde wijze als beschreven bij test nr. 5 omvat de onderzoeker de onderbenen van de patiënt en voert nu een maximale exorotatie van beide heupen uit.

Evenals bij de endorotatietest (nr. 5) wordt ook hier vrijwel altijd een geringe asymmetrische bewegingsuitslag gevonden als gevolg van de bijna altijd aanwezige bekkenasymmetrie.

7 Gestrekt heffen van het been

Het gestrekt heffen van het been is een test voor aandoeningen van de hamstrings, als ook voor de beweeglijkheid van de wortels L4 t/m S2.

Het gestrekt heffen van het been kan eveneens pijnlijk en beperkt zijn bij ern-

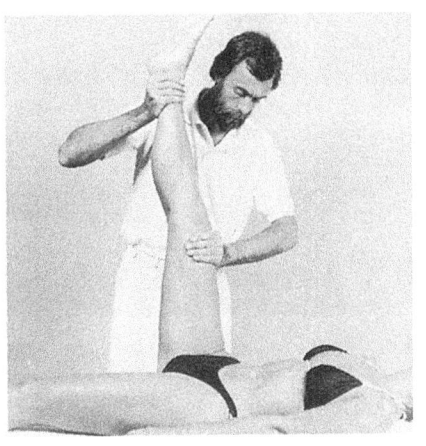

7

stige pathologie van en rondom het heupgewricht.

8 Sacro-iliacale gewrichtstest

De patiënt ligt ontspannen op de rug, de benen gestrekt.

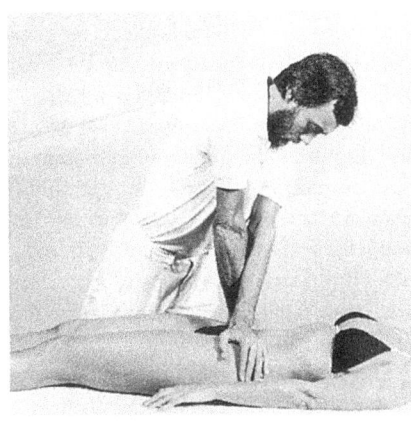

8

De onderzoeker plaatst zijn handen op de spinae iliacae anteriores superiores zodanig, dat de gestrekte armen gekruist zijn terwijl de schouders zich boven de handen bevinden.
Hierbij worden verschillende strukturen van en rondom het sacro-iliacale gewricht getest.

De test is positief wanneer de patiënt unilaterale pijn aangeeft. Deze pijn kan in het buik-liesgebied, het gluteusgebied of in het been gevoeld worden.
Herhaal de test met door de arm van de patiënt ondersteunde lordose. Is de test nu nog positief, dan is sacro-iliacale pathologie zeer waarschijnlijk en dient het verdere sacro-iliacale gewrichtsonderzoek – *zoals beschreven in deel 4a van de serie* – te worden uitgevoerd.

9 Passieve heupflexie

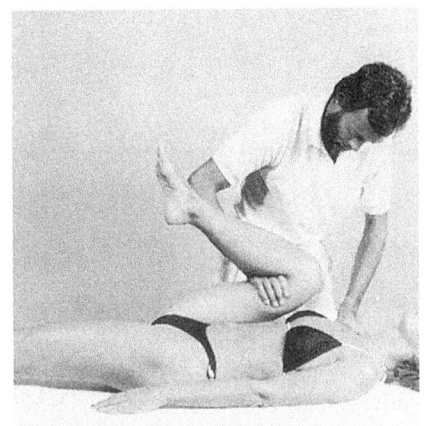

9

De onderzoeker omvat de posterieure zijde van het bovenbeen van de op de rug liggende patiënt juist proximaal van de knie en flekteert de heup van de patiënt zover mogelijk.
Men let hierbij op bewegingsuitslag, eindgevoel (over het algemeen *zacht* en pijnlokalisatie.
edacht moet worden dat ook de lumba- wervelkolom bij deze test flekteert.

ijn zonder bewegingsbeperking ont- .aat gewoonlijk tengevolge van kom- ressie van een van de strukturen in het esgebied.
.ewegingsbeperking kan kapsulair of iet-kapsulair zijn. In het eerste geval etreft het meestal coxarthrosis, in het veede geval vaak een corpus liberum.

10 Vanuit maximale passieve heupflexie naar maximale flexie met adduktie

Op dezelfde wijze als beschreven bij test nr. 9 wordt de heup maximaal geflek-

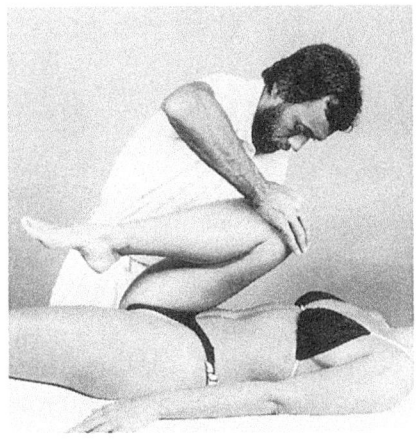

10a

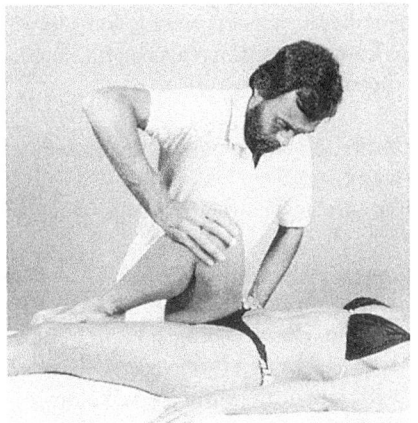

10b

teerd; vanuit deze stand wordt de heup nu langzaam geadduceerd. Hierbij kunnen van lateraal naar mediaal de volgende structuren worden gekomprimeerd:
- inserties van de M. tensor fasciae latae en (gedeeltelijk) de M. sartorius;
- insertie van de M. rectus femoris;
- M. iliopsoas, de bursa iliopectinea en de vaat-zenuwstreng;
- insertie van de M. pectineus;
- insertie van de M. adductor longus.

In de maximale flexie-adduktiestand kan dan nog geëndoroteerd worden; wanneer deze test de specifieke (traumatisch) ontstane klachten veroorzaakt, dient men de mogelijkheid van een letsel van het labrum acetabulare te overwegen.

11 Passieve heupendorotatie

De onderzoeker omvat met zijn homola-

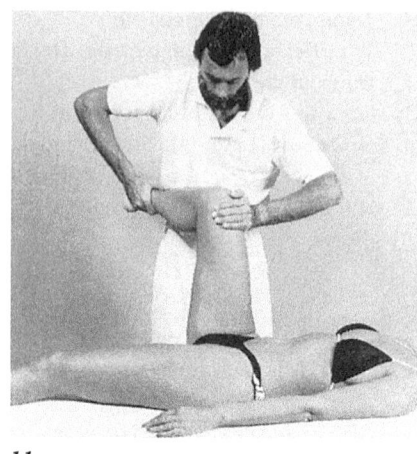

11

terale hand de mediale zijde van het onderbeen van het in heup en knie 90° gebogen been van de op de rug liggende patiënt. Zijn andere hand plaatst hij op de anterolaterale zijde van het bovenbeen juist proximaal van de patella.
De onderzoeker draait nu het onderbeen zover mogelijk naar buiten, terwijl de knie op dezelfde plaats blijft (endorotatie van de heup).

Men let op bewegingsuitslag, eindgevoel en pijn.
Het eindgevoel is gewoonlijk vast-elastisch.
Bewegingsbeperking is bijna altijd kapsulair.
Men dient er rekening mee te houden dat er tevens een homolaterale lateraalflexie van de lumbale wervelkolom optreedt.

12 Passieve heupexorotatie
De onderzoeker omvat met zijn homolaterale hand vanaf lateraal het onderbeen van het in heup en knie 90° gebogen been van de op de rug liggende patiënt. Zijn andere hand wordt tegen de anteromediale zijde van het bovenbeen geplaatst, juist proximaal van de patella.

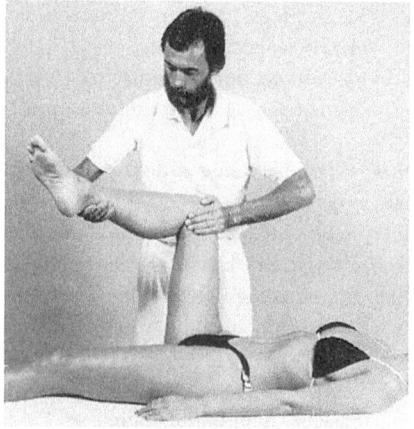

12

Nu wordt het onderbeen zo ver mogelijk naar binnen gedraaid terwijl de knie op dezelfde plaats blijft (exorotatie van de heup).

Men let op bewegingsuitslag, eindgevoel en pijn.
Het eindgevoel is gewoonlijk vast-elastisch.
Bewegingsbeperking is meestal het gevolg van een niet-kapsulaire aandoening, zoals corpora libera.

13a Passieve heupabduktie met gestrekte knie
De op de rug liggende patiënt abduceert het niet-aangedane been zover dat het

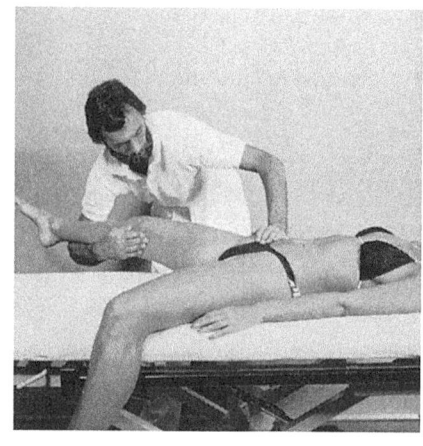

13a

onderbeen over de rand van de bank hangt. De onderzoeker omvat het andere been zodanig dat het onderbeen op het volaire deel van de onderarm rust terwijl de hand zich aan de mediale zijde van de gestrekte knie bevindt. De onderzoeker plaatst zijn andere hand aan de laterale zijde van het bekken van de patiënt ter hoogte van de spina iliaca anterior superior.
De onderzoeker abduceert nu het been aan de te onderzoeken zijde zonder in de heup te flekteren.

Men let op bewegingsuitslag, eindgevoel en pijn.
Het eindgevoel is gewoonlijk zachtverend, hetgeen wordt veroorzaakt door de toenemende spanning in de heupadduktoren.
Bewegingsbeperking is meestal het gevolg van een kapsulaire aandoening, het meest frekwent betreft het coxarthrosis.
Pijn zonder bewegingsbeperking is meestal het gevolg van een aandoening van de heupadduktoren die bij deze test op rek gebracht worden.

13b Passieve heupabduktie met gebogen knie
Wanneer de patiënt tijdens de passieve heupabduktie met gestrekte knie pijn aangeeft, wordt, zonder de heup te flekteren, de knie 90° gebogen, waarna de beweging verder kan worden uitgevoerd omdat de M. gracilis nu ontspannen is.

Bij een aandoening van de M. gracilis zou dus het volgende kunnen gebeuren: er ontstaat pijn tijdens abduktie met gestrekte knie, die verdwijnt wanneer de knie wordt gebogen en die weer terugkomt aan het einde van de abduktiebeweging.

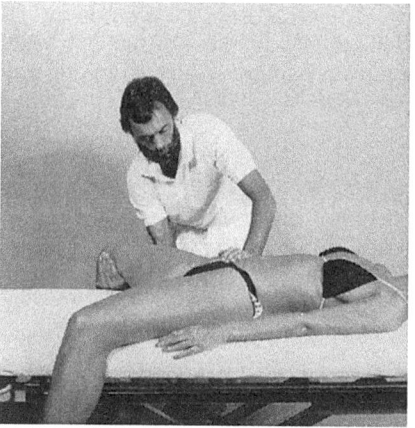

13b

Ook kan men de heup 45° flekteren en dan abduceren.
Deze test kan bij verschillende aandoeningen van het heupgewricht positief zijn, maar dit is niet zeer specifiek. Wordt echter pijn in de trochanter major regio gevoeld, dan kan dat wijzen op subtrochantere pathologie, bijvoorbeeld een bursitis van een van de rondom de trochanter gelegen bursae.

14 Passieve heupadduktie
Adduktie van een heup is alleen mogelijk wanneer het andere been in de heup geflekteerd of geëxtendeerd wordt. De op de rug liggende patiënt plaatst de voet van het niet aangedane been aan de laterale zijde van de knie van het andere been. De onderzoeker staat aan de nietaangedane zijde van de patiënt en omvat het – in de knie gestrekte – te onderzoeken been vanaf lateraal zodanig, dat het onderbeen op de onderarm van de onderzoeker rust terwijl zijn hand zich aan de laterale zijde van de knie bevindt.
De onderzoeker adduceert nu het te onderzoeken been.

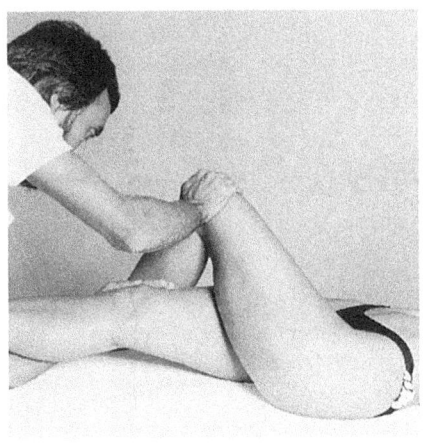

14

Men let op bewegingsbeperking, eindgevoel en pijn.
Het eindgevoel is gewoonlijk zachtverend, hetgeen wordt veroorzaakt door rek van de laterale musculatuur van de bekken-bovenbeenspieren.
Bewegingsbeperking komt zelden voor.

Pijn kan het gevolg zijn van rek van de bekken–bovenbeenspieren (M. tensor fasciae latae en tractus iliotibialis), of kompressie van de daaronder liggende bursae subtrochantericae.

15a Weerstand heupflexie
De op de rug liggende patiënt flekteert de te onderzoeken heup 90°. De onderzoeker staat aan het hoofdeinde aan de aangedane zijde van de patiënt en plaatst zijn homolaterale hand tegen de voorzijde van het distale deel van het onderbeen, terwijl zijn andere hand aan dezelfde zijde op de schouder van de patiënt wordt geplaatst.
De patiënt wordt verzocht de knie in de richting van de homolaterale schouder te bewegen.
De onderzoeker geeft met gestrekte arm isometrische weerstand.

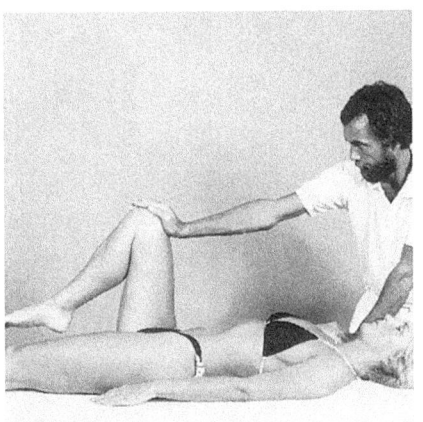

15a

Hierbij wordt met name de M. iliopsoas op kracht en pijnlijkheid getest.
Bij verdenking van letsel van de M. iliopsoas wordt deze spier meer specifiek onderzocht.
Hiertoe bestaan verschillende tests die hierna beknopt worden besproken.

15b WEERSTAND HEUPFLEXIE MET GELIJKTIJDIG UITGEVOERDE EXOROTATIE
De onderzoeker staat aan de aangedane zijde van de op de rug liggende patiënt en omvat het onderbeen zo distaal mogelijk vanaf mediaal. Zijn andere hand wordt aan de voorzijde van het meest distale deel van het bovenbeen geplaatst.

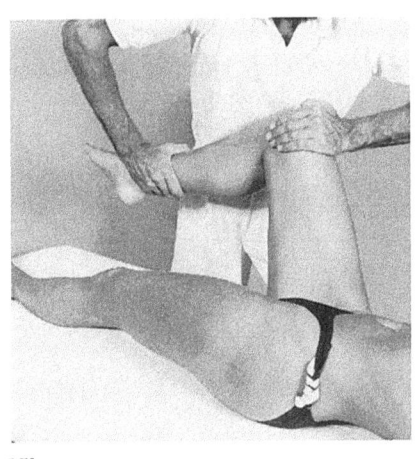

15b

De heup van de patiënt is ca. 45° geflekteerd.
De patiënt wordt nu verzocht de knie naar de homolaterale schouder te bewegen en gelijktijdig de hiel naar de heterolaterale knie te bewegen.
De onderzoeker geeft isometrische weerstand.
Zo wordt de iliopsoas-funktie (flexie en exorotatie van de heup) specifieker getest dan in test nr. 12 het geval was.

15c WEERSTAND HEUPFLEXIE MET GELIJKTIJDIG UITGEVOERDE EXOROTATIE VANUIT EXTENSIE EN ENDOROTATIE
Dezelfde test kan vanuit gerekte stand worden uitgevoerd: men verzoekt de patiënt het in de heup geëxtendeerde en geëndoroteerde been in flexie- en exorotatie-richting te bewegen. De onderzoeker geeft isometrische weerstand.

15d MUSCULUS ILIOPSOAS-REKTEST
De M. iliopsoas dient ook op rek te worden getest.
De patiënt ligt op de rug zodanig, dat het sacrum op het korte einde van de behandelbank ligt. Het niet-aangedane been wordt door de patiënt in de heup maximaal geflekteerd, terwijl het andere been zo ontspannen mogelijk buiten de bank hangt. Het bovenbeen behoort zich nu in het horizontale vlak te bevinden. Een verkorting wordt gekenmerkt door een stand van het bovenbeen boven horizontaal.

16 Weerstand heupabduktie
De onderzoeker plaatst beide handen aan de laterale zijde van beide knieën van de op de rug liggende patiënt zodanig, dat de thenar zich juist proximaal van de gewrichtsspleet bevindt.

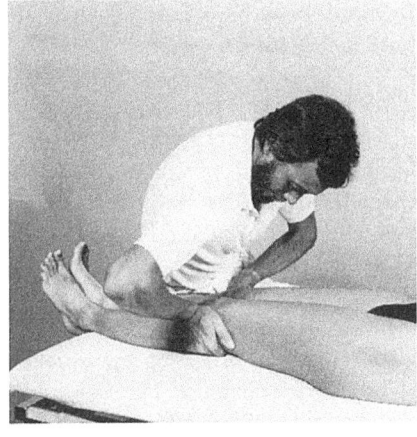

16

De patiënt wordt verzocht beide benen zo krachtig mogelijk uit elkaar te bewegen.
De onderzoeker geeft isometrische weerstand.
Hierbij worden de abduktoren van de heup op kracht en pijnlijkheid getest.

17a Weerstand heupadduktie vanuit nulstand

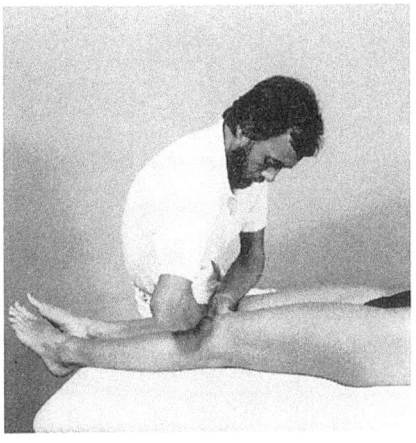

17a

De onderzoeker plaatst beide handen aan de mediale zijde van beide knieën van de op de rug liggende patiënt zodanig, dat de thenar zich juist proximaal van de gewrichtsspleet bevindt.
De patiënt wordt verzocht beide benen zo krachtig mogelijk naar elkaar toe te bewegen.
De onderzoeker geeft isometrische weerstand.

Hierbij worden de adduktoren van de heup op kracht en pijnlijkheid getest.
Bij verdenking van adduktorenletsel is het uitvoeren van alleen deze test meestal niet voldoende. Als deze test positief is dient men in de eerste plaats te denken aan een aandoening van de M. gracilis.
De hierna beschreven tests dienen dan te worden toegevoegd.

17b WEERSTAND HEUPADDUKTIE IN 45° HEUPFLEXIE

De uitgangshouding van de patiënt is dezelfde als beschreven onder nr. 17, met dien verstande dat nu beide heupen ca. 45° geflekteerd zijn.
De voeten steunen plat op de behandelbank.
Handvatting en uitvoering zijn dezelfde als beschreven bij test nr. 17a.
Het is onduidelijk waardoor bij sommige patiënten met adduktorenletsel, adduktie tegen weerstand in 0° heupflexie negatief en in 45° flexie positief kan zijn. Ook het omgekeerde komt voor.
Deze test is positief bij aandoeningen van de Mm. adductores longus en brevis, maar vooral ook bij symfysiologie.

17c WEERSTAND HEUPADDUKTIE VANUIT 90° HEUPFLEXIE

De op de rug liggende patiënt flekteert de heup aan de te onderzoeken zijde ca. 90°. De onderzoeker staat aan de homolaterale zijde van de patiënt ter hoogte van het vertikaal gehouden bovenbeen en plaatst zijn homolaterale hand aan de mediale zijde van de knie, terwijl hij zijn andere hand op de voorzijde van de spina iliaca anterior superior plaatst.
De patiënt wordt nu verzocht de heup in de richting van de andere heup te bewegen.
De onderzoeker geeft isometrische weerstand.
Zie verder de opmerkingen bij test nr. 17a, met dien verstande dat bij symfysiolyse deze test minder of niet positief is.

17d WEERSTAND HEUPADDUKTIE MET FLEXIE

Vanuit ca. 70° heupflexie wordt de patiënt verzocht de knie aan de homolaterale zijde in de richting van de tegenoverliggende heup te bewegen (adduktie in kombinatie met flexie).
De uitgangshouding en de handvatting

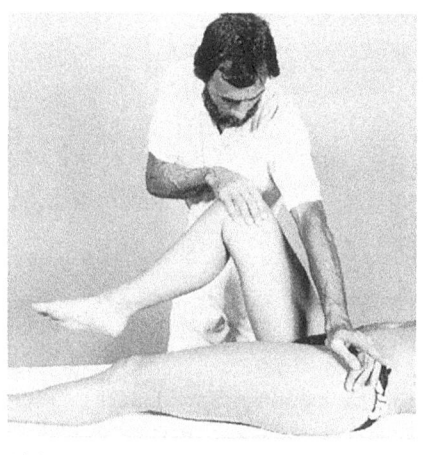
17d

van de therapeut zijn dezelfde als beschreven bij test nr. 17b.
Deze test is meer specifiek voor de M. pectineus.

Bovenbeschreven tests dienen in kombinatie met de tests nr. 13a en 13b te worden geïnterpreteerd (rektests). Hetzelfde geldt voor test nr. 10 (kompressietest).

In buiklig

18 Passieve heupextensie

De onderzoeker staat aan de heterolaterale zijde van de op de buik liggende patiënt en omvat vanaf anterior het distale deel van het bovenbeen van de patiënt, juist proximaal van de gestrekte knie zodanig, dat het onderbeen op de

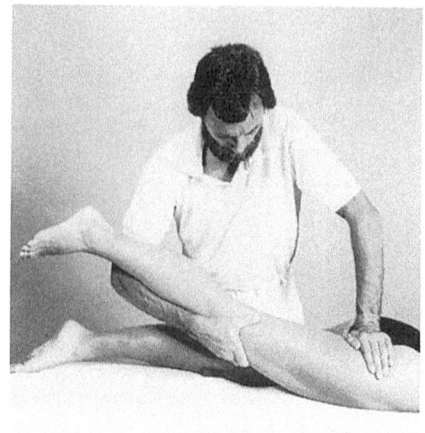
18

onderarm van de onderzoeker rust. De thenar van de andere hand wordt op de posterieure zijde van het bovenbeen geplaatst ter hoogte van het tuber ischiadicum.
De onderzoeker beweegt het been nu zover mogelijk in extensie. De proximale hand fixeert het bekken op de behandelbank.

Men let op bewegingsuitslag, eindgevoel en pijn.
Het eindgevoel is gewoonlijk vast-elastisch.
Bewegingsbeperking is meestal het gevolg van een kapsulaire aandoening.
Pijn zonder bewegingsbeperking is meestal het gevolg van rek van de oppervlakkige anterieure weke delen (bijvoorbeeld de M. iliopsoas), of kompressie van de diepere gelegen weke delen (bijvoorbeeld de bursa iliopectinea).

19 Passieve heupextensie met knieflexie (L3-rektest)

Vanuit de eindstand van de onder nr. 18 beschreven test wordt nu de knie van het in de heup geëxtendeerde been van de patiënt langzaam geflekteerd.
Dit gebeurt door verplaatsing van het

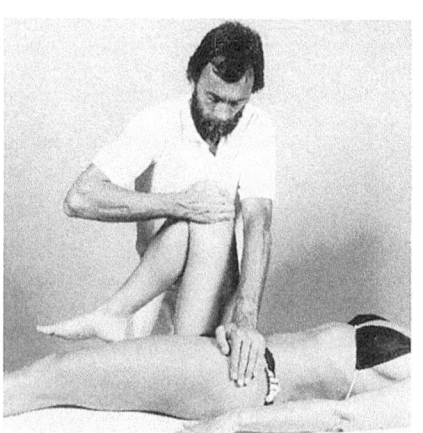
17c

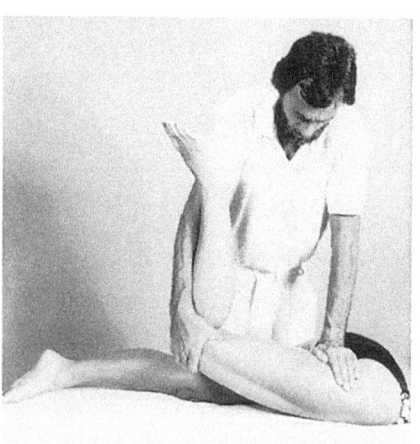
19

lichaam van de onderzoeker in de richting van het hoofd van de patiënt. De onderzoeker buigt de knie met zijn onderarm.

Door middel van deze test wordt de M. rectus femoris op rek gebracht.

Verder betreft het een rektest voor de N. femoralis (L3). In het laatste geval zal de patiënt pijn in de rug en eventueel uitstralende pijn aan de anterieure zijde van het bovenbeen aangeven.

20 Passieve heupendorotatie
De op de buik liggende patiënt buigt beide knieën ca. 90°. De onderzoeker zit aan het voeteneinde van de behandelbank en plaatst beide handen aan de mediale zijde van de onderbenen, juist proximaal van het enkelgewricht. De knieën van de patiënt liggen tegen elkaar.
De onderzoeker brengt nu beide heupen in endorotatie door de onderbenen van elkaar af te bewegen.

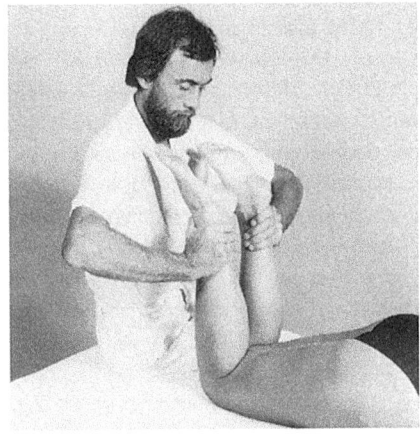

21

De onderzoeker geeft isometrische weerstand.

Hierbij worden de endorotatoren van de heup op kracht en pijnlijkheid getest. De test is zelden positief.

22 Weerstand heupexorotatie
De op de buik liggende patiënt buigt

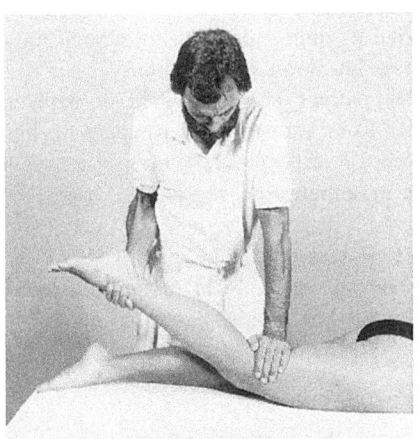

23

rale zijde van de op de buik liggende patiënt ter hoogte van de onderbenen en plaatst zijn heterolaterale hand op de posterieure zijde van het bovenbeen juist proximaal van de knie. Zijn andere hand ondersteunt het onderbeen aan de anterieure zijde juist proximaal van het enkelgewricht.

De patiënt wordt nu verzocht het bovenbeen te heffen en gelijktijdig lichte druk met het onderbeen in de richting van de behandelbank uit te oefenen. De onderzoeker geeft isometrische weerstand.

Hierbij worden de extensoren van de heup getest.
Door de test op deze wijze uit te voeren, wordt de knieflexie–funktie van de hamstrings uitgeschakeld en geeft de test betrouwbaarder informatie.

24 Weerstand knie-extensie
De onderzoeker staat naast de op de buik liggende patiënt, ter hoogte van het bovenlichaam. De patiënt buigt de knie ca. 90°.
De onderzoeker omvat met zijn homolaterale hand de anterieure zijde van het onderbeen juist proximaal van de enkel en plaatst zijn andere hand op de poste-

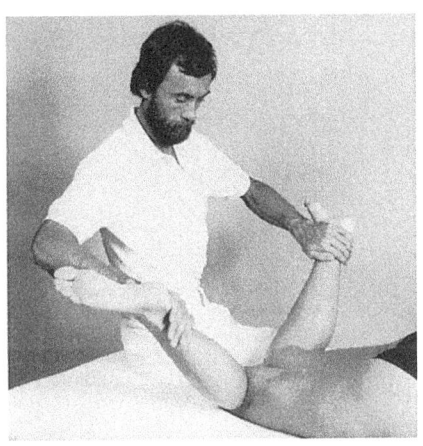

20

Kleine verschillen in bewegingsuitslag en in het bijzonder eindgevoel zijn op deze wijze beter te konstateren dan bij de endorotatietest in ruglig met de heup in 90° flexie.

Zie voor interpretatie van deze test nr. 5.

21 Weerstand heupendorotatie
De op de buik liggende patiënt buigt beide knieën ca. 90° en houdt de benen gesloten.
De onderzoeker zit aan het voeteneind van de behandelbank en omvat beide onderbenen vanaf lateraal, juist proximaal van het enkelgewricht.
De patiënt wordt verzocht beide onderbenen van elkaar af te bewegen terwijl de knieën gesloten blijven.

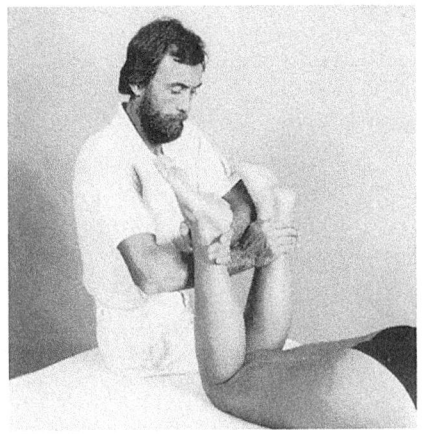

22

beide knieën ca. 90° en houdt de benen gesloten.
De onderzoeker zit aan het voeteneind van de behandelbank en omvat beide onderbenen vanaf mediaal (armen gekruist), juist proximaal van het enkelgewricht. De patiënt wordt verzocht beide onderbenen naar elkaar toe te bewegen terwijl de knieën gesloten blijven.
De onderzoeker geeft isometrische weerstand.

Hierbij worden de exorotatoren van de heup op kracht en pijnlijkheid getest.
De M. iliopsoas is vaker aangedaan dan de M. sartorius. Zie eveneens tests nr. 15a tot en met 15c.

23 Weerstand heupextensie
De onderzoeker staat aan de heterolate-

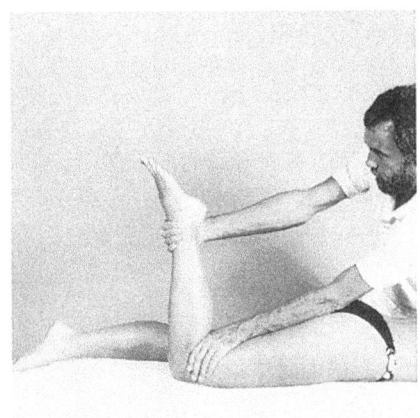

24

rieure zijde van het bovenbeen juist proximaal van de knieplooi.

De patiënt wordt verzocht de knie te strekken zonder het bovenbeen te heffen. De onderzoeker geeft met gestrekte arm isometrische weerstand.

Hierbij wordt de M. quadriceps getest, waarvan alleen de M. rectus femoris bij heupaandoeningen een rol speelt.

25 Weerstand knieflexie

Vanuit dezelfde uitgangshouding van patiënt en onderzoeker – zoals beschreven bij test nr. 24, met dien verstande dat de onderzoeker nu zijn homolaterale hand aan de posterieure zijde van het onderbeen juist proximaal van de enkel plaatst – wordt de patiënt verzocht de knie te buigen.

De onderzoeker geeft isometrische weerstand.

Hierbij worden de hamstrings getest. Zie eveneens de tests nr. 7 en 23.

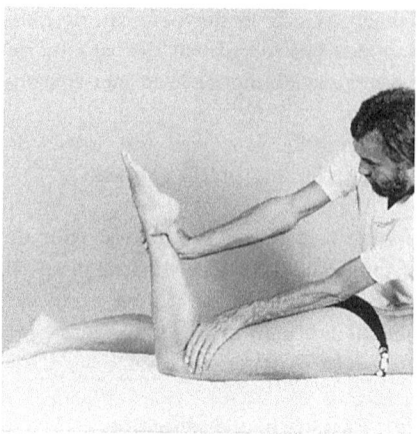

25

5-2 Pathologie en therapie

Gewrichtsaandoeningen met kapsulaire bewegingsbeperking

Traumatische arthritis

Traumatische arthritis van de heup is een zeldzaam letsel, dat in het bijzonder voorkomt bij sportmensen, vooral voetballers. De aandoening wordt zelden gezien bij mensen jonger dan twintig jaar. Het kan zowel een hyperextensietrauma als een rotatietrauma betreffen. Ook kombinaties zijn mogelijk.

Een patiënt met coxarthrosis kan als gevolg van overbelasting of een ongeval eveneens een traumatische arthritis van het heupgewricht krijgen. Men spreekt in dat geval van geaktiveerde arthrosis of van een getraumatiseerde arthrosis.

Klinische bevindingen
De patiënt heeft liespijn die aan de anterieure zijde van het bovenbeen kan uitstralen.

Het funktieonderzoek toont een pijnlijke en beperkte endorotatie. Soms is dat de enige bevinding. Flexie, extensie en abduktie kunnen pijnlijk en licht beperkt zijn (kapsulair patroon).

Therapie
Manuele traktie van de heup (dagelijks gedurende ten minste 10 minuten), eventueel ondersteund door niet-steroïde antiflogistica, doen de klachten gewoonlijk binnen enkele weken verdwijnen.

Niet-traumatische arthritis

De meest voorkomende niet-traumatische artritiden van de heup zijn reumatoïde arthritis, jicht, spondylitis ankylopoetica en de arthritis als gevolg van synoviitis villonodularis pigmentosa.
Verder komt voor de zogenaamde idiopathische arthritis. Het verloop van deze aandoening is analoog aan dat van de idiopathische arthritis van de schouder. De aandoening geneest spontaan in een periode die één tot twee jaar kan duren.
Als gevolg van sommige heupgewrichtsontstekingen kan – op elke leeftijd – een enkel- of dubbelzijdige protrusio acetabuli optreden. De femurkop is hierbij 'bekkeninwaarts' verschoven. Men spreekt van *sekundaire* protrusio acetabuli; de zeldzame *primaire* protrusio acetabuli ontstaat tijdens de adolescentie. De oorzaak hiervan is onbekend.

Klinische bevindingen
Belastingsafhankelijke liespijn en bewegingsbeperking staan op de voorgrond. In ernstige gevallen is er ook pijn in rust.

Bij het funktieonderzoek vindt men een kapsulaire bewegingsbeperking van de heup.
Laboratoriumonderzoek en beeldvormend onderzoek zijn aangewezen, omdat de verschillende artritiden verschillende oorzaken hebben en dus ook verschillend dienen te worden behandeld.

Therapie
De idiopathische arthritis geneest spontaan in een periode die varieert van één tot twee jaar. Behalve voorzichtige trakties en niet-steroïde antiflogistische medikatie, kan men therapeutisch weinig doen.
Bij de overige artritiden is de (meestal medikamenteuze) behandeling afhankelijk van de oorzaak van de aandoening.
Wanneer de pijnklachten zijn verdwenen resteert in veel gevallen nog een lichte (kapsulaire) funktiebeperking. Deze kan vaak door toepassing van specifieke manuele mobiliseringstechnieken worden opgeheven.

Arthrosis (coxarthrosis)

Coxarthrosis is een zeer frekwent voorkomende aandoening die in verreweg de meeste gevallen geen klachten veroorzaakt. Vaak betreft het uitsluitend een röntgenologische diagnose. Zo zijn de heupgewrichten in veel gevallen zichtbaar op colon–röntgenopnamen; bij navraag aan de patiënt blijken de artrotische heupgewrichten gewoonlijk geen klachten te veroorzaken.

De aandoening kan primair of sekundair zijn. Primair wil zeggen dat de aandoening optreedt in een röntgenologisch qua bouw en stand normaal gewricht. Sekundair betekent dat de aandoening het gevolg is van ofwel een afwijkende anatomie van het heupgewricht, dan wel een reeds eerder doorgemaakte ziekte van het heupgewricht. In het eerste geval betreft het meestal kongenitale afwijkingen zoals heupdysplasieën, (sub)luxaties, coxa vara, coxa valga of coxa anteverta; in het tweede geval meestal een epifysiolysis capitis femoris, de ziekte van Perthes of een arthritis van de heup. Primaire coxartrose kan reeds vanaf het 40e jaar ontstaan, sekundaire coxartrose reeds vanaf ca. het 25e jaar.
De aandoening kan zowel unilateraal als bilateraal voorkomen en komt bij mannen en vrouwen even vaak voor. Het verloop bij vrouwen is gewoonlijk echter ernstiger. Overgewicht kan een ongunstige faktor zijn.

Klinische bevindingen
Aanvankelijk klaagt de patiënt alleen over pijn in de lies en/of aan de voorbinnenzijde van het bovenbeen, soms echter alleen in de knie of juist distaal daarvan. Bij patiënten die alleen kniepijn hebben en wel een negatief funktieonderzoek van de knie, dient men altijd aan heuppathologie te denken en dus ook de heup te onderzoeken!
Aanvankelijk wordt de pijn alleen gevoeld tijdens belasting; later kunnen er ook kortdurende pijnperioden zijn

wanneer de heup niet belast wordt. De aanvankelijk zeer lange pijnvrije intervallen kunnen uiteindelijk steeds korter worden.
Veel mensen met coxartrose krijgen na verloop van tijd juist minder klachten; tien jaar na het begin van de klachten hebben de meeste patiënten minder pijn maar meer bewegingsbeperking. Het zijn uiteraard de patiënten bij wie de aandoening progressief verloopt die intensieve (para)medische begeleiding behoeven. Dit geldt in het bijzonder voor patiënten die ook pijn in rust hebben, in veel gevallen ook 's nachts en die niet meer op hun aangedane zijde kunnen liggen.

Afhankelijk van de ernst van de aandoening vindt men een lichte, matige of ernstige kapsulaire bewegingsbeperking.

Konventionele röntgenfoto's bevestigen gewoonlijk de diagnose. Men onderscheidt de expulserende vorm en de encerklerende vorm. In het eerste geval ziet men dat het laterale deel van de femurkop schijnbaar naar lateraal is verplaatst. Deze vorm veroorzaakt meestal veel pijn en relatief weinig bewegingsbeperking.
Bij de encerklerende vorm ziet men dat de heupkom de kop steeds meer gaat 'omvatten'. Deze patiënten hebben meestal een sterke bewegingsbeperking en relatief weinig pijn.
Het is van groot belang de voor-achterwaartse röntgenopname in staande positie te maken, omdat anders misleidende informatie kan worden verkregen. Zo kan de gewrichtsspleet er in liggende houding normaal uitzien, terwijl deze in stand vrijwel geheel verdwenen is!

Er kunnen verschillende komplikaties bij coxartrose optreden: de meest voorkomende is het corpus liberum. De patiënt heeft dan last van onverwacht optredende kortdurende steken in de lies, waardoor steunen op het been even niet mogelijk is. Het funktieonderzoek kan in dergelijke gevallen soms misleidende informatie geven, omdat de bewegingsbeperking niet altijd in kapsulaire proporties bestaat.
Een andere komplikatie is irritatie van de M. iliopsoas.
Verder kunnen kompressie-neuropathieën ontstaan als gevolg van de verhoogde tonus van de tot verkorting neigende spieren (Mm. iliopsoas, rectus femoris, de adduktoren en de hamstrings).
De meest frekwent gekomprimeerde zenuwen zijn Nn. cutaneus femoris lateralis en obturatorius. In deze gevallen zal de 'pijnuitstraling' in het bovenbeen beperkt blijven tot een vrij klein gebied. Deze pijn heeft een branderig karakter en is duidelijk te onderscheiden van de 'gewone' pijn bij coxartrose.

Therapie
De therapie is in eerste instantie konservatief en afhankelijk van de bevindingen bij het funktieonderzoek. Manuele traktie is in principe altijd geïndiceerd. Verder zijn verschillende manuele mobilisatietechnieken te proberen, maar in veel gevallen blijken de rotatiemobilisaties de klachten te verergeren, zelfs wanneer deze zeer voorzichtig gedoseerd worden. Spierrekkingen komen in aanmerking voor de verkorte muskulatuur. De therapeut richt zich op een evenwicht tussen gewrichtsmobilisering en spierrekkingen.
In ernstiger gevallen kan men de heup tijdens het lopen ontlasten door een stok te gebruiken aan de niet-aangedane zijde. De belasting wordt hierdoor met ca. 60% verminderd. Wanneer fysiotherapie geen verdere verbetering geeft en operatieve behandeling (nog) niet geïndiceerd is, kan een intra-artikulaire injektie met corticosteroïden de pijn vaak voor lange tijd doen verdwijnen.
Klachten die worden veroorzaakt door corpora libera kan men in veel gevallen verhelpen door rotatiemanipulaties onder traktie.
Kompressie-neuropathieën kunnen door middel van perineurale injekties worden behandeld.
Ernstige pijn en bewegingsbeperking kunnen uiteindelijk operatieve behandeling noodzakelijk maken.

Morbus Perthes (Calvé-Legg-Waldenström)

Het betreft een aseptische botnekrose die vooral bij kinderen tussen drie en tien jaar voorkomt, maar in sommige gevallen nog in het vijftiende levensjaar kan ontstaan. De necrose van de heupkop is het gevolg van een doorbloedingsstoornis. De etiologie hiervan is vooralsnog onbekend.
Vroege diagnostiek is van het grootste belang omdat anders ernstige misvormingen van de heupkop kunnen ontstaan. Vooral bij kinderen tussen de vier en zes jaar treden de ernstigste misvormingen op.
De aandoening kan bilateraal optreden, maar als dat het geval is gebeurt het ná elkaar, gewoonlijk met enkele maanden tussentijd.

Klinische bevindingen
De beginklachten zijn gewoonlijk minimaal. Er is een lichte loopstoornis; het kind trekt enigszins met het been. Later treden ook duidelijke pijnklachten op en gaat het kind echt mank lopen.
De pijn is gelokaliseerd in de lies, en/of – zeer misleidend – in de knie.

Bij de inspektie valt soms een lichte atrofie van de muskulatuur van het bovenbeen op. De test volgens Trendelenburg is meestal licht positief. Er bestaat gewoonlijk een matige kapsulaire bewegingsbeperking.

De röntgenfoto is diagnostisch. Naast de standaard AP-opname dient ook een röntgenopname in Lauensteinpositie te worden gemaakt (AP–opname in flexieabduktie-exorotatiestand van de heup). In de vroege fase van de ziekte is scintigrafie en/of komputertomografie geïndiceerd.
In het eerste stadium ziet men een verbreding van de gewrichtsspleet in vergelijking met de niet-aangedane zijde. In het tweede stadium is er een halve maanvormige subchondrale fraktuurlijn in het caput femoris zichtbaar. Dit is meestal ca. vier maanden na het begin van de klachten. De volgende röntgenologische stadia worden gekenmerkt door fragmentatie en later inzakken van de femurkop.

Therapie
De therapie is specialistisch. De grootste zorg moet worden besteed aan het voorkomen dat de femurkop inzakt en verplaatst. Afhankelijk van het klinische en röntgenologische stadium kan dit konservatief dan wel operatief geschieden.

Coxitis fugax

Het betreft een aandoening met onbekende etiologie die uitsluitend voorkomt bij kinderen jonger dan tien jaar, met name bij jongens. Het heupgewricht is geïrriteerd, mogelijk als gevolg van een trauma of een virale infektie.
In een aantal gevallen treedt het te verwachten spontane herstel niet op en blijkt de aandoening zich te ontwikkelen als een ernstige ziekte van het heupgewricht, zoals Morbus Perthes, juveniele reumatoïde arthritis of een bakteriële arthritis.
Het is dan ook van groot belang deze patiëntjes geruime tijd te observeren, ook wanneer de klachten voor korte of lange tijd verdwenen zijn. Men spreekt ook wel van *observatie-heup*.
Röntgenonderzoek dient na twee maanden te worden herhaald.

Klinische bevindingen
Het kind heeft meestal weinig pijn maar loopt enigszins mank. De ongeruste ouders besluiten uiteindelijk de huisarts te raadplegen. Deze dient het kind onverwijld naar een orthopedisch chirurg te verwijzen.

Het funktieonderzoek toont meestal een licht kapsulaire bewegingsbeperking.
Het röntgenonderzoek is negatief.

Therapie
De klachten duren bij de echte coxitis fugax normaal gesproken niet veel langer dan twee of drie weken. In deze periode dient de heup zoveel mogelijk te worden ontlast. Soms is bedrust noodzakelijk.
Verdwijnen de klachten niet binnen de verwachte termijn, dan is verder onderzoek noodzakelijk.

Gewrichtsaandoeningen met niet-kapsulaire bewegingsbeperking

Osteochondrosis dissecans

Osteochondrosis dissecans is een aandoening met onbekende etiologie, die het meest frekwent in de knie en in de elleboog voorkomt. De lokalisatie in het heupgewricht is uiterst zeldzaam. De aandoening is meestal in de femurkop gelokaliseerd, een enkele maal in het acetabulum.
De aandoening komt vooral voor bij mannen tussen het 15e en 25e levensjaar. In sommige gevallen komt de aandoening bilateraal voor.
Er ontstaat necrose van het subchondrale bot. Een necrotisch botfragment kan losraken uit het gewrichtsoppervlak en als corpus liberum in het gewricht terechtkomen. Een dergelijk fragment heeft gewoonlijk een doorsnede van 1 tot 2 cm.

Klinische bevindingen
De symptomatologie is meestal zeer vaag. De pijn is afhankelijk van de belasting en kan bij een corpus liberum een kortdurend, haast verlammend karakter hebben.

De bevindingen van het funktieonderzoek zijn vaak wisselend. Meestal zijn een of meer bewegingen beperkt, het betreft in het bijzonder de flexie, exorotatie en abduktie.
De röntgenfoto is diagnostisch. CT-scan en MRI-opname laten de precieze grootte van het letsel nog duidelijker zien.

Therapie
De behandeling is afhankelijk van de ernst van de klinische bevindingen en van het röntgenbeeld. Wanneer het botfragment nog niet heeft losgelaten, kan ontlasten van de heup de klachten doen verdwijnen. Het is aan te bevelen de patiënt gedurende ten minste twee maanden met krukken te laten lopen.
Wanneer na ongeveer drie maanden röntgenologisch nog geen verbetering kan worden vastgesteld is operatieve behandeling geïndiceerd. Dat is altijd het geval bij een corpus liberum.

Ischemische femurkopnecrose bij volwassenen

Ischemische femurkopnecrose bij kinderen is gewoonlijk het gevolg van de ziekte van Perthes of epifysiolysis capitis femoris. Ischemische (avaskulaire, aseptische) femurkopnecrose bij volwassenen geeft klinisch een onduidelijk beeld, maar kan röntgenologisch (en vooral ook bij MRI) duidelijk worden omschreven. Over de oorzaak wordt veel gediskussieerd.
Het betreft een subchondrale vermoeidheidsfraktuur, die mogelijk als gevolg van een (algemene) skeletziekte ontstaat, of als gevolg van een ongeval (posttraumatische femurkopnecrose). In het laatste geval betreft het meestal een collumfraktuur of een trochanterfraktuur. Ook na een intertrochantere osteotomie ontstaat soms een femurkopnecrose. Ditzelfde geldt in zeldzame gevallen voor dysplasieën en voor de zelden voorkomende luxatie van de heup.
De necrose kan vroeg of laat optreden. De zogenaamde vroege necrose ontstaat binnen enkele weken of maanden na een ongeval, de zogenaamde late necrose treedt echter pas een of meer jaar daarna op.
De aandoening is ook beschreven bij het dekompressiesyndroom, de zogenaamde caisson- of duikersziekte; verder bij een aantal verschillende aandoeningen zoals lupus erythematosus disseminatus, sklerodermie, jicht, het syndroom van Cushing, pancreatitis en endocarditis.
De aandoening komt het meest frekwent voor tussen het 25e en 45e levensjaar. In ongeveer 60% van alle gevallen is de aandoening bilateraal; het kan evenwel maanden tot jaren duren voordat de andere heup ook aangedaan is.

Klinische bevindingen
Het klinisch beeld wisselt. Aanvankelijk zijn er nauwelijks pijnklachten of bewegingsbeperkingen. Wanneer de

klachten verergeren (pijn in de lies) is er nog altijd geen bewegingsbeperking. De röntgenfoto is diagnostisch. In een zeer vroeg stadium kan de aandoening op CT-scan, maar vooral op MRI worden gezien.

Zodra de heupkop gaat misvormen treedt bewegingsbeperking op in niet-kapsulaire verhoudingen. Uiteindelijk ontstaat veel pijn en ernstige bewegingsbeperking van het gewricht met duidelijke krepitaties.

De pijn kan naar de gluteusregio, het anterieure aspect van het bovenbeen en naar de knie uitstralen.

Vroegtijdige artrose van het gewricht is het uiteindelijke gevolg.

Therapie
Ontlasting van het aangedane gewricht is noodzakelijk tot het moment dat men röntgenologisch volledige reparatie van de heupkop kan konstateren. Dit proces kan vele maanden duren. In ernstige gevallen (persisterende pijn en dysfunktie) kan operatief behandeld worden (botgrafting, osteotomie, artroplastiek).

Recent zijn goede resultaten gemeld van elektrische stimulatie. In het eindstadium van de aandoening kan het gewricht worden behandeld zoals beschreven bij coxartrose.

Epifysiolysis capitis femoris

Deze aandoening betreft een afglijding van de femurkopepifyse van het collum femoris. De oorzaak moet waarschijnlijk worden gezocht in een stoornis van de ontwikkeling van de epifysairschijf in de prepuberteit. In deze levensfase bestaat er een labiliteit van het endocriene evenwicht met betrekking tot de groei- en seksuele hormoonhuishouding.

De geringste storing van deze endocriene mechanismen kan leiden tot een verzwakking van de epifysairschijf. Hierdoor vermindert de weerstand tegenover mechanische belasting.

De aandoening komt voor bij meisjes tussen het 11e en 13e, bij jongens tussen het 13e en 15e levensjaar. De verhouding jongens : meisjes is ca. zes : vier. Ongeveer 70% van alle patiëntjes is adipeus en heeft onvoldoende ontwikkeling van de sekundaire geslachtskenmerken. De overige 30% betreft normale of juist zeer magere kinderen met normale sekundaire geslachtskenmerken, of kinderen met een 'reuzengroei'.

In ongeveer 25% van alle gevallen kan een trauma als de symptomenluxerende faktor verantwoordelijk worden gesteld.

Zeer frekwent is ook de andere zijde aangedaan al komt het daarbij niet altijd tot klachten (röntgenologische kontrole noodzakelijk).

In een groot aantal gevallen ontstaat een aseptische femurkopnecrose als vroege komplikatie.

Klinische bevindingen
Men onderscheidt geleidelijke en akute epifysiolysis.

Geleidelijke epifysiolysis
De eerste klinische tekens zijn zo minimaal dat ze meestal niet tot konsult bij een huisarts leiden. De patiënt heeft af en toe wat pijn in de lies en/of de knie en een licht hinkend looppatroon.

Meestal is op de röntgenfoto nog geen epifysiolysis zichtbaar, maar slechts een verdikking van de epifysairschijf. Zodra het afglijden begint ontstaat er muskulaire afweerspanning. Deze afweerspanning verdwijnt op het moment dat het afglijden stopt. Bij elke nieuwe afglijfase ontstaat opnieuw spierspanning.

Met het toenemen van de epifysiolysis neemt de beweeglijkheid van de heup af; vooral de endorotatie raakt beperkt, terwijl de exorotatie juist lijkt toe te nemen. De flexie blijft vrij, maar wordt begeleid door exorotatie en abduktie: het zogenaamde Drehmannse teken.

In het eindstadium bestaat er een beenverkorting van ongeveer 2,5 cm.

De test volgens Trendelenburg is positief.

De pijn in het eindstadium vermindert echter vaak.

Akute epifysiolysis
Wanneer de epifysiolysis akuut ontstaat, betreft het een patiënt bij wie vóór deze plotseling optredende klachten in het geheel geen symptomen waren. Het zeer heftige klinische beeld bestaat uit een volledig onvermogen de heup te belasten en lijkt op dat van een collum femorisfraktuur.

Het röntgenbeeld is diagnostisch. Naast de standaardopnamen dient ook de zogenaamde Lauenstein-opname te worden gemaakt (de zogenaamde 'kikkerpositie').

Therapie
De konservatieve therapie bestaat (bestond) uit kontinue traktie in matig tot sterke abduktie van de heup gedurende 24 uur per dag met een trekkracht van 8 tot 10 kg gedurende de eerste zes weken. Daarna wordt de trekkracht geleidelijk verminderd tot 4 à 6 kg om na twee maanden nogmaals te worden verminderd tot 2 kg.

Deze traktiebehandeling kan van twee tot vijf maanden duren. Aansluitend mag het kind het bed verlaten met een Thomas-beugel om de heup nog zoveel mogelijk te ontlasten. De beugel mag pas worden weggelaten wanneer de epifysairschijf volledig verbeend is.

Meer en meer maakt de konservatieve behandeling echter plaats voor de operatieve ingreep waarbij de epifysairschijf wordt gefixeerd.

Corpora libera

Bij verschillende aandoeningen van de heup kunnen corpora libera de symptomen van het onderliggende ziektebeeld verdoezelen. Het is echter ook mogelijk dat corpora libera ontstaan zonder dat er sprake is van een doorgemaakte artikulaire aandoening of een trauma. Men onderscheidt de volgende mogelijkheden:
- als gevolg van een trauma;
- coxarthrosis;
- osteochondrosis dissecans;
- ischemische femurkopnecrose;
- synoviale (osteo)chondromatosis (komt zeer zelden voor);
- zonder aanwijsbare oorzaak.

Klinische bevindingen
Het meest op de voorgrond tredende symptoom is de scherpe onverwacht optredende steek in de lies. Deze zeer kortdurende pijn kan aan de voorzijde van het bovenbeen uitstralen en soms zelfs uitsluitend in de knie worden gevoeld.

Bij een dergelijke voorgeschiedenis wordt altijd röntgenonderzoek uitgevoerd om vast te kunnen stellen of er sprake is van een van de eerdergenoemde aandoeningen. Is dit niet het geval, dan betreft het een corpus liberum met onbekende oorzaak.
Meestal is dan de passieve flexie beperkt, vaak met een terugverend eindgevoel, evenals de passieve exorotatie en de adduktie of abduktie vanuit 90° heupflexie.
Eventueel kan men door middel van artrografie, komputertomografie of MRI de diagnose bevestigen.

Therapie
Rotatiemanipulatie onder traktie is gewoonlijk zeer effectief wanneer er op het moment van onderzoek bewegingsbeperking ontstaat. Deze behandeling is ook bij patiënten met coxartrose goed uitvoerbaar.
Men neemt aan dat in de meeste gevallen een corpus liberum uiteindelijk wordt ingekapseld in de membrana synovialis.
Bij herhaald recidief dient operatieve behandeling te worden overwogen.

Aandoeningen van de bursae

Bursitis iliopectinea (psoas-bursitis)

Bursitis iliopectinea is een aandoening die jaren lang kan bestaan zonder als zodanig te worden herkend. Uit ons patiëntenbestand is gebleken dat de aandoening in sommige gevallen pas na enkele jaren werd gediagnostiseerd.

De bursa is gelokaliseerd tussen de voorzijde van de gewrichtskapsel van het heupgewricht en de spier–peesovergang van de M. iliopsoas. De bursa heeft een gemiddelde afmeting van 6 × 3 cm. In ongeveer 15 tot 20% van alle gevallen bestaat er een (kongenitale) kommunikatie met het heupgewricht.
Opvattingen over de etiologie van de aandoening zijn niet eensluidend.

Men onderscheidt de akute bursitis en de chronische bursitis.
In het eerste geval is de oorzaak een akuut trauma, bijvoorbeeld een trap in de lies tijdens voetballen.
In het tweede geval is de oorzaak eveneens traumatisch, maar hier spelen chronische mikrotraumata een rol. Zo kunnen biomechanische faktoren, zoals een beenverkorting of andere stand- of vormveranderingen van (een deel van) de onderste extremiteit, uiteindelijk tot irritatie van de bursa leiden. Ook spierverkortingen rondom het heupgewricht kunnen mede verantwoordelijk zijn voor het ontstaan van een bursitis.
Mogelijk zijn ook veranderingen van het heupgewricht oorzaak van bursa-irritatie, omdat een bursitis iliopectinea ook wel wordt gezien bij coxarthrosis-patiënten.
De aandoening komt vaker voor bij niet-sporters dan bij sportmensen.

Klinische bevindingen
De patiënt klaag over pijn in het liesgebied, die soms aan de voorzijde van het bovenbeen kan uitstralen. De pijn is vooral bewegingsafhankelijk, maar kan ook in rust voorkomen.

Passieve flexie van de heup is meestal de pijnlijkste beweging. Wordt de heup gelijktijdig geadduceerd, dan kan de pijn aanvankelijk toenemen, en na ca. 45° weer verminderen (painful arc).
Ook passieve exorotatie en passieve extensie van de heup zijn meestal pijnlijk.
Flexie tegen weerstand is – behoudens in ernstige gevallen – negatief.

Bij sommige patiënten is een zwelling in de lies palpabel.

Therapie
Bij een akute bursitis en in het geval van duidelijke zwelling zal men in eerste instantie trachten de bursa te aspireren.
In milde gevallen zonder palpabele zwelling probeert men in eerste instantie de klachten te verminderen door korrektie van een eventuele beenverkorting of standverandering van het been (bijvoorbeeld door middel van een inlegzool of een zoolverhoging). Bij onvoldoende resultaat kan de bursa met een lokaal-anaestheticum worden geïnfiltreerd. In geval van recidief kan men corticosteroïden toevoegen.
Infiltratie van de bursa vereist een speciale techniek (cave A. en N. femoralis).

Bursitis subtrochanterica

Het betreft een verzamelnaam van verschillende bursae rondom de trochanter major. De aandoening is vaak moeilijk te differentiëren van pijn ter hoogte van de trochanter major die het gevolg is van een insertie-tendopathie (met of zonder kalcifikatie) van de M. gluteus maximus of de M. gluteus medius. Frekwent wordt trochantere pijn ook veroorzaakt door L4- of L5-wortelprikkeling. Ook het funktieonderzoek geeft niet altijd voldoende aanwijzingen.
Rondom de trochanter major liggen gewoonlijk drie diepe bursae: de grootste ligt tussen het posterieure aspect van de trochanter major en de M. gluteus maximus: de bursa trochanterica M. glutei maximi. Een tweede bursa is gelegen tussen de pees van de M. gluteus maximus en die van de M. vastus lateralis: de bursa (of bursae, omdat er vaak twee zijn) intermuscularis M. gluteorum. De derde bursa ligt tussen het tuber ossis ischii en de spierbuik van de M. gluteus maximus. Deze bursa, de bursa ischiadica M. glutei maximi, wordt verderop besproken onder *Bursitis ischiadica*.

De oorzaak van de klassieke bursitis subtrochanterica is waarschijnlijk traumatisch. Zowel een akuut trauma als mikrotraumata kunnen tot irritatie en ontstekingsverschijnselen van de bursa subtrochanterica leiden. Opvallend is het voorkomen bij lange-afstandlopers. Het betreft dan meestal hypermobiele atleten, of sportvrouwen met een relatief breed bekken.

Differentiële diagnostiek
- 'Snapping hip' (coxa saltans).
- Littekenweefsel na heupoperatie met een posterieure incisie.
- Pijn als gevolg van het losraken van een heup-endoprothese.

Klinische bevindingen
De pijn wordt ter hoogte van het trochanter major en juist proximaal hiervan aangegeven. In veel gevallen straalt de pijn uit aan de laterale zijde in het bovenbeen, soms zelfs in het onderbeen.

De patiënt dient nauwkeurig te worden onderzocht op beenlengteverschillen en andere asymmetrieën van de benen.
De bevindingen tijdens het funktieonderzoek zijn meestal vrij vaag. Passieve flexie, exorotatie en adduktie van de heup kunnen pijnlijk zijn, waarbij de pijn altijd aan de laterale zijde van het bovenbeen wordt aangegeven. Ook kan abduktie van de heup tegen weerstand pijnlijk zijn (kompressie van de bursa), evenals soms extensie en exorotatie tegen weerstand.
Meestal is er lokale drukpijn.
Echografie kan in veel gevallen een bursitis differentiëren van een insertie-tendopathie.
Soms zijn verkalkingen van de bursa op de röntgenfoto zichtbaar.

Therapie
De therapie is in de eerste plaats – indien mogelijk – kausaal.
Wanneer kausale behandeling onvoldoende resultaat geeft, of wanneer er geen duidelijke oorzaak voor de klachten te vinden is, lijkt infiltratie met een lokaal-anaestheticum het beste alternatief. Bij recidief of onvoldoende resultaat kan men enkele milliliters corticosteroïd aan het lokaal-anaestheticum toevoegen.

Aangezien differentiatie van een lumbaal wortelsyndroom niet altijd eenvoudig is, is in een aantal gevallen epidurale anesthesie aangewezen, om zodoende lumbale problematiek uit te sluiten.

Bursitis ischiadica

Het betreft hier twee verschillende bursae, te weten de bursa ischiadica M. glutei maximi, gelegen tussen het tuber ischiadicum en het kaudale deel van de spierbuik van de gluteus maximus en de bursa subtendinea M. bicipitis femoris superior, die ligt tussen de pezen van de M. biceps femoris en de M. semimembranosus.
De bursae raken gewoonlijk ontstoken door chronische druk. Dit komt vooral voor bij mensen met een zittend beroep en bijvoorbeeld bij roeiers.

Differentiële diagnostiek
- Lumbaal wortelsyndroom (S1, S2).
- Insertie-tendopathie van de hamstrings (pijn tijdens lopen en extensie van de heup tegen weerstand is positief vanuit gerekte stand).
- Hamstrings-syndroom.

Klinische bevindingen
Lokale pijn bij zitten die bij opstaan meestal verdwijnt. Ook lokale drukpijn.

Het funktieonderzoek is meestal negatief. Soms zijn het gestrekt heffen van het been, de passieve heupflexie, of extensie van de heup tegen weerstand iets gevoelig.

Therapie
Primair kausaal, bijvoorbeeld de – meestal te harde – stoel zodanig polsteren dat geen pijn meer wordt gevoeld.
Een lokale infiltratie met een lokaal-anaestheticum en eventueel een corticosteroïd doet de klachten meestal snel verdwijnen.

Aandoeningen van het spier-peesapparaat

Pubalgie

Pubalgie is een verzamelnaam voor alle aandoeningen die pijn veroorzaken rondom het tuberculum pubicum en van de aan het os pubis aanhechtende strukturen. Vaak bestaat er uitbreiding van de pijn in het symfysegebied en de onderbuik.
Het betreft een typisch sportletsel, dat bij een sportnegatieve anamnese en een negatief funktieonderzoek dient te worden gedifferentieerd van de aandoeningen van en rondom het heupgewricht, van de symfyse en van interne aandoeningen.

Als belangrijkste oorzaak wordt in de literatuur vaak gerefereerd aan het uitvoeren van zogenaamde unipodale bewegingen. Hierbij wordt het standbeen geroteerd en voert het vrije been een beweging uit. Dit gebeurt bijvoorbeeld tijdens het trappen van een bal: abduktie-extensie van de heup met direkt daarna een adduktie-flexiebeweging. Het bekken en de romp moeten gefixeerd worden op het standbeen en mede afhankelijk van de krachten op het vrije been moeten buik- en beenspieren een grote synergistische aktiviteit leveren.
Tijdens dit soort bewegingen ontstaan kleine verschuivingen in de symfyse met – uiteindelijk – dehiscentie (wijken) van de beide ossa pubis. Dit mechanisme wordt als een van de mogelijke (deel)oorzaken gezien van de vrijwel altijd hierbij optredende adduktorenlaesies. De klachten ontstaan in het bijzonder na meer dan gewone belasting en/of na slechte voorbereiding op de sportbeoefening.
Een tweede mogelijke verklaring is dat er een sterke dysbalans zou optreden tussen de adduktoren en de buik-

muskulatuur (dit geldt vooral bij voetballers). Dit zou ertoe leiden dat er op een ongewoon sterke wijze dehiscentie optreedt van de beide ossa pubis in de symfyse, met als gevolg hevige pijn in het adduktorenverloop en/of sterke irritaties van de aanhechtingen van de adduktoren. Soms kan de M. adductor longus volledig van het tuberculum pubicum afscheuren. Dit gebeurt meestal tengevolge van een trauma (sliding bij voetbal), maar is waarschijnlijk alleen mogelijk als er sprake is van reeds langer bestaande degeneratieve veranderingen in de pees (zonder dat dat klachten gaf).

In veel gevallen ontstaat ook een insertie-tendopathie van de buikspieren. De M. rectus abdominis is vaker aangedaan dan de schuine buikspieren.

Goede trainingsopbouw en voorbereiding op een wedstrijd lijken eveneens een belangrijke rol te spelen. Vaak is er in de voorgeschiedenis een periode waarin onverwacht veel gepresteerd 'moest' worden.

De aandoening komt vooral voor bij de volgende sporten: voetbal, baan(piste)-atletiek, wegatletiek, baanschaatsen en zwemmen.

Differentiële diagnostiek
- Stressfrakturen van het bekken.
- Stressfraktuur van het femur (meestal van het collum).
- Kalcifikaties in de muskulatuur (posttraumatisch).
- Letsel van het heupgewricht.
- Letsel van de symfyse.
- Letsel van de lumbale wervelkolom of het sacro-iliacale gewricht.

Klinische bevindingen
In veel gevallen blijkt dat de loop-, schaats- of zwembewegingen niet perfekt uitgevoerd worden. Vooral voetballers hebben nogal eens een slechte loop- en traptechniek. Er treedt overbelasting op van de adduktoren, met als resultaat mikrorupturen van de spierbuik van de M. adductor longus en insertie-tendopathieën van de M. adductor longus en (minder frekwent) van de M. gracilis, de M. adductor brevis en de M. pectineus. Aandoeningen van de M. adductor magnus komen eveneens voor (zeldzaam).

Het direkte gevolg van de genoemde overbelasting is vermoeidheid van de adduktoren: de spierspanning wordt groter, hetgeen leidt tot spierverkorting en kontinue traktie aan de pezen en hun inserties.

Hierdoor nemen de schuifkrachten die op de symfyse inwerken sterk toe: de cranioventrale ligamenten van de symfyse overrekken en uiteindelijk ontstaat instabiliteit van de symfyse met irritatie van de symfyse-discus.

Deze veranderingen zijn gedeeltelijk röntgenologisch zichtbaar.

In ongeveer 70% van alle gevallen vindt men een beenlengteverschil van meer dan 5 mm tegenover 5% bij sporters met andere klachten van de onderste extremiteit (eigen onderzoek).

Het belangrijkste symptoom is pijn, die aanvankelijk in het liesgebied is gelokaliseerd; bij een insertie-tendopathie van de buikspieren zal de pijn ook in de onderbuik gevoeld worden. Misleidend is dat de lokalisatie in de lies regelmatig kan veranderen: lijkt bijvoorbeeld de insertie van de M. adductor longus aangedaan, dan kan bij een volgend onderzoek de pijn meer ter hoogte van de M. gracilis-insertie of de M. pectineus-insertie gelokaliseerd zijn.

De pijn treedt vooral op tijdens sprinten, schieten tegen een bal en pivoteren (met name bij voetbal).

Na de warming-up verminderen of verdwijnen de klachten. Vooral ná inspanning komt de pijn, vaak heviger, weer terug.

Zijn de buikspieren aangedaan, dan kan behalve sprinten, schieten en pivoteren, ook niezen en hoesten pijnlijk zijn. Differentiëren van een hernia inguinalis of femoralis is dan zeer belangrijk. Na inspanning bestaat er duidelijke lokale drukpijn juist craniaal van de symfyse, links en rechts van het midden. Indien de schuine buikspieren zijn aangedaan, bevindt het drukpijnlijke gebied zich verder lateraal.

Men onderscheidt vier klinische stadia.

Stadium 1
Liespijn, kortdurend, vooral na inspanning.

Stadium 2
Liespijn, vooral aan het begin van de inspanning, die na een dag vaak verhevigd terugkomt en met rust verdwijnt.

Stadium 3
Liespijn en pijn in de onderbuik, eenzijdig, tijdens de gehele duur van de inspanning en gedurende enkele dagen daarna.

Stadium 4
Chronische pijn, toenemend met inspanning, nauwelijks afnemend in rust.

Het funktieonderzoek omvat het onderzoek van de lumbale wervelkolom, de bekkengewrichten en de heup. Het onderzoek van de lumbale wervelkolom is meestal negatief, soms is extensie gevoelig door rek van de aangedane buikspier(en).

Het onderzoek van de bekkengewrichten (SI-gewrichten en symfyse) is meestal negatief, tenzij instabiliteit van de symfyse bestaat.

Het heuponderzoek: passieve flexie van de heup, vooral in kombinatie met passieve adduktie, is in veel gevallen pijnlijk (kompressie van de origo van de adduktoren).

Passieve abduktie kan pijnlijk zijn, zowel met gestrekte als met gebogen knie (rek van de adduktoren; differentiatie tussen aandoeningen van de M. gracilis en die van Mm. adductor longus brevis en pectineus; *zie test nr. 13a, blz. 118*). Adduktie tegen weerstand is meestal pijnlijk (test in verschillende standen: heup in 0°, 45° en 90° flexie).

In 0° heupflexie is het vooral de M. gracilis die klachten veroorzaakt; in 45° flexie met name de M. adductor longus en de M. adductor brevis.

De M. pectineus veroorzaakt vooral pijn bij gekombineerde flexie en adduktie tegen weerstand vanuit 90° flexie van de heup.

Zijn de buikspieren aangedaan, dan zijn de relevante weerstandstests positief.

Palpatie ter verdere lokalisatie. Vooral de M. adductor brevis is drukgevoelig; men palpeert 'diep' tussen de pezen van de Mm. adductor longus en gracilis. In akute gevallen blijkt vaker de M. adductor longus te zijn aangedaan; in meer chronische gevallen zijn dat de M. gracilis en/of de M. adductor brevis.
Röntgenonderzoek is aangewezen bij patiënten die langer dan twee maanden klachten hebben.

De volgende klassifikatie is zeer bruikbaar:

0 :	normaal gewricht
I :	onregelmatige begrenzing van de symfyse
II :	als I + abnormaal wijde gewrichtsspleet van de symfyse
III :	als I en II + reaktieve sklerose
IV :	als I t/m III + symfyse-instabiliteit

Röntgenologische veranderingen zonder of met minimale klinische verschijnselen hebben weinig betekenis.

Therapie

De behandeling is in de eerste plaats kausaal:
- zonodig verbeteren van loop-, trap-, schaats- of zwemtechniek;
- zonodig korrigeren van beenlengteverschil; de korrektie is afhankelijk van de oorzaak van het beenlengteverschil. Dit kan bijvoorbeeld een inlay zijn in de schoen ter korrektie van een pes plano valgus of een verhoging onder de schoen bij een klinisch beenlengteverschil.
  Nóóit alleen een hakverhoging;
- zonodig verandering van schoeisel;
- baanatleten en schaatsers ook *rechtsom* laten trainen (aan de buitenkant van de baan).

In de tweede plaats is de behandeling lokaal. Wij geven de voorkeur aan dwarse friktie.
De semi-lokale behandeling bestaat uit rekkingen voor de korte en de lange adduktoren. Deze oefeningen dienen eveneens dagelijks thuis uitgevoerd te worden. Zodra de pijn het toelaat begint men met (isokinetische) spierversterking van de adduktoren. De buikspieren worden isometrisch getraind (géén sit-ups!). De spierversterkende oefeningen dienen ten minste tweemaal 10 minuten per dag te worden uitgevoerd.
In principe mag elke patiënt gedurende de eerste week (dagelijkse behandeling) de sportaktiviteiten kontinueren. Is er na die week echter geen verbetering opgetreden, dan wordt het sportprogramma gereduceerd (gedoseerd bewegen).
Zolang er vooruitgang is gaat men door met de fysiotherapeutische behandeling.
In therapieresistente gevallen kan de plaats van de laesie met corticosteroïd worden geïnfiltreerd. Mocht dit niet baten en leidt ten minste drie maanden rust niet tot genezing, dan is operatieve behandeling geïndiceerd.

Aandoeningen van de heupadduktoren 1

Funktieonderzoek
Passieve flexie van de heup is soms pijnlijk (kompressie)
Passieve flexie met adduktie van de heup doet dan de pijn toenemen
Passieve abduktie van de heup is soms pijnlijk (rek)
Adduktie van de heup tegen weerstand (met gestrekte-, 45° gebogen- en 90° gebogen heupen uitgevoerd) is soms pijnlijk

Dwarse friktie

Van de heupadduktoren zijn vooral de M. adductor brevis en de M. gracilis aangedaan; minder frekwent de Mm. pectineus en adductor longus. De aandoening komt (in Europa) verreweg het meest voor bij voetballers, vaak in kombinatie met letsel van de M. rectus abdominis en/of een van de schuine buikspieren.
Wanneer de M. adductor brevis is aangedaan kan men als lokale therapie feitelijk alleen injekteren, omdat de spier diep ligt en daardoor voor dwarse friktie slecht toegankelijk is. Rekkingsoefeningen en kausale behandeling zijn dan in de eerste plaats geïndiceerd. Infiltratie gebeurt alleen bij onvoldoende resultaat.
Aandoeningen van de adductoren kunnen verschillende oorzaken hebben. Naast dwarse friktiebehandeling, spierrekkingen enz. zal men vooral trachten de primaire oorzaak van het letsel te verhelpen.

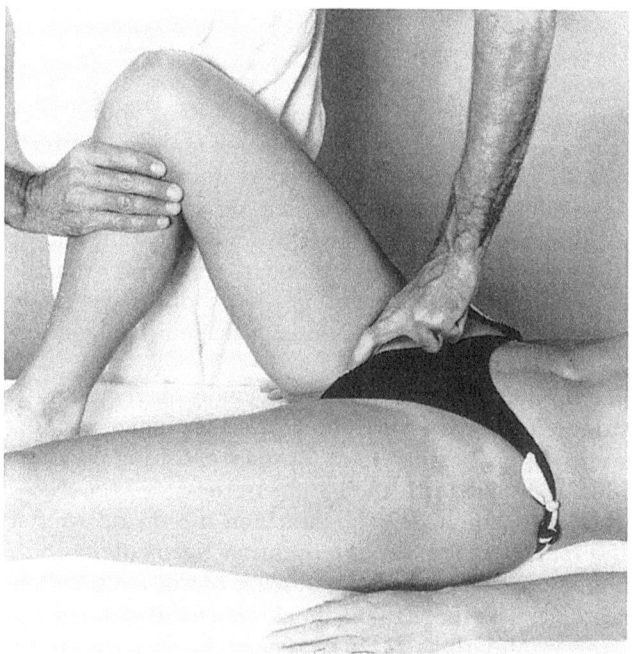

Afbeelding 5-1
Dwarse friktie van de aanhechting van de M. gracilis aan het tuberculum pubicum.

Uitgangshouding patiënt
Ruglig, op de behandelbank, de heup 90° of meer geflekteerd, de knie meer dan 90° geflekteerd.
(De positie van het andere been op afb. 5-1 is zo gekozen daar anders de behandelende vingers niet meer zichtbaar waren.)

Uitgangshouding therapeut
Stand, naast de behandelbank, aan de aangedane zijde van de patiënt, juist craniaal van het bekken.
Wordt de linkerheup behandeld, dan plaatst de therapeut de top van zijn rechter wijsvinger zo proximaal mogelijk op het meest mediale deel van de pees van de M. gracilis. De duim geeft tegendruk en wordt ter hoogte van de spina iliaca anterior superior geplaatst (afhankelijk van de grootte van de hand).

Uitvoering
De dwarse friktie wordt met de top van de wijsvinger uitgevoerd. De wijsvinger wordt versterkt door de middelvinger en de top van de wijsvinger duwt de pees tegen het tuberculum pubicum. De druk wordt in de richting van de duim, dus naar proximolateraal, gegeven. De friktie bestaat tijdens de aanspanningsfase uit extensie van de pols en lichte adduktie van de bovenarm.

Behandelduur
De friktie wordt dagelijks of – ten minste – driemaal per week gedurende ca. vijftien minuten gegeven, naast rekkingsoefeningen *(zie blz. 132 e.v.)* die de patiënt ook zelf dient uit te voeren en buikspierversterkende oefeningen.
In het akute stadium heeft de hier beschreven konservatieve therapie meestal snel resultaat. Bestaat de aandoening niet langer dan drie maanden, dan bestaat er nog altijd een reële kans dat konservatieve behandeling helpt, maar men dient de behandeling meestal met rust (voor de adduktoren) te kombineren. Bij de meeste aandoeningen die langer dan drie maanden bestaan zijn de resultaten teleurstellend en is operatieve behandeling noodzakelijk indien de sporter zijn sport wil blijven uitoefenen.

Dwarse friktie van de origo van de M. gracilis of de M. pectineus

Wanneer men de M. pectineus door middel van dwarse friktie behandelt, wordt eerst de duidelijk prominerende pees van de M. adductor longus gelokaliseerd. De M. pectineus ligt direkt lateraal hiervan en heeft een vlakke muskulaire oorsprong. Men lokaliseert de meest drukpijnlijke plaats waarna de friktie van mediaal naar lateraal wordt gegeven. Belangrijk is hierbij dat men vaak een of twee strengetjes kan voelen die over de spier lopen. Dit zijn lymfevaten die men *niet* mag friktioneren. Tijdens de friktie dient men 'botkontakt' te houden, dat wil zeggen dat de behandelende vinger door de spier heen het bot van het os pubis kan voelen. Op deze wijze is men zeker van de juiste lokalisatie van het letsel.
Behandelt men de M. adductor longus, dan is in verreweg de meeste gevallen de origo aan het tuberculum pubicum aangedaan; soms is echter (ook) de spierbuik en/of de spier-peesovergang drukgevoelig. De behandeling van die lokalisatie wordt later beschreven.
Evenals bij de dwarse friktiebehandeling van de M. pectineus, zal men ook bij de behandeling van de insertie van de M. adductor longus trachten 'botkontakt' te houden.
Op dezelfde wijze, in dezelfde uitgangshouding, maar nu lateraal van de pees van de M. adductor longus, wordt de origo van de M. pectineus gefriktioneerd *(afb. 5-3)*.

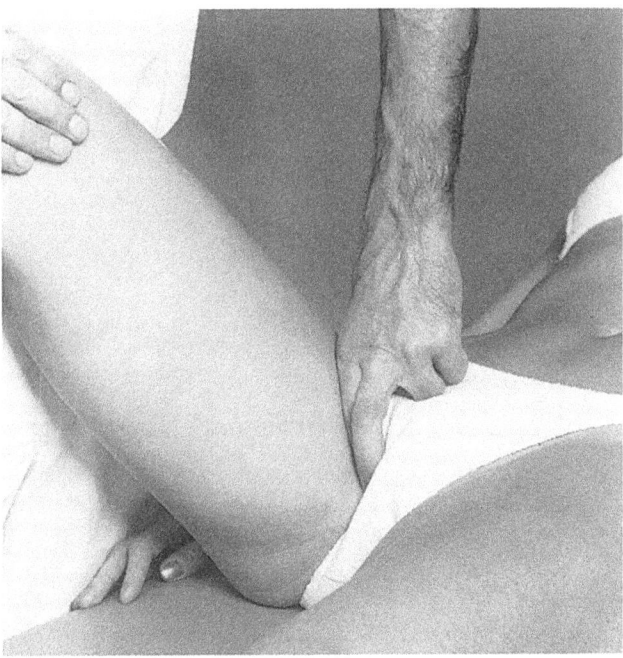

Afbeelding 5-2
Dwarse friktie van de origo van de M. gracilis.

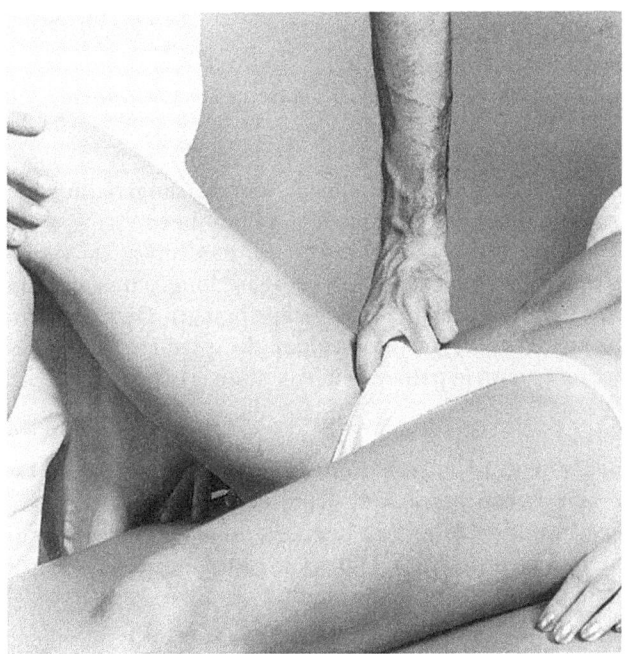

Afbeelding 5-3
Dwarse friktie van de origo van de M. pectineus.

Overrekking spierbuik/spier-peesovergang M. adductor longus

Funktieonderzoek
Passieve abduktie van de heup is meestal pijnlijk
Adduktie van de heup tegen weerstand is meestal pijnlijk

Dwarse friktie

Men zal trachten de primaire oorzaak te achterhalen en te behandelen. Dwarse friktie is dan slechts een onderdeel van de behandeling, die verder o.a. uit rekkingen bestaat *(zie verder)*.

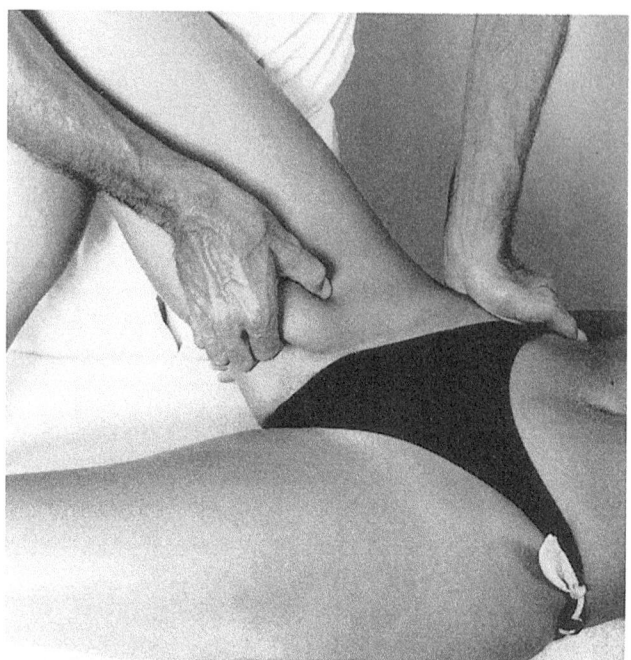

Afbeelding 5-4
Dwarse friktie van de spierbuik van de M. adduktor longus.

Uitgangshouding patiënt
Ruglig op de behandelbank, de heup in ca. 90° flexie.

Uitgangshouding therapeut
Stand, naast de behandelbank, aan de aangedane zijde van de patiënt, ter hoogte van het bovenbeen.
Wordt de rechterkant behandeld, dan omvat de therapeut de spierbuik van de M. adductor longus tussen duim en wijsvinger (als bij de M. biceps brachi). De plaats van de laesie wordt gevonden door de spier t/m de spierpeesovergang te palperen tussen duim en wijsvinger.

Uitvoering
De laesie wordt tussen duim en wijsvinger gehouden. De dwarse friktie bestaat uit lichte extensie tijdens de aanspanningsfase. Hierdoor bewegen duim en wijsvinger van lateraal naar mediaal. Tijdens de ontspanningsfase wordt er geen druk meer uitgeoefend.

Behandelduur
Driemaal per week, vijftien tot twintig minuten friktie, gekombineerd met rekkingen. De prognose bij deze aandoening is gewoonlijk goed. In relatief korte tijd, drie tot vier weken, verdwijnen de klachten.
Tijdens de behandelperiode mag niet te zwaar worden belast.

Aandoeningen van de heupadduktoren 2

Funktieonderzoek, zie blz. 130
Zie voor verdere klinische bevindingen deel 2c Diagnostiek extremiteiten, van de serie Orthopedische geneeskunde en manuele therapie.

Rekken van de heupadduktoren

Statisch rekken van de adduktoren kan zowel door de therapeut als door de patiënt zelf worden uitgevoerd. Het is een onderdeel van een scala van maatregelen, waaronder dwarse friktie en buikspierversterkende oefeningen.
Zowel de lange adduktor (M. gracilis) als de korte adduktoren moeten worden gerekt, ook al is alleen bijvoorbeeld de M. adductor longus aangedaan.

Rekken van de M. gracilis

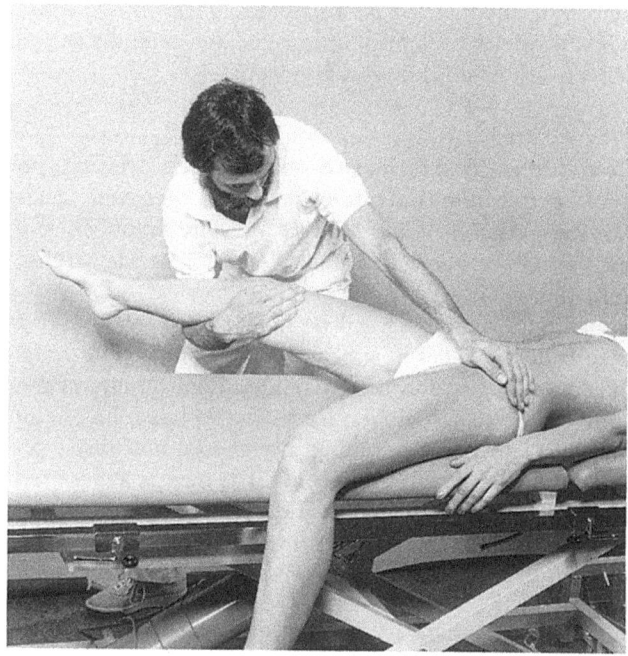

Afbeelding 5-5
Statisch rekken van de M. gracilis.

Uitgangshouding patiënt
Ruglig, op de behandelbank, het hoofdeinde ±30° schuingesteld. Het aangedane been gestrekt op de behandelbank, het 'gezonde' bovenbeen op de bank, het onderbeen afhangend; dit ter fixatie van het bekken.

Uitgangshouding therapeut
Spreidstand, naast de behandelbank, aan de aangedane zijde van de patiënt.
Wordt de rechter M. gracilis gerekt, dan omvat de therapeut met zijn rechterarm en -hand het been van de patiënt zo, dat het onderbeen in de elleboogholte rust en de hand zich aan de mediale zijde van de gestrekte knie bevindt. De andere hand wordt op de linker spina iliaca anterior superior geplaatst.

Uitvoering
Op geleide van pijn en afweerspanning wordt het been langzaam geabduceerd. De patiënt moet dagelijks, liefst enkele malen per dag, zelf rekken.

Rekken van de monoartikulaire adduktoren

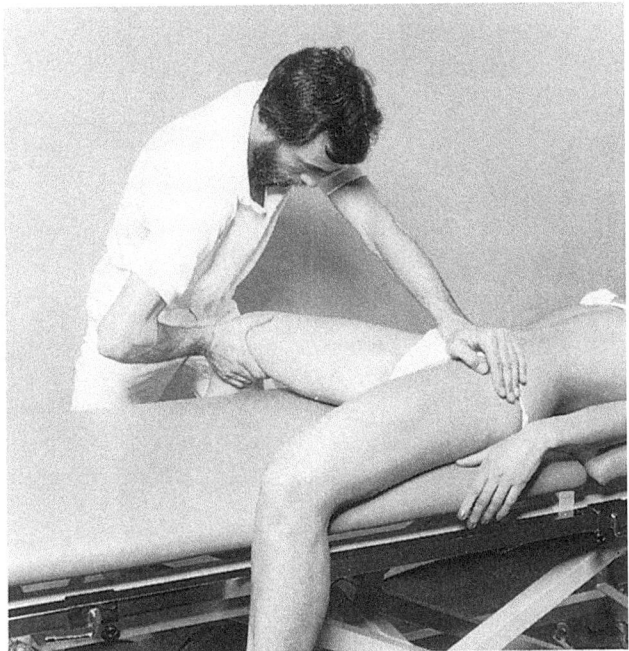

Afbeelding 5-6
Statisch rekken van de monoartikulaire adduktoren.

Het verschil met het rekken van de biartikulaire M. gracilis is, dat nu de M. gracilis wordt ontspannen door de knie te buigen en dat de therapeut de gebogen knie vanaf mediaal omvat en vanuit deze positie de rek uitvoert.

Zelf rekken

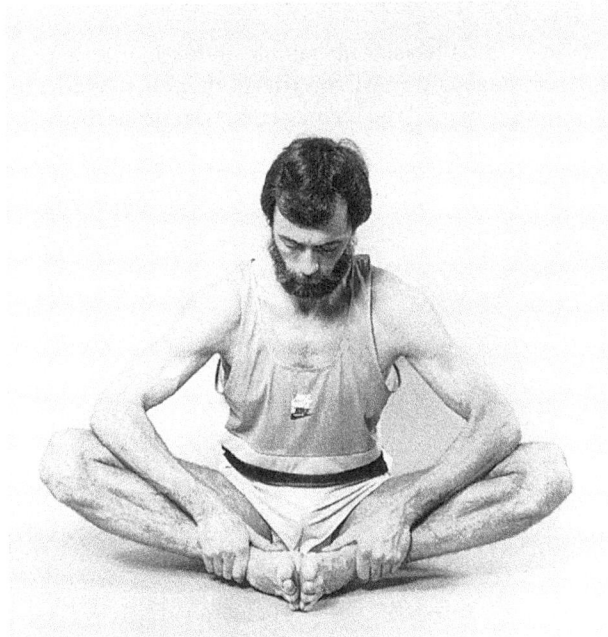

Afbeelding 5-7
Zelf rekken van de mono-artikulaire adduktoren.

Uitvoering
De patiënt kan op verschillende manieren zelf rekkingsoefeningen uitvoeren. Hier zijn twee manieren afgebeeld, welke zeer eenvoudig aan te leren zijn. Afbeelding 5-7 betreft het rekken van de monoartikulaire adduktoren.

De patiënt zit op de grond, plaatst beide voetzolen zo dicht mogelijk bij de heupen. Hij legt zijn onderarmen op de mediale zijde van zijn bovenbenen, juist boven de knieën en duwt de knieën langzaam naar de grond.
De lumbale wervelkolom wordt hierbij zo recht mogelijk gehouden.

Afbeelding 5-8 toont hoe de patiënt vooral zijn M. gracilis kan rekken.
In stand wordt de romp in lateraalflexie naar de aangedane zijde gebracht terwijl de patiënt zijn hand op de laterale zijde van zijn bovenbeen plaatst, juist distaal van de spina iliaca anterior superior. Met deze hand duwt hij nu langzaam zijn bovenbeen (de knie blijft gestrekt) naar mediaal.
Door nu het bekken meer naar voren te duwen, worden de meer aan de voorzijde gelegen adduktoren gerekt.

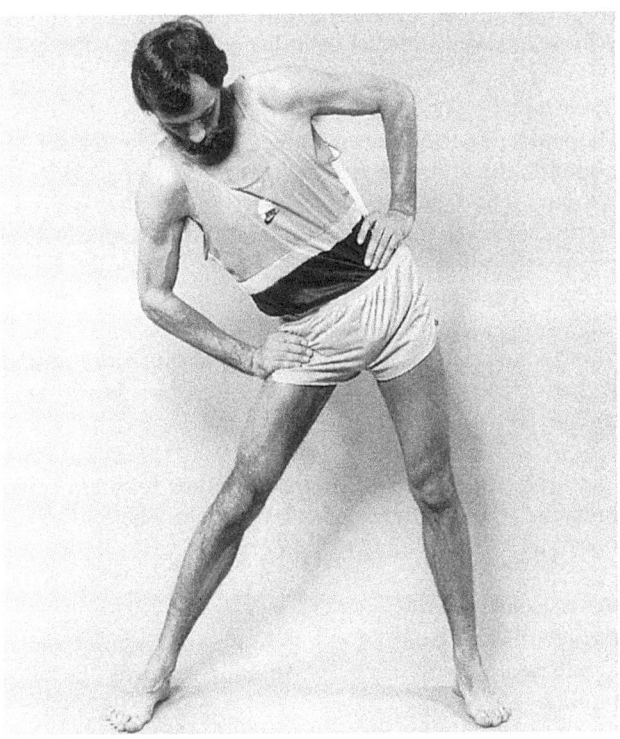

Afbeelding 5-8
Zelf rekken van de M. gracilis.

In verband met de symmetrie wordt de oefening eveneens aan de niet-aangedane zijde uitgevoerd.

(Insertie)-tendopathie van de M. rectus femoris

Evenals de pubalgie is ook de aandoening van de M. rectus femoris een typisch sportletsel, dat het gevolg is van chronische of akute overbelasting. In het laatste geval betreft het meestal een trauma in de vorm van in de grond trappen tijdens voetballen of het tegen een bal trappen die op dat moment door een tegenspeler geblokkeerd wordt. Het letsel komt ook voor bij schaatsers. De aandoening is gelokaliseerd ter hoogte van de origo aan de spina iliaca anterior inferior, of juist distaal daarvan in het peeslichaam.
Bij kinderen en adolescenten kan in zeldzame gevallen een avulsiefraktuur van de spina iliaca anterior inferior

optreden. Bij volwassenen kan traumatisch de pees ter hoogte van de insertie volledig ruptureren (met name bij voetballers).

Klinische bevindingen
Pijn in de lies tijdens hardlopen en knieheffen.
Een misleidend fenomeen is het feit dat de patiënt de pijn in veel gevallen verder proximaal aangeeft dan de plaats van de feitelijke laesie.

Passieve flexie van de heup kan pijnlijk zijn (kompressie).
Extensie van de knie tegen weerstand vanuit 90° knieflexie en 0° heupflexie is pijnlijk.
Flexie van de heup tegen weerstand vanuit 90° flexie van de heup is alleen in extreme gevallen pijnlijk.
Passieve rek is pijnlijk (N. femoralis rektest).
In de meeste gevallen is de M. rectus femoris verkort.

In geval van een avulsiefraktuur of een ruptuur zijn de weerstandstests niet alleen pijnlijk, maar ook zwak.

Therapie
Diepe dwarse friktie en rekkingen zijn zeer effektief. De behandeling duurt gewoonlijk twee tot vier weken. De patiënt dient dagelijks rekkingsoefeningen uit te voeren.
In de derde en vierde klinische tendinitis-stadium dient de sportbeoefening te worden verminderd of, bij onvoldoende resultaat, volledig gestaakt.

Wanneer aanspannen tegen weerstand niet meer pijnlijk is, kan men met (isokinetische) spierversterkende oefeningen beginnen.

Een avulsiefraktuur en een totale ruptuur zullen in eerste instantie konservatief worden behandeld. Bij recidief kan operatieve behandeling geïndiceerd zijn.

Funktieonderzoek
Passieve flexie van de heup is soms pijnlijk (kompressie)
Flexie van de heup tegen weerstand is in ernstige gevallen pijnlijk
Extensie van de knie tegen weerstand in buiklig is pijnlijk

Dwarse friktie

Soms is niet de oorsprong van de M. rectus femoris aan de spina iliaca anterior inferior aangedaan, maar is de laesie in de pees gelokaliseerd.
De friktietechniek is in dat geval dezelfde als hieronder beschreven.

Uitgangshouding patiënt
Zit, op de behandelbank, tegen het ± 70° schuingestelde hoofdeinde. Een rol onder de knie. In deze houding zijn de over de laesie liggende strukturen ontspannen en is de origo van de M. rectus femoris beter bereikbaar.
Deze aandoening kan men ook behandelen met de patiënt in zijlig; de patiënt ligt dan op de niet-aangedane zij, de heupen ca. 90° geflekteerd.

Uitgangshouding therapeut
Zit, naast de behandelbank, aan de aangedane zijde van

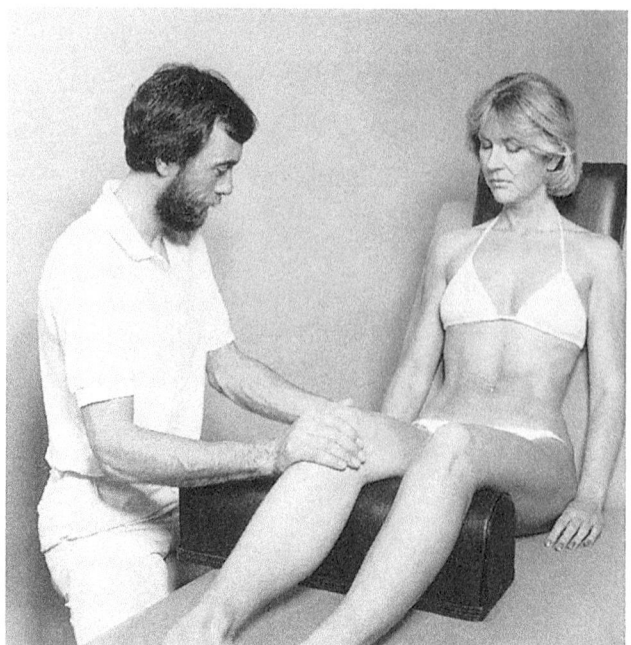

Afbeelding 5-9
Uitgangshouding bij dwarse friktie van de origo van de M. rectus femoris.

de patiënt. De therapeut plaatst, wanneer de rechterkant wordt behandeld, de top van zijn linkerduim juist mediaal van de laesie (juist distaal van het meest prominerende deel van de spina iliaca anterior inferior, het best voelbaar wanneer de heup passief verder geflekteerd wordt) en de vingers geven tegendruk aan de achterzijde van het bovenbeen.

Uitvoering
De dwarse friktie bestaat uit radiale abduktie van de pols tijdens de aanspanningsfase. Hierdoor beweegt de top van de duim van mediaal naar lateraal over de laesie.

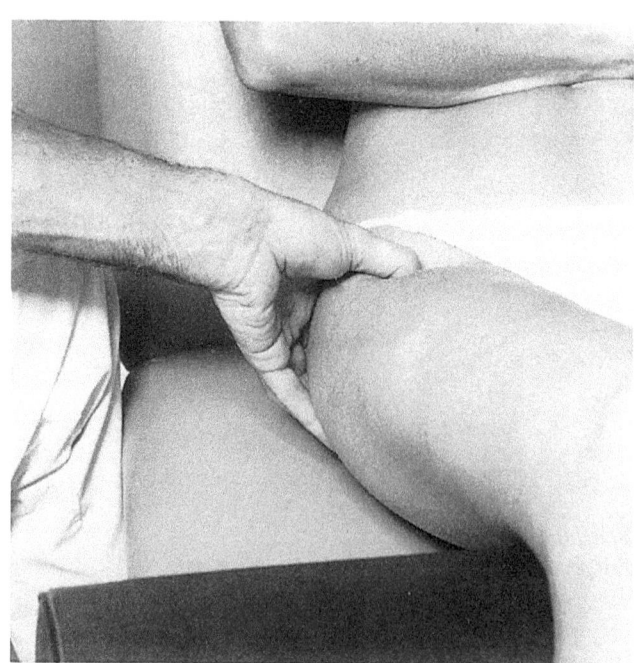

Afbeelding 5-10
De uitgangspositie van de hand bij dwarse friktie van de origo van de M. rectus femoris.

Behandelduur
Dagelijkse behandeling of – ten minste – driemaal per week in kombinatie met rekkingsoefeningen, gedurende twee tot vier weken.

Aandoeningen van de musculus rectus femoris

Funktieonderzoek, zie blz. 134

Rekken

Geïndiceerd bij insertie-tendopathieën, zowel proximaal als distaal, overrekkingen en partiële rupturen.
Rekken wordt door de therapeut uitgevoerd in kombinatie met dwarse friktiebehandeling. De patiënt wordt aangeraden dagelijks zelf rekkingsoefeningen uit te voeren.

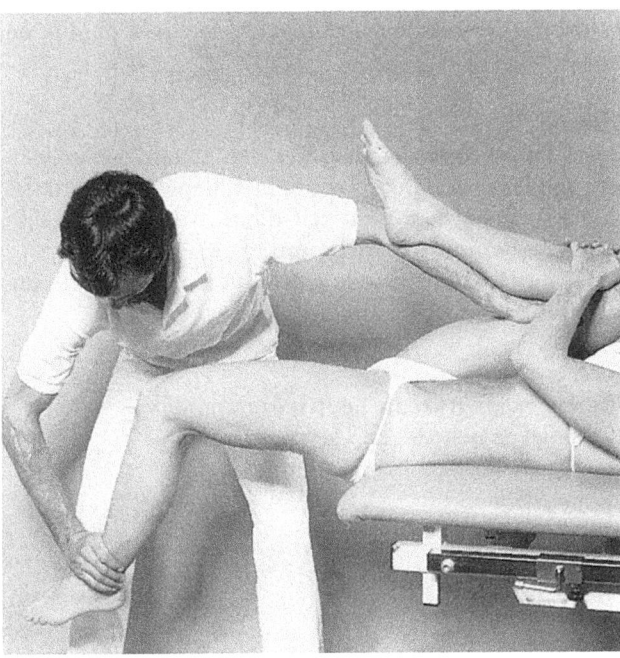

Afbeelding 5-11
Statisch rekken van de M. rectus femoris.

Uitgangshouding patiënt
Ruglig, op de behandelbank. Het sacrum lig nog juist op de bank, het niet-aangedane been in heup en knie maximaal gebogen en door de patiënt zelf in deze positie gefixeerd door met twee handen het onderbeen zo proximaal mogelijk te omvatten; het andere been hangt vrij.

Uitgangshouding therapeut
Spreidstand, naast het voeteneinde van de behandelbank, in het verlengde van het niet-aangedane been van de patiënt, met het gezicht naar het aangedane been.
Wordt de linkerheup behandeld, dan plaatst de therapeut zijn linkerhand in de linkerknieholte en met zijn andere hand omvat hij het onderbeen aan de aangedane zijde, zo distaal mogelijk.

Uitvoering
De therapeut fixeert samen met de patiënt het niet-aangedane been, terwijl het aangedane been zeer langzaam en op geleide van pijn en afweerspanning in de heup geëxtendeerd en gelijktijdig in de knie geflekteerd wordt.

Zelf rekken

Er zijn vele uitvoeringen denkbaar. De hier afgebeelde oefening is een van de eenvoudigste waarbij tevens de lage rug niet wordt belast.

Uitvoering
De patiënt staat op het niet-aangedane been en steunt met zijn hand van de niet-aangedane zijde op een stoel, tafel of tegen de muur. Met zijn andere hand omvat hij zijn voet vanaf dorsaal. Eerst wordt het bekken maximaal achterovergekanteld en vanuit deze positie wordt nu langzaam de knie gebogen en zo mogelijk de heup geëxtendeerd *(afb. 5-12)*.

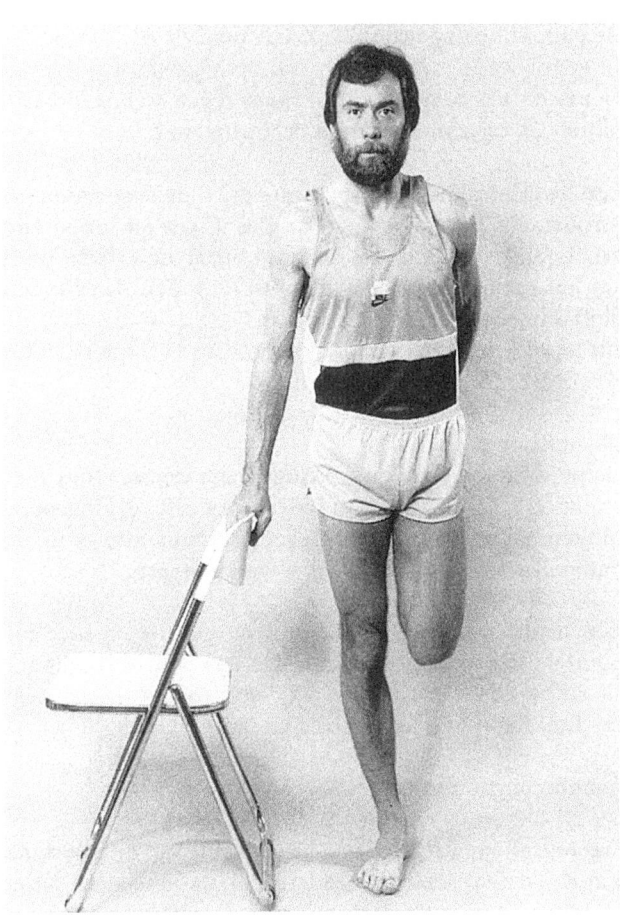

Afbeelding 5-12
Zelf rekken van de M. rectus femoris, vooraanzicht.

Het is belangrijk de buikspieren (die het bekken fixeren) maximaal aan te spannen tijdens de rekkingsoefening.
Het is aan te bevelen de rekkingsoefeningen verschillende malen per dag uit te voeren. Bij sportmensen is zelfs een programma aan te raden zoals beschreven bij *Aandoeningen van de M. supraspinatus*.

Dezelfde oefeningen worden uitgevoerd in een later stadium van de behandeling van partiële rupturen van een van de spierbuiken van de M. quadriceps. Eveneens bij de distale insertie-tendopathieën (para-, infra- en suprapatellair).
Het is van belang ook de niet-aangedane extremiteit te 'behandelen'.

Aandoeningen van de M. sartorius

Aandoeningen van deze spier komen zelden voor en worden, evenals de hiervoor beschreven letsels, vrijwel uitsluitend bij sporters, met name voetballers, gezien. De volgende komen voor:
- Insertie-tendopathie.
- Tendinitis.
- Apofysaire avulsiefraktuur van de spina iliaca anterior superior.

De beide eerste aandoeningen komen voor bij volwassen sporters, de avulsiefraktuur bij kinderen en adolescenten.

Klinische bevindingen
De patiënt heeft gewoonlijk lokale pijn.

Flexie en exorotatie van de heup tegen weerstand zijn pijnlijk en bij avulsiefraktuur eveneens zwak.

Een avulsiefraktuur ontstaat meestal tijdens sprinten en veroorzaakt heftige pijn in de lies. Gaan en lopen zijn onmogelijk in het akute stadium, maar na enkele uren kan de patiënt meestal weer gewoon lopen. Hardlopen blijft onmogelijk.
Dit letsel wordt meestal aangezien voor een spierscheur. De röntgenfoto is diagnostisch.

Therapie
Diepe dwarse friktie en rekkingen zijn vrijwel altijd zeer effektief. De sporter dient iedere dag zelf rekkingsoefeningen uit te voeren. Bij dagelijkse behandeling is de patiënt vaak binnen een week geheel genezen.

Een avulsiefraktuur wordt normaal gesproken niet behandeld. De patiënt krijgt slechts een sportverbod voor ca. zes weken. De training mag worden hervat wanneer het funktieonderzoek volledig negatief uitvalt.

Aandoeningen van de M. iliopsoas

Het betreft vrijwel altijd een overrekking van de spierbuik van de M. iliopsoas; bij kinderen en adolescenten komt (zelden) een avulsiefraktuur van de trochanter minor voor. Deze aandoening wordt vooral gezien bij sporters, maar treedt eveneens veelvuldig op als komplikatie bij patiënten met coxarthrosis.
Irritatie van de spierbuik van de M. iliopsoas komt voor bij coxarthrosis.
Overbelasting is een typisch sportletsel (voetbal, atletiek).
Cave: ernstige aandoeningen, zie differentiële diagnostiek in deel 2c, Diagnostiek van de serie *Orthopedische geneeskunde en manuele therapie*.
Differentieel-diagnostisch dient men ook rekening te houden met een hernia obturatoria; bij deze aandoening is, evenals bij het M. iliopsoasletsel, flexie van de heup tegen weerstand pijnlijk. De pijn verdwijnt meestal wanneer de patiënt ca. 10 minuten in Trendelenburg-positie heeft gelegen.

Klinische bevindingen
De patiënt klaagt over pijn in de lies, die in het bovenbeen aan de voorzijde kan uitstralen.

Passieve flexie van de heup kan pijnlijk zijn (kompressie).
Flexie en exorotatie van de heup tegen weerstand zijn pijnlijk.
Passieve extensie van de heup met gelijktijdig uitgevoerde endorotatie kan eveneens pijnlijk zijn (rek).
Bij coxartrose-patiënten vindt men uiteraard eveneens een kapsulaire bewegingsbeperking.

Door middel van palpatie wordt de laesie gelokaliseerd; vrijwel altijd vindt men deze plaats juist distaal van het ligamentum inguinale en juist mediaal van de M. sartorius.
Bij een avulsiefraktuur van de trochanter minor zijn flexie en exorotatie van de heup tegen weerstand pijnlijk én zwak.

Therapie
Zowel bij sporters als patiënten met coxartrose worden zeer goede resultaten verkregen met diepe dwarse frikties en rekkingen. De patiënt zelf dient eveneens dagelijks rekkingsoefeningen uit te voeren.
Een avulsiefraktuur van de trochanter minor dient konservatief te worden behandeld.

Funktieonderzoek
Passieve extensie van de heup is soms pijnlijk
Flexie van de heup tegen weerstand is pijnlijk

Dwarse friktie

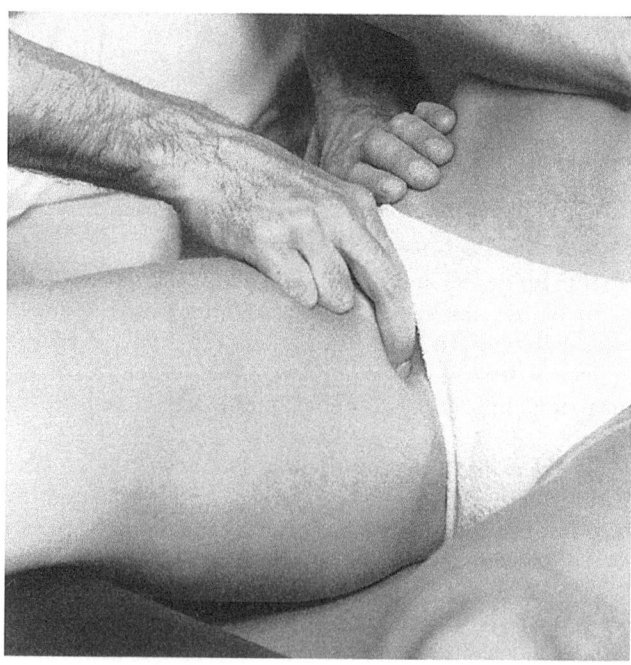

Afbeelding 5-13
De uitgangspositie van de hand van de therapeut bij dwarse friktie van de M. iliopsoas.

Uitgangshouding patiënt
Zit, op de behandelbank, tegen het hooggestelde hoofdeinde. Een rol onder de knieën.

Uitgangshouding therapeut
Zit, naast de behandelbank, aan de aangedane zijde van de patiënt ter hoogte van het bovenbeen.
Wordt de rechter M. iliopsoas behandeld, dan plaatst de therapeut de top van zijn rechter wijsvinger juist mediaal van de laesie (in het trigonum femorale mediale, direkt distaal van het lig. inguinale en juist mediaal van de M. sartorius).
De duim geeft tegendruk aan de laterale zijde van het bovenbeen.

Uitvoering
De wijsvinger wordt versterkt door de middelvinger. De dwarse friktie bestaat uit extensie van de pols tijdens de aanspanningsfase. Hierdoor wordt de vingertop van mediaal naar lateraal over de laesie bewogen.

Behandelduur
Bij coxarthrosis-patiënten die tevens een geïrriteerde M. iliopsoas hebben, geeft – in de meeste gevallen – de eerste behandeling al duidelijke verlichting van de klachten.
De behandeling wordt gekombineerd met traktie van het heupgewricht en spierrekkingen. Als overbelastingssyndroom reageert de M. iliopsoas meestal zeer goed op dwarse friktie en rekkingen.
In de eerste week wordt dagelijks behandeld gedurende tien tot vijftien minuten, in de tweede week driemaal.

Rekken

Geïndiceerd bij irritatie van de M. iliopsoas bij patiënten met coxarthrosis, bij overbelasting van de spier bij sporters en soms bij patiënten met rugklachten o.a. tengevolge van iliopsoasverkorting.

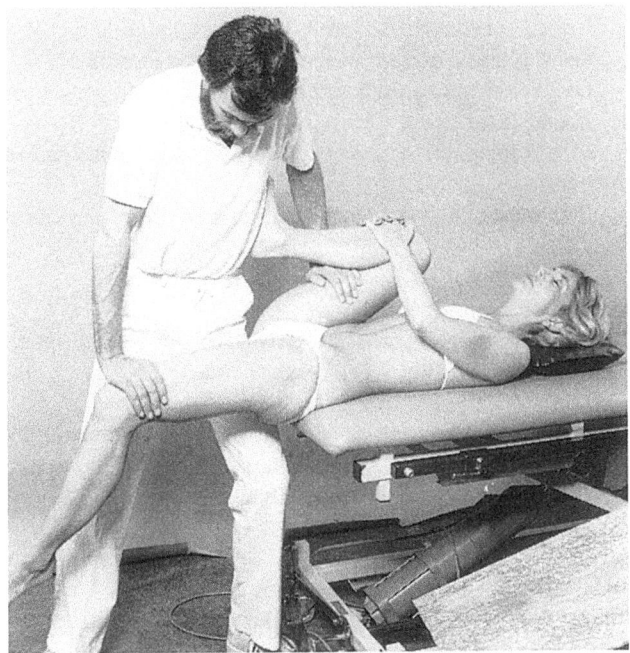

Afbeelding 5-14
Statisch rekken van de M. iliopsoas.

Uitgangshouding patiënt
Ruglig, op de behandelbank, het sacrum nog juist op de bank. Het niet-aangedane been in heup en knie maximaal gebogen en in deze positie gefixeerd door de patient, die met beide handen het onderbeen omvat, juist distaal van de knie. Het andere been hangt vrij buiten de bank.

Uitgangshouding therapeut
Stand, naast het voeteneinde van de behandelbank, met het gezicht naar het te behandelen been.
Wordt de linkerkant behandeld, dan plaatst de therapeut zijn linkerhand op de posterieure zijde van het rechter bovenbeen van de patiënt, terwijl de voet van ditzelfde been tegen de romp van de therapeut geplaatst wordt.
De andere hand wordt aan de anterieure zijde van het te behandelen bovenbeen geplaatst, juist proximaal van de knie.

Uitvoering
Zeer langzaam, op geleide van pijn en afweerspanning, wordt (zonder dat er beweging in de – lumbale – wervelkolom plaatsvindt) de heup (aan de aangedane zijde) geëxtenteerd.

Door heterolaterale lateraalflexie van de romp en endorotatie van de heup kan men de spier nog meer op rek brengen.
Een alternatieve techniek is ook in buiklig mogelijk, waarbij het been aan de niet te rekken zijde zo ver in de heup wordt geflekteerd, dat de voet de grond raakt.

Zelf rekken

Er zijn, om de M. iliopsoas te rekken, vele oefeningen mogelijk. Wij hebben geen speciale voorkeur. Er moet wel goed op worden gelet dat de lumbale wervelkolom niet lordoseert.

Overrekking van de tractus iliotibialis en M. tensor fasciae latae

Deze zeldzame traumatische aandoening komt vrijwel alleen voor bij balletdansers en atleten. Differentiatie van een bursitis subtrochanterica of L4- of L5-wortelprikkeling is niet altijd eenvoudig. Lokale anesthesie kan uitkomst bieden.
Aandoeningen zijn vrijwel altijd het gevolg van explosieve abduktiebewegingen vanuit gerekte stand (adduktie heup). Men ziet deze letsels bij turners, atleten en balletdansers.

Differentiële diagnostiek
- Subtrochantere bursitis.
- L4- en L5-wortelsyndromen.
- Insertie-tendopathie (met of zonder kalcifikatie) van de M. gluteus maximus of de M. gluteus medius.
- 'Snapping hip' (coxa saltans).
- Littekenweefsel (na heupoperatie met posterieure incisie).
- Pijn tengevolge van loslaten van een heup-endoprothese.

Klinische bevindingen
De patiënt heeft pijn aan de laterale zijde van het bovenbeen, gewoonlijk juist proximaal van de trochanter major.

Lateraalflexie van de romp van de aangedane zijde áf kan pijnlijk zijn (rek). De pijn neemt toe wanneer gelijktijdig het aangedane been geadduceerd wordt.
Wanneer de M. tensor fasciae latae aangedaan is, kan ook abduktie van de heup tegen weerstand pijnlijk zijn. Soms is dat echter alleen het geval vanuit gerekte stand.

Therapie
Diepe dwarse friktie is zeer effektief. In de meeste gevallen zijn, zelfs bij zeer lang bestaande klachten, slechts enkele behandelingen nodig.

Funktieonderzoek
Passieve adduktie van de heup in kombinatie met lateraalflexie van de romp van de aangedane kant af is pijnlijk

Dwarse friktie

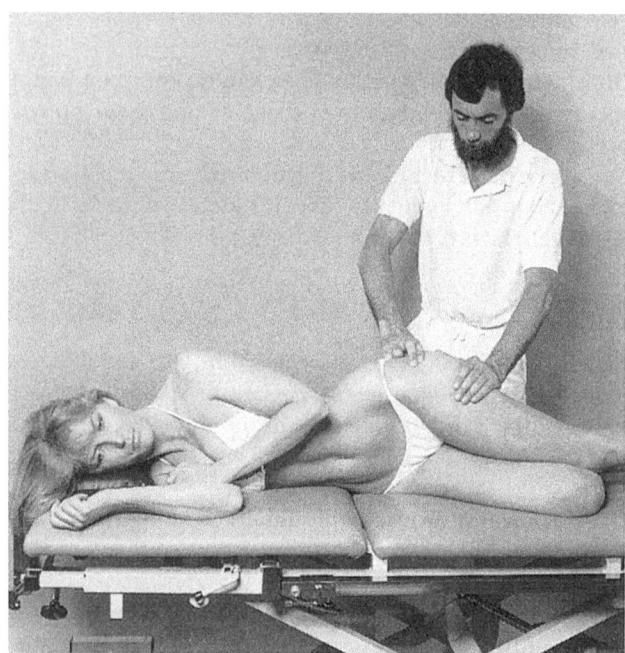

Afbeelding 5-15
Dwarse friktie van de tractus iliotibialis, direkt proximaal van de trochanter major.

Uitgangshouding patiënt
Lig, op de behandelbank, op de niet-aangedane zijde. Het onderliggende been is licht geflekteerd in de heup en ±90° gebogen in de knie. Het bovenliggende been is vrijwel gestrekt en is iets geadduceerd.

Uitgangshouding therapeut
Stand, naast de behandelbank, achter de patiënt.
Is de linkerkant aangedaan, dan plaatst de therapeut de toppen van zijn wijs- en middelvinger juist anterieur van de laesie (juist proximaal van de trochanter major).

Uitvoering
Dwarse friktie bestaat uit extensie van de pols tijdens de aanspanningsfase. De vingers bewegen hierdoor van anterieur naar posterieur over de laesie.

Behandelduur
Drie tot zes behandelingen bleken bij de tot nu toe behandelde patiënten voldoende. Per behandeling wordt ca. vijftien minuten gefriktioneerd.

Opmerking: aandoeningen van de M. tensor fasciae latae zijn door ons (nog) niet gezien.

Coxa saltans ('snapping hip')

Een 'snapping hip' kan zowel intra- als extra-artikulair voorkomen. De oorzaak van de meestal zonder pijnklachten bestaande intra-artikulaire vorm is (nog) onbekend. De extra-artikulaire 'snapping hip' kan ontstaan als gevolg van afwijkingen van de tractus iliotibialis of de M. iliopsoas.
De meest voorkomende afwijkingen van de tractus iliotibialis zijn: verdikking van het achterste-bovenste deel van de tractus of van het voorste deel van de M. gluteus maximus.
Deze aandoening wordt met name bij sporters en balletdansers gezien, maar kan ook bij niet-sporters voorkomen.

In de meeste gevallen heeft de patiënt geen pijn, maar klaagt over een knappend geluid en gevoel tijdens lopen aan de laterale zijde van het bovenbeen ter hoogte van de trochanter major. Dit wordt veroorzaakt door het over de trochanter major 'schieten' van de tractus iliotibialis.
Een tweede lokalisatie is het pecten ossis pubis. Hier kan de M. iliopsoas dezelfde klachten veroorzaken, maar nu lokaliseert de patiënt het probleem in de lies.

Differentiële diagnostiek in geval van pijn
- Subtrochantere bursitis.
- L4- en L5-wortelsyndromen.
- Insertie-tendopathie (met of zonder kalcifikatie) van de M. gluteus maximus of de M. gluteus medius.
- Overrekking van de tractus iliotibialis en de M. tensor fasciae latae.
- Littekenweefsel (na heupoperatie met posterieure incisie).
- Pijn tengevolge van loslaten van een heup-endoprothese.

Klinische bevindingen
De patiënt maakt zich ongerust over het knappende geluid en/of gevoel.

Het funktieonderzoek is negatief, maar tijdens aktief flekteren van de heup vanuit extensie is het knappen aan de laterale zijde van het bovenbeen ter hoogte van de trochanter major voelbaar en/of hoorbaar. In sommige gevallen is het knappen alleen op te wekken door de geadduceerde en geflekteerde heup te roteren.
Wordt het 'snappen' veroorzaakt door de M. iliopsoas, dan is diep in de lies een knapje voelbaar tijdens het aktief flekteren van de heup vanuit de nulstand.

Therapie
De aandoening behoeft gewoonlijk geen behandeling; geruststellen van de patiënt is voldoende.
Als er toch pijn optreedt kan men trachten met rekkingsoefeningen de klachten te verminderen. Bij onvoldoende resultaat is er waarschijnlijk sprake van een bursitis, die men kan infiltreren.

Overrekking en (partiële) ruptuur van de spierbuik M. quadriceps femoris

Overrekkingen en partiële rupturen van een van de spierbuiken van de M. quadriceps femoris worden vooral gezien bij atleten (sprinters en verspringers) en (minder frekwent) bij voetballers. De aandoening ontstaat vrijwel altijd akuut en is gewoonlijk te wijten aan onvoldoende 'warming-up'.

Het moment waarop het letsel ontstaat is vrijwel altijd dat waarop een snelle strekbeweging van de knie plaatsvond met flexie van de heup vanuit geflekteerde kniestand en geëxtendeerde stand van de heup.
De M. rectus femoris is een predilektieplaats voor myositis ossificans!

Klinische bevindingen
De patiënt stelt gewoonlijk zelf de diagnose en kan de plaats van de ruptuur nauwkeurig aanwijzen. Hier is vaak een hematoom zichtbaar en in akute gevallen kan soms een 'gap' worden gevoeld.

Wordt de pijn in de lies aangegeven, dan is het proximale deel van de spierbuik van de M. rectus femoris aangedaan.

Extensie van de knie tegen weerstand vanuit de nulstand van de heup en 90° knieflexie is zeer pijnlijk in de akute fase.
Heupextensie in kombinatie met knieflexie (rek) is eveneens zeer pijnlijk.
Door middel van echografie is de ruptuur goed zichtbaar te maken.

Therapie
In zeer akute gevallen met duidelijke zwelling kan het hematoom worden geaspireerd. Het verdient aanbeveling direkt daarna enkele ml van een lokaal-anaestheticum juist boven en onder de ruptuur te infiltreren.
Vanaf de tweede dag kan men ter voorkoming van adhesies zeer voorzichtig enkele dwarse frikties uitvoeren. Deze behandeling wordt dagelijks opgevoerd, totdat uiteindelijk ca. 15 minuten wordt gefriktioneerd.
Na elke friktiebehandeling worden aktieve spierkontrakties uitgevoerd, waarbij de spier in de meest ontspannen stand wordt gehouden.
Aansluitend dienen zeer voorzichtige rekkingsoefeningen uitgevoerd te worden. Wanneer aktieve spierkontrakties te pijnlijk zijn, kan men hetzelfde effekt bereiken door middel van faradisatie.

Het is aan te bevelen na het klinisch herstel nog ca. twee weken de behandeling voort te zetten, omdat het risico van recidief gevaar anders zeer groot is.

Funktieonderzoek
Passieve flexie van de knie is pijnlijk en beperkt
Extensie van de knie tegen weerstand vanuit 0° flexie van de heup is pijnlijk

Dwarse friktie

Dit typische sportletsel kan op verschillende plaatsen in de M. quadriceps ontstaan. Zwelling en drukpijn, in zeer acute gevallen zelfs een onderbreking van de kontinuïteit van (een deel van) de spier, zijn bepalend voor de lokalisatie.
Oppervlakkige letsels worden met de vingertoppen behandeld door middel van extensie van de pols tijdens de aanspanningsfase; dieper gelegen letsels worden echter door middel van de hieronder beschreven techniek behandeld.

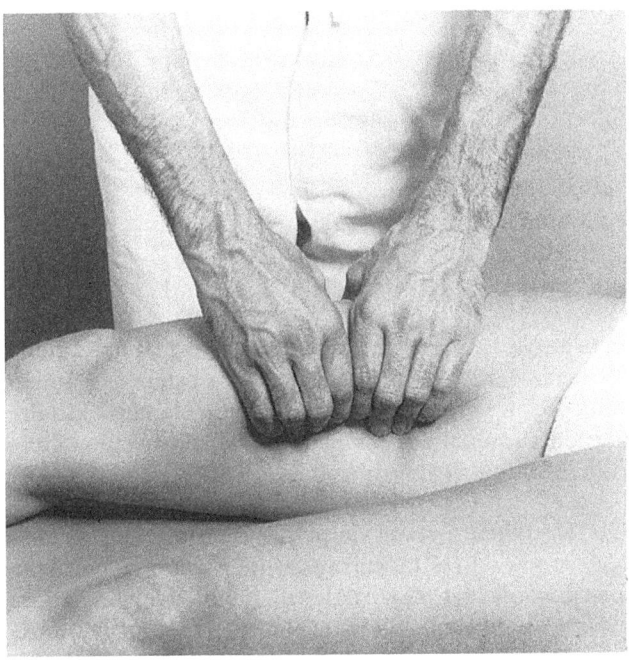

Afbeelding 5-16a
Dwarse friktie van een 'diep' gelokaliseerde laesie in de M. vastus medialis: de uitgangspositie en ...

Uitgangshouding patiënt
Ruglig, op de behandelbank, het hoofdeinde ongeveer 45° schuingesteld.

Uitgangshouding therapeut
Stand, naast de behandelbank, aan de aangedane zijde van de patiënt ter hoogte van het bovenbeen.
De therapeut 'omvat' de laesie tussen beide duimen en beide wijsvingers.
Hiertoe worden de vingers van beide handen mediaal en de duimen lateraal van de laesie geplaatst.

Uitvoering
Beide polsen worden vanuit flexie met gelijktijdig uitgevoerde kompressie van de spier tussen duimen en wijs-

vingers geëxtendeerd tijdens de aanspanningsfase van de dwarse friktie. Deze techniek lijkt veel op de dwarse kneding uit de klassieke massage.
Kryotherapie voordat met de friktie wordt begonnen, is aan te bevelen.

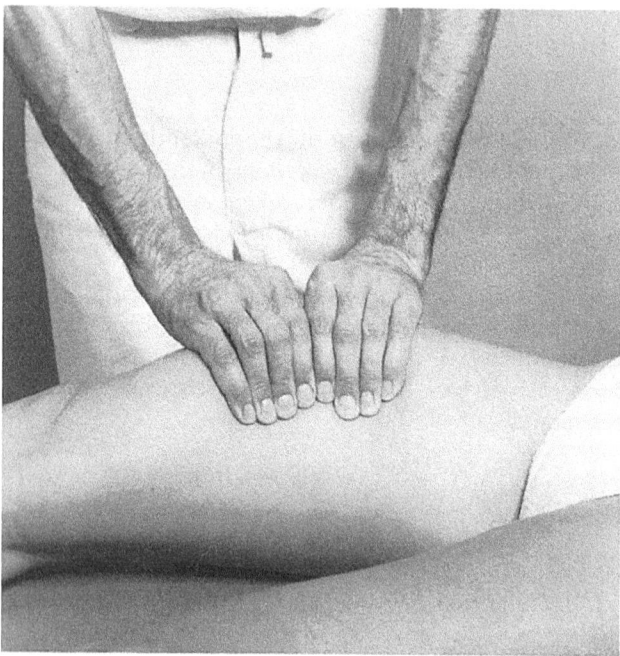

Afbeelding 5-16b
... de eindstand.

Opmerking
In principe kan reeds vanaf de tweede dag na het trauma voorzichtig met deze behandeling worden begonnen. Afhankelijk van de ernst (overrekking, kleine of grotere partiële ruptuur) wordt slechts met enkele frikties of met enkele minuten friktie begonnen.

Per dag kunnen zowel de tijd als de intensiteit worden opgevoerd, totdat dagelijks ca. vijftien minuten gefriktioneerd wordt. Na elke friktiebehandeling volgen aktieve spierkontrakties, in de meest ontspannen stand van de spier uitgevoerd, om de dwarse mobiliteit te waarborgen. Wanneer aktieve aanspanning te pijnlijk is (soms in het akute stadium) kunnen de kontrakties door middel vanaf faradische stroom worden opgewekt.
Uiterst voorzichtig worden vanaf het begin op geleide van pijn en afweerspanning ook rekkingen uitgevoerd. Gewoonlijk is reeds na tien tot veertien dagen het funktieonderzoek negatief. Om recidief te voorkomen moet de behandeling wel nog ca. twee weken voortgezet worden: dagelijks rekken en driemaal per week dwarse friktie. De patiënt voert ook geleidelijk het oefenprogramma ter spierversterking op. Via isometrische- en isotonische oefeningen kunnen nu ook isokinetische oefeningen worden uitgevoerd. Sporthervatting op zijn vroegst beginnen twee weken nadat werd gekonstateerd dat het funktieonderzoek negatief was.

Aandoeningen van de hamstrings

Men onderscheidt de insertie-tendopathie aan het tuber ossis ischii en de overrekking en de partiële ruptuur van een van de spierbuiken van de hamstrings. In alle gevallen betreft het meestal een sportletsel. De aandoeningen worden met name gezien bij atleten en voetballers.
In zeldzame gevallen komt bij kinderen en adolescenten een avulsiefraktuur voor van het tuber ossis ischii.
Differentieel-diagnostisch dient men rekening te houden met S1- en S2-wortelsyndromen, met een bursitis ischiadica en met het hamstringssyndroom.

Klinische bevindingen
De patiënt kan meestal nauwkeurig de plaats van de laesie lokaliseren.
De pijn straalt meestal niet uit.

Het gestrekt heffen van het been is beperkt en pijnlijk bij een partiële ruptuur van een van de spierbuiken en bij een avulsiefraktuur van het tuber ossis ischii.
Gestrekt heffen van het been is bij een insertie-tendopathie in veel gevallen de enige pijnlijke test. De weerstandstest is alleen in ernstige gevallen positief.
Extensie van de heup in kombinatie met flexie van de knie tegen weerstand is pijnlijk.

Therapie
Zie de behandeling van de hiervoor beschreven *Aandoeningen van de spierbuiken van de M. quadriceps.*

Bij de insertie-tendopathie zijn diepe dwarse friktie en rekkingen vrijwel altijd zeer werkzaam. Deze rekkingsoefeningen dient de patiënt zelf dagelijks uit te voeren.

Insertie-tendopathie hamstrings

Funktieonderzoek
Heffen van het gestrekte been is gewoonlijk eindstandig gevoelig/pijnlijk
Flexie van de knie, tegen weerstand gekombineerd met extensie van de heup tegen weerstand is meestal alleen na provokatie pijnlijk

Dwarse friktie

Differentiatie van een bursitis ischiadica of S1- of S2-wortelprikkeling is niet altijd eenvoudig. Lokale anesthesie kan in veel gevallen de diagnostiek vergemakkelijken.
De dwarse-friktiebehandeling wordt gekombineerd met rekkingen *(zie blz. 142).*

Uitgangshouding patiënt
Ruglig, op de behandelbank, de heup(en) en knie(ën) ±90° gebogen, de onderbenen rustend op een stoel of bankje.
De behandeling kan ook worden uitgevoerd in zijlig: patiënt ligt dan op zijn niet-aangedane zijde.

Uitgangshouding therapeut
Zit, naast de behandelbank, aan de aangedane zijde van de patiënt, ter hoogte van de romp.
Wordt de linkerkant behandeld, dan plaatst de therapeut de top van zijn linker wijsvinger juist mediaal van de laesie

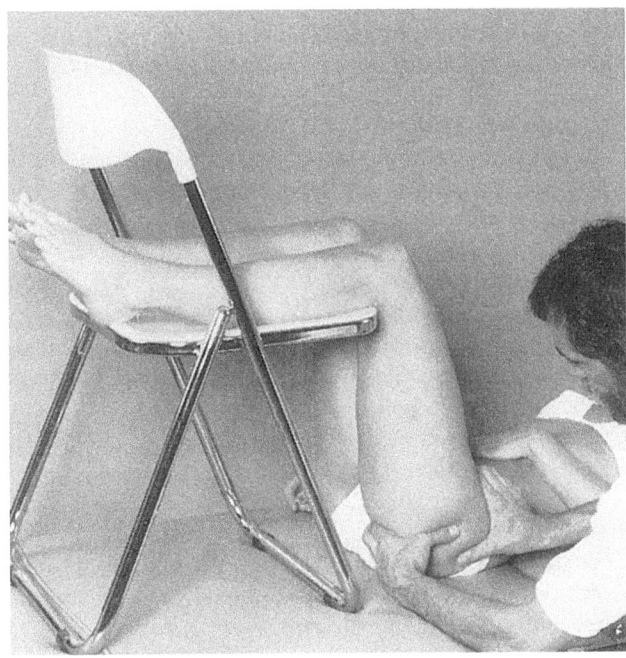

Afbeelding 5-17
Dwarse friktie van de origo van de hamstrings aan het tuber ossis ischii.

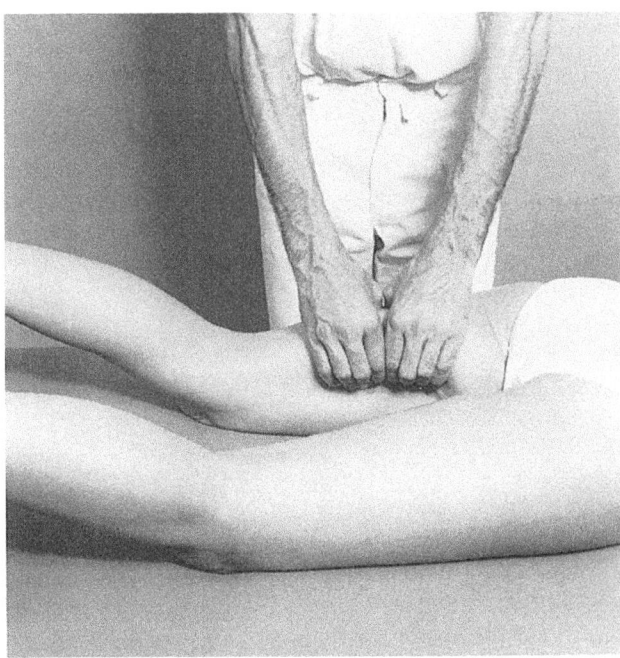

Afbeelding 5-18a
Uitgangspositie bij dwarse friktie van een 'diepe' laesie van de spierbuik van de hamstrings.

ter hoogte van het laterale aspekt van het tuber ossis ischii. De duim geeft tegendruk aan de laterale zijde van het bovenbeen.

Uitvoering
De wijsvinger wordt versterkt door de middelvinger. De dwarse friktie komt tot stand door de pols te extenderen en de bovenarm iets te adduceren tijdens de aanspanningsfase.

Behandelduur
Vijftien tot twintig minuten friktie, dagelijks of driemaal per week, gedurende twee tot acht (!) weken.

Overrekking/partiële ruptuur spierbuik hamstrings

Funktieonderzoek
Heffen van het gestrekte been is pijnlijk en beperkt
Extensie van de heup tegen weerstand in kombinatie met weerstand flexie van de knie tegen weerstand is pijnlijk

Dwarse friktie

Evenals de overrekking/partiële ruptuur van de spierbuik van de M. quadriceps is dit een typisch sportletsel dat in veel gevallen door goede warming-up, o.a. rekkingsoefeningen te voorkomen is.

Uitgangshouding patiënt
Buiklig, op de behandelbank, de knie licht geflekteerd (een rol onder het distale deel van het onderbeen).

Uitgangshouding therapeut
Stand of zit, naast de behandelbank, aan de aangedane zijde van de patiënt, ter hoogte van het bovenbeen.

De therapeut plaatst de vingertoppen van de tweede t/m vierde vinger juist mediaal van de laesie wanneer het een oppervlakkige laesie betreft (hier niet afgebeeld), de duim geeft tegendruk aan de laterale zijde van het bovenbeen. De friktie bestaat in dit geval uit extensie van de pols tijdens de aanspanningsfase. De hier afgebeelde uitgangshouding betreft de vaker voorkomende diepe laesie: de laesie wordt tussen de duimen en de wijsvingers gelokaliseerd. Hiertoe plaatst de therapeut beide duimen zo dicht mogelijk naast elkaar aan de laterale zijde van het bovenbeen en alle vingers aan de mediale zijde van het bovenbeen.

Uitvoering
Vergelijk de uitvoering bij de diepe laesies van de quadricepsmuskulatuur op blz. 139. Beide polsen worden vanuit lichte flexie met gelijktijdig uitgevoerde druk tussen duimen en (wijs)vingers geëxtendeerd tijdens de aanspanningsfase. Deze massagehandgreep is vergelijkbaar met de dwarse knedingen uit de klassieke massage, met dien verstande dat de friktie zeer lokaal wordt uitgevoerd.

Behandelduur
Evenals vermeld bij de behandeling van overrekkingen en partiële rupturen van de M. quadriceps femoris geldt ook hier dat de dwarse friktie vanaf de tweede dag na het trauma gegeven kan worden om daarna qua tijd opgevoerd te worden tot circa vijftien minuten. De friktie wordt gevolgd door aktieve spierkontrakties in de meest ontspannen stand (knie 90° gebogen) of door faradische stimulatie. Hierna volgen zeer voorzichtig uitgevoerde rekkingen.
Zodra het funktieonderzoek negatief is geworden kan de patiënt het spierversterkende oefenprogramma opvoeren via isometrische oefeningen naar isokinetische oefeningen. Aanvankelijk wordt dagelijks behandeld en vanaf

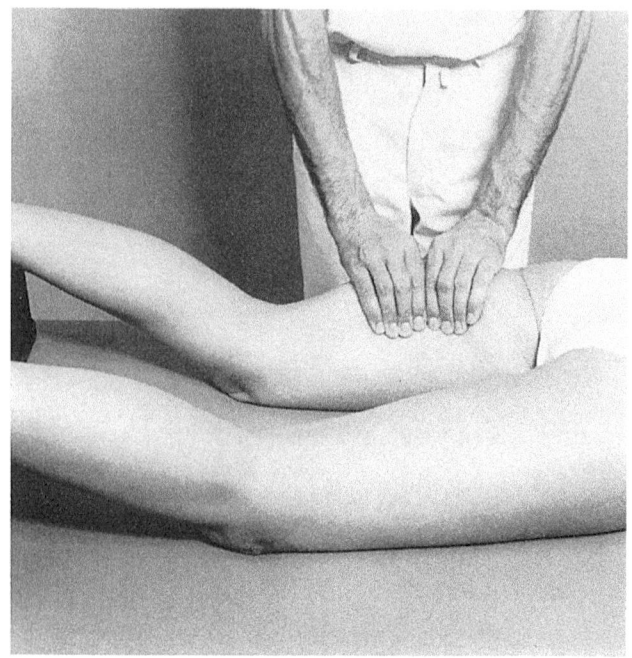

Afbeelding 5-18b
De eindstand bij dwarse friktie van een 'diepe' laesie van de spierbuik van de hamstrings.

de derde week driemaal per week, terwijl de patiënt dan dagelijks zijn spierversterkende oefeningen en rekkingsoefeningen uitvoert.

Funktieonderzoek, zie blz. 140

Rekken

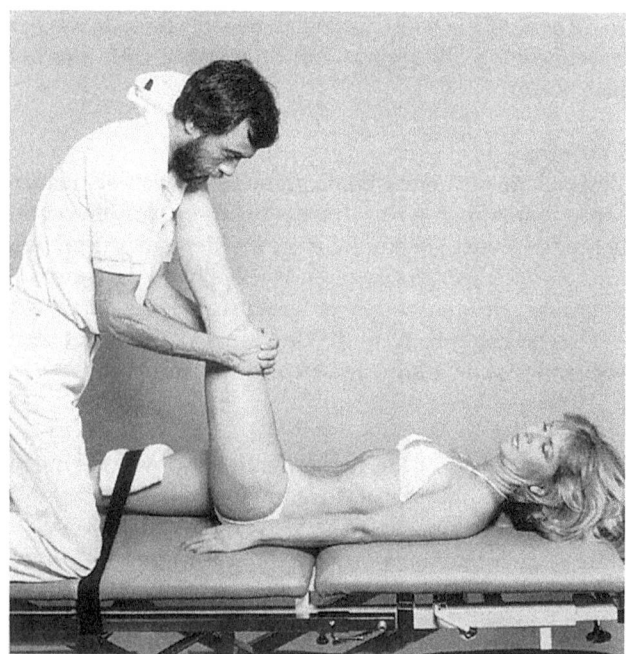

Afbeelding 5-19
Statisch rekken van de hamstrings.

Rekken is geïndiceerd bij insertie-tendopathieën, overrekkingen en partiële rupturen van de hamstrings.
De therapeut behandelt deze aandoeningen met dwarse friktie in kombinatie met rekkingen. *(Zie ook de tekst bij overrekking partiële ruptuur spierbuik hamstrings, blz. 141.)*

Uitgangshouding patiënt
Ruglig, op de behandelbank, het niet-aangedane been wordt juist proximaal van de knie, door middel van een band in extensie tegen de bank gefixeerd.

Uitgangshouding therapeut
Stand, naast de behandelbank, aan de aangedane zijde van de patiënt (niet afgebeeld), of knieënstand op de bank. Het in de knie gestrekte been rust via een kussentje of opgerolde handdoek op de schouder van de therapeut, die met twee handen juist proximaal van de patella, de knie in extensie fixeert.

Uitvoering
Zeer langzaam, op geleide van pijn en afweerspanning, wordt de heup geflekteerd zonder in de knie te buigen. De oefening wordt hierna ook aan de niet-aangedane zijde uitgevoerd.

Zelf rekken

Er zijn vele uitvoeringen denkbaar, hier worden twee zeer eenvoudige oefeningen getoond en beschreven.

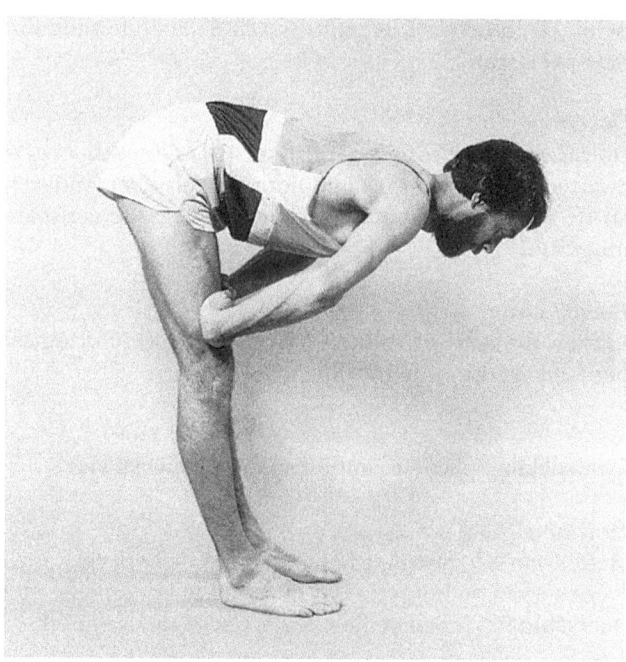

Afbeelding 5-20
Let op de 'holle' rug bij het rekken van de hamstrings.

Uitvoering
De patiënt plaatst beide handen (de vingers wijzen naar elkaar) op de bovenbenen juist proximaal van de knieën en houdt zo de knieën gestrekt.
Nu wordt het bekken voorover gekanteld (holle rug) en buigt de patiënt langzaam voorover (flexie van de heupen) *(afb. 5-20).*

Wil men één zijde iets meer rekken, dan plaatst de patiënt het desbetreffende been ongeveer 30 cm voor het andere been, zet beide handen boven de knie, fixeert zo de knie in extensie en buigt dan op de hiervoor beschreven wijze voorover *(afb. 5-21)*.

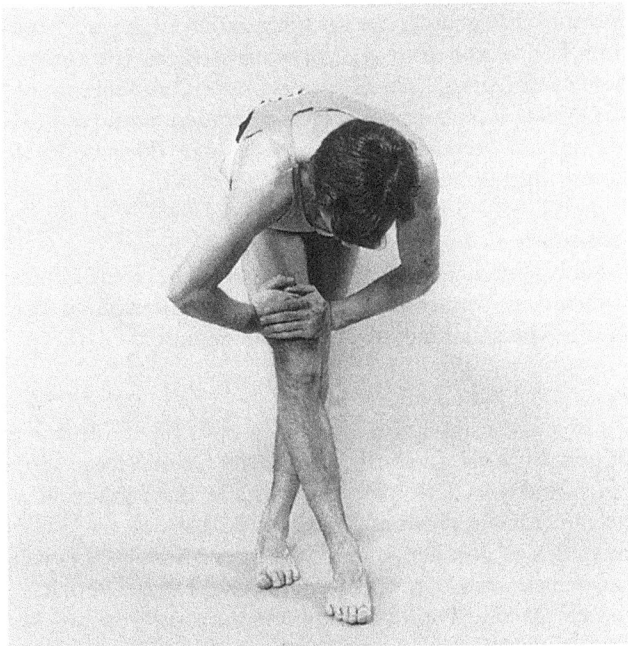

Afbeelding 5-21
Intensief rekken van de hamstrings van één been.

Tendinitis van de M. gluteus maximus / M. gluteus medius

Aandoeningen van de M. gluteus maximus komen zelden voor. Deze spier insereert op de tuberositas glutea (distaal van de trochanter major op de achterzijde van het femur) en aan de tractus iliotibialis fasciae latae; de M. gluteus medius meer proximaal aan de achterzijde van de trochanter major.

Differentiële diagnostiek
- Subtrochantere bursitis.
- Na een lokaal trauma, frekwenter na hersentrauma kunnen grote verkalkingen in het gluteusgebied ontstaan.
- L4- en L5-wortelsyndromen.
- 'Snapping hip' (coxa saltans).
- Littekenweefsel (na heupoperatie met posterieure incisie).
- Pijn tengevolge van loslaten van een heup-endoprothese.

Klinische bevindingen
De patiënt klaagt over lokale pijn, vooral bij (hard)lopen.

Het funktieonderzoek is meestal negatief; in sommige gevallen is echter extensie van de heup tegen weerstand pijnlijk, soms zijn eveneens de exorotatie en/of de adduktie tegen weerstand pijnlijk.
Er is lokale drukpijn. Indien de M. gluteus maximus is aangedaan, is de drukpijn gelokaliseerd aan de achterzijde van de trochanter major; bij een tendinitis van de M. gluteus medius meer proximaal.
In geval van kalcifikatie is het röntgenonderzoek positief.

De kalkafzetting is gelokaliseerd ter hoogte van de tuberositas glutea.
Ter differentiatie van een bursitis is met name echografie zinvol.

Therapie
De behandeling van een gluteus-tendinitis is vaak zeer moeilijk. Dwarse friktie is te proberen, maar zelden effektief. In geval van kalcifikatie is dwarse friktie niet aangewezen.
Infiltratie met een lokaal-anaestheticum, al of niet met corticosteroïd als toevoeging, is vaak kuratief. In sommige gevallen is operatieve behandeling geïndiceerd.

Overige aandoeningen van de heupregio

Liespijn bij negatief funktieonderzoek van de heup

Wanneer het funktieonderzoek van de heup negatief is, dient men in eerste instantie de lumbale wervelkolom en het sacro-iliacale gewricht zo nauwkeurig mogelijk te onderzoeken. Wanneer ook dit onderzoek negatief uitvalt, is het raadzaam de patiënt te verwijzen naar een internist, uroloog en/of gynaecoloog; veel interne aandoeningen, zoals femorale en inguinale hernia, urethritis posterior, prostatitis, nephrolithiasis en verschillende gynaecologische aandoeningen kunnen pijn in het onderbuik-liesgebied veroorzaken.

In sommige gevallen kunnen ook vorm- en standafwijkingen van de heup, die vaak kongenitaal zijn, pijn in het liesgebied veroorzaken zonder dat het funktieonderzoek positief is. Röntgenologisch onderzoek is dan geïndiceerd. Het betreft de in dit boek niet beschreven kongenitale afwijkingen zoals heupdysplasieën, heupsubluxaties en heupluxaties, evenals coxa vara, coxa valga en coxa anteverta.

Stressfrakturen

Door de populariteit van het joggen, maar ook van vele andere sporten – waaronder de zeer belastende triathlon – worden stressfrakturen in het heupgebied steeds vaker gezien. Deze kunnen ontstaan in:
- crista iliaca;
- collum femoris;
- trochanter minor;
- trochanter major (zelden).

De vaak te enthousiaste sporter houdt soms te weinig rekening met verantwoorde trainingsopbouw en gebruik van goed schoeisel.

Klinische bevindingen
De klachten zijn aanvankelijk heel vaag en belastingsafhankelijk. Na verloop van tijd wordt de pijn meer gelokaliseerd gevoeld en uiteindelijk ontstaat er heftige drukpijn, die soms gepaard gaat met lichte zwelling, op één punt. Het komt ook voor dat de pijn enigszins uitstraalt.

De röntgenfoto is de eerste drie tot vier weken dat de klachten bestaan negatief.
De meest voorkomende oorzaken zijn spiervermoeidheid, insufficiënt schoeisel en biomechanische links-rechts asymmetrie, zoals een schijnbare of werkelijke beenverkorting, een éénzijdige platvoet of een varus- of valgusstand van één knie of een calcaneus.

Therapie
De therapie bestaat uit sterk reduceren of zelfs staken van de sportbeoefening en is verder afhankelijk van de oorzaak.

Apofysaire avulsiefrakturen bij kinderen

Apofysaire avulsiefrakturen ontstaan bij kinderen tussen elf en dertien jaar, wanneer grote krachten – die door spieren worden uitgeoefend – op de apofysairschijven inwerken. Bij deze leeftijdsgroep zijn de ligamenten en pezen die in de regio van de groeischijven aanhechten sterker dan de groeischijven zelf. In de meeste gevallen betreft het sportletsels.
Predispositieplaatsen in het heupgebied zijn:
– tuber ossis ischii;
– spina iliaca anterior superior;
– trochanter minor;
– trochanter major;
– crista iliaca.

Wat de laatste lokalisatie, de crista iliaca, betreft dient men te differentiëren van een kompressie-neuropathie van de ramus cutaneus lateralis van de N. iliohypogastricus. Deze aandoening komt echter vooral bij volwassenen voor.

Bij adolescente sporters wordt ook een aandoening van de apofyse van de crista iliaca gezien die röntgenologisch aantoonbaar is, maar verschilt van een apofysaire avulsiefraktuur van de crista iliaca.

Klinische bevindingen
De patiënt klaagt over (druk)pijn ter hoogte van de crista iliaca, die ontstaat na een periode van (relatieve) overbelasting. Meestal betreft het sprinters of springers.
De drukpijn is het meest uitgesproken op de overgang tussen het voorste een derde gedeelte en het achterste twee derde gedeelte van de apofyse, hetgeen overeenkomt met de röntgenologische bevindingen.
Sommige patiënten hebben ook een geringe lokale zwelling.

Bij het funktieonderzoek is alleen passieve abduktie van de heup pijnlijk.

Therapie
De therapie bij avulsiefrakturen is vrijwel altijd konservatief.

Kompartimentsyndroom

(*Synoniemen: fasciale kompressie-neuropathie, 'compartmental syndrome', 'compartment syndrome' en loge-syndroom*).

Het akute kompartimentsyndroom

Enerzijds kan het syndroom ontstaan als gevolg van de verminderde grootte van het kompartiment, bijvoorbeeld door konstriktie door gips, operatielittekens (sluiten van fasciale defekten), arteriële trombose of embolie, rekonstruktieve vaskulaire en bypass-operaties; anderzijds als gevolg van een konstriktie van de loge door oedeem, hemorragie of beide.

Klinische bevindingen
De klinische bevindingen zijn pijn, zwelling, sensibiliteitsstoornissen, motorische stoornissen, afwezigheid van perifere pulsaties met bleekheid van de huid.

Pijn
De pijn is ernstiger dan te verwachten is bij een fraktuur of een kontusie en wordt beschreven als een diep, kloppend drukgevoel. De pijn verdwijnt niet door immobilisatie en neemt bij gipsimmobilisatie zelfs toe.
In sommige gevallen is de pijn echter afwezig als gevolg van een centraal of perifeer neurogeen sensibel deficit.
In veel gevallen bestaat rekpijn van de spieren van het kompartiment.

Zwelling
Zwelling bestaat over het gehele kompartiment. De huid is daarbij soms warm. Palpatie is zeer gevoelig.

Sensibiliteitsstoornissen
Door de verhoogde druk ontstaat ischemie van de zenuw(en) binnen het kompartiment. Het eerste teken is paresthesieën in het verzorgingsgebied van de zenuw, later hypesthesie, gevolgd door anesthesie.

Motorische stoornissen
Spierzwakte sekundair aan de zenuw-ischemie kan 30 minuten na het ontstaan van de ischemie optreden en wordt irreversibel na 12 tot 24 uur.

Perifere pulsaties
Afwezigheid van perifere pulsaties met bleekheid van de huid is eerder een zeldzaam verschijnsel en zeker geen betrouwbare parameter.

Naast de klinische diagnostiek kunnen Doppler-onderzoek, arteriografie, elektromyografie, CT-scan, MRI en intrakompartimentele drukmeting van belang zijn.

Therapie
De behandeling is operatief.

Het inspanningsgebonden kompartimentsyndroom

Het inspanningsgebonden kompartimentsyndroom wordt onderverdeeld in een akute en een chronische vorm. Bij de akute variant is er een ernstige toename van de intrakompartimentele druk, hetgeen onmiddellijk dekompressie noodzakelijk maakt om necrose van de intrakompartimentele strukturen te voorkomen. Het klinische beeld is vergelijkbaar met het akute kompartimentsyndroom, behalve dat hier geen extern trauma

bekend is en dat de situatie zich voordoet na een zeer zware inspanning.
Van deze akute vorm zijn er in de literatuur ca. 100 (!) beschreven.
Het chronische kompartimentsyndroom komt frekwenter voor. Het vaakst ziet men het ter hoogte van het anterieure kompartiment van het onderbeen.
Kompartimentsyndromen van het bovenbeen komen slechts zelden voor.
De exakte pathogenese van het inspanningsgebonden kompartimentsyndroom is nog onbekend.

Het achterste kompartimentsyndroom van de dij

Het betreft een typisch sportletsel, dat vooral voorkomt bij lange-afstandlopers; de linker dij is vaker aangedaan dan de rechter dij. In het posterieure kompartiment verlopen de Mm. biceps femoris, semitendinosus en semimembranosus en de N. ischiadicus.
De oorzaak is (te) zware inspanning tijdens training en wedstrijden.

Klinische bevindingen
Het betreft een chronisch kompartimentsyndroom waarbij pijn aan de posterieure zijde van het bovenbeen, soms iets naar mediaal uitstralend, tijdens het lopen op de voorgrond staat. De pijn is afhankelijk van de loopsnelheid. Hoe sneller de atleet loopt hoe ernstiger de pijn. Bij sprinten komt de pijn zeer snel op, bij gewoon lopen zeer geleidelijk.
De pijn maakt het verminderen van de snelheid noodzakelijk.

Het funktieonderzoek is negatief. Er is zelfs geen drukpijn.

Therapie
De behandeling is in de eerste plaats konservatief: verminderen van de aktiviteiten, in het bijzonder het nalaten van versnellingen en sprints alsmede een goede warming-up en rekkingsoefeningen voor, tijdens en na de training en de wedstrijd. Scherpe bochten dienen te worden vermeden omdat deze de pijn doen toenemen.
In therapieresistente gevallen is fasciotomie aangewezen. De resultaten hiervan zijn zeer goed.

Het laterale kompartimentsyndroom van de dij

Het betreft chronische kompressie van de M. tensor fasciae latae. De patiënt heeft pijn en lokale zwelling van deze spier, ter hoogte van de trochanter major.

Klinische bevindingen
De pijn kan zowel ontstaan bij belasting als tijdens zitten. Zitten veroorzaakt afname van de intrafasciale ruimte; beweging veroorzaakt toename van het spiervolume.

Het funktieonderzoek is negatief.
De klinische diagnose wordt gesteld door intrakompartimentele drukmeting. Komputertomografie kan waardevol zijn om de omvang van de zwelling te bepalen.

Differentieel-diagnostisch komt vooral een bursitis subtrochanterica in aanmerking.

Therapie
Konservatieve behandeling heeft in dit geval geen succes; operatieve dekompressie is de aangewezen therapie.

'Sign of the buttock'

Het 'sign of the buttock' betreft een syndroom dat heftige pijn in de gluteusregio en – eventueel in de lies – veroorzaakt.
Het syndroom kan zowel traumatisch als spontaan ontstaan. Traumatisch betreft het meestal een fraktuur van het sacrum of pelvis. Spontaan is er meestal sprake van een abces, ernstige ontsteking of een tumor in het bekkengebied.

Klinische bevindingen
De patiënt klaagt over heftige pijn in het gluteusgebied, via de posterieure zijde van het bovenbeen soms tot aan de voet uitstralend. Normaal lopen is vrijwel onmogelijk.

Het funktieonderzoek vertoont een kenmerkende trias:
1 gestrekt heffen van het been is pijnlijk en beperkt (Lasègue);
2 passieve flexie van de heup (met gebogen knie) is pijnlijk en beperkt met een *leeg* eindgevoel;
3 het passieve heuponderzoek toont een *niet-kapsulaire* bewegingsbeperking.

Laboratoriumonderzoek en/of beeldvormend onderzoek en/of technetium-scan dienen te worden uitgevoerd, teneinde de oorzaak van de klachten op te sporen.

Therapie
De behandeling is afhankelijk van de oorzaak.

Hoofdstuk 6

KNIE

Inhoud

6-1	Onderzoek	149
	Beschrijving van het funktieonderzoek	152
6-2	Pathologie en therapie	162

Gewrichtsaandoeningen met kapsulaire bewegingsbeperking

Traumatische arthritis	162
Niet-traumatische arthritis	162
Arthrosis (gonarthrosis)	162
Haemarthrosis	163

Gewrichtsaandoeningen met niet-kapsulaire bewegingsbeperking

Osteochondrosis dissecans (Morbus König)	163
Corpora libera	165
Synoviale (osteo)chondromatosis	165
Meniscusletsels	166
Plica-syndromen	168
Intra-artikulaire adhesies	169
Syndroom van Stieda-Pellegrini	170

Aandoeningen van het kapsel-bandapparaat: algemeen 170

Ligamentaire aandoeningen zonder instabiliteit

Overrekking ligamentum collaterale mediale en ligamentum obliquum posterius	171

Ligamentaire aandoeningen mét instabiliteit

Overrekking ligamentum meniscotibiale mediale ('coronary ligament')	174
Overrekking ligamentum collaterale laterale	176
Overrekking ligamentum meniscotibiale laterale	176

Overige kapsuloligamentaire aandoeningen met instabiliteit

Mediale instabiliteit in lichte flexie	177
Mediale instabiliteit in extensie	178
Laterale instabiliteit in lichte flexie	178
Laterale instabiliteit in extensie	178
Anterieure instabiliteit	179
Posterieure instabiliteit	179
Anteromediale rotatoire instabiliteit	180
Anterolaterale rotatoire instabiliteit	180
Posteromediale rotatoire instabiliteit	181
Posterolaterale rotatoire instabiliteit	181
Knie-instabiliteit algemeen	181

Basis (spier)revalidatieprogramma bij knie-instabiliteit	181

Aandoeningen van het patellofemorale gewricht

Subluxatie van de patella	183
Luxatie van de patella	185
Chondromalacia patellae	186
Patella (bi)partita	188
Hoffitis	188

Aandoeningen van de bursae

Bursitis infrapatellaris superficialis/ bursitis infrapatellaris profunda	189
Bursitis prepatellaris	189
Bursitis pes anserinus superficialis	189
Bursitis ligamentum collaterale mediale	190
Tractus iliotibialis-friktiesyndroom	190
Baker-kyste	192

Aandoeningen van het spier-peesapparaat

Parapatellaire insertie-tendopathie	193
Suprapatellaire insertie-tendopathie	194
Ruptuur van de quadricepspees	195
Infrapatellaire insertie-tendopathie	195
Ruptuur van het ligamentum patellae	196
Insertie-tendopathie pes anserinus superficialis	197
Insertie-tendopathie M. semimembranosus	197
Insertie-tendopathie M. biceps femoris	197
Aandoeningen van de M. popliteus	198

Overige aandoeningen van de knieregio

Morbus Osgood-Schlatter	199
Luxatie van het proximale tibiofibulaire gewricht	199
Kompressiesyndroom van de arteria poplitea	200
Soleus-syndroom	200

6-1 Onderzoek

Het kniegewricht (articulatio genus)

Nulstand
Het onderbeen in het verlengde van het bovenbeen.

Ruststand (maximal loose-packed position)
Ca. 25° flexie van de knie.

Vergrendelde stand (maximal close-packed position)
Maximale extensie van de knie.

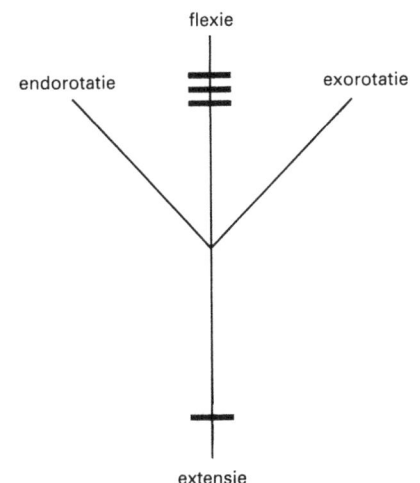

Kapsulair patroon
Flexie veel meer beperkt dan extensie. (Tegenover 60° flexiebeperking staat ongeveer 5 à 10° extensiebeperking. De rotaties zijn slechts beperkt bij ernstige kapsulaire bewegingsbeperking.)

Het proximale tibiofibulaire gewricht (articulatio tibiofibularis proximalis)

Ruststand (maximal loose-packed position)
Circa 10° flexie van het bovenste spronggewricht.

Vergrendelde stand (maximal close-packed position)
Maximale extensie van het bovenste spronggewricht.

Overzicht van het onderzoek

De meeste artikulaire en periartikulaire aandoeningen van de knie veroorzaken lokale pijn. In sommige gevallen is er enige pijnuitstraling naar proximaal of distaal.
Sommige aandoeningen van de lumbale wervelkolom en van de heup kunnen ter hoogte van de knie pijn veroorzaken, zónder pijn ter hoogte van het feitelijke letsel. Dit misleidende fenomeen is vooral bekend bij coxarthrosis.
Pijn aan de voorzijde van de knie kan gerefereerde pijn vanuit de heup zijn of vanuit L2 en/of L3 ontstaan. Voor de laterale zijde van de knie: L4-L5 en voor de achterzijde S1-S2.

Algemene inspektie
Bij het binnenkomen van de patiënt let men op de manier van gaan. Loopt de patiënt mank? Wordt het gewricht ontzien? Gebruikt de patiënt een kruk of stok? Is er bewegingsbeperking? Is er (gips)immobilisatie?
Let ook op de algemene houding en de gelaatsuitdrukking.

Anamnese

Leeftijd?
De leeftijd van de patiënt is vooral van belang bij traumata: een jonge, nog onvolgroeide persoon kan als gevolg van een op het gewricht inwerkende kracht eerder een apofysaire fraktuur krijgen dan een volwassen mens. In het laatste geval verwacht men eerder kapsuloligamentaire rupturen, terwijl het kapsel-bandapparaat bij de adolescente patiënt een grotere kans heeft intakt te blijven.

Beroep, hobby/sport?
Vooral bij traumata die het gevolg zijn van een ongeval of overbelasting als gevolg van beroepsuitoefening of sportbeoefening is het van belang een beroeps-. respektievelijk sport-specifieke anamnese af te nemen. Dit kan nuttige gegevens opleveren voor de kausale behandeling.

Waaruit bestaan de klachten?
- *Pijn? Zo ja, waar?*
- *Zwelling?*
- *Door de knie zakken?*
- *Blokkering?*
- *Bewegingsbeperking?*
- *Knarsen of kraken van de knie?*

Pijn komt bij vrijwel alle knieletsels voor en is dus weinig specifiek.
Ontstaat echter pijn direkt na een ernstig trauma en verdwijnt de pijn ook weer tamelijk snel, dan betekent dit gewoonlijk dat een struktuur volledig gerupureerd is. Later zal door de haemarthros toch weer pijn optreden. De lokalisatie van de pijn komt over het algemeen redelijk overeen met de plaats van de laesie.

Diffuse zwelling die direkt na een trauma ontstaat, wijst in de meeste gevallen op een haemarthros. Als de zwelling pas enkele uren of dagen na een ongeval ontstaat, wijst dit op een hydrops. Lokale zwelling wordt meestal veroorzaakt door een bursitis of een ganglion.

Het 'door de knie gaan' komt voor bij verschillende aandoeningen: instabiliteit, sommige meniscusletsels, corpora libera en patellofemorale problemen. Bij enkele patellofemorale aandoeningen en bij een mediopatellair plicasyndroom heeft de patiënt soms het gevoel alsof hij door de knie zal gaan, terwijl dat niet echt ook gebeurt.

De *richting* van het 'door de knie gaan' wordt vooral bepaald door de vorm van instabiliteit.

Blokkering kan ontstaan als gevolg van inklemming van een meniscus en bij corpora libera. Pseudoblokkering kan soms optreden bij het mediopatellaire plicasyndroom.
Blokkering is een vorm van bewegingsbeperking, die het meest frekwent wordt gezien bij een traumatische arthritis van de knie tengevolge van bijvoorbeeld band- of meniscusletsel.
Strekblokkering van de knie wijst meestal op meniscusletsel.
Corpora libera kunnen zowel strek- als buigblokkering veroorzaken.

Vrijwel elke knie kraakt of knarst wel enigszins. Zo lang dit geen pijn doet heeft het geen klinische betekenis. Pijnlijk kraken, klikken of knarsen kan bij gonarthrosis en sommige meniscusletsels (klikken) ontstaan.

Hoe zijn de klachten begonnen?
- *Wat deed de patiënt toen de klachten begonnen?*
- *Was er een trauma?*
- *Zijn de klachten geleidelijk of akuut ontstaan?*

Het is van groot diagnostisch belang om zo nauwkeurig mogelijk te achterhalen onder welke omstandigheden en hoe de klachten zijn begonnen.

Indien de klachten traumatisch zijn ontstaan: wat was de stand van de knie en welke krachten werkten erop in?
De richting van de direkt of indirekt op de knie inwerkende krachten is voor een belangrijk deel bepalend voor de lokalisatie en de aard van het letsel.

Kon de patiënt na het trauma de knie nog normaal gebruiken?
Wanneer na het trauma de knie nog normaal kon worden belast, is er meestal geen sprake van een ernstig letsel.
De anatomische stand van de knie speelt eveneens een rol: na een valgustrauma kan een patiënt met genua vara in veel gevallen normaal lopen. Bij genua valga veroorzaakt hetzelfde letsel echter ernstige functio laesa.

Werd er een knappend of scheurend geluid gehoord tijdens het trauma?
Een luide knap ontstaat vaak bij een meniscusruptuur, met name bij een totale ruptuur van de voorste kruisband.
Een scheurend geluid wordt meestal veroorzaakt door rupturen van een deel van het kapsel-bandapparaat.

Hoe was het verdere klachtenverloop?
- *Is de pijnlokalisatie veranderd (uitgebreid)?*
- *Zijn de klachten verdwenen/is er later recidief ontstaan? Indien het laatste, hoe vaak en op welke wijze ontstaat het recidief?*

Uitbreiding van de pijnlokalisatie wijst meestal op een ontsteking. Men dient ook rekening te houden met tumoren.
Recidief ontstaat gemakkelijk bij tendinitiden, patellofemorale aandoeningen; in principe bij alle letsels die niet of onvoldoende kausaal behandeld zijn en waarbij de onderliggende oorzaak nog steeds bestaat.

Veranderen de klachten bij heuvel/berg of trap op- en aflopen?
Aandoeningen van het strekapparaat veroorzaken meestal meer klachten bij trap óplopen.
Aandoeningen van het gewricht en het tractus iliotibialis-friktiesyndroom veroorzaken meestal meer klachten bij trap áflopen.

Heeft de patiënt andere gewrichtsklachten (gehad)?
Vooral bij geleidelijk en spontaan ontstane klachten kan een systeemaandoening de onderliggende oorzaak zijn.

Gebruikt de patiënt medicijnen?
Voor de in te stellen therapie is het van belang te weten of de patiënt niet-steroïde antiflogistika, antihypertensiva, anticoagulantia of antidepressiva gebruikt.

Welke behandelingen heeft de patiënt tot nu toe gehad; met welk resultaat?
De antwoorden zijn van belang in verband met de opnieuw in te stellen therapie.

Specifieke inspektie
Zie ook Orthopedische geneeskunde en manuele therapie, deel 1, Anatomie in vivo.

Tijdens lopen
Evenals bij de algemene inspektie wordt gekeken hoe de knie van de patiënt funktioneert en of er verschil met de niet-aangedane zijde te konstateren valt.

In stand
Is er sprake van genu varum, genu valgum, genu recurvatum, genu flexum, patella alta (kameelrug patella), endo- of exotorsie van het onderbeen?
Beoordeel de stand van de voeten.
Beoordeel de stand van het bekken.
Hoe is de quadricepshoek?
Is er atrofie, zwelling, kleurverandering?
Zijn er littekens?

In lig
Opnieuw inspekteren voor zwelling (diffuus of lokaal), atrofie, littekens en kleurveranderingen.
Is er oedeem van onderbeen en/of voet?

Palpatie
Vóór het funktieonderzoek wordt gepalpeerd voor zwelling en huidtemperatuur. In geval van zwelling wordt gekeken naar de konsistentie: hard, vast of zacht? Is er fluktuatie?
De palpitatie voor zwelling en huidtemperatuur dient zowel vóór als ná het funktieonderzoek te worden uitgevoerd (soms negatief vóór en positief ná het funktieonderzoek; dit duidt gewoonlijk op een artikulair probleem).
De verschillende tests om de mate van hydrops van het kniegewricht aan te tonen, worden hierna beschreven bij het funktieonderzoek.

Funktieonderzoek
Heeft de patiënt op *dit moment* pijn? Zo ja, verandert de pijn tijdens het funktieonderzoek?

Onderzoek altijd eerst de niet-aangedane zijde om een vergelijking met de aangedane te kunnen maken.

De essentiële tests (basisonderzoek) wordt vet gedrukt weergegeven. De overige tests worden afhankelijk van de bevindingen uit het basisonderzoek toegevoegd.

In stand
1 **Stand op het aangedane been vanuit extensie naar ca. 90° flexie. De onderzoeker oefent lichte druk op de patella naar dorsaal uit**

In ruglig
2 Ballottement patellae (maxi-hydrops)
3 Test voor midi-hydrops
4 **Test voor mini-hydrops**

Passieve bewegingen
5 **Passieve extensie knie**
6 Passieve hyperextensie knie
7 **Passieve flexie knie**
8 **Passieve exorotatie knie**
9 **Passieve endorotatie knie**
10 **Passieve varustest in lichte flexie knie**
11 **Passieve varustest in extensie knie**
12 **Passieve valgustest in lichte flexie knie**
13 **Passieve valgustest in extensie knie**
14 'Gravity test'
15 Schuifladetest naar voren in 90° flexie, zonder rotatie
16 Schuifladetest naar voren in 90° flexie en maximale exorotatie
17 Schuifladetest naar voren in 90° flexie en 50% endorotatie
18 Schuifladetest naar voren in 90° flexie en maximale endorotatie
19 Schuifladetest naar achteren in 90° flexie, zonder rotatie
20 Schuifladetest naar achteren in 90° flexie en maximale exorotatie
21 Schuifladetest naar achteren in 90° flexie en maximale endorotatie
22 **Anterolaterale schuifladetest in 90° flexie**
23 Laterale schuifladetest in 90° flexie
24 Mediale schuifladetest in 90° flexie
25 **Lachman-test (schuiflade naar voren in lichte flexie)**
26 Pivot shift-test
27 **McMurray-test**
28 Steinmann-test
29 Patellaverschuiving naar mediaal
30 Patellaverschuiving naar lateraal
31 Patellaverschuiving naar distaal
32 Patellaverschuiving naar mediaal bij ca. 30° flexie knie
33 Optrekken van de passief naar distaal verschoven patella

In buiklig

Weerstandstests
34 **Weerstand extensie knie**
35 **Weerstand flexie knie**
36 Weerstand flexie knie met exorotatie
37 Weerstand flexie knie met endorotatie

Palpatie
Evenals vóór het funktieonderzoek wordt erná opnieuw gepalpeerd voor zwelling en de huidtemperatuur. Tevens wordt nu de aangedane struktuur gepalpeerd om de meest pijnlijke plaats zo nauwkeurig mogelijk te kunnen vaststellen.

Aanvullend onderzoek bij bewegingsbeperking
Speciële tests, zoals traktie-, translatie-, kompressie- en gewrichtsspeltests. *Zie deel 3b, Therapie extremiteiten van de serie Orthopedische geneeskunde en manuele therapie.*

Wanneer het klinisch onderzoek niet tot een duidelijke diagnose leidt, bestaat de volgende diagnostische fase uit het provoceren van de klachten. Zo kan bij een langeafstandloper die pas na vijftig minuten klachten krijgt het funktieonderzoek volledig negatief zijn. Na provokatie is het funktieonderzoek in de meeste gevallen wél positief. Wanneer ook dan nog geen diagnose kan worden gesteld, is verder onderzoek noodzakelijk.

Overig aanvullend onderzoek
- Beeldvormend onderzoek (o.a. konventioneel röntgenonderzoek, CT-scan, MRI en echografie).
- Laboratoriumonderzoek.
- Artroskopie; soms zelfs artrotomie.
- EMG.

Beschrijving van het funktieonderzoek

Opmerking: in de kliniek wordt een simpeler schema gehanteerd voor de funktie van het kapsel-bandapparaat van de knie dan in de biomechanika. Dit schema is in de praktijk alleszins bruikbaar. In het bijzonder wat betreft de funktie van de kruisbanden zijn de verschillen tussen het klinische en biomechanische schema niet onaanzienlijk.

In stand

1 Palpatie van het patellofemorale gewricht tijdens flexie van de knie

De patiënt staat op het aangedane been en de onderzoeker zit of hurkt naast de patiënt en oefent met zijn gehele hand lichte druk uit op de patella naar dorsaal.

De patiënt wordt nu verzocht langzaam de knie tot – indien mogelijk – ca. 90° te buigen. De onderzoeker voelt naar eventuele krepitatie en blokkering van de patella. Krepitatie en/of blokkering kunnen wijzen op patellofemorale chondropathie of patellofemorale arthrosis.

Hierna buigt de patiënt de knie opnieuw tot ca. 90° waarbij de onderzoeker het bewegingsverloop van de patella beoordeelt.

Bij malalignment van de patella en/of het korresponderende femorale glijvlak kan de patellabeweging gestoord zijn. Vooral wanneer de quadricepshoek te groot is, kan tijdens flexie van de knie lateralisatie van de patella optreden. (De quadricepshoek is de hoek die wordt gevormd door de lijn die het midden van de patella met het midden van de bovenzijde van de tuberositas tibiae verbindt.)

In ruglig

2 BALLOTTEMENT PATELLAE

Bij de op de rug liggende patiënt omvat de onderzoeker met zijn heterolaterale hand het bovenbeen van de patiënt vanaf anterieur ca. 10 cm boven de patella; vingers mediaal, duim lateraal. De knie van de patiënt is gestrekt.

De homolaterale hand omvat het onderbeen van de patiënt ca. 5 cm distaal van de patella; vingers mediaal, duim lateraal. De proximale hand geeft anterieur, lateraal en mediaal kompressie en beweegt de hand, zonder daarbij druk te verliezen, naar distaal.
De distale hand komprimeert op analoge wijze het onderbeen en beweegt naar proximaal.
Met de wijsvinger van zijn distale hand tikt nu de onderzoeker de patella tegen het femur aan.

De test is positief wanneer de patella tegen het femur aangetikt kan worden. Dit is mogelijk wanneer er een duidelijke hydrops of haemarthros van het gewricht bestaat (maxi-hydrops).
In sommige gevallen is de test *fout-positief*. Gewoonlijk is dan aan de andere zijde ook een 'ballottement' van de patella op te wekken.

3 TEST VOOR MIDI-HYDROPS

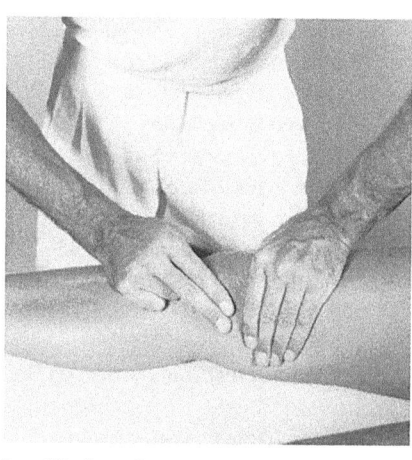

3 Eindstand

Op dezelfde wijze als hierboven beschreven (test nr. 2), omvat de onderzoeker met zijn homolaterale hand het bovenbeen van de patiënt. De knie is gestrekt. De wijs- en middelvinger van de homolaterale hand worden ter hoogte van de mediale gewrichtsspleet geplaatst, de duim ter hoogte van de laterale gewrichtsspleet. Vingers en duim oefenen zeer lichte druk uit.
De proximale hand wordt nu naar distaal bewogen.

De test is positief wanneer een matige hoeveelheid vocht (midi-hydrops), duim en vingers iets van elkaar af doen bewegen.

4 Test voor mini-hydrops

De onderzoeker strijkt met de dorsale zijde van de vingers van zijn homolaterale hand vanaf juist distaal van de mediale gewrichtsspleet over de mediale zijde van de knie naar de voorzijde van het bovenbeen, ca. 10 cm proximaal van de patella. Direkt daarna wordt dezelfde beweging vanaf lateraal uitgevoerd.

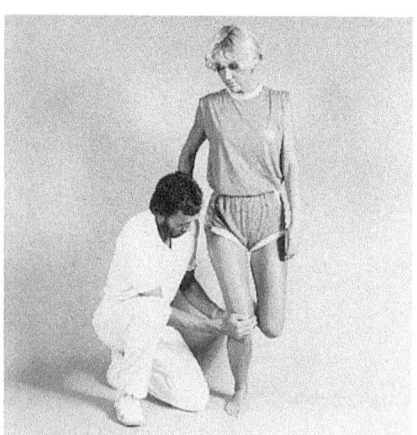

1 Eindstand

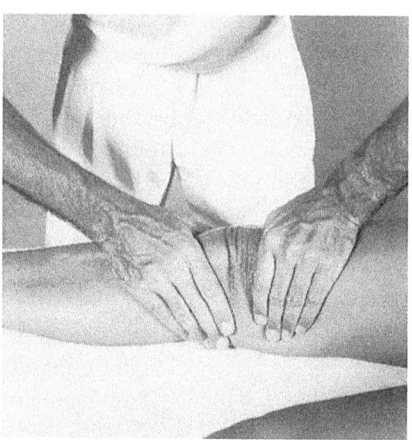

2a Uitgangspositie

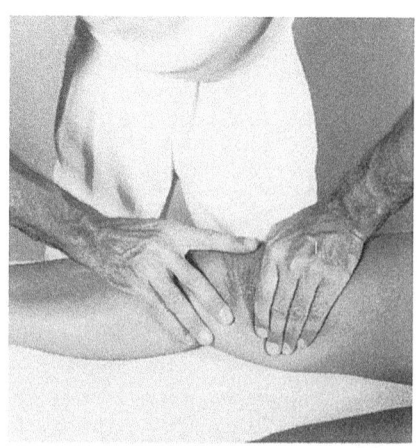

2b Eindstand

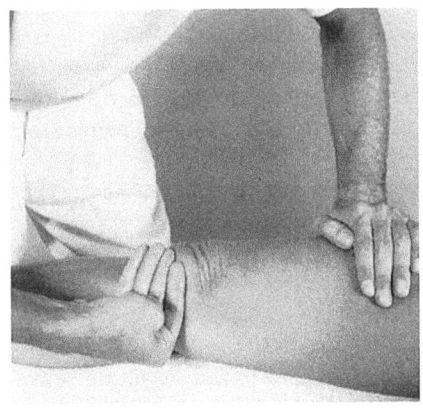

4a Uitgangspositie mediaal

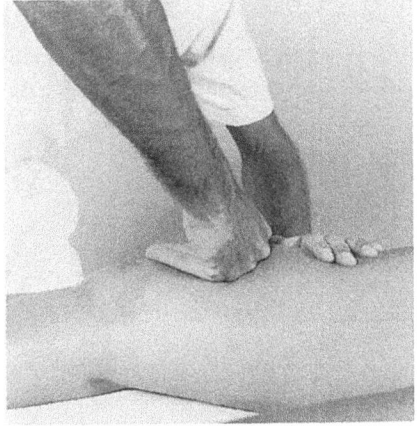

4b Eindstand mediaal

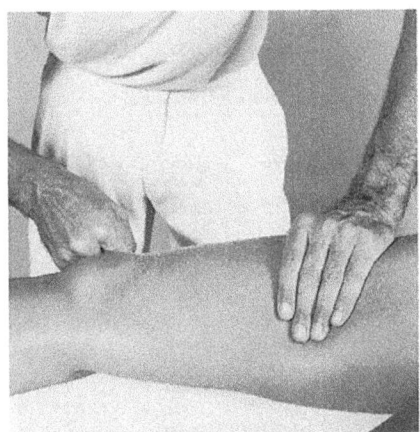

4c Uitgangspositie lateraal

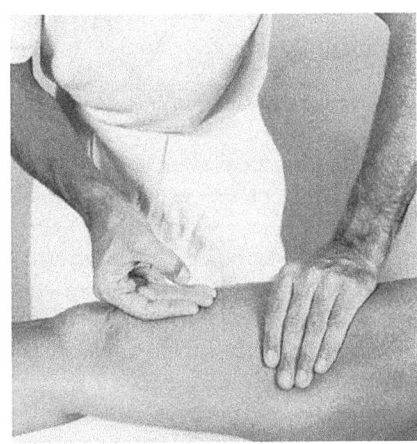

4d Eindstand lateraal

De test is positief wanneer aan de mediale zijde ter hoogte van 'het kuiltje' zichtbaar een kortdurende lichte zwelling ontstaat wanneer de beweging aan de laterale zijde beëindigd is.

Het betreft in dat geval een zeer geringe hydrops (mini-hydrops).

Passieve bewegingen
Door middel van de passieve bewegingen wordt de bewegingsuitslag vastgesteld en het eindgevoel bepaald. In geval van bewegingsbeperking dient men in eerste instantie te onderzoeken of het een kapsulaire dan wel een niet-kapsulaire bewegingsbeperking betreft.

5 Passieve extensie knie
De onderzoeker omvat de knie vanaf lateraal met zijn heterolaterale hand.

Zijn andere hand omvat vanaf mediaal het distale deel van het onderbeen. De knie wordt nu iets geflekteerd en daarna met een geringe impuls gestrekt. Men kan de knie als het ware in de slotextensie laten vallen, of passief met de proximale hand enige druk uitoefenen.
Het eindgevoel is gewoonlijk hard.

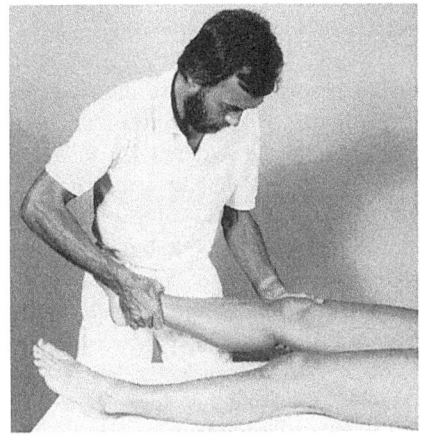

5

De extensie van de knie kan beperkt zijn als gevolg van een artikulaire aandoening: meestal betreft het arthritis of arthrosis (kapsulair patroon), een aandoening van één van de menisci of een corpus liberum.

6 PASSIEVE HYPEREXTENSIE KNIE
Wanneer het eindgevoel bij de passieve extensie van de knie zachter is dan men verwacht en er bestaat hyperextensie ten opzichte van de niet-aangedane zijde, dan is dit meestal het gevolg van een overrekking of (partiële) ruptuur van de achterste kapsel en/of de voorste kruis-

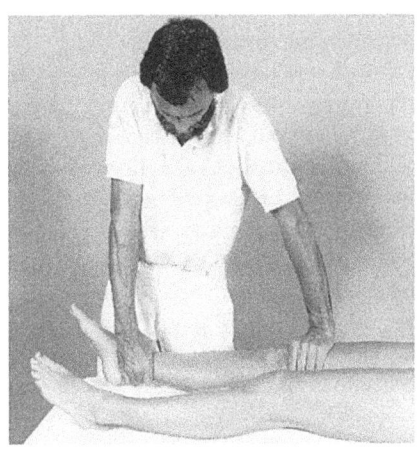

6

band. In ernstige gevallen kan ook de achterste kruisband aangedaan zijn.
De onderzoeker fixeert het bovenbeen van de patiënt op de behandeltafel met zijn heterolaterale hand, juist proximaal van de patella. De andere hand omvat vanaf mediaal het onderbeen juist proximaal van de malleoli en voert de hyperextensie uit.

7 Passieve flexie knie
De onderzoeker omvat met zijn homolaterale hand vanaf anterieur het onder-

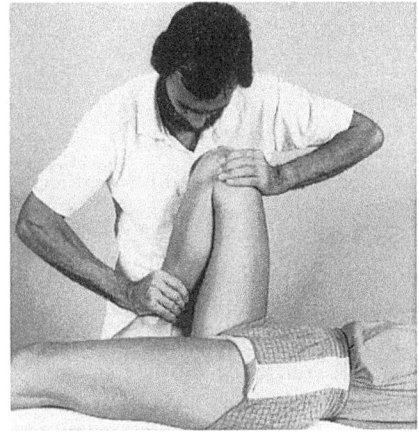

7

been van de patiënt, juist proximaal en de malleoli. De heterolaterale hand omvat het bovenbeen van de patiënt vanaf anterieur, juist proximaal van de patella. De heup van de patiënt is ca. 90° geflekteerd.

De distale hand flekteert de knie terwijl de proximale hand boven het bovenbeen fixeert.
Het eindgevoel is zacht.

Flexiebeperking van de knie is gewoonlijk het gevolg van artikulair letsel *(zie test nr. 5)*.

8 Passieve exorotatie knie

De onderzoeker omvat met zijn homolaterale hand de voet van de patiënt vanaf posteromediaal en brengt de voet in maximale extensie. De heterolaterale hand omvat het bovenbeen vanaf anterieur, juist proximaal van de patella, zodanig dat de wijs- en de middelvinger de mediale gewrichtsspleet kunnen palperen.
De knie van de patiënt is 90° geflekteerd, de heup in ca. 45° flexie.

De distale hand voert de exorotatie uit. Het is van belang de voet tijdens deze beweging in maximale extensie te houden.
Het eindgevoel is vast.

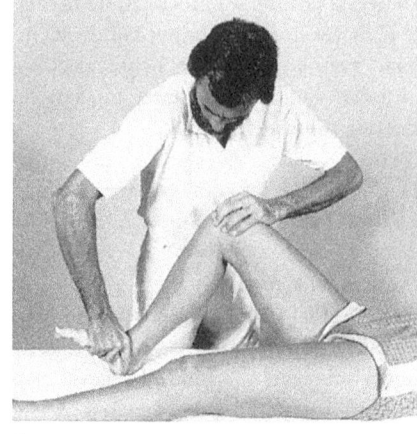

9

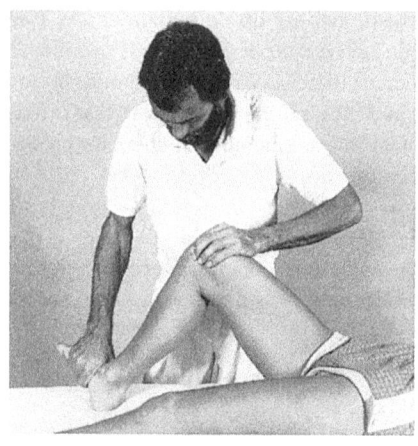

8

Men let op het optreden van pijn en/of hyper- of hypomobiliteit.

Pijn kan het gevolg zijn van een aandoening van het mediale meniscotibiale ligament, de mediale meniscus, het ligamentum collaterale mediale en/of het posteromediale kapsel-bandapparaat.
Hypermobiliteit kan het gevolg zijn van letsel van het posteromediale kapsel-bandapparaat, vaak in kombinatie met de mediale kollaterale band en de voorste kruisband.
Hypomobiliteit ziet men alleen bij ernstige artikulaire aandoeningen met forse kapsulaire bewegingsbeperking.

9 Passieve endorotatie knie

De uitgangshouding van de onderzoeker en de patiënt zijn identiek aan die bij de passieve exorotatie van de knie.

De distale hand van de onderzoeker voert de endorotatie uit.
Bij deze test is het handhaven van de maximale extensie van de voet moeilijker dan bij de uitvoering van de passieve exorotatie.
Het eindgevoel is vast.

Men let op het ontstaan van pijn en/of hyper- of hypomobiliteit. Pijn is meestal het gevolg van een aandoening van het laterale meniscotibiale ligament en/of het posterolaterale kapsel-bandapparaat en/of de laterale meniscus.
Hypermobiliteit is het gevolg van (partiële) verscheuring van het posterolaterale kapsel-bandapparaat.
Hypomobiliteit komt uitsluitend voor bij ernstige artikulaire aandoeningen met kapsulaire bewegingsbeperking.

Een toegevoegde test bij verdenking van osteochondrosis dissecans van de knie gaat als volgt: de onderzoeker flekteert zowel de heup als de knie van de patiënt 90° en geeft dan axiale kompressie. Dit is mogelijk door met één hand aan de voorzijde van het bovenbeen, juist proximaal van de patella, tegendruk te geven. Nu wordt het onderbeen geëndoroteerd en de knie langzaam gestrekt.
In geval van osteochondrosis dissecans ontstaat in veel gevallen pijn, doordat de druk op de kraakbeenoppervlakken hierbij aanmerkelijk toeneemt. Dit is mede het gevolg van de kruisbanden die in elkaar draaien. Wordt nu geëxoroteerd, dan zal de pijn verdwijnen.

10 Passieve varustest in lichte flexie

De onderzoeker omvat met zijn heterolaterale hand het onderbeen van de patiënt, juist proximaal van de malleoli, vanaf lateraal. De homolaterale hand omvat de knie van de patiënt vanaf mediaal, zodanig dat de thenar proximaal en de hypothenar distaal van de gewrichtsspleet gelokaliseerd is.
Bij recent ontstane instabiliteit rust het bovenbeen van de patiënt op de behandeltafel, terwijl bij 'oude' letsels de onderzoeker (eventueel zittend op de behandeltafel) het been van de patiënt kan optillen.
De knie van de patiënt is licht geflekteerd.

De proximale en de distale hand werken bij de varustest gelijktijdig en met gelijke kracht: de distale hand beweegt het onderbeen naar mediaal, terwijl de proximale hand de knie naar lateraal beweegt.
Er is vrijwel altijd enige varusbeweging mogelijk.

Om de varusbeweging goed te kunnen beoordelen, dient de onderzoeker de

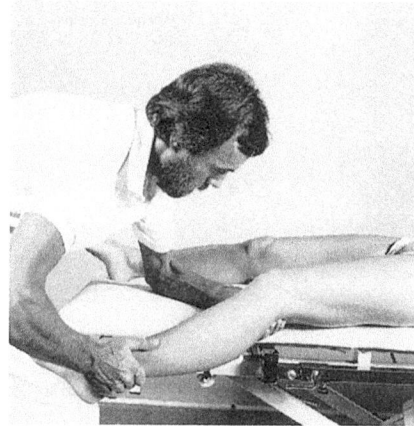

10a Bij recent ontstane instabiliteit

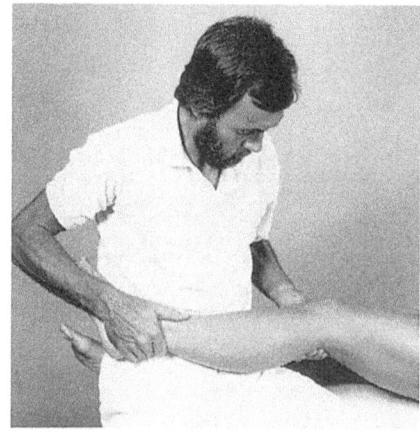

10b Bij lang bestaande instabiliteit

beweging herhaalde malen uit te voeren. Daarna wordt de bewegingsuitslag geheel opgenomen en geeft men enige overdruk. Ontstaat op dat moment pijn, dan is er waarschijnlijk sprake van een overrekking van de laterale kollaterale strukturen en/of de verbindingen hiervan met de laterale meniscus.
Indien er sprake is van hypermobiliteit, is de mate hiervan bepalend voor de omvang van het letsel.

11 Passieve varustest in extensie (in dit geval bij recent ontstane instabiliteit)

Op dezelfde wijze als bij test nr. 10 beschreven wordt nu de varustest in extensie van de knie uitgevoerd.

Hoewel de kollaterale laterale strukturen in maximale extensie van de knie het meest gespannen zijn, is de posterolaterale kapsel de primaire varusstabilisator van de geëxtendeerde knie.

Zelfs wanneer de kollaterale laterale strukturen volledig gerupureerd zijn, zal er in extensie geen abnormale varusbeweging kunnen worden opgewekt.

Wanneer in de *normale* extensiestand van de knie (vergelijk de niet-aangedane zijde), abnormale varusbeweging bij de test optreedt, is er sprake van letsel van de strukturen van de posterolaterale kapselhoek.

12 Passieve valgustest in lichte flexie (bij langer bestaande instabiliteit)

Uitgangshouding van patiënt en onderzoeker zijn identiek aan die bij de varustests (tests nr. 10 en 11), met dien verstande dat de distale hand van de onderzoeker het onderbeen nu vanaf mediaal omvat en de proximale hand de knie vanaf lateraal.

Normaal gesproken is er zo goed als geen valgusbeweging mogelijk, in ieder geval aanzienlijk minder dan varusbeweging.

Pijn zonder instabiliteit is het gevolg van een overrekking van de mediale kollaterale strukturen en/of (de verbindingen van deze strukturen met) de mediale meniscus.

De ernst van het letsel bij hypermobiliteit is afhankelijk van het stadium hiervan.

13 Passieve valgustest in extensie (bij recent ontstane instabiliteit)

Op dezelfde wijze als beschreven bij test nr. 12 wordt nu de passieve valgustest in maximale extensie van de knie uitgevoerd (vergelijk met de niet aangedane zijde).

De valgusstabiliteit in extensie wordt primair bepaald door de strukturen van de posteromediale kapselhoek (*vergelijk test nr. 11*).

14 'GRAVITY-TEST'

De onderzoeker buigt heupen en knieën van de op de rug liggende patiënt 90°. Met zijn distale hand ondersteunt hij de hielen, met zijn proximale hand de bovenbenen juist proximaal van de patellae. De onderzoeker beoordeelt de kontour van de tuberositas tibiae.

Wanneer er sprake is van een (partiële) ruptuur van de achterste kruisband kan het voorkomen dat de tuberositas tibiae aan de aangedane zijde minder zichtbaar is dan aan de niet-aangedane zijde. Dit is het gevolg van een abnormale translatiebeweging naar posterior als gevolg van de ruptuur van de achterste kruisband.

In geval van twijfel laat men de patiënt de hamstrings licht aanspannen door hem te vragen de hielen in de hand van de onderzoeker te duwen.

Als deze test positief is, zal de schuifladetest naar voren *(zie test nr. 15)* eveneens positief uitvallen, zonder dat er sprake is van letsel van de voorste kruisband.

Wanneer de test negatief uitvalt, betekent dit evenwel nog niet dat er geen letsel van de achterste kruisband kan zijn. De anterolaterale schuifladetest in 90° flexie bepaalt met zekerheid of er sprake is van een achterste kruisbandruptuur *(zie test nr. 22)*.

15 SCHUIFLADETEST NAAR VOREN IN 90° FLEXIE, ZONDER ROTATIE

De onderzoeker omvat het onderbeen van de op de rug liggende patiënt juist distaal van de gewrichtsspleet van de knie.

De knie van de patiënt is 90° gebogen, het onderbeen is niet geroteerd. De onderzoeker 'zit' ter fixatie op de voorvoet van de patiënt.

Men kan met de duimen ter hoogte van

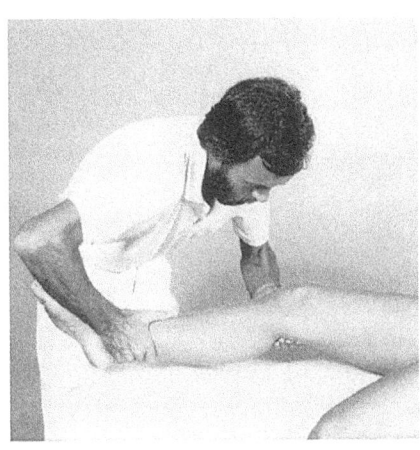

11

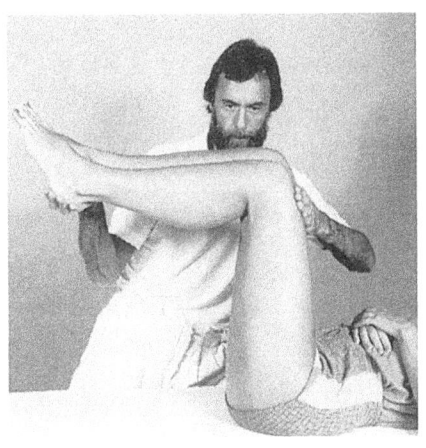

13

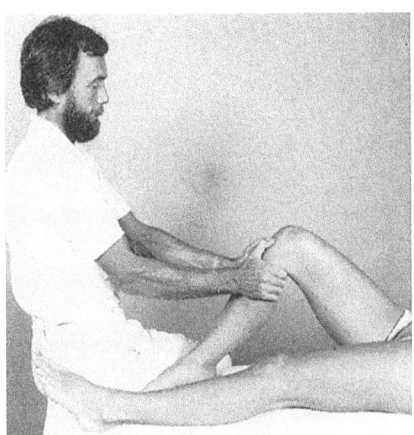

12   14   15

de gewrichtsspleet mogelijke abnormale beweeglijkheid voelen; een eventuele abnormale beweeglijkheid kan ook goed worden beoordeeld met de duimen distaal van de gewrichtsspleet.

De onderzoeker test de spanning van de muskulatuur; het is van groot belang dat *alle* spieren rondom de knie ontspannen zijn, omdat anders een schuiflade kan worden gemaskeerd.
Met beide handen trekt de onderzoeker nu het onderbeen met een geringe impuls naar voren.

De test is positief wanneer een abnormale beweging van de tibia naar voren ontstaat in vergelijking met de niet-aangedane zijde. In dat geval is sprake van letsel van de voorste kruisband. (Men gaat ervan uit dat het 'gravity sign' en de anterolaterale schuifladetest negatief zijn.)

16 SCHUIFLADETEST NAAR VOREN IN 90° FLEXIE EN MAXIMALE EXOROTATIE

Uitgangshouding van patiënt en onderzoeker zijn dezelfde als bij test nr. 15, met dien verstande dat het onderbeen nu maximaal geëxoroteerd is.

Uitvoering: zie test nr. 15.

In deze stand worden behalve de voorste kruisband eveneens de mediale en de posteromediale kapsel-bandstrukturen getest. Wanneer de test positief is spreekt men van anteromediale rotatoire instabiliteit.
Welke van de mediale en posteromediale strukturen is aangedaan, wordt bepaald door de valgustests *(tests nr. 12 en 13)*.

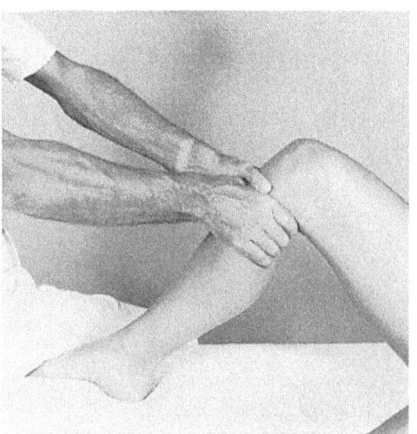

16

17 SCHUIFLADETEST NAAR VOREN IN 90° FLEXIE EN MAXIMALE ENDOROTATIE

Uitgangshouding van patiënt en onderzoeker zijn dezelfde als bij test nr. 15, met dien verstande dat het onderbeen nu 50% geëndoroteerd is.

Uitvoering: zie test nr. 15.

Behalve de voorste kruisband worden ook de (postero)laterale strukturen getest. Welke van de (postero)laterale strukturen eventueel is aangedaan, wordt bepaald door de varustests *(tests nr. 10 en 11)*.
Wanneer de test positief is, spreekt men van anterolaterale rotatoire instabiliteit.

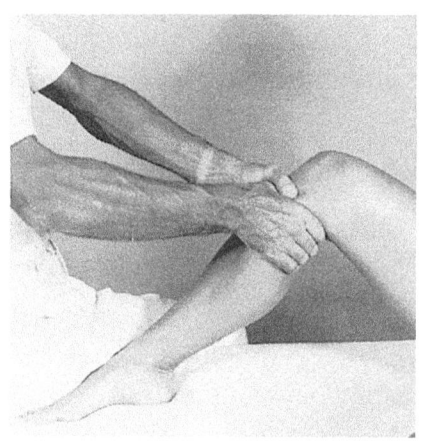

17

18 SCHUIFLADETEST NAAR VOREN IN 90° FLEXIE EN MAXIMALE ENDOROTATIE

Uitgangshouding patiënt en onderzoeker zijn dezelfde als bij test nr. 15, met dien verstande dat het onderbeen nu maximaal geëndoroteerd is.

Uitvoering: zie test nr. 15.

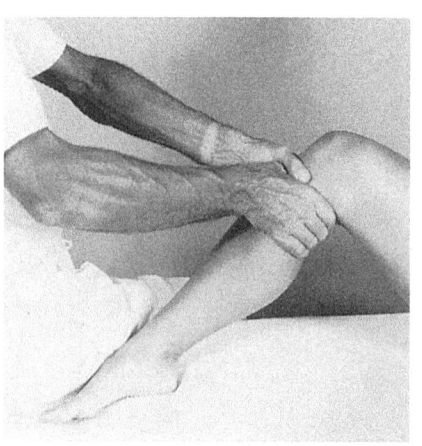

18

Behalve de voorste kruisband en de (postero)laterale strukturen wordt nu ook de achterste kruisband getest, omdat deze in maximale endorotatie een schuiflade naar voren volledig kan verhinderen.

19 SCHUIFLADETEST NAAR ACHTEREN IN 90° FLEXIE, ZONDER ROTATIE

Uitgangshouding patiënt en onderzoeker zijn dezelfde als bij test nr. 15, met dien verstande dat de onderzoeker nu zijn ellebogen meer geflekteerd heeft.

Uitvoering: het onderbeen van de patiënt wordt met een geringe impuls naar achteren geduwd.

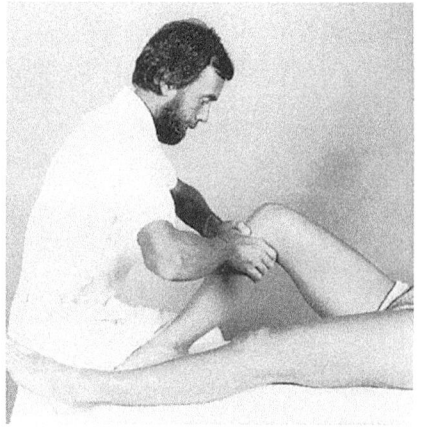

19

Hierbij wordt in het bijzonder de achterste kruisband getest. In veel gevallen is dan ook de 'gravity test' (test nr. 14) positief, terwijl de anterolaterale schuifladetest (test nr. 22) positief *moet* zijn.

20 SCHUIFLADETEST NAAR ACHTEREN IN 90° FLEXIE EN MAXIMALE EXOROTATIE

Uitgangshouding patiënt en onderzoe-

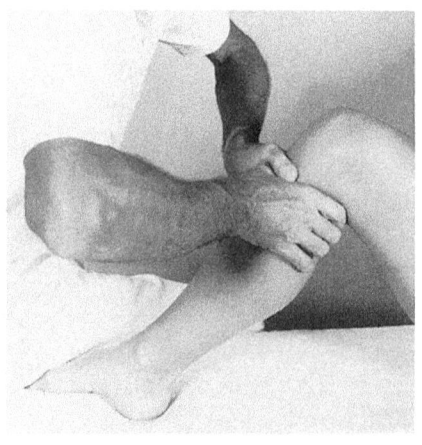

20

ker zijn dezelfde als bij test nr. 19, met dien verstande dat het onderbeen nu maximaal geëxoroteerd is.

Uitvoering: zie test nr. 19.

Hierbij wordt behalve de achterste kruisband ook het posterolaterale kapsel-bandapparaat getest.
Verdere differentiatie gebeurt door middel van de varustests *(tests nr. 10 en 11).*
Wanneer deze test positief is spreekt men van posterolaterale rotatoire instabiliteit.

21 SCHUIFLADETEST NAAR ACHTEREN IN 90° FLEXIE EN MAXIMALE ENDOROTATIE

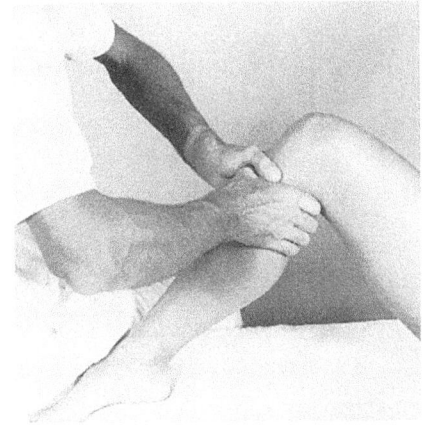

21

Uitgangshouding patiënt en onderzoeker zijn dezelfde als bij test nr. 19, met dien verstande dat het onderbeen nu maximaal geëndoroteerd is.

Uitvoering: zie test nr. 19.

Behalve de achterste kruisband wordt hierbij eveneens het posteromediale kapsel-bandapparaat getest. Verdere differentiatie door middel van de valgustests *(tests nr. 12 en 13).*
Wanneer de test positief is spreekt men van posteromediale rotatoire instabiliteit.

22 Anterolaterale schuifladetest in 90° flexie (zónder rotatie)

De onderzoeker omvat met zijn homolaterale hand het onderbeen van de op de rug liggende patiënt vanaf posteromediaal, juist distaal van de gewrichtsspleet. De andere hand geeft tegendruk aan het femur, anterolateraal, juist proximaal van de gewrichtsspleet.
De knie van de patiënt in 90° geflek-

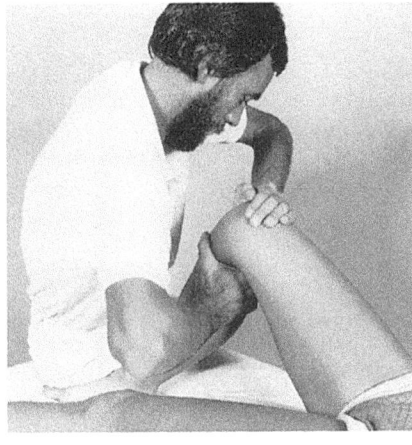

22

teerd, het onderbeen is niet geroteerd.
De homolaterale hand beweegt de tibia ten opzichte van het femur naar anterolateraal.

De test is positief wanneer, in vergelijking met de niet-aangedane zijde, hypermobiliteit bestaat. Het betreft in dat geval letsel van de achterste kruisband.
Deze test is pathognomonisch voor letsel van de achterste kruisband.

23 LATERALE SCHUIFLADETEST IN 90° FLEXIE

Uitgangshouding patiënt en onderzoeker zijn dezelfde als bij test nr. 22, met dien verstande dat de thenar en hypothenar van de homolaterale hand op het mediale aspect van de tibia geplaatst worden, juist distaal van de gewrichtsspleet. De thenar en hypothenar van de heterolaterale hand worden op het laterale aspect van het femur geplaatst, juist proximaal van de gewrichtsspleet.
De onderzoeker duwt de tibia ten opzichte van het femur naar lateraal.

De test is positief wanneer de patiënt pijn aangeeft.
In de meeste gevallen betreft het een

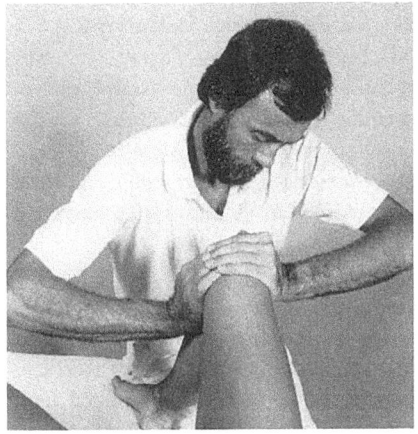

23

meniscuslaesie (mediaal of lateraal) of een corpus liberum.

24 MEDIALE SCHUIFLADETEST IN 90° FLEXIE

Uitgangshouding patiënt en onderzoeker zijn dezelfde als bij test nr. 23, met dien verstande dat de homolaterale hand van de onderzoeker nu vanaf mediaal het femur fixeert, terwijl de heterolaterale hand op het laterale aspect van de tibia geplaatst wordt.
De onderzoeker duwt de tibia ten opzichte van het femur naar lateraal.

De interpretatie van pijn als gevolg van deze test is dezelfde als beschreven bij test nr. 23.

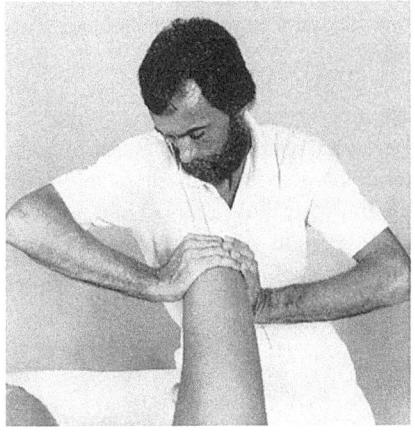

24

25 Lachman-test (schuifladetest naar voren in lichte flexie)

De onderzoeker omvat met zijn homolaterale hand vanaf mediaal het onderbeen van de patiënt zo proximaal mogelijk. De andere hand omvat vanaf lateraal het bovenbeen juist proximaal van de patella.
De onderzoeker flekteert de knie van de patiënt ca. 10° en beweegt met zijn dista-

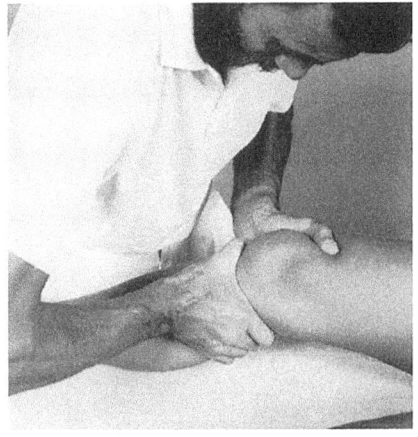

25

le hand de tibia naar voren ten opzichte van het gefixeerde bovenbeen.
De test dient met weinig kracht te worden uitgevoerd.

De test is positief wanneer er een schuiflade naar voren optreedt die groter is dan aan de niet-aangedane zijde. Het betreft in dat geval letsel van de voorste kruisband.
Deze test heeft enkele voordelen ten opzichte van de anterieure schuifladetests in 90° flexie van de knie:
- alle delen van de voorste kruisband zijn min of meer gelijk gespannen;
- bij akute letsels, is door de haemarthros 90° flexie in veel gevallen niet mogelijk.

Wanneer positief is deze test pathognomonisch voor letsel van de voorste kruisband.

26 PIVOT SHIFT-TEST
De onderzoeker omvat met zijn homolaterale hand de hiel van de patiënt vanaf plantair, terwijl de andere hand tegen de laterale zijde van het onderbeen geplaatst wordt, juist distaal van de gewrichtsspleet.

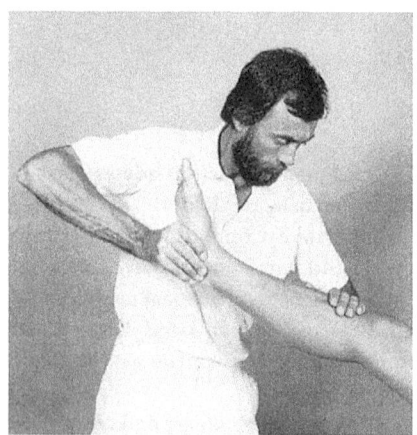

26a Beginstand

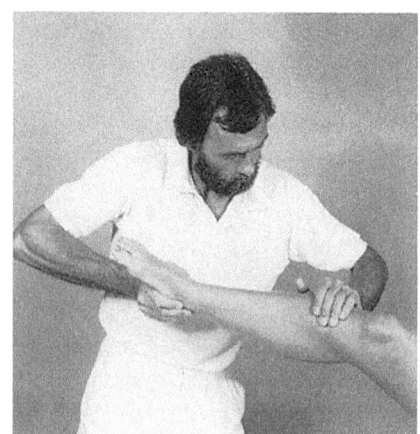

26b Ca. 30° flexie

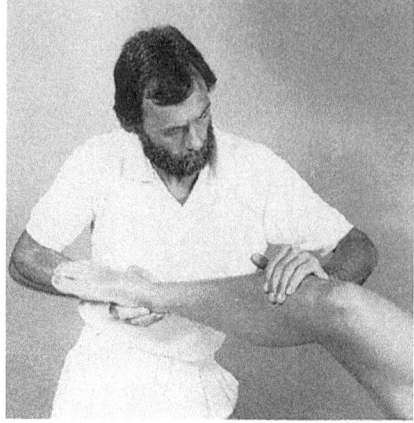

26c Ca. 45° flexie

De patiënt ligt met gestrekte knie op de rug.
De onderzoeker tilt het gestrekte been van de patiënt op *(afb. 26a)* en geeft axiale kompressie (hiel richting heup), terwijl tijdens lichte flexie van de knie en gelijktijdig uitgevoerde endorotatie van het onderbeen de heterolaterale hand het tibiaplateau naar anteromediaal duwt *(afb. 26b en c)*.
Bij recent ontstane instabiliteit en veel pijn dient men ervoor te zorgen dat bovenbeen van de patiënt op de behandelbank blijft liggen.
De test is positief wanneer tussen ca. 30° en ca. 45° knieflexie het laterale tibiaplateau naar anteromediaal subluxeert dat dan bij verdergaande flexie van de knie spontaan weer reponeert.
De test kan ook in omgekeerde volgorde worden uitgevoerd.

Bij een positief testresultaat is in ieder geval sprake van letsel van de voorste kruisband, vaak in kombinatie met letsel van een deel van het laterale kapselbandapparaat.
Verdere differentiatie gebeurt door middel van de verschillende varustests *(tests nr. 10 en 11)*.

27 Gemodificeerde McMurray-test
De test volgens McMurray was oorspronkelijk bedoeld om letsel van de mediale meniscus-achterhoorn te diagnostiseren. Door de McMurray-test te modificeren werd het mogelijk ook andere meniscusletsels hiermee te diagnostiseren.

De onderzoeker omvat met de homolaterale hand de voet van de patiënt vanaf dorsaal, zodanig dat de duim zich lateraal bevindt, wijs- en middelvinger mediaal, terwijl ringvinger en pink de mediale voetrand omvatten. De heterolaterale

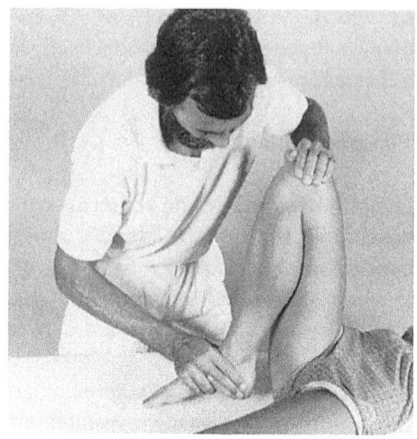

27a Beginstand van de valgus-endorotatietest

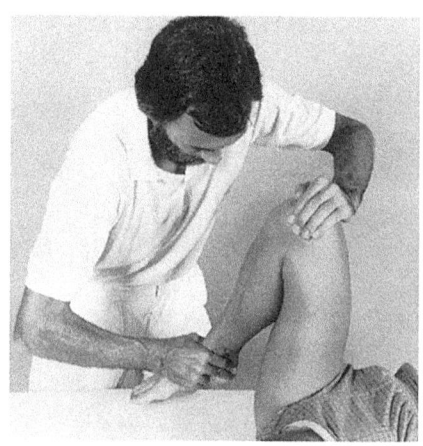

27b Middenstand van de valgus-endorotatietest

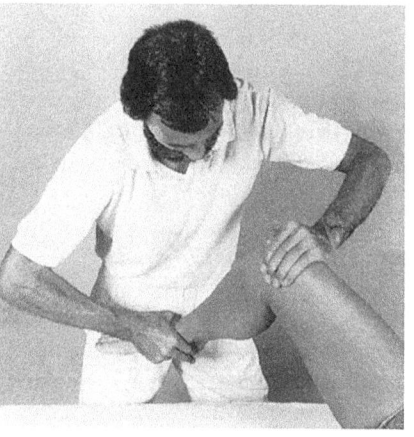

27c Eindstand van de valgus- en endorotatietest

hand wordt tegen de laterale zijde van de knie geplaatst.
Door het onderbeen van de patiënt enkele malen te roteren kan men kontroleren of hij voldoende ontspant.
De homolaterale hand beweegt nu de voet van de patiënt in varusrichting, terwijl het onderbeen licht geëxoroteerd is. De knie wordt zover mogelijk (afhankelijk van de pijn) geflekteerd, waarna de voet in valgusrichting bewogen wordt

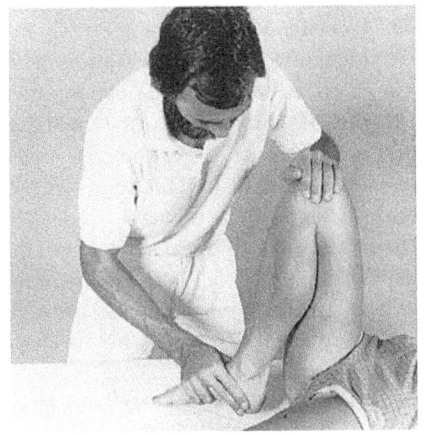

27d Valgus-endorotatietest

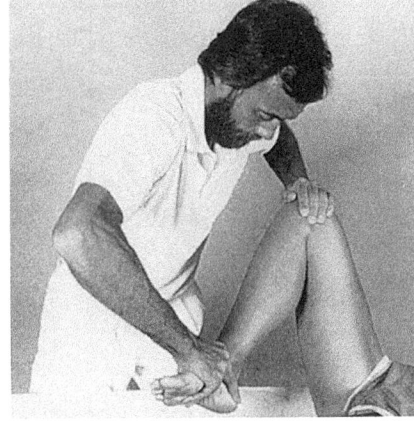

27g Varus-endorotatietest

cepspees en de mediale kollaterale band palpabel.
De konsistentie van de meniscusrand wordt beoordeeld. Door nu de knie geleidelijk te flekteren zal een eventueel pijnpunt verdwijnen en meer naar posterieur palpabel worden.

Wanneer men een pijnpunt vindt ter hoogte van het ligamentum collaterale mediale en ter hoogte van de gewrichtsspleet is deze test minder betrouwbaar, doordat zowel de mediale meniscus alsook de band tijdens flexie van de knie naar posterieur bewegen.

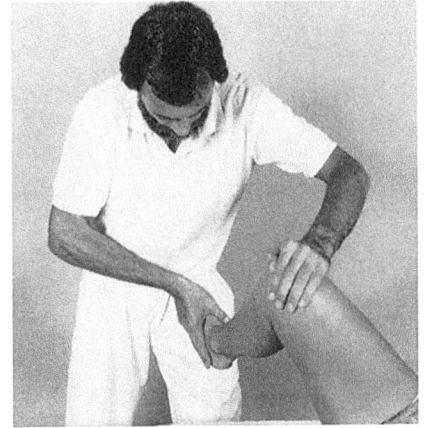

27e Valgus exorotatietest (oorspronkelijke McMurray-test): eindstand

omdat nog andere delen van de mediale meniscus, maar ook letsel van de laterale meniscus, bij deze test dezelfde bevindingen kunnen opleveren.
Wanneer de test negatief is, betekent dit niet dat er géén meniscusletsel is!

Achtereenvolgens wordt nu de test met valgusdruk en exorotatie uitgevoerd *(afb. 27e)*, dan met varusdruk exorotatie *(afb. 27f)* en tot slot met varusdruk en endorotatie *(afb. 27g)*.

28 STEINMANN-TEST
Steinmann heeft verschillende tests voor

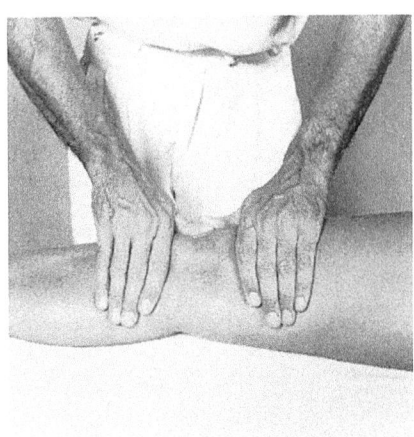

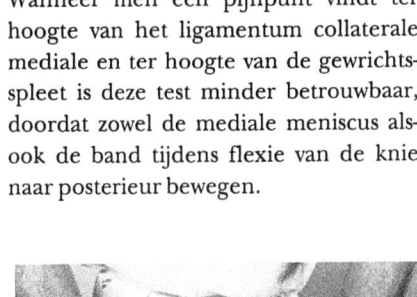

29

29 PATELLAVERSCHUIVING NAAR MEDIAAL
De knie van de patiënt is gestrekt.
De onderzoeker plaatst beide duimen tegen het laterale aspect van de patella en duwt de patella naar mediaal.

Hierbij worden de bewegingsuitslag en het eindgevoel bepaald. Gewoonlijk is de patella naar mediaal minder beweeglijk dan naar lateraal.
Postoperatief en na immobilisatie is de patellabeweging vaak beperkt.

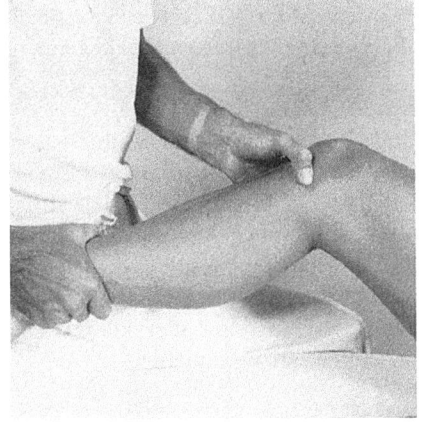

27f Varus-exorotatietest

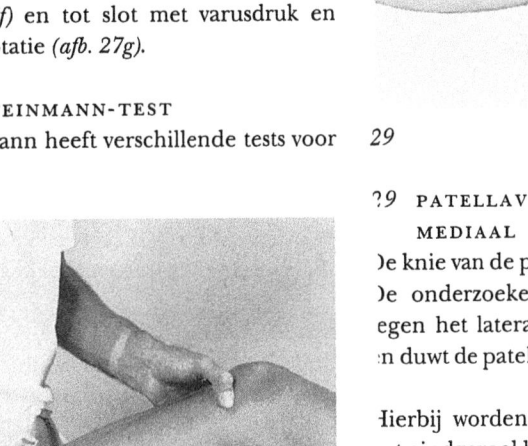

28 Eindstand

met gelijktijdige endorotatie van het onderbeen. De knie wordt vervolgens vrij snel ca. 120° gestrekt waarbij de onderzoeker met zijn proximale hand een valgusdruk op de knie uitoefent.
De test is positief wanneer er een palpabele en/of hoorbare klik ontstaat die *eveneens pijnlijk is*.
De lokalisatie van de pijn bepaalt mede de plaats van de laesie. Het is lang niet altijd zeker dat bij deze test de mediale meniscus-achterhoorn is aangedaan,

de menisci geformuleerd. De hier beschreven test is de meest bruikbare.

De onderzoeker omvat met zijn homolaterale hand het onderbeen van de patiënt juist proximaal van de malleoli en omvat met zijn andere hand vanaf lateraal het onderbeen van de patiënt zo proximaal mogelijk, zodat met de duim de mediale gewrichtsspleet kan worden gepalpeerd. De knie is gestrekt en de mediale meniscus is tussen de quadri-

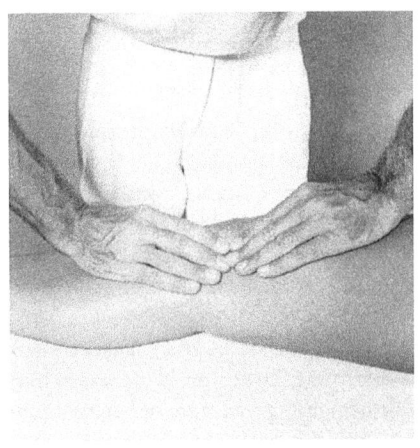

30

30 PATELLAVERSCHUIVING NAAR LATERAAL

Op dezelfde wijze beschreven als bij test nr. 29 wordt nu de beweeglijkheid van de patella naar lateraal getest.

De onderzoeker plaatst daartoe zijn vingertoppen tegen het mediale aspect van de patella. De bewegingsuitslag van de patella naar lateraal is gewoonlijk groter dan naar mediaal. Bij instabiliteit van de patella zal de beweeglijkheid naar lateraal abnormaal groot zijn.

Postoperatief en na immobilisatie zal de patellabeweging naar lateraal ook beperkt zijn.

31 PATELLAVERSCHUIVING NAAR DISTAAL

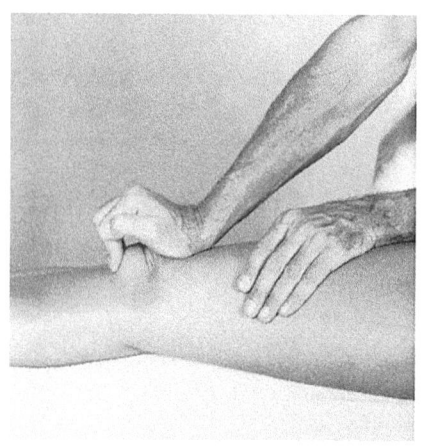

31

De onderzoeker plaatst thenar en hypothenar tegen de basis van de patella terwijl de knie van de patiënt geëxtendeerd is.

De patella wordt nu naar distaal bewogen. Evenals bij voorgaande tests nr. 29 en 30 worden ook hier de bewegingsuitslag en het eindgevoel getest. De beweging is beperkt bij een patella alta (hoogstand van de patella) en postoperatief, evenals na immobilisatie.

32 PATELLAVERSCHUIVING NAAR MEDIAAL BIJ CA. 30° FLEXIE VAN DE KNIE

De onderzoeker flekteert de knie van de patiënt ca. 30° en plaatst het been van de patiënt op zijn eigen bovenbeen dat op de behandelbank rust. Op dezelfde wijze als beschreven bij test nr. 29 wordt nu de patella naar mediaal bewogen.

Wanneer er een pijnlijke klik optreedt tijdens deze beweging is dit waarschijnlijk het gevolg van een symptomatische mediale synoviale patellaire plica (test volgens Mital en Hayden).

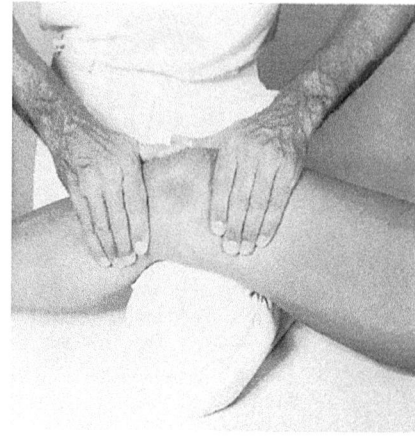

32

In de meeste gevallen is dan passieve exorotatie eveneens pijnlijk.

33 AKTIEF OPTREKKEN VAN DE PASSIEF NAAR DISTAAL VERSCHOVEN PATELLA

Vanuit dezelfde uitgangshouding als bij test nr. 32 wordt nu de patella naar distaal bewogen.

De onderzoeker vraagt de patiënt de M. quadriceps aan te spannen. Wanneer deze test pijnlijk is, is er waarschijnlijk sprake van een symptomatische chondropathia patellae.

Dezelfde test met gestrekte knie uitgevoerd is vrijwel altijd pijnlijk en klinisch niet-signifikant. Gewoonlijk is de quadricepshoek dan ook groter dan 15° en zal de patella gedurende de eerste 30° flexie abnormaal ver naar lateraal bewegen.

Weerstandstests

Door middel van de weerstandstests kan men vaststellen of er sprake is van een letsel van een van de kontraktiele strukturen. Rondom het kniegewricht betreft het meestal een insertie-tendopathie, maar men dient daarbij tevens te bedenken dat de menisci met kontraktiele strukturen zijn verbonden.

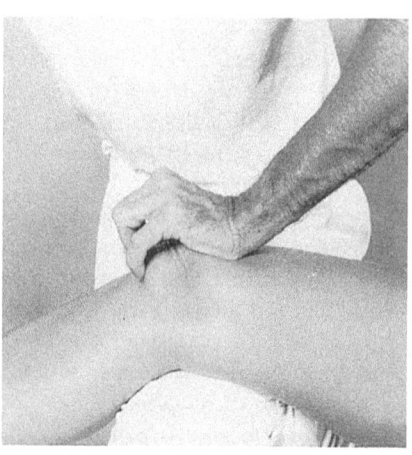

33

34 Weerstand extensie knie

De onderzoeker omvat het onderbeen van de op de buik liggende patiënt, met zijn homolaterale hand vanaf mediaal, juist proximaal van de malleoli. De andere hand fixeert in de knieholte het bovenbeen op de behandelbank.

De onderzoeker flekteert de knie van de patiënt ca. 90° en verzoekt de patiënt de knie te strekken waarbij hij isometrische weerstand geeft. Zo wordt het strekapparaat getest.

Door de verbindingen van het strekapparaat met de menisci kan een positieve test ook een indikatie zijn van meniscusletsel.

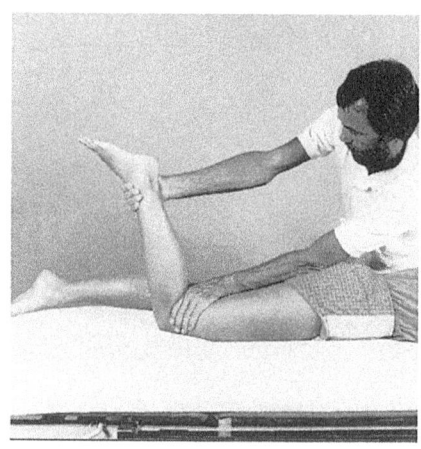

34

35 Weerstand flexie knie

Vanuit dezelfde uitgangshouding(en) wordt nu de patiënt verzocht de knie te buigen.

De onderzoeker geeft isometrische weerstand. Hierbij worden de flexoren van de knie getest.

Is deze test positief, dan dient men ter verdere differentiatie de beide volgende tests uit te voeren.

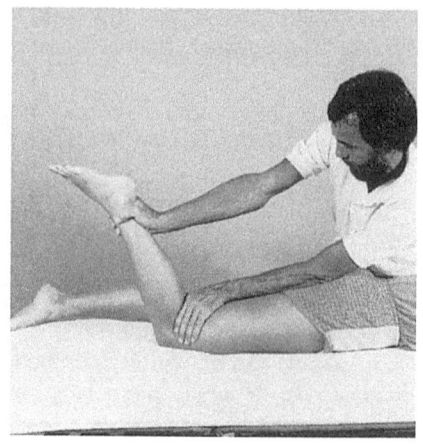

35

36 WEERSTAND FLEXIE KNIE MET EXOROTATIE

Om de endoroterende en de exoroterende flexoren van de knie te kunnen differentiëren, kan men flexie van de knie tegen weerstand kombineren met exorotatie en met endorotatie tegen weerstand.

De patiënt ligt op de buik en de onderzoeker flekteert de knie van de patiënt ca. 90°. De onderzoeker omvat met zijn homolaterale hand de voet van de patiënt vanaf lateraal. De andere hand wordt vanaf posterieur tegen de hiel geplaatst. De patiënt wordt nu verzocht de voet naar buiten te draaien en tegelijkertijd de knie te buigen waarbij de onderzoeker isometrische weerstand geeft. Hierbij wordt met name de M. biceps femoris getest.

Een positieve test kan echter zowel op een aandoening van de M. biceps femoris (verschillende predilektieplaatsen) wijzen, als op letsel van de laterale meniscus (verbinding van peesvezels van de M. biceps femoris met het laterale aspekt van de laterale meniscus). Differentiatie gebeurt door middel van palpatie en funktieonderzoek.

37 WEERSTAND FLEXIE KNIE MET ENDOROTATIE

Vanuit dezelfde uitgangshouding als bij de vorige test, met dien verstande dat de homolaterale hand nu de voet vanaf mediaal omvat, vraagt de onderzoeker de patiënt nu de voet naar binnen te draaien en tegelijkertijd de knie te buigen. Terwijl de onderzoeker isometrische weerstand geeft, worden de endoroterende knieflexoren getest.

Een positieve test kan – door de verbinding van peesvezels van de M. semimembranosus met de mediale meniscusachterhoorn – ook op letsel van de mediale meniscus wijzen. Verdere differentiatie is mogelijk door middel van palpatie en funktieonderzoek.

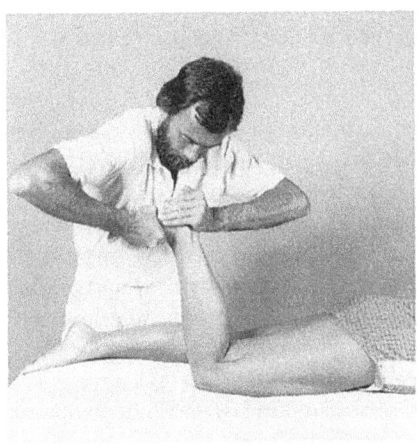

36

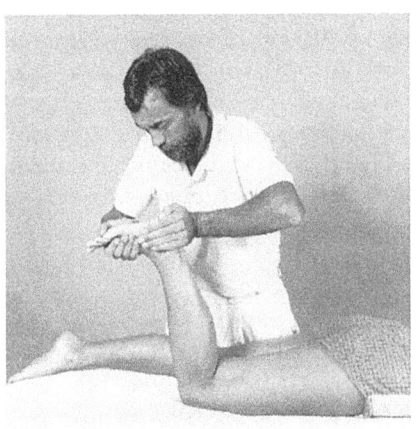

37

6-2 Pathologie en therapie

Gewrichtsaandoeningen met kapsulaire bewegingsbeperking

Traumatische arthritis

Een traumatische arthritis van de knie in de meest zuivere vorm, dat wil zeggen zonder komplikaties zoals meniscus- of bandletsels, komt zelden voor.
Door een op de knie inwerkend trauma, bijvoorbeeld een val op de knie of een slag of stoot tegen de knie waarbij geen geforceerde beweging van de knie ontstond, kan een synoviale reaktie ontstaan.
Bij patiënten met gonarthrosis kan als gevolg van een trauma of overbelasting eveneens een traumatische arthritis optreden; men spreekt in dat geval wel van een 'geaktiveerde arthrosis'.

Klinische bevindingen
Er ontstaat zwelling van de knie (hydrops), meestal 12 à 24 uur na het trauma. Treedt de zwelling veel sneller op, dan wijst dit op een bloeding in het gewricht (haemarthros) en daarmee op ernstiger letsel!
Het gewricht voelt warmer aan. Onder normale omstandigheden is de temperatuur van de knie iets lager dan van onder- en bovenbeen.
Als gevolg van de zwelling ontstaat een kapsulaire bewegingsbeperking: veel meer flexie- dan extensiebeperking. Indien men door middel van het funktieonderzoek niet met zekerheid kan aantonen dat er sprake is van geassocieerd letsel, dien men verder onderzoek te verrichten, zoals röntgenonderzoek en/of artroskopie.
Bij gonarthrosis kan een forse hydrops ontstaan.

Therapie
De behandeling is afhankelijk van de ernst van de zwelling. Bij lichte tot matige zwelling volstaan gewoonlijk een elastische bandage en enkele dagen tot een week minder belasten van de aangedane knie.
Een gespannen hydrops dient gepunkteerd te worden en evenals bij de lichte tot matige hydrops wordt de knie gezwachteld en een week ontzien. Kontrole na een week.
Recidiverende hydrops wijst gewoonlijk toch op geassocieerd letsel; verder onderzoek is dan alsnog geïndiceerd.
Haemarthros wordt *altijd* geaspireerd, omdat bloed in een gewricht snel tot ernstige verklevingen kan leiden. Artroskopische evaluatie na het punkteren wordt aanbevolen.
Een persisterende hydrops met pijn bij geaktiveerde gonarthrosis kan goed worden behandeld met een intra-artikulaire injektie met een corticosteroïd.

Niet-traumatische arthritis

Er zijn vele oorzaken van de niet-traumatische arthritis van de knie.
Van diagnostisch belang zijn leeftijd, algemene gezondheidstoestand van de patiënt en familie-anamnese.
Op jeugdige leeftijd komen bijvoorbeeld vooral juveniele reumatoïde arthritis en Morbus Bechterew voor; bij jongvolwassenen Morbus Bechterew, Morbus Reiter en arthritis psoriatica; op middelbare leeftijd jicht en reumatoïde arthritis en op hogere leeftijd bijvoorbeeld pseudojicht.
Vroege herkenning is van groot belang voor de prognose van het gewricht. Na het ontstekingsstadium volgt namelijk het destruktiestadium waarin systematisch eerst het kraakbeen en daarna het bot onherstelbaar beschadigd wordt. Na verloop van tijd ontstaat lokale osteoporose.

Klinische bevindingen
De knie is gezwollen; afhankelijk van de oorzaak, het klinisch stadium en de ernst van de aandoening kan de hydrops variëren van minimaal tot gespannen.
Men onderscheidt sereuze, serofibrineuze, etterige en bloedige hydropsvorming. Sereuze hydrops ontwikkelt zich vooral posttraumatisch en bij reumatoïde artritiden alsmede artritiden als gevolg van stofwisselingsstoornissen. Serofibrineuze hydrops is typisch voor een chronische polyarthritis; een etterige hydrops is het gevolg van een bakteriële gewrichtsontsteking waarbij de bakterie het gewricht direkt of indirekt (hematogeen) kan bereiken. Een bloedige hydrops ontstaat traumatisch.
In de regel is het gewricht ook warm, maar evenals bij de mate van zwelling hangt de temperatuur van oorzaak, stadium en ernst van de aandoening af.

De patiënt klaagt over pijn in rust, die toeneemt tijdens beweging – vooral bij systeemaandoeningen kan er eveneens algemene malaise en koorts zijn.
Er ontstaat snel inaktiviteitsatrofie van de muskulatuur, in eerste instantie van de M. quadriceps.

Het funktieonderzoek toont een kapsulaire bewegingsbeperking.
In de meeste gevallen zal bloed- en urineonderzoek noodzakelijk zijn.

Therapie
De behandeling is afhankelijk van de oorzaak, maar zal in de meeste gevallen systematisch antiflogistisch zijn. In sommige gevallen is een intra-artikulaire injektie met een corticosteroïd geïndiceerd.
Wanneer de aandoening (lokaal) genezen is, blijft er vaak een rest-beperking van de kniefunktie. Dit is een goede indikatie voor speciële manuele gewrichtsmobilisering.
Voor de – vaak ernstige – spieratrofie kan men spierversterkende oefeningen geven.

Arthrosis (gonarthrosis)

Arthrosis van de knie kan zowel primair als sekundair ontstaan. Primaire arthrosis ontstaat zonder dat er sprake is van een abnormale belasting van het gewricht, zoals door een funktiestoornis of een afwijkende stand van het kniegewricht of van een van de andere gewrichten van de onderste extremiteit.

Is er sprake van een wanverhouding tussen belasting en belastbaarheid van het gewricht en ontstaat als gevolg hiervan een mechanische beschadiging van het gewrichtskraakbeen, dan spreekt men van sekundaire arthrosis.

De meest voorkomende oorzaken zijn aangeboren of verworven standafwijkingen, doorgemaakte gewrichtsletsels, postoperatief en na langdurige immobilisatie.

Zo ontstaan na totale meniscectomie altijd vroegtijdige degeneratieve veranderingen; na een laterale meniscectomie zijn de klinische én de radiologische verschijnselen ernstiger dan na een mediale meniscectomie. Een en ander pleit sterk voor partiële meniscectomie of meniscushechting wanneer dat mogelijk is *(zie ook Meniscusletsel)*.

Bij patiënten met gonarthrosis kunnen de klachten soms spontaan verergeren. Als het alleen pijn betreft, kan de oorzaak liggen in een stressfraktuur van de tibia; betreft het plotselinge pijnscheuten en een daaropvolgend verlammend gevoel in het been, dan is de oorzaak meestal een corpus liberum.

In sommige gevallen ontstaat geleidelijk een varusdeformiteit van de knie.

Klinische bevindingen
De klachten zijn afhankelijk van het stadium van de artrose en van eventuele komplikaties zoals corpora libera. De belangrijkste klachten zijn:
- bewegingsafhankelijke krepitatie;
- startstijfheid;
- startpijn.

Deze symptomen verminderen in de loop van de dag tijdens beweging, en treden later op de dag als 'vermoeidheidsklachten' weer op.

Symptomen:
- warmte en zwelling van het gewricht;
- bewegingsbeperking – kapsulair patroon – en een verhard eindgevoel;
- op langere termijn ontstaat – zichtbare – misvorming van het gewricht.

Soms kan een gewrichtsmuis het klinische beeld van de artrose verstoren. De patiënt klaagt dan over onverwacht optredende kortdurende felle pijnscheuten, waardoor normaal belasten van het gewricht gedurende enkele sekonden tot enkele minuten onmogelijk is. Helaas wordt deze diagnose nogal eens gemist en deelt men de patiënt mee dat de knie 'versleten' is.

Het röntgenbeeld toont de verschillende stadia van het proces.

Therapie
In de eerste plaats zal men trachten alle faktoren uit te schakelen die het artrotische proces onderhouden of verergeren. Van geval tot geval kunnen deze maatregelen verschillend zijn en variëren van een funktionele orthese voor de voet tot een osteotomie van het femur of de tibia.

In het vroege stadium is bewegingstherapie geïndiceerd, in het bijzonder specifieke gewrichtsmobilisering en spierrekkingen.

Veel patiënten reageren, vooral in de beginstadia, goed op orale medikatie (NSAID). Veel is en wordt geëxperimenteerd met op de kraakbeenstofwisseling inwerkende stoffen; voorlopig is hier nog geen hoopvol vooruitzicht.

In ernstige gevallen kunnen intra-artikulaire injekties met een corticosteroïd de klachten gedurende langere tijd sterk verminderen. Voor patiënten die niet of nog niet geopereerd kunnen worden is dit vaak een zeer aanvaardbare oplossing.

Het operatief inbrengen van een endoprothese is het therapeutische eindstadium.

Bij patiënten met een corpus liberum is in veel gevallen een eenvoudige manipulatie onder traktie zeer succesvol.

Haemarthrosis

Deze aandoening komt met name voor bij hemofiliepatiënten bij wie de knie het meest getroffen gewricht is. Na een onbeduidend trauma ontstaat een grote intra-artikulaire bloeding.

Er bestaat een grote kans op recidief-bloedingen.

Differentieel-diagnostisch dient een akute gewrichtsinfektie te worden overwogen: hierbij ontstaat de zwelling echter minder snel dan bij een gewrichtsbloeding.

Klinische bevindingen
Direkt na het mini-trauma ontstaat een warm of prikkelend gevoel in het gewricht met onmiddellijk daarna snel toenemende pijn.
Er is een sterke zwelling van het gewricht.
De knie voelt warm aan.

Het funktieonderzoek toont een forse kapsulaire bewegingsbeperking.

Therapie
Gewrichtspunktie, daarna de knie gedurende enkele dagen immobiliseren. De knie dient na de gewrichtspunktie te worden gezwachteld met een elastische bandage.

Na drie à vier dagen wordt de knie aktief en voorzichtig passief gemobiliseerd.

Gewrichtsaandoeningen met niet-kapsulaire bewegingsbeperking

Osteochondrosis dissecans (Morbus König)

Men onderscheidt juveniele osteochondrosis dissecans (JOCD) en osteochondrosis dissecans bij volwassenen (OCD). Bij jeugdige personen ontstaat de aandoening vóór de sluiting van de distale femurepifyse, bij volwassenen daarna. Het betreft een aandoening van het subchondrale bot en later ook van het gewrichtskraakbeen, gelokaliseerd in het laterale aspekt van de mediale femurcondylus.

De aandoening komt viermaal zo vaak voor bij jongens als bij meisjes. De leeftijdsgroep ligt tussen 15 en 25 jaar, soms is de patiënt ook jonger, zelden echter jonger dan 10 jaar.
Over de etiologie bestaat nog geen volledig eensluidende mening. Men gaat ervan uit dat trauma, zowel inwendig als uitwendig, de belangrijkste rol speelt. In recente publikaties worden ischemie of inflammatie als mogelijke oorzaak verworpen. De huidige trend van denken is in termen van een multifaktoriële oorzaak, waarbij een trauma de belangrijkste faktor is. Het vermoeden bestaat dat in het oorspronkelijk normale subchondrale bot een vermoeidheidsfraktuur ontstaat. Botscintigrafie bij patiënten met JOCD toont een typisch genezingsproces dat op dezelfde wijze verloop als bij frakturen elders in het skelet.

Zodra de diagnose JOCD is bevestigd begint de 'race' tussen het genezingsproces van het letsel en de sluiting van de femorale epifyse. Wanneer de JOCD niet is genezen wanneer de epifysairschijf gesloten is en aldus OCD wordt, is deze race verloren en de prognose minder gunstig.
Het belangrijkste doel bij de behandeling van JOCD is het voorkomen van gonarthrosis.

JOCD en OCD kunnen zowel in het kniegewricht als tegelijkertijd ook in andere gewrichten voorkomen.
Bij veel patiënten is er geen genetische aanleg, maar er bestaat wel een belangrijke subgroep met familiaire multipele JOCD en OCD. Deze aandoeningen zijn geassocieerd met een kleine lichaamsgestalte.

Scintigrafisch onderscheidt men vier stadia: in het eerste stadium vertoont het scintigram nog geen afwijkingen, maar op de normale röntgenfoto is het defekt wel zichtbaar als een lichte konkaviteit van (het laterale aspect) van de mediale femurcondylus.
In het tweede stadium is er aktiviteit rondom de laesie zichtbaar.
In het derde stadium is er uitbreiding naar de gehele mediale femurcondylus, terwijl in het vierde stadium ook een uitbreiding naar het mediale tibiaplateau optreedt.
De scintigrafische diagnostiek is van belang voor de in te stellen therapie. De afmeting van het letsel en de leeftijd van de patiënt spelen hierbij de belangrijkste rol. Bij kinderen ouder dan twaalf jaar met een laesie groter dan 1 cm en wanneer het fragment heeft losgelaten (corpus liberum), is operatieve behandeling geïndiceerd.

Een minder frekwent voorkomende lokalisatie van OCD in de knie is de patella. Er is geen predilektieplaats; de aandoening kan in alle facetten van de patella gelokaliseerd zijn.

Klinische bevindingen
De klachten kunnen zeer wisselend zijn en zijn mede afhankelijk van het klinische stadium. Nu eens bestaat er pijn in de gehele knie, dan weer alleen mediaal. De pijn kan alleen tijdens belasting aanwezig zijn, bij anderen echter ook in rust. In veel gevallen bestaat er een chronische lichte synoviitis met een intermitterende lichte matige hydrops.

Het funktieonderzoek toont meestal een geringe kapsulaire bewegingsbeperking. Vaak is in 90° flexie-endorotatie pijnlijk. De pijn verdwijnt wanneer aansluitend geëxoroteerd wordt. De kruisbanden zijn dan enigszins ontspannen en er is minder druk op de femurcondyli.
De test kan ook als volgt worden uitgevoerd: vanuit 90° flexie en maximale endorotatie wordt de knie langzaam gestrekt, totdat pijn optreedt. Op dat moment wordt de knie geëxoroteerd. Als er sprake is van OCD zal de pijn gewoonlijk verdwijnen.
Soms is er patellofemorale krepitatie wanneer men de patella onder druk passief over het femur beweegt.

Soms ontstaat een akute haemarthros na belasting.
Bij een corpus liberum kan een akute blokkering van het gewricht ontstaan; soms is de flexie, dan weer de extensie beperkt.
Bevestiging van de diagnose door middel van röntgenonderzoek, met name skeletscintigrafie.

Patiënten met OCD van de patella klagen over vage patellaire pijn die geleidelijk ontstaat. De pijn neemt toe bij aktiviteit, vooral wanneer belast geflekteerd wordt zoals bij trap op- en aflopen.
Soms is er intermitterende zwelling en een vaag gevoel van knie-instabiliteit. Is er sprake van blokkering van de knie, dan is dit het gevolg van een corpus liberum.

Therapie

Juveniele osteochondrosis dissecans
De behandeling is primair konservatief: de aktiviteiten moeten sterk worden verminderd en spalken en het lopen met krukken zijn noodzakelijk om de aktiviteit te kontroleren en de symptomen te verlichten.
Wanneer de symptomen niet binnen tien tot twaalf weken verdwijnen en het scintigrafisch onderzoek geen verbetering toont, moet operatieve behandeling worden overwogen.
Bij een corpus liberum is operatie altijd aangewezen. Ditzelfde geldt wanneer de epifysaire sluiting binnen zes tot twaalf maanden na het stellen van de diagnose verwacht kan worden. Operatie is eveneens geïndiceerd wanneer er na een adekwate konservatieve behandeling nog eens restsymptomen zijn of wanneer het scintigram onvoldoende herstel toont.
Het is van belang de immobilisatieperiode niet langer te maken dan twaalf weken. Vroege mobilisering is belangrijk, omdat anders het middel erger is dan de kwaal.

Osteochondrosis dissecans
Na het sluiten van de femorale epifyse is operatieve behandeling vrijwel altijd geïndiceerd.
De behandeling van OCD van de patella is operatief in geval van persisterende pijn, corpora libera en subchondrale sclerosis.

Corpora libera

Corpora libera in het kniegewricht kunnen verschillende oorzaken hebben:
- osteochondrosis dissecans;
- synoviale (osteo)chondromatosis;
- gonarthrosis;
- meniscusletsel;
- retropatellaire chondropathie;
- traumatisch;
- causa ignota.

Zonder bekende oorzaak
Het komt nogal eens voor dat patiënten zonder onderliggende pathologie als hierboven vermeld plotselinge kortdurende scherpe pijnscheuten in de knie krijgen, meestal aan de mediale zijde gelokaliseerd. De pijn heeft een verlammend karakter en de patiënt 'zakt door de knie', zonder echter te vallen. De patiënt kan zich hierdoor zeer onzeker gaan voelen; aktiviteiten als bijvoorbeeld trap aflopen worden zeer problematisch.

Klinische bevindingen
De patiënt heeft meestal een licht gezwollen en iets warme knie.

Het funktieonderzoek kan van geval tot geval verschillend zijn: gewoonlijk vindt men een niet-kapsulaire bewegingsbeperking, zoals een lichte extensiebeperking met een verend eindgevoel, terwijl de flexie normaal is.
Ook kan de flexie beperkt zijn terwijl de extensie normaal is. Bij sommige patiënten is de passieve varustest positief. Dit ziet men vooral bij patiënten bij wie de pijn aan de mediale zijde is gelokaliseerd. Het mediale kollaterale ligament kan in dergelijke gevallen sterk drukpijnlijk zijn zonder dat er sprake is van ligamentair letsel. Het ligament wordt geïrriteerd door het corpus liberum. Dit is pas na de behandeling met zekerheid te zeggen.
Wanneer na manipulatieve behandeling de lokale ligamentaire pijnlijkheid binnen enkele dagen verdwenen is en een normale beweeglijkheid herwonnen, kan men stellen dat de oorzaak van de klachten inderdaad een corpus liberum was. Het verdient aanbeveling eerst een eenvoudige manipulatie uit te voeren, in plaats van een artroskopisch onderzoek. Wanneer manipulatieve behandeling zonder succes blijft, zijn artroskopisch onderzoek en behandeling geïndiceerd.

Therapie
Zoals reeds vermeld is de behandeling primair konservatief. Een eenvoudige rotatiemanipulatie onder traktie leidt in de meeste gevallen tot volledige 'genezing'. Het corpus liberum 'verhuist' naar een andere plaats in het gewricht waar het meestal ingekapseld raakt in de gewrichtskapsel.
Bij recidief na manipulatie verdient het aanbeveling de behandeling een aantal malen te herhalen. Blijven de klachten echter terugkomen, dan is artroskopische behandeling geïndiceerd.

Traumatisch
Zowel bij patiënten met gonarthrosis als bij patiënten met normale kniegewrichten kan als gevolg van een trauma een corpus liberum (meestal een kraakbeenfragment) ontstaan.

Klinische bevindingen
De klinische verschijnselen zijn dezelfde als eerder beschreven bij het corpus liberum zonder bekende oorzaak. Bij patiënten met gonarthrosis kunnen de corpora libera soms zeer groot zijn; in sommige gevallen kan in de knieholte irritatie van de N. peroneus communis ontstaan, met karakteristieke sensibiliteitsstoornissen als gevolg. Het betreft met name de eerste en tweede teen.

Therapie
Evenals bij het corpus liberum zonder bekende oorzaak is ook hier manipulatieve behandeling de eerste keus. Bij recidiveren van de klachten dient de diagnose röntgenologisch of artroskopisch te worden bevestigd, waarna artroskopisch kan worden behandeld.

Synoviale (osteo)chondromatosis

Deze niet frekwent voorkomende aandoening betreft een chondroïde metaplasie van de synoviale membraan, die leidt tot de vorming van talrijke lichaampjes van rijstkorrelgrootte tot ca. 1 cm groot. Na verloop van tijd kunnen deze synoviale corpora verkalken. Men spreekt dan van osteochondromatosis.
Andere voorkeursplaatsen voor deze aandoening zijn het ellebooggewricht en het heupgewricht, zeer zelden het schoudergewricht.

Klinische bevindingen
Aanvankelijk zijn de verschijnselen heel vaag en belastingsafhankelijk. De meeste patiënten hebben een wisselende, pijnlijke hydrops, waarbij de knie ook warm kan aanvoelen.

Een eventuele bewegingsbeperking is gewoonlijk gering. Wanneer de corpora loslaten van de kapsel kunnen zij in het gewricht terechtkomen en als corpora gewrichtsblokkeringen veroorzaken.

Zolang de corpora nog niet zijn verkalkt is het gewone röntgenonderzoek negatief. Dubbelkontrastartrografie toont de abnormale kapselkontour. Artroskopie, CT-scan en, met name, MRI tonen de afwijking zeer duidelijk.

Therapie
De behandeling is operatief, er wordt een zo uitgebreid mogelijke synovectomie uitgevoerd ter voorkoming van recidief.

Meniscusletsels

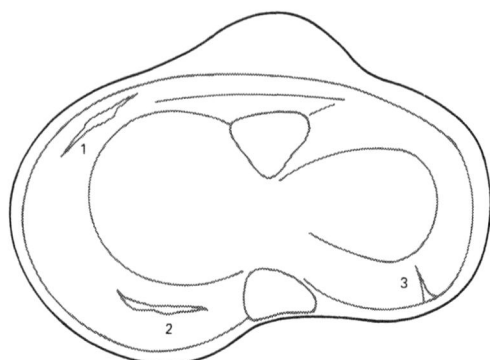

Afbeelding 6-1
Lengte- en dwarsscheuren van de menisci.

1 lengtescheur in de voorhoorn van de mediale meniscus
2 lengtescheur in de achterhoorn van de mediale meniscus
3 dwarsscheur in de achterhoorn van de laterale meniscus

Meniscusaandoeningen komen frekwent voor, letsel van de mediale meniscus vaker dan van de laterale meniscus.

Men onderscheidt *lengtescheuren* of *longitudinale scheuren*, die evenwijdig aan de lengteas van de meniscus verlopen en *dwarse scheuren* of *transversale scheuren*, die loodrecht op de lengteas van de meniscus verlopen. Tevens kan men de scheuren onderscheiden naar de stand van de scheurvlakken: op dwarse doorsnede heeft de meniscus de vorm van een wig met een smalle basis. Wanneer de scheurvlakken evenwijdig verlopen aan de basis van deze wig spreekt men van *vertikale scheuren*; staan de scheurvlakken loodrecht op de basis dan spreekt men van *horizontale scheuren*.

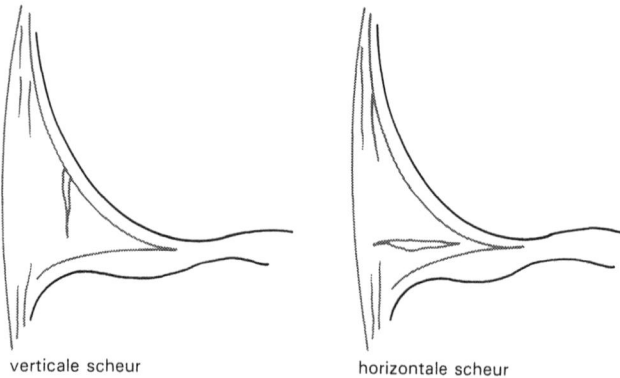

Afbeelding 6-2
Vertikale (links) en horizontale scheur (rechts).

Is een meniscus over een groot deel of de totale lengte geruptureerd, dan kan het centrale deel luxeren naar de fossa intercondylica. Er is dan een zogenaamde 'buckethandle' scheur.

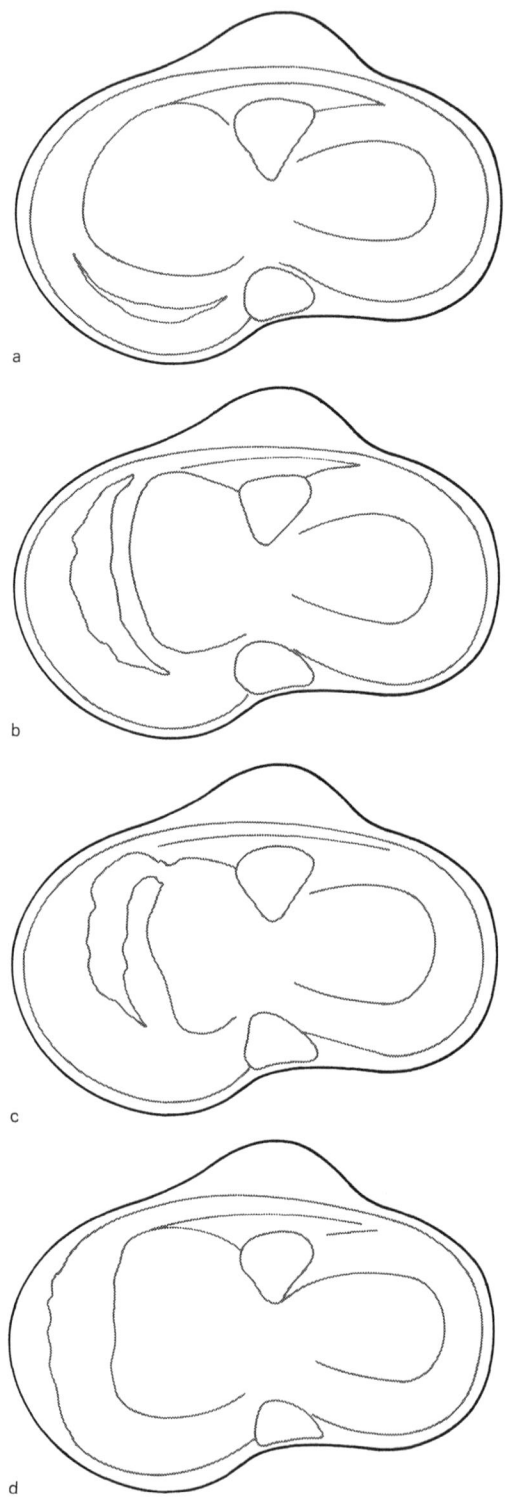

Afbeelding 6-3
Voorbeelden van hengselscheuren (bucket-handle scheuren) van de mediale meniscus.

a hengselscheur in de achterhoorn
b komplete hengselscheur
c komplete hengselscheur, maar afgescheurd van de voorhoorn
d Perifere hengselscheur (afgescheurd van de kapsulaire kollaterale banden)

Wanneer de aanhechting van de meniscus aan de kapsel (meestal gaat het hierbij om het meniscotibiale of 'coronary' ligament) overrekt of ruptureert, kan een deel of soms zelfs de gehele meniscus los in het gewricht komen te liggen. Feitelijk betreft het dan geen meniscusletsel maar een kapsellaesie. Ook kombinaties van verschillende scheurtypen komen regelmatig voor.

Behalve bovengenoemde soorten scheuren ziet men ook onregelmatige laesies van de meniscus, die als *meniscuskwetsing* of *meniscusrafeling* worden betiteld. Met name bij sporters zijn meniscoligamentaire aandoeningen frekwent voorkomend.

Andere meniscusaandoeningen zijn het *ganglion van de meniscus* en de *discoïde* of *plaatmeniscus*.

Het ganglion van de meniscus is een zwelling die bestaat uit een aantal met slijm gevulde holten; deze holten worden gescheiden door bindweefsel. Over het algemeen liggen deze ganglia in de synoviale membraan en zijn ze vergroeid met de basis van de (meestal laterale) meniscus. Het ganglion ligt binnen de fibreuze kapsel. Soms kan een ganglion echter door de fibreuze kapsel heendringen en zich uitbreiden onder de oppervlakkige fascie.
De ganglia van de laterale meniscus zijn meestal verbonden met het middensegment van de meniscus; slechts een enkele maal met de voorhoorn. Het zeldzame ganglion van de mediale meniscus is meestal verbonden met de achterhoorn. Dit ganglion kan zeer groot worden en is dan meestal door de fibreuze kapsel heengedrongen. Vaak komen bij meniscusganglia eveneens scheuren in de meniscus voor. In de laterale meniscus zijn dit meestal dwarse scheuren, in de mediale meniscus wat frekwenter lengtescheuren.
In de literatuur heersen verschillende opvattingen over het ontstaan van ganglia. Sommige auteurs beschrijven een degeneratieve etiologie, anderen beschouwen het ganglion als een gezwel. Grote ganglia worden vooral bij jonge mensen gezien, waardoor ons de degeneratietheorie onwaarschijnlijk lijkt.
Bij oudere patiënten met knieklachten vindt men vaak tijdens het klinisch onderzoek een wat 'gevulde' mediale en/of laterale gewrichtsspleet waarbij men tijdens palpatie een onregelmatig, vaak iets krepiterend oppervlak kan voelen. In dit geval betreft het veelal degeneratieve veranderingen van de meniscusrand.

De discoïde of plaatmeniscus is een aangeboren afwijking, waarbij de gehele meniscus of een deel ervan breder is dan normaal. Er is dus sprake van een min of meer volledige schijf: lateraal veel frekwenter voorkomend dan mediaal.
Bij patiënten met een laterale discoïde meniscus ziet men nogal eens het zogenaamde '*snapping knee*'-syndroom. Dit syndroom ontstaat bij plaatmenisci die slechts één aanhechting van de achterhoorn hebben en wel van het posterieure meniscofemorale ligament, ook wel het ligament van Wrisberg genoemd. Dit ligament is te kort om normale extensie van de knie toe te laten, waardoor hypermobiliteit van de 'achterhoorn' van de laterale plaatmeniscus ontstaat met sekundaire hypertrofie (verdikking) van de meniscus als gevolg. Deze aandoening komt vooral voor bij kinderen (van zes tot achttien jaar). Tijdens buigen en strekken van de knie is er een hoorbare klik, terwijl er als de knie bijna gestrekt is, een palpabele 'snap' ontstaat. Pijn wordt gevoeld aan de laterale zijde van het gewricht.
Meestal ontstaat een vertikale scheur in de hypermobiele 'achterhoorn' van de plaatmeniscus.
Een laterale plaatmeniscus die wél ter hoogte van de achterhoorn aan de tibia is gefixeerd veroorzaakt slechts zelden klachten. In de meeste gevallen wordt een laterale plaatmeniscus als toevalsbevinding, bijvoorbeeld tijdens artroskopie, gekonstateerd. Ontstaat toch een scheur in een laterale plaatmeniscus, dan gebeurt dit meestal juist anterieur van de pees van de M. popliteus.
Een probleem voor een goede diagnostiek is dat men bijvoorbeeld na een trauma nooit van tevoren, zonder funktieonderzoek, kan bepalen of er (mede) sprake is van meniscusletsel. Na een trauma is door trauma-analyse tamelijk goed te voorspellen welke kapsuloligamentaire strukturen aangedaan zijn, maar meniscusletsel blijft in veel gevallen onvoorspelbaar. Zo is het mogelijk dat na een trauma met ernstig ligamentair letsel de menisci nog intakt zijn; omgekeerd kan het ook voorkomen dat na een bagateltrauma een meniscusletsel ontstaat, terwijl het kapsel-bandapparaat geheel intakt is.
Bij patiënten met anterieure knie-instabiliteit ontstaat vaak na verloop van tijd letsel van de meniscusachterhoorn van (meestal eerst) de mediale meniscus, later ook van de laterale meniscusachterhoorn. Bij anterolaterale rotatoire instabiliteit ontstaat vaak eerst letsel van de posterolaterale hoorn van de laterale meniscus.

De hiervoor genoemde meniscusletsels kunnen optreden wanneer de voorste kruisband tijdens belasting het rolglijmechanisme niet meer leidt. Het gevolg hiervan is een abnormaal naar achteren rollen van het femur, waardoor de meniscusachterhoorns als het ware worden 'stukgewalst'.

Klinische bevindingen
Er zijn zeer veel zogenaamde 'specifieke tests' voor de menisci beschreven. De meeste van deze tests zijn echter niet heel betrouwbaar. Het belangrijkste is, de bevindingen van het 'normale' funktieonderzoek van de knie op de juiste wijze te interpreteren. Kennis van de anatomie en de artrokinematika is hierbij een eerste vereiste. Zo is de mediale meniscusvoorhoorn met het strekapparaat verbonden, terwijl de achterhoorn met peesvezels van de M. semimembranosus verbonden is. De laterale meniscusvoorhoorn is eveneens met het strekapparaat verbonden, terwijl het middendeel van anterieur naar posterieur met respektievelijk de tractus iliotibialis en peesvezels van de M. biceps femoris verbonden is. De achterhoorn is dan weer een belangrijke insertieplaats van de M. popliteus.

In veel gevallen ontstaat er in de akute fase van een meniscusscheur een geringe tot matige hydrops of haemarthros, afhankelijk van de lokalisatie van de scheur (het avaskulaire of het gevaskulariseerde deel van de meniscus).

Enkele mogelijke bevindingen bij meniscusletsels zijn:
- blokkering van de knie in extensie- of flexiestand als gevolg van een 'bucket-handle' laesie;
- pijnlijke passieve extensie door meniscusinklemming of bij een ganglion en soms bij een kysteus veranderde voorhoorn;
- 'springend eindgevoel' bij passieve extensie, vaak als gevolg van een 'bucket-handle' scheur van de mediale meniscus;
- pijnlijke passieve flexie door inklemming van een gerupureerde of losliggende achterhoorn;
- klik tijdens aktieve flexie/extensie bij een discoïde meniscus;
- pijnlijke snap bij de laatste graden extensie bij een discoïde laterale meniscus;
- pijnlijke passieve exorotatie bij aandoeningen van de mediale meniscus en/of bij mediale meniscoligamentaire letsels;
- pijnlijke passieve endorotatie bij aandoeningen van de laterale meniscus en/of laterale meniscoligamentaire letsels;
- pijnlijke passieve varustest bij aandoeningen van de mediale of de laterale meniscus (differentiatie door de pijnlokalisatie);
- pijnlijke passieve valgustest bij aandoeningen van de mediale of de laterale meniscus (differentiatie door de pijnlokalisatie);
- pijnlijke laterale en/of mediale schuifladetest (differentiatie door de pijnlokalisatie);
- pijnlijke weerstand extensie bij een voorhoornlaesie van de mediale of de laterale meniscus;
- pijnlijke weerstand flexie met exorotatie bij een laterale achterhoornlaesie;
- pijnlijke weerstand flexie met endorotatie. Pijn lateraal: laterale meniscusachterhoorn via de M. popliteus-insertie. Pijn mediaal: mediale meniscus achterhoorn via de M. semimembranosus-insertie.

In de praktijk vindt men bij een aantal bovengenoemde tests positieve uitslagen, waarbij het steeds weer andere kombinaties kunnen zijn.
Bevestiging van de diagnose is in veel gevallen mogelijk door middel van artroskopie. Sommige aandoeningen kunnen echter beter door middel van het funktieonderzoek worden gediagnostiseerd dan door artroskopie. Dit geldt in het bijzonder voor de kleine meniscoligamentaire aandoeningen en de kleine randletsels van de meniscus waarbij men tijdens het funktieonderzoek vaak positieve weerstandstests vindt.

Therapie
De therapie is geheel afhankelijk van het soort letsel en van de aard van de klachten van de patiënt. Tevens is van belang of het meniscusletsel de enige aandoening is of dat het een geassocieerd letsel betreft, bijvoorbeeld bij bandinstabiliteit.
De meeste solitaire kleine letsels in het gevaskulariseerde gedeelte van de meniscus kunnen konservatief worden behandeld. Dit geldt in het bijzonder voor de meniscoligamentaire letsels. Zo reageert een overrekking van het meniscotibiale ligament (meestal mediaal) uitstekend op dwarse frikties.

Is er sprake van gewrichtsblokkeringen, rupturen van het avaskulaire deel van de meniscus, een groot ganglion of een symptomatische discoïde meniscus, dan is de behandeling operatief. Rupturen die vanuit het gevaskulariseerde gebied in het avaskulaire deel van de meniscus doorlopen kunnen worden gehecht. Ditzelfde geldt uiteraard voor scheuren in het gevaskulariseerde gedeelte. De operatieve mogelijkheden zijn artrotomie en artroskopie. Deze laatste methode is in veel gevallen te prefereren, omdat hierdoor de kans op vroegtijdige artrose aanzienlijk vermindert.

We wijzen er nogmaals op dat bij – met name – anterieure instabiliteit vaak meniscusletsels optreden en dat het uitsluitend 'behandelen' hiervan meestal tot verdere beschadiging van de rest van de meniscus of van de andere meniscus leidt. Meestal betreft het laesies van de achterhoorn. Behandeling van de anterieure instabiliteit (voorste-kruisbandrekonstruktie) is hier aangewezen, ter voorkoming van verdere beschadiging van menisci en gewrichtskraakbeen.

Bij een akute gewrichtsblokkering, met in de meeste gevallen een forse extensiebeperking tengevolge van een bucket-handle laesie van de mediale meniscus, is manipulatieve repositie vrijwel altijd succesvol. De patiënt kan daarna direkt weer de knie volledig strekken. Eventuele verdere behandeling is afhankelijk van eventueel recidiveren van de klachten.

Bij de typische vertikale scheur in de 'achterhoorn' van een laterale plaatmeniscus is de behandeling der keuze een totale meniscectomie.
Bij een scheuring van een plaatmeniscus juist anterieur van de popliteuspees wordt een gedeelte van 'de plaat' verwijderd, terwijl het perifere meniscusgedeelte intakt wordt gelaten.

Plica-syndromen

In een vroeg stadium van de embryonale ontwikkeling bestaat de knieholte uit drie gescheiden, met synovia beklede ruimten. Geleidelijk verdwijnen de scheidingswanden en omstreeks de vierde maand heeft zich de eigenlijke knieholte gevormd.
Bij een bepaald percentage (dit varieert in de literatuur van 20 tot 60%) blijven resten van één of meer scheidingswanden bestaan. Een dergelijk restant, nu zichtbaar als een plooi van de membrana synovialis, wordt een plica genoemd. Het meest frekwent komt de plica infrapatellaris voor, daarna de plica suprapatellaris en het minst frekwent de plica mediopatellaris.

De plica infrapatellaris, ook wel ligamentum mucosum genoemd, loopt als een soort lint van het mediale oppervlak van de laterale femurcondylus naar het vetlichaam van Hoffa. De vorm kan sterk variëren. Hoewel deze plica het meest voorkomt geeft ze het minst vaak aanleiding tot klachten. De plica infrapatellaris lijkt door haar verloop sterk op de voorste kruisband en kan hiermee gemakkelijk verward worden!
De plica suprapatellaris scheidt, wanneer deze kompleet

aanwezig is, de bursa suprapatellaris van de gewrichtsholte. Ook hierbij zijn weer vele anatomische variaties mogelijk. Slechts zelden veroorzaakt deze plica klachten.
Bij de plica mediopatellaris, ook wel Lino's band of Shelf genoemd, onderscheidt men twee typen: het komplete en het inkomplete type. Het komplete type is halvemaanvormig (de konvexiteit is naar mediaal gericht) en loopt vanaf de mediale zijde van de plica suprapatellaris (indien aanwezig), of van de naburige gewrichtskapsel naar het vetlichaam van Hoffa. Deze plica kan voor een deel binnen het patellofemorale gewricht liggen. Bij het inkomplete type ligt de oorsprong meer distaal.
Zoals eerder beschreven komt de plica mediopatellaris het minst frekwent voor maar veroorzaakt wel de meeste klachten.
Een normale plica is dun, elastisch en asymptomatisch. Door pathologische veranderingen in de knie, zoals chondromalacie, osteochondrosis dissecans, overbelasting (mikrotraumata), traumata enz. kan een plica geïrriteerd raken met als gevolg ontstekingsreakties en uiteindelijk verdikking en fibrosering. Een grote of pathologisch verdikte plica mediopatellaris kan tussen de mediale femurcondylus en de patella ingeklemd raken, met als gevolg pijn aan de mediale zijde van de knie.
Een pathologisch verdikte plica kan op den duur het kraakbeen van de patella en/of de mediale femurcondylus beschadigen.

Klinische bevindingen
De patiënt (tiener, adolescent of volwassene) klaagt gewoonlijk over pijn aan de mediale zijde van de knie, in het bijzonder tijdens en ná belasten (bijvoorbeeld traplopen of fietsen).
Een klassiek symptoom is nachtelijke pijn die verdwijnt bij het strekken van de knie.
Veel patiënten hebben het gevoel af en toe 'door de knie te gaan' (te differentiëren van knie-instabiliteit, retropatellaire chondromalacie en corpus liberum).
Zitten gedurende een langere periode geeft pijntoename (te differentiëren van retropatellaire chondromalacie).
Soms is er een hoorbare 'knap' tijdens flexie/extensie van de knie (te differentiëren van een meniscuslaesie).
Vaak is er een lichte hydrops.
Bijna altijd is er, ondanks het feit dat de patiënt meestal sport beoefent, een lichte atrofie van de M. quadriceps.

Het funktieonderzoek toont soms een lichte flexie- en/of extensiebeperking. Bij de beweging van flexie naar extensie kan een pijnlijk bewegingstrajekt ontstaan (painful arc) doordat tussen ca. 30° en 90° de mediopatellaire plica ingeklemd raakt in het patellofemorale gewricht. Deze inklemming kan ook tijdens passieve exorotatie van het onderbeen ontstaan. De mediale zijde van de patella en de mediale femurcondylus zijn meestal drukpijnlijk.
De test waarbij de patella in ca. 30° flexie van de knie naar mediaal geschoven wordt, kan pijnlijk zijn (test volgens Mital en Hayden). Hierbij treedt soms ook een klik op.
De gemodificeerde test volgens McMurray kan positief zijn.
De verharde vrije rand van de mediopatellaire plica is soms palpabel als een dunne streng, juist distaal van de patella, evenwijdig aan het ligamentum patellae (niet te verwarren met het retinaculum patellotibiale mediale, welke struktuur vanaf het mediale aspekt van de apex patellae schuin naar mediodistaal verloopt en eveneens goed palpabel is).
Wanneer men met de duim de plica naar proximaal en lateraal duwt, en dan de patiënt de knie laat buigen en strekken, voelt de patiënt zijn/haar specifieke pijn ontstaan, al of niet vergezeld van een klik. De diagnose kan pas definitief worden gesteld door middel van artroskopie.

Therapie
De behandeling is in eerste instantie konservatief; vermindering van de (sportieve) belasting, fysiotechnische applikaties zoals ultrageluidtherapie of intermitterende ultrakortegolftherapie en eventueel infiltratie van de symptomatische plica met een corticosteroïd.
Bij wielrenners ontstaat het mediopatellaire plicasyndroom vaak als gevolg van het feit dat de voet te zeer is gefixeerd in de toeclips, waardoor de fysiologische rotaties van de knie tijdens het buigen en strekken worden geremd (exorotatie van de tibia tijdens strekken en endorotatie tijdens buigen). De kausale behandeling bestaat dan uit het vervangen van de toeclips door roterende voetplaatjes.

Bij geen of onvoldoende resultaat, of bij recidief, is operatieve behandeling geïndiceerd. Deze behandeling kan zowel artroskopisch als artrotomisch geschieden. Men knipt de plica op een drie- à viertal plaatsen in van de vrije rand tot de basis om zo de spanning van de plica te verminderen, of men verwijdert de gehele plica. Deze laatste methode heeft in verband met recidiveren de voorkeur.

Intra-artikulaire adhesies

Deze aandoening ontstaat gewoonlijk na een trauma met haemarthros waarbij de knie niet gepunkteerd werd, na een artrotomie of, veel minder frekwent, artroskopie.
Er is sprake van een progressieve maar pijnloze vermindering van de mobiliteit, ook indien de patiënt adekwaat fysiotherapeutisch behandeld wordt.
Differentieel-diagnostisch moet worden gedacht aan het syndroom van Stieda en Pellegrini.

Klinische bevindingen
De patiënt heeft weinig of geen pijn in rust. Aktieve en passieve flexie zijn echter wel pijnlijk.

Het funktieonderzoek toont een zeer sterke flexiebeperking en een – meestal – normale extensie. Het verdere funktieonderzoek is negatief.

Therapie
De vroeger veel toegepaste geforceerde mobilisering onder narkose wordt vrijwel niet meer toegepast. De aktuele voorkeursbehandeling is het artroskopisch doorsnijden van de adhesies en het verwijderen van eventuele synoviaflarden.
Recidief is zeldzaam.

Syndroom van Stieda en Pellegrini

Het betreft een radiologisch aantoonbare kalcifikatie ter hoogte van de oorsprong van het ligamentum collaterale mediale aan het tuberculum adductorium. De oorzaak is vrijwel altijd traumatisch (valgustrauma van de knie of een trauma met een valguskomponent).
Men onderscheidt twee typen: ten eerste kalcifikatie in het ligament zelf en ten tweede kalcifikatie van de aanhechting van het ligament aan het tuberculum adductorium. In het eerste geval is een kalkschaduw zichtbaar mediaal van het tuberculum adductorium, in het tweede geval betreft het een verkalking die aan het tuberculum adductorium zelf vastzit.

Klinische bevindingen
De patiënt klaagt over pijn en drukpijn ter hoogte van de mediale femurcondylus, vooral tijdens flexie van de knie. Er is een toenemende flexiebeperking.
Soms is er lokale roodheid en warmte.

Het funktieonderzoek toont meestal een forse flexiebeperking, terwijl de extensie normaal mogelijk is.
De passieve valgustest in lichte flexie van de knie is in veel gevallen positief.

Therapie
Het spontane herstel duurt gewoonlijk zes tot twaalf maanden.

Lokale fysiotechnische applikaties versnellen het genezingsproces niet. Ditzelfde geldt voor lokale injekties met lokale anaesthetica en/of corticosteroïden. Ook operatieve behandeling zal de uiteindelijke genezing niet bespoedigen.

Aandoeningen van het kapsel-bandapparaat: algemeen

Aandoeningen van het kapsel-bandapparaat van de knie worden verdeeld in aandoeningen mét en aandoeningen zónder instabiliteit.
Bij de aandoeningen zonder instabiliteit betreft het een onschuldige kneuzing of overrekking, die vrijwel altijd eenvoudig konservatief te behandelen is. Een uitzondering betreft het syndroom van Stieda en Pellegrini dat na een valgustrauma, of een trauma met een valguskomponent kan ontstaan.
Een verdere onderverdeling wordt gemaakt in akute ('verse') letsels en chronische (late) letsels. Dit geldt zowel voor de letsels mét als zónder instabiliteit.

De anamnese geeft in de meeste gevallen al een indikatie, aan welk letsel men in eerste instantie kan denken. In het bijzonder is het van belang voor de in te stellen therapie het verloop van het trauma zo nauwkeurig mogelijk te rekonstrueren.

Zowel voor de diagnostiek als voor de behandeling (konservatief als operatief) is gedetailleerde kennis van de anatomie noodzakelijk; in de eerste plaats van de dynamische en statische stabilisatoren van de knie.

De *stabilisatoren van het kniegewricht* worden ingedeeld in vier funktie-eenheden (de stabilisatoren van):
– het mediale komplex;
– het laterale komplex;
– de posterieure strukturen
– de anterieure strukturen.
Men onderscheidt *statische* en *dynamische* stabilisatoren.

Het mediale komplex

Statische stabilisatoren:
– ligamentum collaterale (tibiale)
– mediale kapselband (ligg. meniscofemorale en meniscotibiale)
– ligamentum obliquum posterius
– posteromediale kapsel (o.a. lig. popliteum obliquum)
– mediale meniscus
– kontour van de mediale femurcondylus en het mediale tibiaplateau (voorste en achterste kruisband)

Dynamische stabilisatoren:
– M. semimembranosus (pes anserinus profundus)
– M. sartorius
– M. gracilis (pes anserinus superficialis)
– M. semitendinosus
– M. vastus medialis
– M. gastrocnemius, caput mediale

Het laterale komplex

Statische stabilisatoren:
– tractus iliotibialis
– ligamentum collaterale laterale (fibulare)
– laterale kapselband (ligg. meniscofemorale en meniscotibiale)
– posterolaterale kapsel (o.a. lig. popliteum arcuatum)
– laterale meniscus
  (voorste en achterste kruisband)

Dynamische stabilisatoren:
– M. biceps femoris
– M. popliteus
– M. vastus lateralis
– M. gastrocnemius, caput laterale
– tractus iliotibialis

De posterieure strukturen

Geen onderscheid tussen statische en dynamische stabilisatoren:
– achterste kapsel
– ligamentum popliteum arcuatum
– ligamentum popliteum obliquum
– ligamentum obliquum posterius
– M. popliteus
– M. gastrocnemius (caput mediale en caput laterale)
– M. biceps femoris

De anterieure strukturen

Geen onderscheid tussen statische en dynamische stabilisatoren:
M. quadriceps femoris (het strekapparaat), bestaande uit:
- *mediaal:*
  M. vastus medialis
  M. vastus obliquus
  retinacula medialia
- *anterieur:*
  M. rectus femoris
  M. vastus intermedius
  susprapatellaire quadricepspees
  patella
  ligamentum patellae
  vetlichaam van Hoffa
- *lateraal:*
  M. vastus lateralis
  retinacula lateralia

Ligamentaire aandoeningen zonder instabiliteit

Overrekking ligamentum collaterale mediale en ligamentum obliquum posterius (synoniem: ligamentum collaterale mediale posterius)

Een overrekking van de mediale kollaterale band ontstaat meestal als gevolg van een valgus-flexie-exorotatietrauma, het zogenaamde VFE-trauma; minder vaak tengevolge van een *zuiver* valgustrauma.
Het ligament kan in principe op elke plaats in zijn verloop beschadigd worden. De meest voorkomende risikoplaatsen zijn de oorsprong aan het tuberculum adductorium van de mediale femurcondylus en het gedeelte ter hoogte van de gewrichtsspleet.
Ook in het distale deel van de band onder de pes anserinus superficialis kan letsel ontstaan, dat niet altijd even eenvoudig valt te differentiëren van de pes anserinus tendinitis of een pes anserinus bursitis. Als komplikatie van een overrekking ter hoogte van de oorsprong ziet men ook wel het syndroom van Stieda en Pellegrini ontstaan.

Klinische bevindingen
De patiënt klaagt over pijn aan de mediale zijde van de knie. Wanneer het ligamentum collaterale mediale posterius ter hoogte van de gewrichtsspleet is aangedaan, is er meestal een lichte hydrops van de knie. Is het extraartikulaire ligamentum collaterale mediale solitair aangedaan, dan zal géén hydrops optreden. Wanneer het alleen een overrekking betreft, is de knie zelden warm.

Bij het funktieonderzoek kan als gevolg van een minihydrops de passieve flexie iets beperkt en pijnlijk zijn. De passieve exorotatie kan pijnlijk zijn, de passieve valgustest in lichte flexie is de meest pijnlijke test. De passieve valgustest in extensie is negatief.
Palpatie voor de exakte lokalisatie van het letsel is van groot belang (het ligament kan gemakkelijk 8 cm lang zijn).
Het chronische stadium ontstaat als gevolg van adhesievorming van het kollaterale ligament met de mediale femurcondylus. Bij het funktieonderzoek is er dan gewoonlijk een zeer geringe flexie- en/of extensiebeperking.

Therapie
De behandeling is in het akute stadium gericht op pijndemping en oedeembestrijding (drukverband en fysiotechnische applikaties). In het subakute stadium kunnen dwarse frikties helpen om adhesies te voorkomen, de bestaande mobiliteit te onderhouden en de pijn te verminderen. Dwarse friktie wordt zowel in de maximaal mogelijke flexiestand als in de maximaal mogelijke extensiestand van de knie uitgevoerd. Na de friktie wordt de knie voorzichtig passief binnen de pijngrens bewogen en wanneer dit optimaal zonder pijn mogelijk is wordt ook aktief bewogen.

In het chronische stadium kan men de bestaande adhesies verbreken door middel van een manipulatie. Dit geldt alleen voor de *zeer geringe* bewegingsbeperking. Deze manipulatie wordt altijd voorafgegaan door een dwarse friktiebehandeling in de uiterste flexie- en extensiestand van de knie. In zeer hardnekkige gevallen kan een druppelsgewijze infiltratie van de laesie geïndiceerd zijn, echter alleen wanneer de oorsprong van de band is aangedaan.

Spierversterking van de M. quadriceps, met name van de M. vastus medialis (obliquus) is belangrijk, daar bij dit letsel zeer snel atrofie van deze spieren optreedt.

Beschadigingen van het lig. collaterale mediale ontstaan gewoonlijk door een valgus-, flexie-, exorotatietrauma (bijv. tijdens voetbal of skiën), minder frekwent door een zuiver valgustrauma.
In de meeste gevallen is het ligament niet solitair aangedaan, maar te zamen met de ligg. meniscotibiale mediale en/of meniscofemorale mediale, de posteromediale kapsel (vooral lig. obliquum posterius) en in ernstige gevallen de laterale meniscus, de voorste kruisband en soms zelfs de achterste kruisband (3+ instabiliteit).
(De behandeling is afhankelijk van de ernst van het letsel.)

Funktieonderzoek
De valgustest in lichte flexie is pijnlijk maar er ontstaat geen abnormale valgusbeweging, in extensie is deze test negatief (stabiel door de posteromediale kapsel)
In het akute stadium bestaat er meestal een lichte hydrops met de daarbij behorende (lichte) kapsulaire bewegingsbeperking (flexie iets beperkt, extensie niet beperkt, maar soms iets pijnlijk)

Therapie
De therapie bestaat de eerste twee tot vier dagen – *het akute stadium* – uit rust, analgetische (fysiotechnische of medikamenteuze) behandeling en eventueel fysiotechnische antizwellingsbehandeling.

In het *subakute stadium* is de behandeling gericht op het voorkómen van adhesies door middel van – aanvankelijk slechts enkele minuten uitgevoerde – voorzichtige dwarse frikties ter plaatse van de overrekking. Na de dagelijkse friktiebehandeling wordt de knie voorzichtig binnen de pijngrens bewogen. Zodra normale beweging zonder al te veel pijn mogelijk is kan de patiënt aktief oefenen.
Het looppatroon moet nauwkeurig worden geobserveerd.
Wanneer ondanks bovenbeschreven behandeling in zeldzame gevallen bij een proximaal aangedaan ligament een toenemende flexiebeperking ontstaat, terwijl de extensie vrijwel normaal mogelijk blijft, is de oorzaak meestal een verkalking ter hoogte van het tuberculum adductorium, het *syndroom van Pellegrini-Stieda*. Röntgenonderzoek bevestigt deze diagnose. Fysiotherapeutische behandeling behoort in dergelijke gevallen te worden gestaakt. De klachten en de verkalking verdwijnen gewoonlijk spontaan in enkele maanden tot ca. twee jaar. In ernstige gevallen (veel pijn) is operatieve behandeling te overwegen.

Het *chronische stadium* ontstaat slechts in enkele gevallen bij patiënten die in de akute of subakute fase niet werden behandeld. Dit stadium wordt gekenmerkt door lokale pijn in het bijzonder tijdens en/of na belasting (sport). Meestal ontstaat dan ook een lichte zwelling van de knie. De oorzaak moet worden gezocht in verklevingen van het ligament met zijn omgeving.
De therapie bestaat in dit geval uit manipulatieve behandeling van de – meestal geringe – flexie- en/of extensiebeperking van de knie.

Een dergelijke manipulatie mag alleen uitgevoerd worden bij zeer lichte beperkingen (enkele graden). Is de beperking groter, dan wordt de knie *gemobiliseerd* totdat de beperking zo gering is dat manipulatie geïndiceerd is.
Deze manipulatiebehandeling wordt voorafgegaan door tien minuten dwarse friktie in maximaal mogelijke extensie van tien minuten dwarse friktie in maximaal mogelijke flexie van de knie. De manipulaties mogen alleen worden uitgevoerd wanneer er géén hydrops van het gewricht is!

Uitgangshouding patiënt
Ruglig, op de behandelbank, de knie zoveel mogelijk gestrekt en ondersteund door een kussentje of opgerolde handdoek.

Uitgangshouding therapeut
Stand of zit, naast de behandelbank, aan de aangedane zijde van de patiënt, ter hoogte van de knie.
De therapeut zoekt het meest pijnlijke punt door het ligament vanaf het tuberculum adductorium tot juist distaal van de pes anserinus superficialis te palperen. De top van de rechter wijsvinger (wanneer de rechterknie is aangedaan) wordt juist mediaal van de laesie geplaatst, de duim aan de laterale zijde van de knie. De andere hand fixeert het bovenbeen, direkt proximaal van de patella.

Uitvoering
De wijsvinger wordt versterkt door de middelvinger en door de pols in extensie te brengen beweegt de top van de wijsvinger van posteromediaal naar anterolateraal over de laesie.
Na ongeveer tien minuten friktie met de knie in gestrekte stand, wordt de knie zover mogelijk gebogen en opnieuw ca. tien minuten gefriktioneerd.

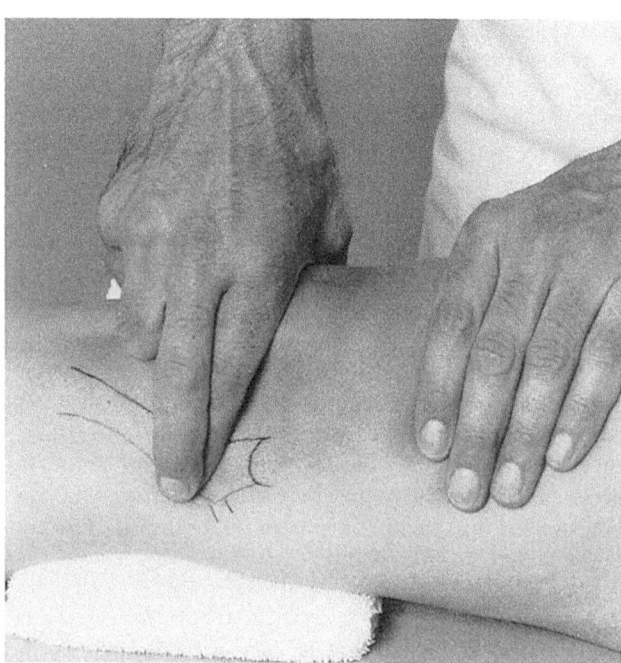

Afbeelding 6-4
Uitgangspositie van de hand tijdens dwarse friktie-behandeling van het lig. collaterale tibrale met gestrekte knie.

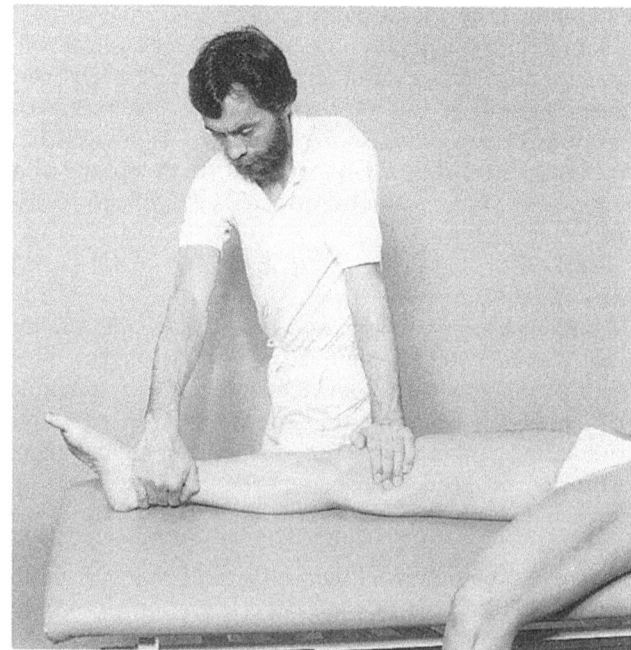

Afbeelding 6-5a
Extensiemanipulatie van het kniegewricht; de uitgangspositie.

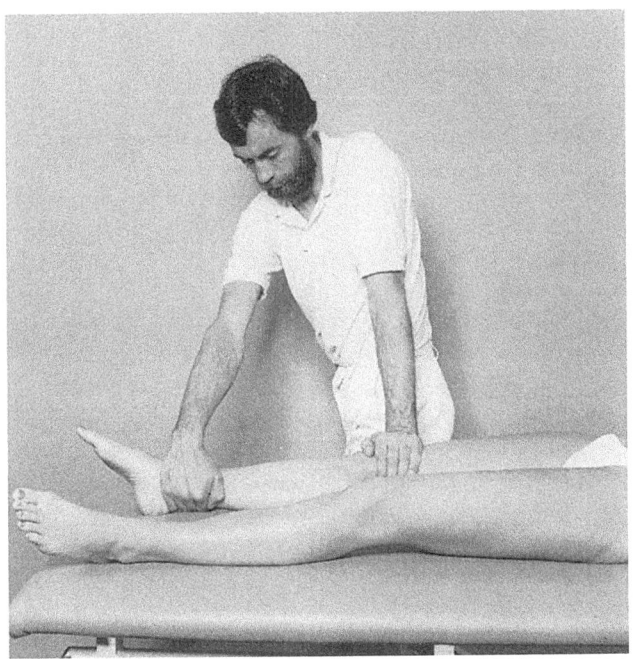

Afbeelding 6-5b
Extensiemanipulatie van het kniegewricht; de eindstand.

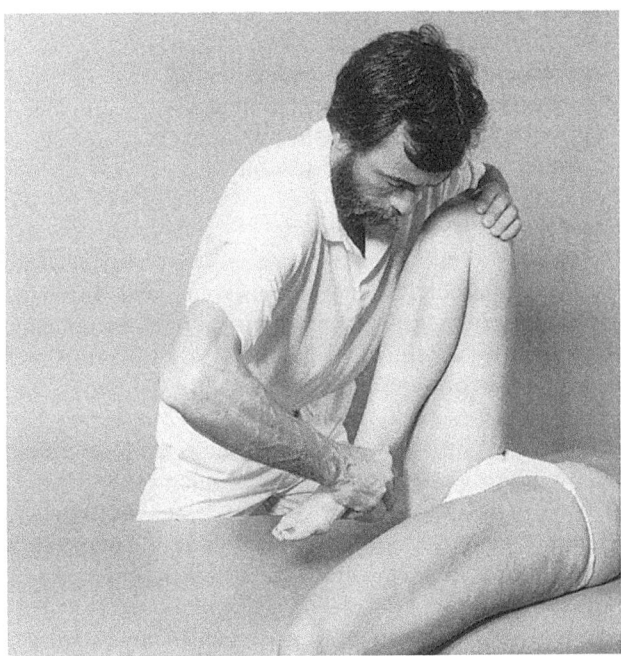

Afbeelding 6-6
Flexiemanipulatie van het kniegewricht.

Extensiemanipulatie

Uitgangshouding patiënt
Ruglig, op de behandelbank, de aangedane knie zoveel mogelijk gestrekt, eventueel een opgerolde handdoek in de knieholte.

Uitgangshouding therapeut
Wordt de rechterknie behandeld, dan fixeert de linkerhand het bovenbeen van de patiënt op de behandelbank, juist proximaal van de patella. Het bovenbeen wordt iets in endorotatie gebracht. De rechterhand omvat het onderbeen juist proximaal van de malleoli.

Uitvoering
De therapeut strekt nu beide armen en, terwijl hij de knie extendeert, maakt hij een zeer snelle doch geringe rechtsrotatie met de romp. Het resultaat is dat er een exoroterende kracht op de gestrekte knie inwerkt. Deze behandeling mag per zitting slechts éénmaal worden uitgevoerd en in totaal ten hoogste driemaal.

Flexiemanipulatie

Uitvoering
In maximaal mogelijke flexie van de knie wordt met de rechterhand het onderbeen omvat juist proximaal van de malleoli. De andere hand fixeert het bovenbeen direkt proximaal van de patella. De distale hand voert een zeer snelle en kortdurende knieflexie uit terwijl het reeds geëndoroteerde onderbeen tevens nog meer in endorotatierichting bewogen wordt. Gewoonlijk ontstaat 'een geluid van scheurend laken' en in sommige gevallen krijgt de patiënt een zeer lichte hydrops die overigens na enkele dagen weer verdwenen is.
Ook hier geldt dat per zitting slechts éénmaal mag worden gemanipuleerd. De patiënt moet zelf aktief de verkregen beweeglijkheid onderhouden door thuis enkele malen per dag te oefenen.

Behandelduur
In de meeste gevallen zijn slechts één tot drie behandelingen nodig; daarna kan de patiënt de knie geleidelijk meer gaan belasten, terwijl met sportbeoefening gewoonlijk na twee weken weer kan worden begonnen.

Ligamentaire aandoeningen mét instabiliteit

Klassifikatie van knie-instabiliteit

Enkelvoudige instabiliteit
Het betreft instabiliteit in één bewegingsrichting zonder dat hierbij rotatie optreedt. Volgens Hughston zou bij enkelvoudige instabiliteit *altijd* ook de achterste kruisband insufficiënt zijn. In de literatuur wordt over deze stelling zeer verschillend gedacht.
Men onderscheidt:
– mediale instabiliteit
– laterale instabiliteit
– anterieure instabiliteit
– posterieure instabiliteit

Rotatoire instabiliteit
Bij rotatoire instabiliteit is er een verplaatsing van de tibia ten opzichte van het femur om een rotatieas. Hughston beschouwd de intakte achterste kruisband als de rotatieas. Ook hierover bestaat veel diskussie. In dit boek wordt de 'achterste kruisband-indeling' van Hughston *niet* aangehouden.

Men onderscheidt:
- anteromediale rotatoire instabiliteit
- anterolaterale rotatoire instabiliteit
- posteromediale rotatoire instabiliteit
- posterolaterale rotatoire instabiliteit

Gekombineerde rotatoire instabiliteit
Het betreft kombinaties van twee of meer vormen van rotatoire instabiliteit. De meest voorkomende kombinatie is een anterolaterale rotatoire en een anteromediale rotatoire instabiliteit.
De ernstigste vorm betreft de *knieluxatie*.

Een andere indeling is die naar de mate van instabiliteit. Deze gradering wordt internationaal gehanteerd:
- 1+(+)
  indien er een verplaatsing (translatie of 'grapping') van minder dan 5 mm bestaat;
- 2(++)
  indien de verplaatsing tussen de 5 en 10 mm bedraagt;
- 3+(+++)
  dit betreft een verplaatsing groter dan 10 mm.

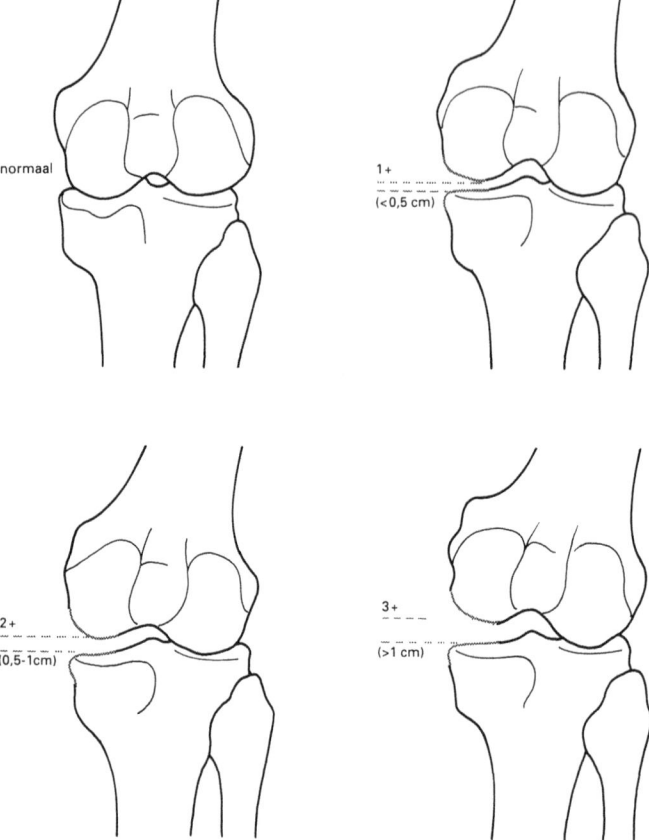

Afbeelding 6-8
Schematische indeling van mediale instabiliteit.

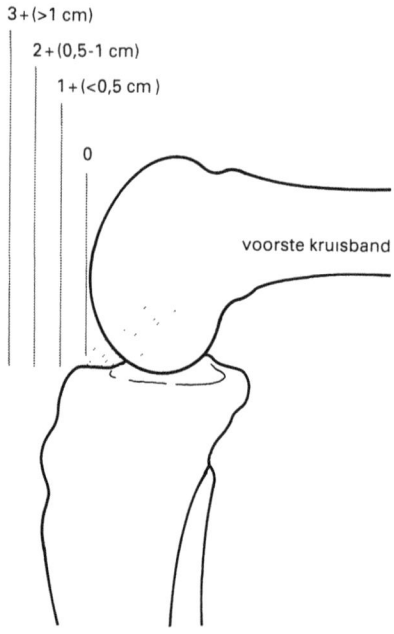

Afbeelding 6-7
Schematische indeling van anterieure instabiliteit.

Hoewel men alleen op röntgen-stressfoto's exakt kan beoordelen of men met een 1+, 2+ danwel 3+ instabiliteit te maken heeft, kan een ervaren onderzoeker tamelijk nauwkeurig de ernst van het letsel beoordelen.
Ná een trauma wordt door zwelling en pijn goed funktieonderzoek bemoeilijkt. Na punkteren van de haemarthros kan het onderzoek in de meeste gevallen al wel gemakkelijker uitvoerbaar zijn, maar door de pijn nog steeds niet optimaal. Onderzoek onder narkose of tijdens artroskopie zal dan noodzakelijk zijn.

Blijkt bij onderzoek de knie niet stabiel te zijn, dan hangt de behandeling van een aantal faktoren af. Bij partiële rupturen kan in het algemeen het hiervoor beschreven behandelschema worden gehanteerd en moet op geleide van pijn en zwelling zo snel mogelijk met spierversterking begonnen worden.
Vooral bij enkelvoudige instabiliteit zijn de resultaten van funktionele therapie vaak beter dan van operatieve behandeling.

Overrekking van het ligamentum meniscotibiale mediale ('coronary ligament')

Dit ligament maakt deel uit van de mediale kapsel en kan worden overrekt bij een trauma met vooral exorotatie van het onderbeen. Men dient altijd een ongekompliceerde overrekking te differentiëren van een gekompliceerde, waarbij tevens letsel van de mediale meniscus ontstaat.

Na een (partiële) mediale meniscectomie blijft een patiënt vaak klachten houden; in veel gevallen is dit het gevolg van een niet herkende overrekking van de mediale meniscotibiale band.

Klinische bevindingen
De patiënt klaagt over pijn aan de mediale zijde van de knie, ter hoogte van de gewrichtsspleet.
Soms is er een lichte hydrops.

Het funktieonderzoek toont een pijnlijke passieve exorotatie van het onderbeen. Soms is de passieve valgustest eveneens pijnlijk.
De exakte plaats van de laesie wordt gelokaliseerd door

middel van palpatie, die geschiedt in 90° flexie van de knie en maximale exorotatie van het onderbeen.

Therapie
Het ongekompliceerde letsel van het mediale meniscotibiale ligament reageert zeer goed op dwarse friktie. Mogelijk heeft dat te maken met de goede vaskularisatie van deze struktuur.
In de zeldzame therapieresistente gevallen kan een lokale corticosteroïd-infiltratie geïndiceerd zijn.

Funktieonderzoek
Wanneer alléén de meniscotibiale ligamenten zijn aangedaan en er geen sprake is van andere kapsel-bandaandoeningen of meniscusletsel:
- mediale meniscotibiale ligament: passieve exorotatie van het onderbeen is pijnlijk
- laterale meniscotibiale ligament: passieve endorotatie van het onderbeen is pijnlijk

Dwarse friktie van het mediale meniscotibiale ligament

Posttraumatisch, zowel met als zonder meniscusletsel, na een meniscusluxatie of na een (partiële) meniscectomie komen overrekkingen van – in het bijzonder – het mediale meniscotibiale ligament frekwent voor.

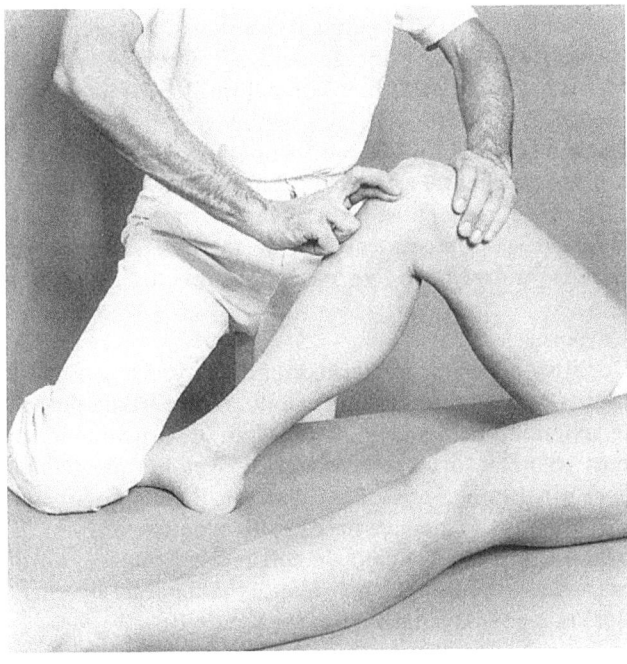

Afbeelding 6-9
Uitgangshouding bij dwarse friktie van het mediale meniscotibiale ligament, pars anterior.

Uitgangshouding patiënt
Ruglig, op de behandelbank, de te behandelen knie 90° geflekteerd en het onderbeen maximaal (d.w.z. voor zover de pijn dit toelaat) geëxoroteerd.

Uitgangshouding therapeut
Stand, naast de behandelbank, aan de aangedane zijde van de patiënt ter hoogte van het onderbeen. De therapeut fixeert met een zandzakje of met zijn knie *(zie afb. 6-9)* het onderbeen in maximaal mogelijke exorotatie.

Wordt de rechterknie behandeld, dan plaatst de therapeut de wijsvinger van de rechterhand, versterkt door de middelvinger juist mediaal van de plaats van de laesie *(zie voor palpatie van dit ligament Orthopedische geneeskunde en manuele therapie, deel 1, Anatomie in vivo).* De duim wordt tegen de laterale zijde van het onderbeen geplaatst loodrecht onder de top van de wijsvinger. Deze uitgangshouding betreft een letsel van het mediale meniscotibiale ligament, *anterieur* van het lig. collaterale mediale.
Wordt het ligament posterieur van het lig. collaterale mediale behandeld, dan plaatst de therapeut de top van zijn wijsvinger in een hoek van ± 45° ten opzichte van horizontaal op het – hier moeilijk te palperen – tibiaplateau *(afb. 6-10).*
De duim wordt in dit geval meer proximaal tegen de laterale zijde van het onderbeen geplaatst.

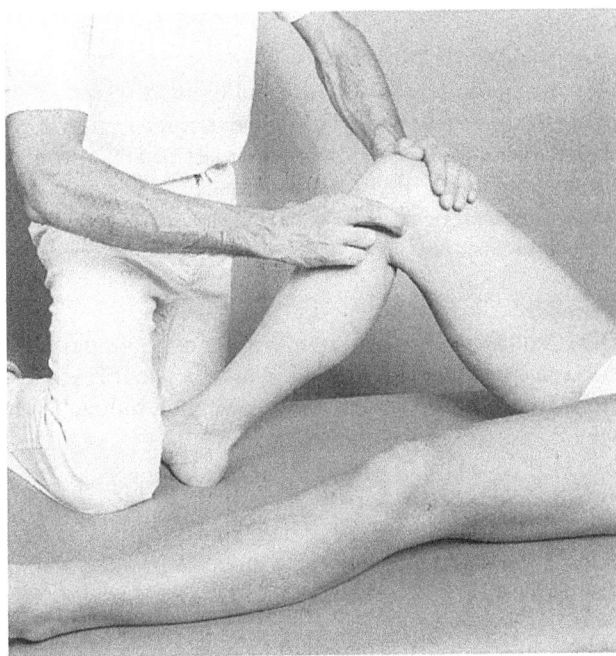

Afbeelding 6-10
Uitgangshouding bij dwarse friktie van het mediale meniscotibiale ligament, pars posterior.

Uitvoering
Ongeacht de lokalisatie van de laesie wordt de friktie steeds op dezelfde wijze uitgevoerd: tijdens de aanspanningsfase wordt de pols geëxtendeerd en de bovenarm licht geadduceerd. De wijs- en middelvinger blijven tijdens de aanspanningsfase licht gekromd. Zo wordt van mediaal naar lateraal of, wanneer het posterieure deel van het ligament is aangedaan, van posteromediaal naar anterolateraal over de laesie bewogen.

Behandelduur
Dagelijkse behandeling of – ten minste – driemaal per week, gedurende ± vijftien minuten.
Gewoonlijk zijn slechts drie tot tien behandelingen nodig.

Opmerking
Is de laterale meniscotibiale band aangedaan dan gelden dezelfde principes als boven beschreven, doch het onderbeen wordt nu in endorotatie gehouden, zodat het voor-

ste deel van het laterale tibiaplateau als onderlaag kan fungeren.
Geïsoleerde letsels zijn zeldzaam; meestal zijn ook andere (postero) laterale strukturen aangedaan en betreft het anterolaterale rotatoire instabiliteit.

Overrekking ligamentum collaterale laterale (fibulare)

Het ligamentum collaterale is veel minder frekwent aangedaan dan het ligamentum collaterale mediale. Het ligament ligt extra-artikulair en bij een overrekking van de band zal er dus geen hydrops van de knie ontstaan.
Een overrekking treedt op als gevolg van een varustrauma, of een trauma met een varuskomponent.

Klinische bevindingen
De patiënt klaagt over pijn aan de laterale zijde van de knie.

Het funktieonderzoek toont een pijnlijke varustest in lichte flexie, terwijl de varustest en extensie negatief is.
Palpatie voor de exakte lokalisatie is het best uit te voeren bij de patiënt die zit in het zogenaamde 'vierteken' *(zie deel 1, Anatomie in vivo van de serie Orthopedische geneeskunde en manuele therapie).*

Therapie
Deze aandoening reageert in vrijwel alle gevallen zeer goed en snel op een behandeling met dwarse friktie.
Deze friktie kan het best in de palpatiehouding ('vierteken') worden uitgevoerd.

Funktieonderzoek
De varustest in lichte flexie van de knie is pijnlijk (in deze stand is er altijd meer beweging mogelijk in varus- dan in valgusrichting)
In extensie van de knie is er geen beweging mogelijk en wordt geen pijn gevoeld zolang de posterolaterale kapsel intakt is

Dwarse friktie

Deze band is in vergelijking met de mediale collaterale band veel minder vaak aangedaan. Het zijn vooral traumata met een varuskomponent waardoor het laterale collaterale ligament overrekt of (partieel) ruptureert.
Evenals bij het lig. collaterale mediale is de behandeling afhankelijk van de ernst van de aandoening.
In principe kan het behandelschema worden aangehouden zoals beschreven bij de mediale collaterale band.

Uitgangshouding patiënt
Ruglig, op de behandelbank, de aangedane knie ongeveer 80° gebogen, het onderbeen steunend op het andere bovenbeen, juist proximaal van de patella *('vier-teken': zie Orthopedische geneeskunde en manuele therapie, deel 1, Anatomie in vivo).*

Uitgangshouding therapeut
Stand, naast de behandelbank, aan de niet-aangedane zijde van de patiënt, ter hoogte van het bovenbeen.
In deze uitgangshouding is de laterale collaterale band

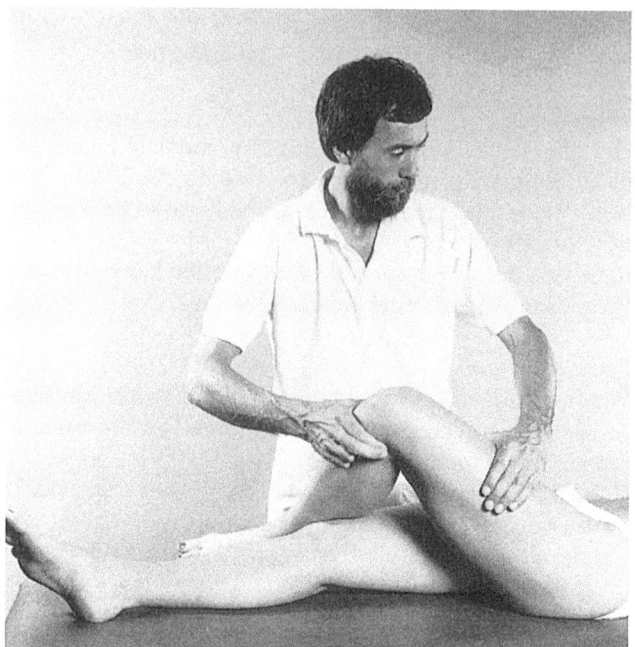

Afbeelding 6-11
Uitgangshouding tijdens dwarse friktie van het lig. collaterale fibrilare.

van de oorsprong (laterale femur-epicondylus) tot aanhechting (fibulakopje) goed palpabel.
Meestal wordt juist proximaal van het fibulakopje een 'verdikking' van de band gevoeld; dit is een deel van de M. biceps femoris dat hier lateraal van het ligament verloopt.
Het meest drukpijnlijke punt wordt gelokaliseerd en de top van de rechter wijsvinger (wanneer de linkerknie is aangedaan) wordt juist posterolateraal hiervan geplaatst.
De duim geeft tegendruk aan de mediale zijde van de knie. De andere hand fixeert het bovenbeen.

Uitvoering
De wijsvinger wordt versterkt door de middelvinger. Door tijdens de aanspanningsfase van de dwarse friktie de pols te extenderen, beweegt de top van de wijsvinger van posterolateraal naar anterolateraal over het aangedane deel van het ligament. De hand van de therapeut ontspant tijdens flexie van de pols. In tegenstelling tot de behandeling van het mediale collaterale ligament, wordt het extra-artikulair gelegen laterale collaterale ligament slechts in één uitgangshouding behandeld.

Behandelduur
De friktie wordt gedurende ± 15 minuten dagelijks (bijv. bij sporters) of driemaal per week gegeven. In geval van *instabiliteit* gelden dezelfde overwegingen als beschreven bij het lig. collaterale mediale. Gewoonlijk zijn zes tot twaalf behandelingen nodig.

Overrekking ligamentum meniscotibiale laterale

Solitair letsel van deze band, die deel uitmaakt van de laterale kapsel, komt uiterst zelden voor en dient te worden gedifferentieerd van letsel van de laterale meniscus, de tractus iliotibialis en de pees van de M. popliteus.
Aandoeningen bestaan vrijwel altijd in kombinatie met

letsel van andere delen van het laterale kapsel-bandapparaat en zijn het gevolg van een endorotatietrauma of een trauma met een endorotatiekomponent.

Klinische bevindingen
Aangezien letsel van het laterale meniscotibiale ligament vrijwel altijd in kombinatie met ander letsel van het laterale kapsel-bandapparaat voorkomt, kunnen verschillende tests positief zijn. Meer specifiek voor dit ligament zijn een pijnlijke endorotatie en in sommige gevallen een licht positieve passieve varustest in lichte flexie van de knie.
Door middel van palpatie in maximale endorotatie van het onderbeen en 90° flexie van de knie kan men het letsel nauwkeurig lokaliseren.

Therapie
Onze voorkeursbehandeling voor de overrekking van de laterale meniscotibiale band is, evenals die voor een overrekking van de mediale meniscotibiale band, dwarse friktie.

Overige kapsuloligamentaire aandoeningen met instabiliteit

Voor alle vormen van verse instabiliteit geldt dat de knie in de meeste gevallen gezwollen is (hydrops of haemarthros, afhankelijk van de snelheid waarmee de zwelling is ontstaan). De knie kan eveneens warm zijn. In dergelijke gevallen ontstaat altijd een kapsulaire bewegingsbeperking: flexie veel meer beperkt dan de extensie.

NB *Algemene opmerking betreffende de behandeling van kapselbandstrukturen (konservatief én postoperatief)*.

Bij elk letsel van het kapsel-bandapparaat dient men te beseffen dat er een proprioceptieverstoring van het gewricht optreedt. Het is daarom van groot belang hieraan in het bijzonder aandacht te besteden. Proprioceptieve training kan zeer goed met spierversterking worden gecombineerd.
Bij alle vormen van anterieure instabiliteit dienen de hamstrings tweemaal zo intensief te worden geoefend als het strekapparaat. Bij alle vormen van posterieure instabiliteit is het juist andersom.

Bij de beschrijving van de hier volgende vormen van knieinstabiliteit zullen steeds alleen de specifieke stabiliteitstests worden besproken.

Mediale instabiliteit in lichte flexie

Het betreft instabiliteit van de knie in het frontale vlak in valgusrichting.

Mediale instabiliteit is het gevolg van een valgustrauma of een trauma met een valguskomponent, meestal een valgus-flexie-exorotatietrauma (VFE-trauma).
De stabiliteit wordt getest in lichte flexie van de knie.

De volgende strukturen kunnen aangedaan zijn:

1+ *instabiliteit:*
- ligamentum meniscotibiale mediale
- (overrekking of partiële ruptuur van het) ligamentum collaterale mediale
- eventueel laterale meniscus

2+ *instabiliteit:*
- ligamentum meniscotibiale mediale
- ligamentum collaterale mediale
- ligamentum obliquum posterius
- eventueel laterale meniscus

3+ *instabiliteit:*
- ligamentum meniscotibiale mediale
- ligamentum collaterale mediale
- ligamentum obliquum posterius
- eventueel laterale meniscus
- voorste en/of achterste kruisband

De 'unhappy triad' volgens O'Donnoghue (1961) bestaat uit: *a* ligamentum collaterale mediale, *b* voorste kruisband en *c* de mediale meniscus. Een mediale meniscuslaesie is in feite een kapsellaesie; wanneer er meniscusletsel ontstaat is het meestal van de laterale meniscus.

Klinische bevindingen

1+ *instabiliteit:*
- pijnlijke passieve exorotatie onderbeen;
- pijnlijke passieve valgustest in lichte flexie knie;
- soms positieve McMurray- en/of Steinmann-test.

2+ *instabiliteit:*
- dezelfde positieve tests als bij 1+ instabiliteit, maar nu ook een positieve passieve valgustest in extensie knie.

3+ *instabiliteit:*
zie 2+ instabiliteit, maar nu ook:
- positieve schuifladetest naar voren en/of naar achteren in 90° flexie;
- positieve schuifladetest naar voren in 90° flexie en maximale exorotatie;
- positieve Lachman-test.

Indien de achterste kruisband aangedaan is:
- positieve anterolaterale schuifladetest in 90° flexie;
- positieve schuifladetest naar voren in 90° flexie en maximale endorotatie.

Therapie
De behandeling bij 1+ en 2+ instabiliteit zal in eerste instantie konservatief zijn: dwarse frikties, spierversterkende en proprioceptie verbeterende oefeningen. Onder bepaalde omstandigheden kan men bij een 2+ instabiliteit toch de voorkeur geven aan operatieve rekonstruktie (bijvoorbeeld bij voetballers), en daarna funktioneel na te behandelen.

Bij een 3+ instabiliteit is de voorkeursbehandeling operatief.

Mediale instabiliteit in extensie

Het betreft instabiliteit van de knie in het frontale vlak in valgusrichting.

Deze vorm van instabiliteit is, evenals de valgus-instabiliteit in lichte flexie van de knie het gevolg van een valgustrauma, of een trauma met een valguskomponent.

De stabiliteit wordt getest in extensie van de knie.
De volgende strukturen kunnen aangedaan zijn:

1+ *instabiliteit:*
- ligamentum obliquum posterius (posteromediale kapselhoek)
- eventueel mediale meniscus
- (overrekking of partiële ruptuur van het ligamentum collaterale mediale

2+ *instabiliteit:*
zie 1+ instabiliteit, maar nu ook:
- ligamentum meniscotibiale mediale
- voorste en soms ook achterste kruisband

3+ *instabiliteit:*
zie 2+ instabiliteit, maar nu ook:
- achterste kruisband

Klinische bevindingen

1+ *instabiliteit:*
- positieve valgustest in extensie knie;
- soms positieve McMurray- en/of Steinmann-test.

2+ *instabiliteit:*
zie 1+ instabiliteit, maar ook:
- pijnlijke passieve exorotatie onderbeen;
- positieve passieve valgustest in lichte flexie knie;
- positieve Lachman-test;
- positieve schuifladetest naar voren in 90° flexie;
- positieve schuifladetest naar voren in 90° flexie en maximale exorotatie;
- indien de achterste kruisband is aangedaan, eveneens positieve tests voor de achterste kruisband.

3+ *instabiliteit:*
zie 2+ instabiliteit, maar nu ook:
- positieve tests voor de achterste kruisband.

Therapie
Evenals de mediale instabiliteit in lichte flexie van de knie is de behandeling bij 1+ instabiliteit altijd en bij 2+ instabiliteit in de meeste gevallen konservatief, terwijl een 3+ instabiliteit in principe operatief wordt behandeld.

Laterale instabiliteit in lichte flexie van de knie

Het betreft instabiliteit van de knie in het frontale vlak in varusrichting.

Laterale instabiliteit van de knie is het gevolg van een varustrauma of een trauma met een varuskomponent.

Het meest voorkomend is het varusflexie-endorotatietrauma.

De stabiliteit wordt getest in lichte flexie van de knie.
Geringe mobiliteit in lichte flexie van de knie in varusrichting is fysiologisch!
De volgende strukturen kunnen aangedaan zijn:

1+ *instabiliteit:*
- ligamentum meniscotibiale laterale
- eventueel laterale meniscus
- (overrekking of partiële ruptuur van het) ligamentum collaterale laterale

2+ *instabiliteit:*
zie 1+ instabiliteit, maar ook:
- tractus iliotibialis
- mogelijk ook voorste en/of achterste kruisband

3+ *instabiliteit:*
zie 2+ instabiliteit, maar nu ook:
- (totale ruptuur ligamentum collaterale laterale
- ligamentum popliteum arcuatum en de pees van de M. popliteus
- voorste én achterste kruisband

Klinische bevindingen

1+ *instabiliteit:*
- pijnlijke passieve endorotatie;
- eventueel positieve McMurray- en/of Steinmann-test;
- pijnlijke passieve varustest in lichte flexie knie.

2+ *instabiliteit:*
zie 1+ instabiliteit, maar nu mogelijk ook positieve tests voor de voorste en/of de achterste kruisband.

3+ *instabiliteit:*
zie 2+ instabiliteit, maar nu ook positieve tests voor de voorste en de achterste kruisband.

Therapie
Konservatieve behandeling bij 1+ instabiliteit, operatief bij 2+ en 3+ instabiliteit.

Laterale instabiliteit in extensie

Het betreft instabiliteit van de knie in het frontale vlak in varusrichting.

Laterale instabiliteit is het gevolg van een varustrauma of een trauma met een varuskomponent.

De stabiliteit wordt getest in extensie van de knie.

1+ *instabiliteit:*
- ligamentum popliteum arcuatum
- ligamentum meniscotibiale laterale
- eventueel laterale meniscus
- (overrekking of partiële ruptuur van het) ligamentum collaterale laterale

2+ instabiliteit:
zie 1+ instabiliteit, maar nu ook:
- (totale ruptuur van ligamentum collaterale laterale en pees van M. popliteus
- (letsel van) voorste en/of achterste kruisband (vaak)

3+ instabiliteit:
zie 2+ instabiliteit, maar nu ook:
- (totale ruptuur van de) voorste en achterste kruisband en tractus iliotibialis

Klinische bevindingen

1+ instabiliteit:
- pijnlijke passieve endorotatie onderbeen;
- pijnlijke passieve varustest in extensie knie;
- eventueel positieve McMurray- en/of Steinmann-test.

2+ instabiliteit:
zie 1+ instabiliteit, maar nu eventueel ook positieve tests van de voorste en/of achterste kruisband.

3+ instabiliteit:
zie 2+ instabiliteit, maar nu ook:
- positieve tests van de voorste en achterste kruisband.

Therapie
Evenals bij de laterale instabiliteit in lichte flexie van de knie is de behandeling konservatief bij een 1+ instabiliteit en operatief bij 2+ en 3+ instabiliteit.

Anterieure instabiliteit

Het betreft instabiliteit van de knie in het sagittale vlak naar voren.

Anterieure instabiliteit kan het gevolg zijn van een hyperextensie-endorotatietrauma, of van een trauma waarbij een posterieure kracht op het onderbeen inwerkt. Meestal betreft het een rotatietrauma met een valgus- of een varuskomponent.
Posttraumatisch ontstaat vaak direkt al ernstige zwelling van de knie tengevolge van bloeding van de synoviale membraan. Wanneer een voorste kruisband scheurt hoort de patiënt vaak een 'knal'.

De anterieure stabiliteit wordt getest met de knie in 90° flexie én in lichte flexie (Lachman-test) én in diverse standen daartussen. Het onderbeen wordt bij deze tests niet geroteerd.

Doordat bij letsel van de voorste kruisband frekwent anterolaterale rotatoire instabiliteit ontstaat, is ook de door Martens (1981) beschreven kombinatietest (Lachman en pivot shift) uit te voeren.

1+ instabiliteit:
- voorste kruisband (na uitsluiten van achterste kruisbandletsel)
- vaak mediale meniscus

2+ instabiliteit:
zie 1+ instabiliteit, maar nu ook:
- (geassocieerd letsel van het) mediale en/of laterale meniscotibiale ligament en eventueel van de mediale en/of laterale kollaterale band

3+ instabiliteit:
zie 2+ instabiliteit, maar nu ook:
- achterste kruisband
In het geval van de geassocieerde laterale instabiliteit ook:
- tractus iliotibialis

Klinische bevindingen

1+ instabiliteit:
- positieve passieve hyperextensietest;
- positieve Lachman-test (pathognomonisch);
- eventueel positieve schuifladetest naar voren in 90° flexie en andere flexiestanden van de knie;
- eventueel positieve McMurray- en/of Steinmann-test;
- eventueel positieve Martens-test.

2+ instabiliteit:
zie 1+ instabiliteit, maar nu ook:
- pijnlijke endo- en/of exorotatie onderbeen;
- eventueel positieve passieve valgus- en/of varustest in lichte flexie knie.

3+ instabiliteit:
zie 2+ instabiliteit, maar nu ook:
- positieve tests van de achterste kruisband.

Therapie
1+ en 2+ instabiliteiten zijn konservatief te behandelen, 3+ instabiliteit altijd operatief.

Posterieure instabiliteit

Het betreft instabiliteit van de knie in het sagittale vlak naar achteren.

Solitaire posterieure instabiliteit kan ontstaan tengevolge van een 'dashboard-trauma', maar in de meeste gevallen is een rotatietrauma met een valgus- of een varuskomponent de oorzaak.
Bij een ruptuur van de achterste kruisband ontstaat vaak een hematoom in de kuit. Dit komt doordat ook de achterste kapsel scheurt en het bloed uit het gewricht wegtrekt.

De posterieure instabiliteit wordt getest met de knie in 90° flexie – wanneer dit door zwelling niet mogelijk is kan men ook testen in ca. 60° flexie.

1+ instabiliteit:
- achterste kruisband

2+ instabiliteit:
- achterste kruisband
- posteromediale en/of posterolaterale kapsel-bandstrukturen

3+ instabiliteit:
zie 2+ instabiliteit

Klinische bevindingen

1+ *instabiliteit:*
- anterolaterale schuifladetest is positief (pathognomonisch) naar achteren in 90° flexie én, bij een positief 'gravity sign', een positieve schuifladetest naar voren in 90° flexie.

2+ *instabiliteit:*
zie 1+ instabiliteit, maar nu ook:
- positieve passieve valgus- en/of varustest in extensie knie;
- positieve schuifladetest naar voren in 90° flexie en maximale endorotatie en naar achteren in exorotatie en/of endorotatie.

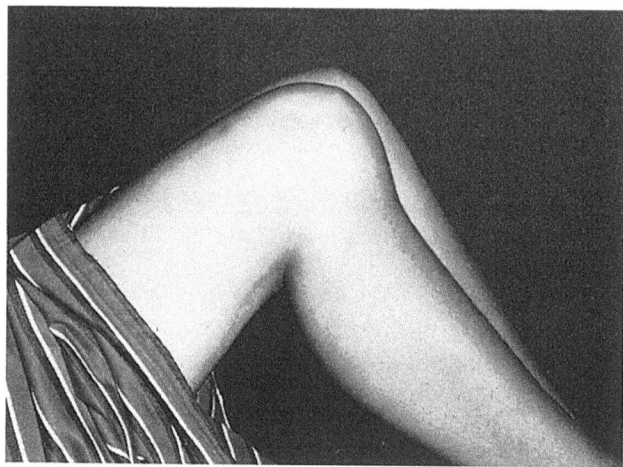

Afbeelding 6-12
Deze klinische opname toont een posterieure subluxatie van de rechter tibia, het zogenaamde 'gravity sign', tengevolge van een ruptuur van de achterste kruisband.

3+ *instabiliteit:*
zie 2+ instabiliteit.

Therapie
1+ instabiliteit altijd konservatief, 2+ instabiliteit in de meeste gevallen konservatief en 3+ instabiliteit altijd operatief.

Anteromediale rotatoire instabiliteit

Het betreft instabiliteit van de knie in het sagittale vlak (subluxatie van het mediale tibiaplateau naar voren) én het transversale vlak (exorotatie van de tibia ten opzichte van het femur).

Deze vorm van instabiliteit wordt vrijwel altijd veroorzaakt door een valgustrauma of een valgustrauma met exorotatiekomponent. Meestal bestaat ook anterolaterale rotatoire instabiliteit.

1+ *instabiliteit:*
- ligamentum meniscotibiale mediale
- eventueel ligamentum obliquum posterius
- eventueel mediale meniscus
- meestal voorste kruisband

2+ *instabiliteit:*
zie 1+ instabiliteit, maar nu ook:
- ligamentum obliquum posterius

3+ *instabiliteit:*
zie 2+ instabiliteit, maar nu ook:
- ligamentum collaterale mediale
- voorste kruisband

Klinische bevindingen

1+ *instabiliteit:*
- pijnlijke passieve exorotatie van het onderbeen;
- eventueel een licht positieve schuifladetest naar voren in 90° flexie en maximale exorotatie;
- eventueel positieve passieve valgustest in extensie knie;
- positieve Lachman-test

2+ *instabiliteit:*
- positieve schuifladetest naar voren in 90° flexie en maximale exorotatie;
- eventueel positieve Lachman-test.

3+ *instabiliteit:*
zie 2+ instabiliteit, maar nu ook:
- positieve valgustest in lichte flexie knie:
- positieve Lachman-test.

Therapie
1+ instabiliteit altijd konservatief, 2+ instabiliteit en 3+ instabiliteit vrijwel altijd operatief.

Anterolaterale rotatoire instabiliteit

Het betreft de veel voorkomende instabiliteit in het sagittale vlak (subluxatie van het laterale tibiaplateau naar voren) en het transversale vlak (endorotatie van de tibia) ten opzichte van het femur.

Deze vorm van instabiliteit wordt veroorzaakt door een varustrauma of een varustrauma met een endorotatiekomponent, of door elk trauma waarbij ook de voorste kruisband ruptureert.
Het is moeilijk aan te geven welke strukturen bij 1+, 2+ of 3+ instabiliteit achtereenvolgens ruptureren: altijd is de voorste kruisband geruptureerd. Tevens kunnen de laterale strukturen geruptureerd zijn. Meestal betreft het dan het laterale en/of het achterste deel van het laterale meniscotibiale ligament en de tractus iliotibialis.
Soms is ook het voorste deel van het laterale meniscotibiale ligament geruptureerd. De patiënt heeft dan drukpijn juist distaal van de gewrichtsspleet ter hoogte van het laterale aspect van de tibia.

Klinische bevindingen
- De Lachman-test is positief.
- De passieve varustest in extensie kan positief zijn, maar is in lichte flexie vrijwel altijd positief.
- De Martens-test is positief (pathognomonisch).
- De pivot shift-test is soms positief (altijd in narkose).
- De schuifladetest naar voren in endorotatie is licht

positief in ca. 50% endorotatie maar is in maximale endorotatie negatief door de intakte achterste kruisband.
- Op de röntgenfoto's is soms een avulsiefraktuur zichtbaar ter hoogte van de aanhechting van de kapsel aan het laterale aspect van de tibia.

Therapie
Konservatieve behandeling bij een 1+ instabiliteit, in sommige gevallen bij een 2+ instabiliteit en operatieve behandeling bij een 3+ instabiliteit.

Posteromediale rotatoire instabiliteit

Het betreft instabiliteit in het sagittale vlak (subluxatie van het mediale tibiaplateau naar achteren) en het transversale vlak (endorotatie van de tibia ten opzichte van het femur).

Posteromediale rotatoire instabiliteit is het gevolg van een endo- of exorotatietrauma, waarbij ook de achterste kruisband geruptureerd is.
Deze zeldzame vorm van instabiliteit komt meestal voor in kombinatie met een anteromediale rotatoire instabiliteit.
De achterste kruisband en de posteromediale kapselbandstrukturen zijn geruptureerd.
Het is moeilijk een indeling te maken naar de volgorde van de aangedane strukturen bij 1+, 2+ en 3+ instabiliteit.

Klinische bevindingen
- Gewoonlijk is de passieve valgustest in extensie zowel als in lichte flexie positief.
- De anterolaterale schuifladetest is positief.
- Een positieve schuifladetest in 90° flexie knie en maximale endorotatie is klinisch in veel gevallen niet op te wekken.

Therapie
1+ en 2+ instabiliteiten zijn haast altijd goed konservatief te behandelen. Een 3+ instabiliteit wordt in principe operatief behandeld.

Posterolaterale rotatoire instabiliteit

Het betreft instabiliteit in het sagittale vlak (subluxatie van het laterale tibiaplateau naar achteren) en het transversale vlak (exorotatie van de tibia ten opzichte van het femur).

Deze vorm van instabiliteit komt frekwenter voor dan de eerder beschreven posteromediale rotatoire instabiliteit.
De aangedane strukturen zijn de posterolaterale kapselbandstrukturen (het arcuatum komplex), de achterste kruisband en in ernstige gevallen ook de laterale kollaterale strukturen (oppervlakkig en diep).

Klinische bevindingen
- Gewoonlijk is de varustest zowel in extensie als in lichte flexie van de knie positief.
- Positieve anterolaterale schuifladetest in 90° flexie.
- Positieve schuifladetest naar achteren in maximale exorotatie; sterke toename bij ruptuur van de achterste kruisband.

Therapie
Evenals bij de overige rotatoire instabiliteiten is de behandeling bij 1+ en 2+ instabiliteiten meestal konservatief en bij 3+ instabiliteit operatief.

Knie-instabiliteit algemeen

Overweging bij de therapiekeuze bij patiënten met knie-instabiliteit:
- betreft het 'verse' of 'late' instabiliteit?
- ernst van de instabiliteit (1+, 2+, 3+,)?
- beroep van de patiënt;
- hobby's (sport) van de patiënt;
- motivatie van de patiënt in verband met het intensieve revalidatieprogramma (pre- en postoperatief en bij funktionele behandeling);
- persoonlijk ervaring van de orthopeed met de verschillende konservatieve en operatieve mogelijkheden.

Basis (spier)revalidatieprogramma bij knie-instabiliteit

Akute stadium bij 'verse' instabiliteit

Doel
- pijnvermindering (bijv. door middel van ijs, diadynamische stroom, athermische hoogfrekwente wisselstroom of interferentie-therapie);
- voorkomen van spieratrofie (door middel van isometrische oefeningen).

1 Isometrische oefeningen

M. quadriceps
In langzit (= knieën gestrekt) drukt de patiënt de knieholte zo krachtig mogelijk in de onderlaag. Dit wordt zes sekonden volgehouden (de patiënt moet bij alle isometrische oefeningen goed dooradem, dus niet persen); daarna twee sekonden ontspannen.
Op deze wijze wordt de oefening twintig maal herhaald, drie- tot viermaal per dag.

Hamstrings
Wanneer de voorste kruisband is geruptureerd of bij elke vorm van instabiliteit waarbij de tibia naar voren kan transleren of roteren, zijn de hamstrings belangrijker dan de M. quadriceps!
In zit plaatst de patiënt de voet van de niet-aangedane extremiteit achter de enkel van de aangedane zijde zo, dat de aangedane knie 90° gebogen is.

De patiënt spant nu de hamstrings van de aangedane zijde, terwijl het niet-aangedane been zoveel tegendruk geeft dat er geen beweging ontstaat. Ook deze oefening wordt zes sekonden uitgevoerd, waarna weer twee sekonden wordt ontspannen. In totaal wordt de oefening twintig maal herhaald, drie- of viermaal per dag.

Dit programma wordt in de eerste week uitgevoerd onder dagelijkse kontrole van een fysiotherapeut, waarbij voor aanvang de beenomvang op verschillende plaatsen gemeten wordt (ter hoogte van de gewrichtsspleet en 10 tot 20 cm proximaal hiervan). Mocht er toename ontstaan van de gewrichtszwelling, dan wordt het programma iets aangepast. Bij vermindering van zwelling kan het programma eventueel zelfs wat worden verzwaard.

De akute fase duurt gewoonlijk één tot drie weken. In de tweede en derde week is kontrole door de fysiotherapeut driemaal per week noodzakelijk.
Ook postoperatief kan voor de spiertraining op deze wijze worden begonnen, doch voor veel patiënten is het vanwege de pijn niet mogelijk de vereiste spierkracht van 60% van de maximale spierkracht te ontwikkelen; het komt dan snel tot spieratrofie. Deze spieratrofie kan dan door elektrostimulatie aanzienlijk worden verminderd.

Verloopt alles naar wens, dan kan (vaak reeds in de akute fase) worden begonnen met isotonische oefeningen.

2 Isotonische oefeningen

M. quadriceps

Knie-extensie
Deze oefeningen kunnen met gewichten of met elastische windsels worden uitgevoerd, maar het best op de quadriceps-bank, waarbij naarmate de patiënt krachtiger wordt, het gewicht kan worden opgevoerd.
Vanuit 90° flexie van de knie wordt (in zit) de knie langzaam gestrekt tot 45° flexie; hierdoor worden de naar voren op de tibia uitgeoefende krachten beperkt, dat wil zeggen, ze zijn minder dan wanneer verder gestrekt zou worden.
Deze oefening wordt vijftien maal herhaald, drie- of viermaal per dag.

Hamstrings

Knieflexie
Nu wordt vanuit extensie van de knie tot maximaal geflekteerd, waarbij ook hier de weerstand opgevoerd kan worden naarmate de patiënt krachtiger wordt en er geen pijnklachten of zwelling ontstaan. Ook deze oefening wordt vijftien maal herhaald drie- tot viermaal per dag.

Bovengenoemde programma kan ook preoperatief worden uitgevoerd met als doel:
- de patiënt de juiste oefeningen voor het postoperatieve revalidatieprogramma aan te leren;
- de spieren in optimale konditie te brengen zodat na de operatie niet direkt een (te) sterke atrofie van de bovenbeenspieren ontstaat.

Vaak zal er geen tijd zijn de patiënt voor te bereiden op een operatie of op het postoperatieve programma daar in veel gevallen van 'verse' instabiliteit vrijwel akuut geopereerd wordt.

Postoperatief wordt eveneens op bovenbeschreven wijze gewerkt, met dien verstande dat er dan bewegingsbeperking is en dat binnen de bewegingsmogelijkheden en binnen de pijngrens moet worden geoefend; dit geldt uiteraard alleen voor de isotonische oefeningen.
Het beste kan men dan binnen de toegestane bewegingsgrenzen oefenen door gebruik te maken van een (bijv. Lenox Hill) 'brace'.

Subakute stadium bij 'verse' instabiliteit en late instabiliteit

3 Isokinetische oefeningen

Ook postoperatief kunnen op een gegeven moment isokinetische oefeningen worden uitgevoerd. Het is van belang de postoperatieve immobilisatieperiode zo kort mogelijk te houden. Door beweging wordt beschadiging van het gewrichtskraakbeen voorkomen en ligamenten genezen onder invloed van – beperkt – bewegen (= lichte traktie) sneller en beter.
Uiteraard mogen de uitgevoerde bewegingen geen al te grote krachten op de gerepareerde strukturen uitoefenen; aan te bevelen is tussen 20 en 60° flexie te bewegen (ook hier eventueel met behulp van een Lenox Hill brace).

De isokinetische oefeningen zijn het best uit te voeren op het Cybex II-apparaat, doch kunnen ook zonder dit apparaat, zij het niet zo zuiver, worden uitgevoerd.

Hamstrings
Knieflexie, twintig herhalingen met een snelheid van 120° per sekonde (dit geldt uiteraard voor de niet-geopereerde patiënt). Per dag kan de weerstand worden opgevoerd, kunnen de bewegingsuitslagen worden vergroot en kan eventueel het aantal herhalingen worden opgevoerd.
Per dag worden drie tot vijf series uitgevoerd.

M. quadriceps
Als vermeld bij de hamstrings, alleen hier beginnend met 90° kniestrekking per sekonde (geldt ook hier alleen voor niet-geopereerde patiënten).
Quadricepsoefeningen zijn vooral belangrijk wanneer de achterste kruisband gerupureerd is of wanneer er translaties en/of rotaties van de tibia naar achteren ontstaan. Om de naar voren gerichte translatiekrachten tijdens isokinetische quadricepsoefeningen te beperken kan beter *niet* ter hoogte van de malleoli, doch meer proximaal op het onderbeen weerstand worden gegeven.

M. quadriceps en hamstrings
Oefeningen voor beide spiergroepen bestaan uit tien herhalingen van 180°, 240° en 300° per sekonde. Verder als beschreven bij hamstrings.

Steeds moeten die spieren en/of spiergroepen versterkt worden die de knie-instabiliteit aktief kunnen verminderen: bij anteromediale rotatoire instabiliteit zal men naast de hamstrings- en quadricepsoefeningen dan ook specifiek de flexoren-endorotatoren van de knie moeten trainen, bij anterolaterale rotatoire instabiliteit meer specifiek de flexoren-exorotatoren, etc.

Isokinetische oefeningen worden voorafgegaan door een goede warming-up, (hotpacks, massage of isotonische oefeningen). Na de oefeningen worden 10 – 15 minuten icepacks geappliceerd.

Uiteraard kan ook hier het programma op geleide van eventuele klachten individueel worden aangepast. Tevens moet gelet worden op de mobiliteit van de knie: steeds moet – wanneer noodzakelijk – op tijd het gewricht ook voorzichtig passief gemobiliseerd worden en de muskulatuur zo nodig worden gerekt.

De aangedane extremiteit moet uiteindelijk krachtiger worden dan de niet-aangedane extremiteit

Isokinetische oefeningen kunnen ook *excentrisch* worden uitgevoerd; het is gebleken dat dit tot *snellere* spierversterking leidt (niet tot *méér* spierversterking). Niet-geopereerde patiënten met krachtsverlies van meer dan 50% hebben gemiddeld acht zittingen nodig, terwijl patiënten met minder dan 50% krachtsverlies gemiddeld zes zittingen nodig hebben om de spierkracht te herstellen.

Patiënten met solitair of geassocieerd letsel van de voorste kruisband kunnen op een aanmerkelijk hoger niveau sporten (en belasten in het algemeen) wanneer de kracht van de hamstrings groter is dan de quadricepskracht.

Het omgekeerde geldt voor patiënten met achterstekruisbandletsel.
Ook patiënten met laesies van bijvoorbeeld de mediale kollaterale band blijken – ook bij lange follow-up – uitstekend op spierversterkende oefentherapie te reageren. Zodra de mobiliteit van de knie genormaliseerd is, de spierkracht optimaal is en de spieromvang behoorlijk is toegenomen, kan met belaste bewegingen uit het dagelijks leven worden begonnen; nog steeds alles op geleide van pijn, zwelling en gevoel van instabiliteit (door de knie zakken). Voorbeelden van dergelijke bewegingen: traplopen, hurken, hinken, fietsen, etc. Weer later kan voor sporters worden begonnen met volledige belasting in specifieke trainingsomstandigheden, nog later in wedstrijden.

Recent onderzoek heeft aangetoond, dat daar waar het sprinters betrof de beste resultaten werden verkregen bij die sporten waarbij het minst plotseling moet worden aangezet, gestopt of gesprongen (ongunstige sporten: bijv. voetbal, volleybal, basketbal, en racketbal, met uitzondering van tennis. De reden waarom tennis over het algemeen weer zo goed uit te oefenen is, is onbekend).

Het is van het grootste belang met de patiënt van te voren het revalidatieprogramma te bespreken. Bij een niet of onvoldoende gemotiveerde patiënt zal de therapie tot teleurstellende resultaten leiden.
De gehele revalidatieperiode loopt van ten minste zes maanden tot ongeveer één jaar, maar ook daarna is het zeer belangrijk de spierkrachten en spierkonditie bij te houden, bij voorkeur door middel van sportbeoefening. Zwemmen, fietsen en lange-afstandlopen zijn de meest geschikte sporten. Worden andere sporten uitgeoefend, dan is de kans groot dat er degeneratieve veranderingen van het kniegewricht optreden en door traumata toename van de instabiliteit.
In veel gevallen is het dan geïndiceerd gebruik te maken van de Lenox Hill Derotation Brace.

Aandoeningen van het patellofemorale gewricht

Subluxatie van de patella

Subluxatie van de patella kan traumatisch zijn, maar dit komt zeer zelden voor. In verreweg de meeste gevallen betreft het een chronische laterale subluxatie als gevolg van een diskongruentie tussen vorm en positie van de patella enerzijds en de patellaire groeve van het femur anderzijds ('patellar malalignment'). Vooral een patella alta (hoogstand), een te ondiepe patellofemorale groeve en dysplasie van de laterale femurcondylus kunnen leiden tot luxatie of subluxatie van de patella.
In 1941 en 1944 beschreven respektievelijk Wiberg en Baumgartl verschillende typen patellae.
De eerste twee typen zijn het meest stabiel met goedgevormde mediale en laterale patellafacetten. De overige typen zijn minder stabiel en ondergaan ongelijke krachten tijdens belasting. Laterale (sub)luxatie is vaak het gevolg.
Wanneer de knie vanuit flexie wordt gestrekt zal de patella zijn laterale en geëndoroteerde positie verlaten en naar mediaal bewegen; met name in het laatste trajekt (20° – 0°) zal hij weer naar lateraal bewegen. Het is juist in deze fase dat de klachten ontstaan.

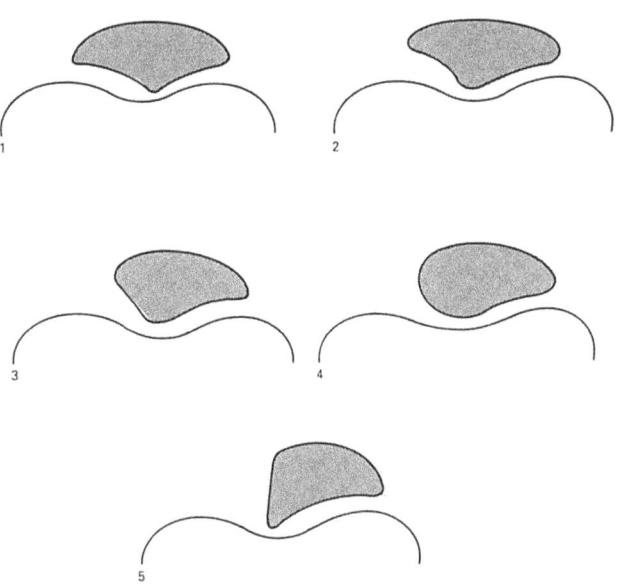

Afbeelding 6-13
Vormvarianten van de patella, zoals beschreven door Wiberg en Baumgartl. Het mediale facet komt steeds meer vertikaal te staan.

Type 1 tot en met 5. Type 5 wordt ook wel de 'jagershoed'-vorm genoemd.

Vrijwel altijd vindt men een vergroting van de quadricepshoek – de hoek die wordt gevormd door de lijn die het midden van de patella met het midden van de bovenzijde van de tuberositas tibiae verbindt. De hoek mag niet groter, maar ook niet kleiner zijn dan 15° – 20°. De quadricepshoek is groter bij een lateralisatie van de tuberositas tibiae en bij genu valgum. Over het belang van de quadricepshoek wordt veel gediskussieerd. Mogelijk is het klinische belang in de laatste jaren overschat.
De quadricepshoek neutraliseert wanneer de knie verder dan 30° gebogen wordt. Hierdoor vermindert het risiko dat de patella subluxeert bij een meer dan 30° geflekteerde knie.

Recent onderzoek van de patellabewegingen bij gezonde en bij subluxerende patellae door middel van MRI toont dat de grootste afwijkingen optreden tussen 10° en 0° knieflexie.
Bij vrouwen is in het algemeen de patellabeweging naar lateraal groter dan bij mannen. Dit is vooral in 20° flexie tijdens de extensiebeweging opvallend. Het zou kunnen verklaren waarom de aandoening het meest bij vrouwen (in de late adolescentie) voorkomt. Vaak bestaat de subluxatie bilateraal. Ook is de aandoening in veel gevallen familiair.

Subluxatie van de patella komt vaker voor bij algehele hypermobiliteit.
Wanneer een patella alta (hoogstand van de patella) bestaat, is de kans op subluxatie groter naar mate de patella hoger staat, omdat de patella te laat in de femorale groeve komt bij flekteren van de knie, of te vroeg deze groeve verlaat bij extenderen.
Elektromyografisch onderzoek heeft aangetoond dat er duidelijke afwijkingen van de M. quadriceps bestaan. Floyd et al. (1987) veronderstellen zelfs dat een primair muskulair defekt in veel gevallen de oorzaak is van chronische subluxatie van de patella.
Krachtsvermindering van de M. quadriceps leidt er tijdens hardlopen toe dat de volle extensie van de knie niet wordt bereikt: het gevolg is de veel voorkomende verkorting van de hamstrings waardoor dan weer de extensie van het enkelgewricht toeneemt. Er treedt dan een kompensatoire hyperpronatie van de voet op met alle mogelijke gevolgen vandien.

Isometrische kontraktie van de M. quadriceps in extensie van de knie vermindert de patellaire kantelbeweging naar lateraal ('patellar tilt') en beweegt de patella naar mediaal of naar lateraal (individueel).
Na verloop van tijd kunnen door drukveranderingen van de verschillende patellafacetten kraakbeenbeschadigingen optreden (chondromalacia patellae).
Een ander vaak voorkomend gevolg is een insertie-tendopathie van een deel van de patellaire aanhechting van het strekapparaat. Dit kan zowel supra- als infrapatellair zijn en medio- of lateropatellair.

De akute luxatie van de patella is eenvoudig te differentiëren van de chronische subluxatie, daar de patiënt heftige pijn heeft terwijl een onvermogen bestaat de knie te buigen.
Habituele luxatie van de patella kan het gevolg zijn.

Differentiële diagnostiek
- Chondromalacia patellae (vooral pijn in meer dan 30° flexie knie).
- Osteochondrosis dissecans patellae (röntgenfoto is diagnostisch).
- Sinding/Larsen/Johansson-syndroom (aseptische botnecrose van de apex patellae).
- Bursitis prepatellaris (lokale drukpijn en eventueel fluktuatie).
- Bursitis infrapatellaris superficialis of profunda (lokale drukpijn en eventueel fluktuatie van de patella).
- Morbus Osgood-Schlatter (aseptische botnecrose van de tuberositas tibiae) (pijn distaal van de patella; röntgenfoto is diagnostisch).
- Patella (bi)partita (pijn lateraal of proximolateraal van de patella; röntgenfoto is diagnostisch).
- Patellafraktuur of pseudarthrosis van de patella.
- Verschillende patellaire insertie-tendopathieën (met name pijn bij extensie van de knie tegen weerstand, palpatie is diagnostisch).
- Hoffitis (lokale drukpijn).
- Patella alta; instabiele patella, doordat deze niet meer in de korresponderende femurgroeve ligt. Bij inspektie ziet men de zogenaamde 'kameelrugknie'; bij de inspektie van lateraal ziet men normaal gesproken ter hoogte van de patella één convexiteit. Bij een patella alta ziet men er twee; eerst van de patella en dan – distaal – van het vetlichaam van Hoffa.
- Meniscusletsel (denk aan de verbinding van het strekapparaat met de menisci).

Klinische bevindingen
De patiënt klaagt over pijn aan de mediale en/of de laterale zijde van de patella en indien een supra- of infrapatellaire insertie-tendopathie bestaat ook over pijn ter hoogte van de basis of de apex van de patella.
De pijn treedt vooral op in de laatste 20° strekking, of in de eerste 20° flexie. Na 20° flexie vermindert de pijn, omdat de patella dan niet meer kan subluxeren. Is er sprake van chondromalacia patellae, dan kan ook in posities van meer dan 30° flexie pijn ontstaan.
Bij inspektie blijkt meestal de quadricepshoek groter dan 15°, in enkele gevallen kleiner dan 15°. De patellae 'wijzen' vaak naar mediaal, het zogenaamde 'scheel kijken van de patellae'. Een ernstige vorm wordt ook wel 'kissing patellae' genoemd.

De stand van heup, knie en voet kunnen de quadricepshoek veranderen met als gevolg een abnormaal bewegingspatroon van de patella.
De meest voorkomende oorzaak is anteversie van de heup(en).
Dit kan op een eenvoudige wijze worden onderzocht: de therapeut omvat de enkels van de op zijn rug liggende patiënt en roteert de heupen vanuit de nulstand (met de knieën gestrekt) naar binnen en naar buiten. In geval van coxa anteverta is de endorotatie groter dan de exorotatie.

Een andere veel voorkomende oorzaak is hyperpronatie van de voet.
Ook dit laat zich gemakkelijk onderzoeken: de beweeglijkheid van os metatarsale I ten opzichte van os metatarsale II is in flexie-extensierichting vergroot. De normale bewegingsexkursie tijdens het passief onderzoek is niet meer dan 5 mm in extensierichting en 5 mm in flexierichting. Is de bewegingsuitslag groter, dan wijst dit op hyperpronatie.
Zowel in stand als in lig wordt de patellabeweging, zowel tijdens aktief als passief bewegen zorgvuldig geanalyseerd. De patella kan passief abnormaal ver naar lateraal bewogen worden *(Zie verder Klinisch onderzoek bij chondromalacia patellae, blz. 187.)*

Therapie
De behandeling is primair konservatief. Door middel van een speciale brace of een tapeverband kan de abnormale beweging van de patella naar lateraal worden *beïnvloed*, zonder dat daarbij de beweging daadwerkelijk wordt *gekorrigeerd*.
Vaak zijn de verbindingsvezels tussen patella en tractus iliotibialis verkort: deze kunnen manueel worden gerekt.
Voor een eventuele insertie-tendopathie kan men behandelen met dwarse friktie. Bij een verkorting van de M. rectus femoris dient te worden gerekt.
Verkorting van de hamstrings wordt behandeld met rekkingsoefeningen.
Voor ale rekkingsoefeningen geldt, dat de patiënt deze dagelijks zelf verschillende malen dient uit te voeren.

Zeer belangrijk is spierversterkende oefentherapie, met name voor de M. vastus medialis (obliquus) en de M. quadriceps.
Hiermee kan men echter pas beginnen wanneer extensie van de knie tegen weerstand pijnloos mogelijk is.

Bij konservatief niet te beïnvloeden klachten kan uiteindelijk operatief worden ingegrepen. De resultaten van vele operatieprocedures zijn tot nu toe niet heel bemoedigend. Zeer nauwkeurige evaluatie van de patellabeweging door middel van komputertomografie of MRI dient vooraf te gaan aan een eventuele operatie.

Luxatie van de patella

Het betreft een van de meer frekwent voorkomende knieletsels. Ongeveer een kwart van alle patiënten bezoekt een arts met de patella nog in geluxeerde positie. De knie wordt geflekteerd gehouden en de patella is te zien en te voelen naast de laterale femurcondylus.
Luxatie naar mediaal komt zeer zelden voor.
De patiënt vertelt gewoonlijk dat 'zijn knie uit de kom schoot' en in de meeste gevallen ook weer 'terugschoot'.
De aandoening komt bij mannen vaker voor dan bij vrouwen.
Hoewel veel patiënten melden dat de patella luxeerde 'tijdens een ongeval', blijkt meestal dat er sprake was van een kniebeweging waarbij de patiënt door zijn knie zakte. Slechts in een enkel geval blijkt de patella te zijn geluxeerd tengevolge van een naar lateraal gerichte kracht tegen het mediale aspect van de patella.

Bij een dysplastische patella kan als gevolg van een bepaalde beweging na een eenmaal doorgemaakte luxatie de patella opnieuw luxeren. Men spreekt dan van een *recidiverende patellaluxatie*. De knieschijf luxeert tijdens normale bewegingen en reduceert even spontaan. Vaak betreft het patiënten met een aangeboren hypermobiliteit van vele gewrichten, in kombinatie met een dysplastische patella.
Predisponerende faktoren zijn:
a patellofemorale dysplasie *(zie patella subluxatie, de typen patellae van Wiberg en Baumgartl)*;
b patella alta *(zie Differentiële diagnostiek bij patella subluxatie, blz. 184)*;
c malalignment van heup (femur), knie (tibia) en/of voet (pes plano valgus);
d hypermobiliteitssyndroom.

Klinische bevindingen
Heftige pijn tijdens de luxatie en zolang de patella zich in de geluxeerde positie bevindt. In de meeste gevallen ontstaat er een akute haemarthros.
Er is drukpijn ter hoogte van de mediale retinacula, die tijdens de luxatie zijn gerupureerd. Ook het mediale patellafacet kan zeer drukpijnlijk zijn als gevolg van subchondraal letsel.
De laterale femurcondylus is vaak drukpijnlijk als gevolg van osteochondrale beschadiging, die meestal ontstaat tijdens spontane of onzorgvuldig uitgevoerde manuele reduktie.

De apprehensiontest is positief. De patiënt heeft de knie in 10° flexie (de patella is niet geluxeerd) en de onderzoeker beweegt met beide duimen de patella naar lateraal. De patiënt zal pijn voelen en daarom de beweging niet toelaten. Als ondanks een negatieve test toch verdenking bestaat van patellaluxatie, vraagt men de patiënt de knie te flekteren, terwijl de patella manueel naar lateraal wordt gedrukt. De patiënt zal door de pijn zijn poging om de knie te buigen direkt opgeven. Is deze test positief, dan was er zeker sprake van een patellaluxatie.

Röntgenonderzoek, met name tangentiële patella-opnamen, is van groot belang om osteochondrale frakturen vast te stellen.
Artroskopie is aangewezen wanneer de diagnose niet geheel duidelijk is, of wanneer het vermoeden bestaat van kraakbeenletsel.

Therapie
In het geval van een aktuele luxatie dient de patella te worden gereponeerd. Deze behandeling moet zeer voorzichtig worden uitgevoerd omdat anders de kans op osteochondraal letsel van de laterale femurcondylus zeer groot wordt. De geflekteerde knie wordt door een assistent ondersteund, de patella lateraal gefixeerd en mediaal iets opgelicht. Daarna wordt de knie heel langzaam gestrekt. Wanneer de knie bijna gestrekt is, glijdt de patella vanzelf op zijn plaats.

Indien er geen sprake is van komplikaties of wanneer eventuele losse fragmenten artroskopisch zijn verwijderd, wordt de knie behandeld zoals beschreven bij patella subluxatie, met dien verstande dat nu veel meer op geleide van pijn en zwelling wordt behandeld.

Chondromalacia patellae

Chondromalacia betekent letterlijk 'verweking van kraakbeen', terwijl chondropathia 'aandoening van kraakbeen' betekent. Het best kan men de term *chondropathie* gebruiken voor het klinische syndroom van anterieure (patellaire) kniepijn, totdat door middel van artroskopie, artrotomie of mikroskopisch onderzoek de diagnose *chondromalacia patellae* is bewezen.

Indeling
De huidige indeling van de verschillende stadia van chondromalacia patellae is gebaseerd op de eerste indeling van Aleman (1928). Deze auteur beschreef drie stadia. Outerbridge (1961), Goodfellow (1976), Jackson (1976), Insall (1982) en uiteindelijk Bentley (1984) modificeerden de indeling als volgt:

Stadium 1:
– gelokaliseerde verweking van het kraakbeen, zwelling en fibrillatie of fissuurvorming in een gebied kleiner dan 0,5 cm.

Stadium 2:
– fibrillatie of fissuurvorming in een gebied van 0,5 tot 1 cm.

Stadium 3:
– zie stadium 2, maar nu in een gebied van 1 tot 2 cm.

Stadium 4:
– zie stadium 3, maar nu in een gebied groter dan 2 cm met of zonder zichtbaar subchondraal bot (artroskopie/artrotomie).

Etiologie
Chondromalacie van de patella komt vooral voor bij adolescenten.
Vrijwel alle auteurs onderschrijven de traumatische etiologie. Onder trauma verstaat men zowel het akute als het chronische trauma. Inkongruentie in geometrie tussen de patella en het korresponderende femorale glijvlak, vormvariaties van de patella (met subluxatie van de patella als gevolg), osteochondrale richels, hypo- en hyperpressure in het patellofemorale gewricht kunnen alle als primaire oorzaak van chronische mikrotraumata worden gezien. Insall et al. (1976) vonden in een prospektieve studie bij 50% van alle patiënten die voor chondromalacie waren geopereerd een abnormale quadricepshoek en in 30% een patella alta.
Een diskussiepunt blijft de vraag of chondromalacie tengevolge van te grote druk (hyperpressure-lateraal) of juist te lage druk (hypopressure-mediaal) ontstaat. Sommige auteurs konkludeerden dat overwegend de laterale zijde is aangedaan, terwijl vele anderen (o.a. Morscher, 1978) juist vonden dat het mediale facet vaker is aangedaan.
Huberti en Hayes (1984) onderzochten met drukgevoelige films de kontaktdruk van de verschillende patellafacetten met het femur. Dit werd gedaan in 20°, 30°, 60°, 90° en 120° flexie van de knie.
Wanneer er geen abnormale quadricepshoek bestaat, moet de druk op de mediale en de laterale patellafacetten zo goed als gelijk zijn. De meeste druk ontstaat bij 90° flexie van de knie; dit staat gelijk aan ongeveer 6,5 maal het lichaamsgewicht.
Een 10° grotere quadricepshoek resulteerde in grotere druk van alle facetten (bij 20° flexie 45% meer druk). Een 10° kleinere quadricepshoek resulteerde bij *sommige* knieën in drukvermindering van gedeelten van het laterale facet; deze drukvermindering ging altijd gepaard met druktoename in andere facetten (50% meer bij 20° flexie). Dit betekent dat de plaats van verhoogde druk bij een abnormale quadricepshoek elders in de patella een onvoorspelbaar patroon van kraakbeendruktoename en -afname veroorzaakt. Uiteraard zijn deze gegevens van belang voor een eventuele operatieve behandeling waarbij de quadricepshoek wordt veranderd.

Relatie met arthrosis
Ook hierover bestaat in de literatuur veel diskussie. Sommigen geloven dat chondromalacia patellae een voorbode is van arthrosis van het patellofemorale gewricht. Ons lijkt dit echter onwaarschijnlijk, omdat arthrosis van dit gewricht bij oudere mensen eerder een zeldzaamheid is, terwijl chondromalacie juist vaak en met name voorkomt bij jonge mensen.
Patiënten met arthrosis van het patellofemoraal gewricht geven echter zelden aan dat ze tijdens de adolescentie knieproblemen hebben gehad.

Relatie met knie-instabiliteit
Chondromalacie ontstaat in veel gevallen van lang bestaande posterieure instabiliteit. Doordat de tibia enigszins naar achteren 'hangt", ontstaat een grotere druk op het patellakraakbeen.

Pijn bij chondromalacia patellae
Kraakbeen is niet geïnnerveerd, vandaar dat ook in de literatuur verschillende theorieën bestaan over het ontstaan van pijn bij chondromalacia patellae. Morscher (1978) stelt de gewrichtskapsel verantwoordelijk voor de pijn; bij biopsieën wordt echter zelden een synovitis gevonden. Sommige auteurs menen dat de verhoogde druk van het (geïnnerveerde) subchondrale bot pijn veroorzaakt. Ook dit blijft echter een open vraag zolang de diskussie hypo-/hyperpressure bestaat.
Sommigen veronderstellen dat een pijnlijk en te strak retinaculum de oorzaak is. De retinacula worden met het ouder worden eveneens strakker en minder elastisch, hetgeen zou kunnen betekenen dat met het toenemen van de leeftijd ook meer klachten zouden ontstaan. Het tegenovergestelde is echter gewoonlijk het geval!

Gevolgen van chondromalacia patellae
Het meest frekwent voorkomende gevolg van chondromalacia patellae is een insertie-tendopathie van een van de insertieplaatsen van het strekapparaat van de patella. Dit kan supra-, infra-, medio- of lateropatellair zijn.
Bij meisjes komt gedurende de puberteit frekwent anterieure kniepijn voor: het 'young girls knee syndrome'. De

oorzaak is onbekend en de klachten verdwijnen uiteindelijk vanzelf. Soms kan dat echter jaren duren. Met name operatieve behandeling van zulke gevallen kan op een drama uitlopen.
Belangrijk is patiënt en ouders ervan te overtuigen dat het probleem uiteindelijk vanzelf verdwijnt, en dat operatieve 'behandeling' meestal tot een volgende operatie voert enz.

Differentiële diagnostiek
Zie bij Subluxatie van de patella, blz. 184.

Klinische bevindingen
De patiënt klaagt over pijn ter hoogte van de patella. Soms wordt de pijn achter de patella aangegeven, of rondom de patella met als predilektieplaatsen proximomediaal en mediaal; in een aantal gevallen wordt (ook) pijn lateraal vermeld. Lang zitten met de knie in 90° flexie is in veel gevallen pijnlijk ('movie goers sign'). Datzelfde geldt voor liggen met geflekteerde knieën. Bij strekken van de knieën verdwijnt de pijn. Zowel trap op- als aflopen kan pijnlijk zijn.
Wordt de pijn vooral infrapatellair gevoeld, dan spreekt men van apexitis patellae of 'jumpers knee'. De etiologie van deze aandoening *kan* dezelfde zijn als van chondromalacia patellae. Met andere woorden: apexitis patellae kan een direct gevolg zijn van chondromalacia patellae.
De pijn is vaak belastingsafhankelijk, maar kan ook in rust bestaan.
Sommige patiënten gaan 'door de knie'; dit kan mét of zónder pijn gebeuren. Een ander frekwent voorkomend symptoom is het gevoel 'alsof de knie blokkeert'; dit gebeurt echter nooit echt, zodat men van 'pseudoblokkering' spreekt.

Vooral ná belasting kan hydrops van de knie ontstaan.
Betreft het een forse zwelling die na een dag weer verdwenen is, dan kan het zijn dat de kraakbeenbeschadiging niet aan de patellae is gelokaliseerd, maar in de femorale groeve.
Bij de test in stand met lichte druk op de patella is er gedurende knieflexie een duidelijke painful arc.
Deze patiënten reageren goed op artroskopische behandeling (vaak beter dan bij de patellaire kraakbeenbeschadiging).

Merkwaardig is dat soms zeer jonge kinderen – vooral 's nachts – veel last kunnen hebben van de knie tengevolge van 'passagère chondromalacie'(?). Het funktieonderzoek is bij deze patiëntjes meestal negatief, maar vaak is er hypermobiliteit van de patella naar lateraal. Deze kinderen reageren over het algemeen goed op kinderaspirine en na enkele maanden, soms wat langer, zijn de klachten verdwenen.
Deze klacht dient wél te worden gedifferentieerd van (de gelukkig vrij zeldzaam voorkomende) bottumoren, waarvan sommige ook met name 's nachts pijn veroorzaken.
De inspektie in stand en in lig kan veel belangrijke gegevens aan het licht brengen. Stand van de heup, respektievelijk rotatiestand van het bovenbeen, (rotatie)stand van het onderbeen en stand van de voet (bijvoorbeeld – neiging tot – platvoet) kunnen de quadricepshoek be-

invloeden en daarmee het bewegingspatroon van de patella.
De patiënt wordt eerst in stand onderzocht, dan tijdens lopen en daarna in ruglig.
In stand op het aangedane been wordt de patiënt gevraagd ca. 90° knieflexie te maken en aan te geven wanneer pijn wordt gevoeld. In de meeste gevallen zal dat ná ca. 30° flexie het geval zijn. Hierna herhaalt de patiënt de beweging terwijl de onderzoeker nu de knie palpeert. Vooral *pijnlijke* krepitatie is een belangrijke bevinding. In sommige gevallen is er alleen een painful arc. Dit is het gevolg van een klein – lokaal – letsel onder de patella. Plotselinge hoekige trajektwijzigingen van de patella wijzen gewoonlijk op vormveranderingen van de patella, of van het femorale glijvlak. Tijdens lopen worden nauwkeurig de gewrichtsbewegingen geobserveerd.
In ruglig wordt tijdens knieflexie opnieuw de patellabeweging bekeken: is er verschil met flexie tijdens belasting? De patellabewegingen worden nu manueel getest; de patella wordt naar distaal, proximaal, mediaal en lateraal bewogen. Bij patella alta (hoogstand van de patella, röntgenologisch te bevestigen) kan de beweging naar distaal beperkt zijn. Bij een abnormaal groot lateraal gewrichtsfacet van de patella kan de beweging van de

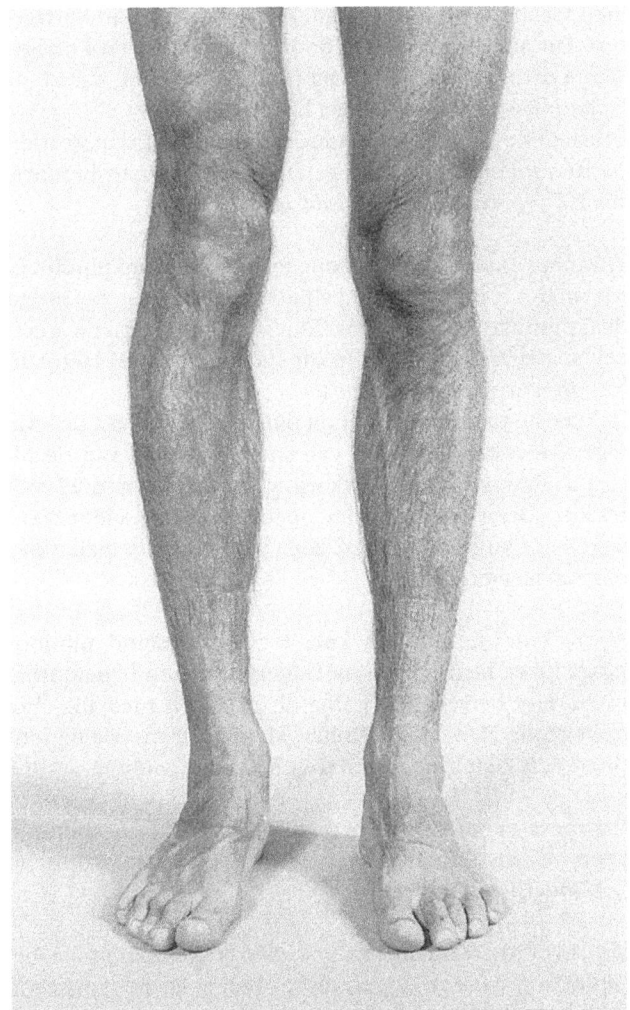

Afbeelding 6-14
Klinische opname van een rechtszijdige platvoet met 'scheel kijkende' patella.

patella naar mediaal beperkt zijn, terwijl de patellabeweging naar lateraal juist vergroot is.
Vaak is er atrofie van met name de M. vastus medialis (obliquus) en de M. quadriceps. Soms is er een lichte hydrops.

In ca. 30° flexie wordt de patella manueel naar distaal geduwd (funktieonderzoek knie test nr. 33), waarna de patiënt wordt gevraagd de M. quadriceps aan te spannen. Normaal gesproken kan de patiënt tegen weerstand van de onderzoeker in de patella pijnloos naar proximaal bewegen. Helaas wordt in veel gevallen deze test uitgevoerd met de knie in extensie. Hierbij wordt *vrijwel altijd* pijn aangegeven, óók bij niet-aangedane knieën!
In verschillende flexiestanden van de knie wordt extensie tegen weerstand getest. In veel gevallen is deze test positief.
Bij de spierlengtetests blijkt in veel gevallen een verkorting van de M. rectus femoris te bestaan, terwijl men elektromyografisch kan aantonen dat de kracht van de M. quadriceps vaak verminderd is.

Therapie
Vrijwel alle auteurs zijn het erover eens dat men primair met konservatieve therapie behoort te beginnen. Op basis van de bevindingen bij het klinisch onderzoek zal men trachten eventuele statiekveranderingen te korrigeren. Dit kan bijvoorbeeld door middel van een korrigerende orthese (inlegzool) bij (knik)platvoeten, waardoor de patellae niet meer 'scheel kijken' *(afb. 6-14)*.
Bestaat er eveneens subluxatie van de patella, dan worden de therapeutische maatregelen genomen zoals beschreven bij *Subluxatie van de patella, blz. 185 e.v.*

Wanneer extensie van de knie tegen weerstand pijnlijk is, wordt door middel van palpatie nauwkeurig de meest drukpijnlijke plaats gelokaliseerd. Dwarse friktie geeft een snelle analgesie. De friktie moet echter wel 10 tot 15 minuten worden uitgevoerd.
De meeste patiënten met pijn tijdens extensie van de knie tegen weerstand hebben een spierverkorting van de M. rectus femoris. Deze verkorting kan door middel van rekkingsoefeningen worden opgeheven. De patiënt dient deze oefeningen dagelijks, liefst verschillende malen per dag, uit te voeren.

Zodra extensie van de knie tegen weerstand pijnloos mogelijk is, begint men met spierversterkende oefentherapie. Het betreft met name de M. vastus medialis obliquus en de M. vastus medialis, M. quadriceps. De patiënt dient deze oefeningen zelf dagelijks uit te voeren.

Wanneer er na ca. zes maanden konservatieve therapie geen of onvoldoende verbetering is, is artroskopische behandeling geïndiceerd.

Bij corpora libera in het gewricht is artroskopische behandeling meteen al geïndiceerd en volgt de 'konservatieve behandeling' eerst postoperatief.

Patella (bi)partita

Gewoonlijk betreft het een röntgenologische toevalsbevinding. De laterale patella-bovenpool lijkt los te liggen van de rest van de patella, maar is hiermee fibreus verbonden. Zo ziet men ook een patella tripartita, waarbij de laterale bovenpool dan weer uit twee fibreus met elkaar verbonden delen bestaat. Zelfs een patella multipartita is mogelijk; in dat geval is ook de mediale bovenpool fibreus met de rest van de patella verbonden.
In zeldzame gevallen kan deze anatomische variant bij sportmensen toch klachten veroorzaken. Er bestaat dan iets te veel speling tussen de patelladelen.

Differentieel-diagnostisch dient ook een stressfraktuur te worden overwogen. Ook kan er een pseudarthrosis zijn, in het bijzonder lateraal, omdat het laterale aspect van de patella hypo- of avaskulair is.

Klinische bevindingen
Meestal heeft de patiënt pijn aan de proximolaterale zijde van de patella.

Het funktieonderzoek is meestal negatief, tenzij ook andere afwijkingen van de patella bestaan, zoals chondromalacia patellae, chronische subluxatie van de patella of een insertie-tendopathie.
Er bestaat uitgesproken lokale drukpijn.
Na een trauma dient men röntgenologisch te differentiëren van een patellafraktuur.

Therapie
De therapie bestaat uit lokale friktie en eventueel een infiltratie met een lokaal-anaestheticum. In hardnekkige gevallen kan een corticosteroïd-infiltratie worden gegeven. De sporter mag in dat geval de knie twee weken niet belasten.

Hoffitis

Het betreft een pijnlijke zwelling tengevolge van oedeem, hypertrofie of fibrose van het vetlichaam van Hoffa (corpus adiposum infrapatellare).
Deze zeldzame aandoening ontstaat gewoonlijk sekundair aan andere kniepathologie, meestal chondromalacia patellae, of ontstaat door een direkt trauma.
In een enkel geval blijkt er geen andere onderliggende kniepathologie te bestaan en was er ook geen trauma; dit komt voor bij vrouwen en wordt wel het *premenstruele vetlichaam-syndroom* genoemd.
Te vaak wordt echter het vetlichaam van Hoffa voor knieklachten verantwoordelijk gesteld.

Klinische bevindingen
De patiënt klaagt over pijn bij trap op- en aflopen, hurkzit, draaibewegingen met het onderbeen en hyperextensie van de knie.
De pijn neemt gewoonlijk toe ná aktiviteit.

Aanvankelijk is het funktieonderzoek negatief en is er alleen drukpijn op het gezwollen vetlichaam, mediaal en lateraal van het ligamentum patellae (palpeer bij de

gestrekte knie en vergelijk met de niet-aangedane zijde).
Later is ook passieve (hyper)extensie pijnlijk.

Therapie
Ontstaat de aandoening als gevolg van een trauma, dan is vermindering van de sportaktiviteiten gedurende enkele weken voldoende. Het vetlichaam herstelt snel doordat het zeer goed gevaskulariseerd is.
Als de aandoening het gevolg van een ander knieprobleem is, zal eerst de primaire aandoening dienen te worden behandeld: meestal verdwijnt dan de hoffitis vanzelf.

Bij het premenstruele vetlichaam-syndroom zal in ernstige gevallen het vetlichaam van Hoffa operatief dienen te worden verwijderd.

Aandoeningen van de bursae

Bursitis infrapatellaris superficialis/bursitis infrapatellaris profunda

De bursa infrapatellaris superficialis ligt tussen het ligamentum patellae en de huid; de bursa infrapatellaris profunda ligt tussen het ligamentum patellae en de tibia. Deze bursitiden ontstaan als gevolg van chronische mechanische irritatie, zoals optreedt bij knielen (synoniem voor deze aandoening is 'nonnenknie'), of door een direkt trauma. In het laatste geval betreft het meestal een bloeding van de bursa.

Differentiële diagnostiek
- Infrapatellaire insertie-tendopathie.
- Morbus Osgood-Schlatter.
- Chondromalacia patellae.
- Morbus Sinding-Larsen-Johansson (juveniele osteochondrose van de apex patellae).

Klinische bevindingen
Pijn aan de voorzijde van de knie, gewoonlijk juist distaal van de patella.
De pijn ontstaat in het bijzonder tijdens kompressie.
In sommige gevallen kan een matige tot forse zwelling zichtbaar zijn.

Het funktieonderzoek is meestal negatief; soms is maximale passieve flexie van de knie pijnlijk.
Wanneer er zwelling bestaat van de bursa infrapatellaris profunda, kan ook extensie van de knie tegen weerstand pijnlijk zijn.
Er is drukpijn juist distaal van de patella; door middel van palpatie differentieert men een bursitis infrapatellaris superficialis van een bursitis infrapatellaris profunda.

Therapie
Aspiratie indien er een duidelijke zwelling zichtbaar is.
Infiltratie met 2 ml lokaal-anaestheticum is de snelst werkzame therapie. Dit kan ook direkt na aspiratie gebeuren; de knie dient dan wel te worden gezwachteld.
Bij onvoldoende resultaat of recidief is infiltratie met een lokaal-anaestheticum, gemengd met een corticosteroïd geïndiceerd.
Bij herhaald recidief kan men de bursa operatief verwijderen.

Bursitis prepatellaris

De bursa prepatellaris ligt tussen de huid en de anterieure zijde van de patella. De aandoening kan zowel akuut traumatisch als chronisch traumatisch ontstaan.
Met name de zogenaamde 'werkstershouding' (handenknieënstand) kan chronische irritatie van de bursa teweegbrengen. Men noemt deze aandoening ook wel 'werkstersknie' of 'stratenmakersknie'.

Klinische bevindingen
Pijn aan de voorzijde van de knie, vooral tijdens kompressie.
Soms is er zichtbare zwelling op de patella; in dat geval is er ook fluktuatie op te wekken.

Het funktieonderzoek is meestal negatief, maar in geval van zwelling kan passieve flexie van de knie pijnlijk zijn.

Therapie
Aspiratie bij zwelling, daarna infiltratie met een lokaal-anaestheticum en een drukverband.
Infiltratie met een lokaal-anaestheticum en in geval van recidief of onvoldoende resultaat een mengsel van een lokaal-anaestheticum met een corticosteroïd.
Operatie alleen in geval van herhaald recidief.

Bursitis pes anserinus superficialis

Ter hoogte van de pes anserinus superficialis kunnen bij verschillende bursae door chronische irritatie ontstekingen optreden. Het kan een bursa betreffen tussen het ligamentum collaterale mediale en de pes anserinus superficialis, maar ook tussen de verschillende pezen van de pes anserinus kunnen bursae liggen die in principe alle aangedaan kunnen raken.
Men ziet deze bursitiden vooral bij zwemmers en (beginnende) lange-afstandlopers.

Klinische bevindingen
Soms is er duidelijke zwelling en zelfs warmte en roodheid; in de meeste gevallen is de zwelling slechts minimaal en is fluktuatie nauwelijks op te wekken.

Het funktieonderzoek is haast altijd negatief. Op deze wijze is eenvoudig te differentiëren van een tendinitis van de pes anserinus superficialis.
In twijfelgevallen is infiltratie met een lokaal-anaestheticum als diagnostisch middel geïndiceerd.

Therapie
De behandeling van een bursitis is in principe steeds dezelfde: zie de beschrijving bij de beide vorige aandoeningen.

Bursitis ligamentum collaterale mediale

Het betreft een kleine bursa die ligt onder het ligamentum collaterale mediale. Er zijn vijf mogelijke lokalisaties:
1. tussen het ligament en de gewrichtskapsel, proximaal van de mediale meniscus, hiermee niet verbonden, en zich uitstrekkend naar de mediale femurepicondylus;
2. tussen het ligament en het proximale gedeelte van de mediale meniscus;
3. tussen het ligament en de meniscus;
4. juist distaal van de meniscus;
5. tussen het ligament en de tibia.

Deze aandoening wordt vaak aangezien voor meniscusletsel of een aandoening van het mediale meniscotibiale ligament. De patiënt heeft echter geen trauma in de voorgeschiedenis.
De patiënt is meestal ouder dan 35 jaar.

Klinische bevindingen
De patiënt klaagt over pijn aan de mediale zijde van de knie ter hoogte van de gewrichtsspleet.

Het functieonderzoek is negatief, dus ook de passieve valgustests (!).
Er is drukpijn ter hoogte van de gewrichtsspleet, óf juist proximaal óf juist distaal daarvan.

Therapie
De behandeling bestaat uit het infiltreren van een lokaalanaestheticum en in geval van onvoldoende resultaat of recidief wordt de infiltratie herhaald, maar nu gemengd met een corticosteroïd.
De meeste patiënten zijn binnen vier weken klachtenvrij. Wanneer de klachten blijven recidiveren is artroskopie geïndiceerd (diagnostisch en therapeutisch).

Tractus iliotibialis-friktiesyndroom

Dit typische sportletsel komt met name voor bij lange-afstandlopers en wielrenners. De oorzaak is friktie van de tractus iliotibialis over de prominerende laterale femurepicondylus.
Er kan irritatie ontstaan van de bursa tussen de tractus iliotibialis en de laterale femurepicondylus, maar ook een lokale tendinitis kan het gevolg zijn.
Bij lange-afstandlopers treedt de aandoening vooral op wanneer in heuvel- of bergachtig terrein getraind wordt. In het bijzonder tijdens berg aflopen wordt de knie iets meer in flexie gehouden, waardoor de tractus iliotibialis een meer intens kontakt maakt met de laterale femurcondylus.
Door een varusstand van de knie en/of van de calcaneus komt de tractus iliotibialis op rek en kan zodoende eerder klachten veroorzaken. Ditzelfde kan gebeuren door voortdurend aan één zijde van de (gewoonlijk iets bolle) weg te lopen; aan de linkerzijde van de weg ontstaat de varusklacht ter hoogte van de linkerknie, aan de rechterzijde van de weg aan de rechterknie.

Bij wielrenners is de klacht terug te voeren op een verkeerde verhouding beenlengte ten opzichte van het frame van de fiets, ofwel de fixatie van (het metalen plaatje onder) de schoenzool aan de trapper, waardoor de normale rotatiebeweging in de knie tijdens flexie en extensie van de knie niet meer kan plaatsvinden.

Differentiële diagnostiek
- Overrekking van het ligamentum collaterale laterale.
- Overrekking van het ligamentum meniscotibiale laterale.
- Insertie-tendopathie van de M. biceps femoris.
- Insertie-tendopathie van de M. popliteus.

Klinische bevindingen
De pijn ontstaat aan de laterale zijde van de knie. Gewoonlijk wordt de pijn niet zeer exakt gelokaliseerd; in veel gevallen is er uitstraling tot juist distaal van de gewrichtsspleet. In heel ernstige gevallen is de pijn zo scherp dat de patiënt niet meer normaal kan lopen.
Hardlopen verergert de pijn; hoe langer de patiënt loopt hoe heviger de pijn wordt. Op een gegeven ogenblik is verder lopen onmogelijk. De pijn neemt toe tijdens heu-

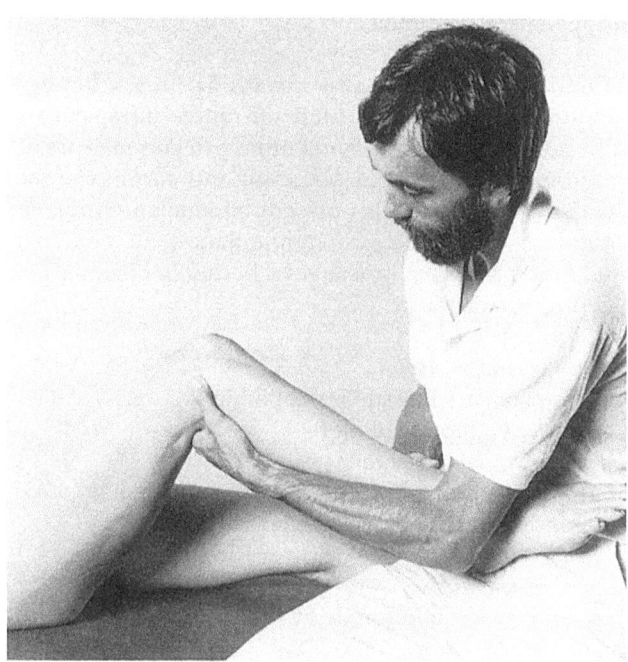

a

vel of berg afrennen. Het verlengen van de pas kan de klachten eveneens doen toenemen. Tijdens bergaf lopen treedt pasverlenging op.

Bij sommige patiënten is een lokale soms krepiterende zwelling palpabel.

Het functieonderzoek is negatief.
Aktief of passief strekken van de knie vanuit ca. 90° flexie, terwijl de onderzoeker druk geeft op de laterale femurcondylus is pijnlijk tussen ca. 40° en 30° flexie. Deze test kan ook in stand worden uitgevoerd. De patiënt geeft hierbij exakt dezelfde pijn aan als wanneer hij loopt of fietst.

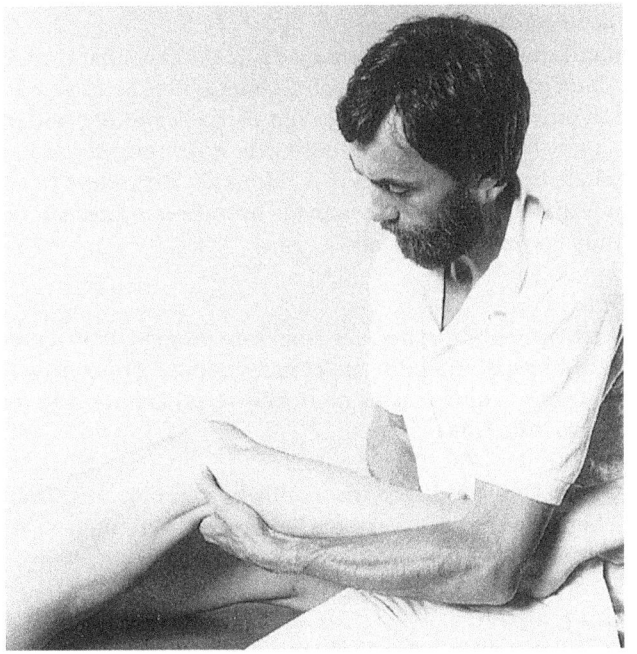

b

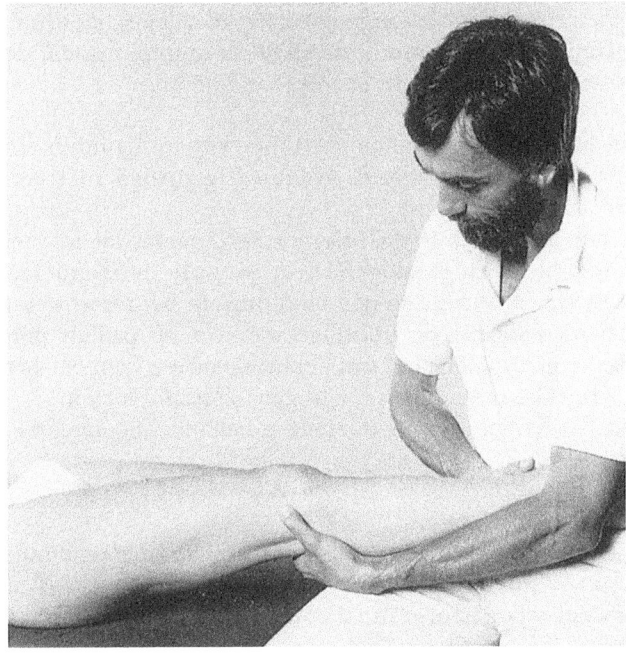

c

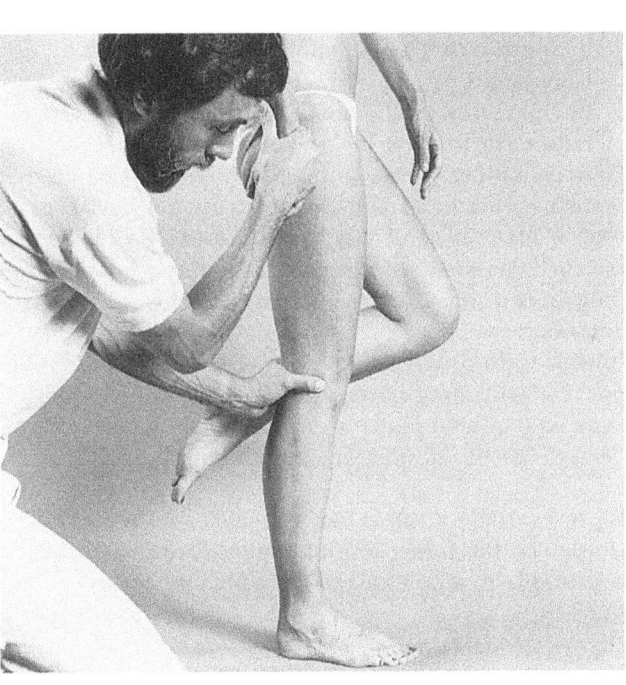

d

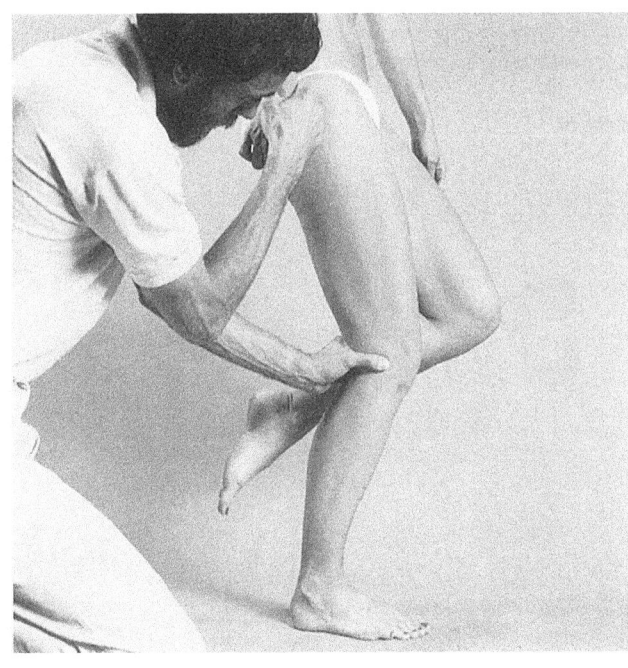

e

Afbeelding 6-15
De positieve test bij het tractus iliotibialis-friktiesyndroom.

a   De onderzoeker lokaliseert de laterale femurepicocondylus in ca. 50°-60° flexie.
b   De onderzoeker strekt langzaam de knie terwijl druk wordt uitgeoefend op de laterale femurepicondylus; de kenmerkende pijn treedt op tussen ca. 40° en 30° flexie.
c   Bij minder dan 30° flexie is de pijn dan weer verdwenen. Er is dus sprake van een painful arc.
d/e Dezelfde test kan ook worden uitgevoerd in stand.

Therapie
In het akute stadium is belasten onmogelijk en is rust geïndiceerd totdat de patiënt weer kan lopen of fietsen. Abnormale belasting en heuveltraining dienen te worden vermeden. Bij lopers helpt ook het verkleinen van de paslengte. Wanneer vooral op straat wordt getraind, is het regelmatig wisselen van linker- en rechterkant belangrijk.

In geval van standafwijkingen van voet of knie kan men proberen door middel van een orthese de stand te beinvloeden. Meestal betreft het een lateraal wigje in de schoen die een varusstand van calcaneus en/of knie gedeeltelijk kan korrigeren.
Bij hyperpronatie van de voet(en) zijn speciale loopschoenen of een funktionele orthese aanbevolen.

Wielrenners wordt aangeraden het metalen schoenzoolplaatje te verwijderen of de gleuf uit te frezen, zodat de knie tijdens het pedaleren weer kan roteren.

In hardnekkige gevallen geeft men een lokale infiltratie met 1 ml corticosteroïd, eventueel gemengd met een lokaal-anaestheticum.
Deze injektie is tevens diagnostisch, omdat dit in veel gevallen de enige mogelijkheid is om te differentiëren tussen een bursitis en een tendinitis. In het eerste geval zal men tijdens de infiltratie wanneer de patiënt pijn heeft, géén weerstand van de naald voelen; wanneer het de pees betreft zal men een stugge weerstand voelen.
In een enkel geval is operatieve behandeling aangewezen.

Funktieonderzoek
Gewoonlijk negatief; manuele druk op de laterale femur-epicondylus veroorzaakt pijn wanneer de knie aktief of passief gebogen of gestrekt wordt, tussen ± 30 en 40°.

In de meeste gevallen is niet de pees, doch de bursa tussen de pees en de laterale femur-epicondylus aangedaan bij dit typische sportletsel, dat vooral bij lange-afstandlopers en wielrenners voorkomt.

Rekken

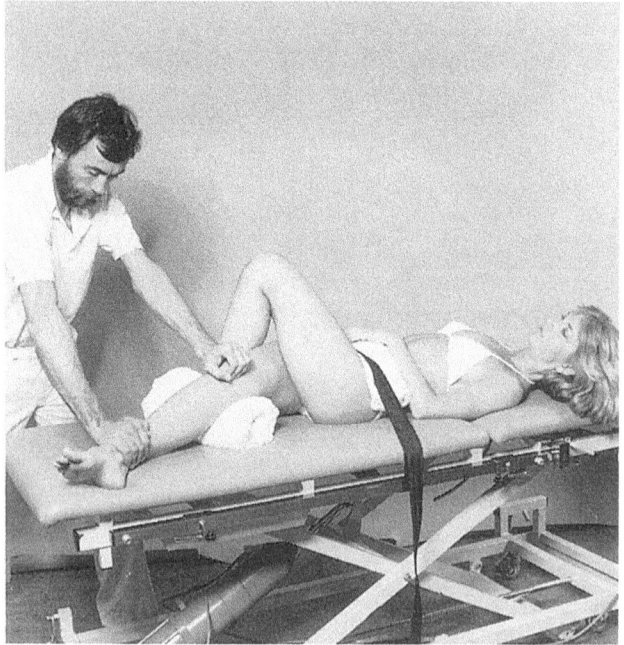

Afbeelding 6-16
Rekken van de tractus iliotibialis; vooral van de vezels naar de patella.

Uitgangshouding patiënt
Ruglig, op de behandelbank, het te behandelen been in maximaal mogelijke adduktie (de knie in lichte flexie ondersteund), het andere been in heup en knie zover gebogen dat adduktie van het aangedane been mogelijk wordt. De romp in zoveel mogelijk lateraalflexie naar de niet-aangedane zijde.

Uitgangshouding therapeut
Stand, naast de behandelbank, aan de aangedane zijde van de patiënt. Wordt de rechter tractus iliotibialis gerekt, dan omvat de therapeut met zijn rechterhand het onderbeen van de patiënt juist boven de enkel en brengt het gehele been zover mogelijk in adduktie. De andere hand omvat de patella, de thenar en hypothenar lateraal, de duim en vingers mediaal.

Uitvoering
De therapeut duwt nu zeer langzaam op geleide van pijn en afweerspanning de patella naar mediaal om zo vooral die vezels van de tractus iliotibialis te rekken die aan de patella insereren.

Zelf rekken van de tractus iliotibialis kan niet zo gericht gebeuren als bij de hierboven beschreven oefening.

Baker-kyste

Aan de mediale achterzijde van de knie bevinden zich verschillende bursae (maximaal 6). De klinisch belangrijkste zijn:
1 de bursa tussen kapsel en mediale kop van de M. gastrocnemius;
2 de bursa tussen de mediale kop van de M. gastrocnemius en de pees van de M. semimembranosus.

Deze en andere bursae kunnen zowel met elkaar als met het kniegewricht in kontakt staan. In het laatste geval spreekt men van een Baker-kyste of kniekuilkyste. Meestal is een Baker-kyste asymptomatisch en een toevalsbevinding op een knie-artrogram (dat nog slechts zelden wordt gemaakt).
Bij een hydrops van het kniegewricht kan de kyste vollopen en aanleiding geven tot klachten. Soms wordt de kyste zo groot dat hij door de spierfascies heenbreekt en deels tussen de kuitspieren terechtkomt.

Bij reumatoïde arthritis kan een Baker-kyste zeer groot worden en aanleiding geven tot veneuze obstruktie of een kompressie-neuropathie van de N. tibialis.

Differentiële diagnostiek
Vaak ziet men, met name bij mannen, een zwelling juist proximaal van de knieholte, vooral bij flexie van de knie tegen weerstand. Deze zwelling bevindt zich juist lateraal van de pees van de M. semitendinosus. Bij nauwkeurige palpatie blijkt dit de spierbuik van de M. semimembranosus te zijn. De zwelling is zonder klinische betekenis, geeft geen klachten en is waarschijnlijk het gevolg van lokale laxiteit van de fascia.

Een Baker-kyste kan akuut ruptureren; dit gebeurt zowel bij kinderen als bij volwassenen. Bij kinderen betreft het dan meestal een pathologisch veranderde Baker-kyste als gevolg van juveniele reumatoïde arthritis.

Klinische bevindingen
De patiënt klaagt over een pijnlijk en strak gevoel in de knieholte dat, vooral na inspanning, doortrekt naar de kuit.
In sommige gevallen is een ronde zwelling zichtbaar in de

knieholte. Bij palpatie van deze zwelling blijkt deze elastisch aan te voelen. De zwelling is soms zo groot als een tennisbal.

Het funktieonderzoek toont een pijnlijke aktieve en pijnlijke en iets beperkte passieve flexie van de knie. Maximale extensie van de knie kan eveneens pijnlijk zijn. De klinische verschijnselen van een akute ruptuur van een Baker-kyste lijken sterk op de zogenaamde 'zweepslag', de ruptuur van de M. gastrocnemius.

Therapie
Aangezien in verreweg de meeste gevallen een Baker-kyste slechts aanleiding geeft tot klachten door een hydrops van het kniegewricht als gevolg van een artikulaire aandoening, dient men primair deze aandoening te behandelen.
Bij een primair-symptomatische Baker-kyste kan men de kyste punkteren. Bij herhaald recidief kan de kyste operatief worden verwijderd.

Aandoeningen van het spier-peesapparaat

Parapatellaire insertie-tendopathie

Deze aandoening komt zo goed als uitsluitend voor bij sporters en is het gevolg van primaire of sekundaire overbelasting. Onder primaire overbelasting verstaat men een insertie-tendopathie waarbij geen andere pathologie van de knie gevonden wordt, bijvoorbeeld de laterale chronische subluxatie van de patella of chondromalacia patellae. Er is sprake van sekundaire overbelasting wanneer de insertie-tendopathie het direkte gevolg is van andere kniepathologie.

Het betreft een insertie-tendopathie van een deel van de strukturen die mediaal en lateraal aan de patella aanhechten, de zogenaamde quadricepsexpansie. Deze quadricepsexpansie bestaat uit verschillende delen van het strekapparaat en de gewrichtskapsel.

Klinische bevindingen
De patiënt klaagt over pijn ter hoogte van de mediale bovenpool van de patella. In principe kunnen alle andere delen van de quadricepsexpansie eveneens aangedaan zijn, in de praktijk komt dat veel minder frekwent voor.

Men onderscheidt de klassieke klinische stadia van tendinitis.
Weerstand extensie van de knie is pijnlijk en stadium 3 en 4; in stadium 1 en 2 alleen wanneer direkt na belasting wordt getest.
Vaak bestaat er een verkorting van de M. rectus femoris.
Door middel van palpatie lokaliseert men nauwkeurig de plaats van de aandoening.

Therapie
Diepe dwarse friktie en rekkingsoefeningen zijn gewoonlijk zeer effektief. De patiënt dient zelf dagelijks rekkingsoeffeningen uit te voeren.
In het geval van onderliggende pathologie, zoals een chronische laterale subluxatie van de patella of chondromalacia patellae, dient men ook deze aandoeningen te behandelen.

Funktieonderzoek
Extensie van de knie tegen weerstand is pijnlijk (meestal alleen ná provokatie)
Soms is rek van de M. rectus femoris pijnlijk (extensie heup, flexie knie)
Zie voor verdere klinische bevindingen deel 2c van de serie Orthopedische geneeskunde en manuele therapie, Diagnostiek, patellar malalignment

Dwarse friktie

Bij 'veronderstelde chondromalacie van de patella' is in veel gevallen een parapatellaire, supra- of infrapatellaire insertie-tendopathie verantwoordelijk voor de klachten.

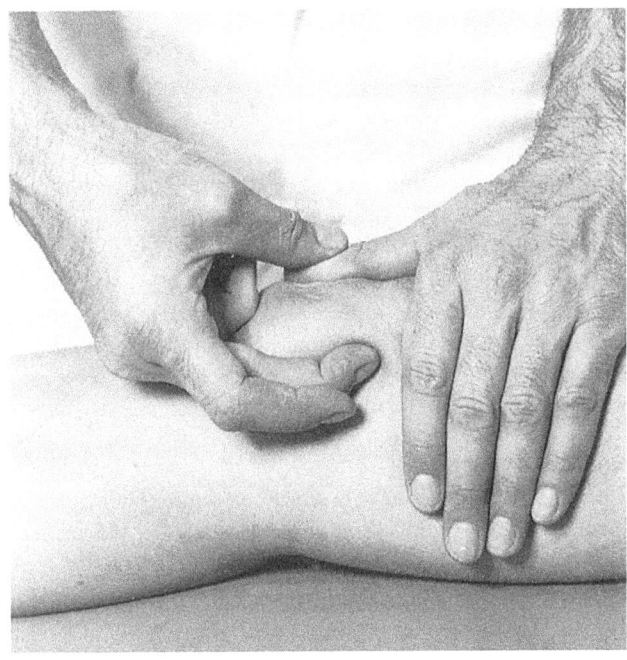

Afbeelding 6-17
De uitgangspositie bij dwarse friktie van een mediale parapatellaire insertie-tendopathie.

Uitgangshouding patiënt
Ruglig, op de behandelbank, de te behandelen knie is gestrekt.

Uitgangshouding therapeut
Stand, naast de behandelbank, ter hoogte van de knie, aan de aangedane zijde van de patiënt wanneer de aandoening mediaal gelokaliseerd is en aan de niet-aangedane zijde wanneer het een laterale insertie-tendopathie betreft.
De therapeut duwt met de linkerduim (rechterknie aangedaan) de patella naar mediaal en plaatst de top van de rechter wijsvinger juist proximaal van de laesie tegen de posteromediale rand van de patella.

De nagel van de wijsvinger 'wijst' naar posterieur.
De rechterduim zoekt steun op de linkerduim.

Uitvoering
Extensie van de pols tijdens de aanspanningsfase van de dwarse friktie.
De top van de wijsvinger beweegt dan van proximaal-mediaal naar distaal-mediaal over de plaats van de laesie.
Deze behandeling wordt uitgevoerd in kombinatie met statisch rekken van de M. quadriceps, zo nodig versterken van de Mm. vastus medialis en medialis obliquus, eventueel rekken van de tractus iliotibialis of een patella-kontrole- en geleidingsbandage.

Behandelduur
Afhankelijk van de ernst van de klachten zijn vier tot vijftien, meestal gekombineerde *(zie hiervoor)* behandelingen van 10 – 15 minuten nodig.
Veel sporters blijven de patellabandage tijdens sportbeoefening gebruiken.

Suprapatellaire insertie-tendopathie

Ook dit is een typisch sportletsel dat het gevolg is van overbelasting.
Het komt echter minder frekwent voor dan de infrapatellaire insertie-tendopathie en de parapatellaire insertie-tendopathie. Meestal betreft het sporters ouder dan veertig jaar.

Differentiële diagnostiek
- Bij jongens tussen negen en twaalf jaar is röntgendiagnostiek aangewezen omdat het hier meestal gaat om een juveniele aseptische botnecrose.
- Bursitis prepatellaris.

Klinische bevindingen
De patiënt klaagt over pijn aan de voorzijde van de knie, juist proximaal van de patella. Evenals bij de andere insertie-tendopathieën van de patella onderscheidt men ook hier vier klinische stadia *(zie ook hierboven Parapatellaire insertie-tendopathie).*

Bij het funktieonderzoek kan passieve flexie van de knie pijnlijk zijn.
Extensie van de knie tegen weerstand is pijnlijk in stadium 3 en 4; in stadium 1 en 2 alleen direkt na belasting.
Meestal is er een verkorting van de M. rectus femoris.
Door middel van palpatie wordt de plaats van de laesie exakt gelokaliseerd.

Therapie
Deze aandoening reageert vrijwel altijd heel goed en snel op behandeling met dwarse friktie en rekkingsoefeningen die de patiënt dagelijks, liefst verschillende malen per dag, dient uit te voeren.

Funktieonderzoek, zie blz. 193

Dwarse friktie

Deze typische sportersaandoening wordt minder frekwent gezien dan de infrapatellaire insertie-tendopathie.
Zie ook de opmerking in de linkerkolom bij behandelduur van parapatellaire insertie-tendopathie.

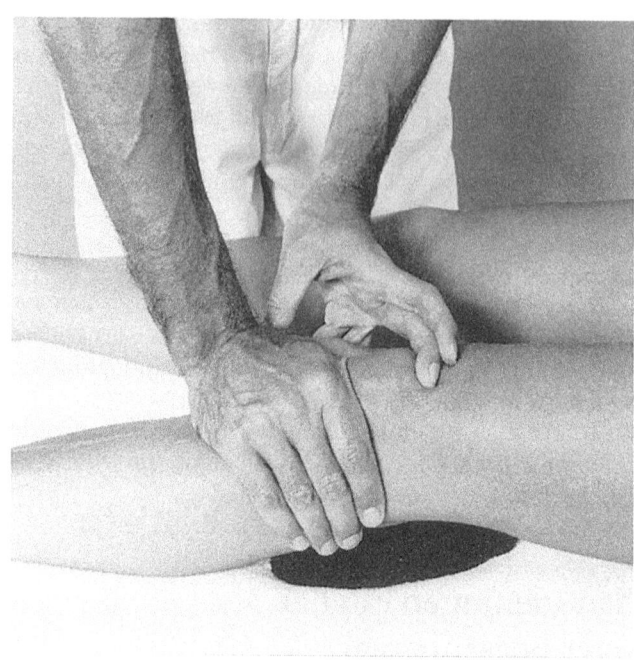

Afbeelding 6-18
Dwarse friktie van een suprapatellaire insertie-tendopathie.

Uitgangshouding patiënt
Ruglig, op de behandelbank, de aangedane knie licht geflekteerd, ondersteund door een handdoek of kussentje.

Uitgangshouding therapeut
Zit of stand, naast de behandelbank, aan de aangedane zijde van de patiënt, ter hoogte van het onderbeen.
Wordt de rechterknie behandeld, dan plaatst de therapeut zijn 'zwemvlies' (tussen duim en wijsvinger) van zijn rechterhand juist distaal van de patella zo, dat de patellabasis iets naar anterieur wordt verplaatst.
De top van de middelvinger van de andere hand palpeert nu de basis van de patella van mediaal naar lateraal om het pijnlijkste punt te lokaliseren.
De nagel van de middelvinger moet zoveel mogelijk vertikaal worden gehouden. De duim wordt tegen de dorsale zijde van de duim van de andere hand geplaatst.

Uitvoering
De middelvinger wordt versterkt door de wijsvinger (of eventueel andersom). De plaats van de laesie wordt van mediaal naar lateraal gefriktioneerd. Tijdens de aanspanningsfase wordt de pols geëxtendeerd en wordt druk uitgeoefend naar distaal.
Evenals bij para- en infrapatellaire insertie-tendopathie wordt naast de friktiebehandeling ook de M. rectus femoris gerekt, terwijl in sommige gevallen tevens een patellabandage goed diensten kan bewijzen.

Behandelduur
Gewoonlijk zijn zes tot tien behandelingen van 10 – 15

minuten voldoende, een en ander afhankelijk van de ernst van de klachten (klinisch stadium).

Ruptuur van de quadricepspees

De quadricepspees is de aanhechting van de M. rectus femoris aan de basis van de patella. Deze tamelijk zeldzaam voorkomende ruptuur ontstaat met name traumatisch en vooral bij mannen (mannen : vrouwen = 6 : 1). Rupturen van de quadricepspees treden vooral op bij mensen ouder dan veertig jaar (dit in tegenstelling tot rupturen van het ligamentum patellae die vooral bij mensen jónger dan veertig jaar worden gezien).

De ernstige bloeding en de daarmee gepaard gaande zwelling die men meestal bij deze ruptuur ziet, zijn de oorzaak van het frekwent missen van de korrekte diagnose.
Ontstaat een ruptuur zonder trauma of na een bagateltrauma, dan is de onderliggende oorzaak gewoonlijk een gonarthritis tengevolge van jicht, psoriasis, reumatische arthritis of lang bestaande diabetes mellitus.
Hoe sneller de diagnose wordt gesteld hoe beter de prognose.

Klinische bevindingen
Op het moment van het trauma wordt een akute pijn gevoeld, vaak samengaand met een scheurend geluid.
Vrijwel altijd is er een diffuse zwelling aan de voorzijde van de knie als gevolg van de ernstige bloeding.
De patella is naar distaal verplaatst.

De patiënt kan de knie haast niet aktief strekken, slotextensie wordt nooit gehaald. Ook kan de passief gestrekte knie niet tegen de zwaartekracht in gestrekt worden gehouden.
Wanneer aktieve extensie *totaal* onmogelijk is, betreft het waarschijnlijk een ruptuur van de quadricepspees én van de mediale en laterale retinacula.

In het akute stadium is suprapatellair een 'gap' palpabel; in een later stadium is deze gap niet meer voelbaar door de bloeding en door littekenvorming.
Röntgenonderzoek is van belang omdat er eveneens sprake kan zijn van een patellafraktuur.

Therapie
De behandeling is altijd operatief.

Infrapatellaire insertie-tendopathie
(synoniemen: 'jumper's knee', apexitis patellae)

Evenals de beide hiervoor besproken aandoeningen is ook dit een typisch sportletsel dat vooral bij lopers en springers (niet alleen bij hoog- en verspringers, maar frekwent ook basketballers en volleyballers) voorkomt, vooral in de leeftijdsgroep van 18 tot 25 jaar. De aandoening kan zowel het gevolg zijn van primaire als van sekundaire overbelasting *(zie Parapatellaire insertie-tendopathie, blz. 193)*. In veel gevallen betreft het patiënten met anterieure knie-instabiliteit, een hypermobiele patella of hyperextensie van de knie (ook wanneer dit niet het gevolg is van voorste-kruisbandletsel).

Het betreft de insertie van het ligamentum patellae aan de apex patellae.
Soms kunnen standafwijkingen van heup, voet of knie mede verantwoordelijk zijn voor de klachten.
Wij zagen verschillende problemen van het ligamentum patellae na een artroskopische ingreep van de knie, waarbij de artroskoop door het ligamentum in de knie was ingebracht. Van konservatieve behandeling valt hierbij in veel gevallen geen goed resultaat te verwachten: operatie is dan het enige alternatief.

Differentiële diagnostiek
- Bursitis infrapatellaris superficialis.
- Bursitis infrapatellaris profunda.
- Sinding/Larsen/Johansson-syndroom (aseptische botnecrose van de apex patellae).
- M. Osgood-Schlatter (aseptische botnekrose van de tuberositas tibiae).

Klinische bevindingen
Pijn aan de voorzijde van de knie, aan of juist distaal van de patella.

Soms is er een lichte zwelling zichtbaar, die door middel van palpatie te differentiëren is van een bursitis infrapatellaris superficialis (bij bursitis kan gewoonlijk fluktuatie worden opgewekt).
Soms is een harde streng, juist in het midden van de pees direct distaal van de patella, voelbaar. Is na drie proefbehandelingen geen verbetering te konstateren, dan is operatieve verwijdering van de nodulus geïndiceerd.

Passieve flexie van de knie is soms pijnlijk.
Extensie van de knie tegen weerstand is pijnlijk in het derde en vierde klinische stadium *(zie Parapatellaire insertie-tendopathie, blz. 193)* en in het eerste en tweede stadium wanneer direkt na belasting wordt getest. Vaak is er een verkorting van de M. rectus femoris.

Door middel van palpatie wordt de laesie nauwkeurig gelokaliseerd.
Echografie toont het letsel heel duidelijk: littekenweefsel, ontstekingsweefsel en in veel gevallen een nodulus.

Therapie
Wanneer de aandoening het gevolg is van sekundaire overbelasting zal men in eerste instantie de onderliggende pathologie dienen te behandelen.
Eventuele standafwijkingen kan men proberen te beinvloeden of korrigeren door middel van aanpassingen in en/of aan de schoen (bijvoorbeeld platvoet of beenlengteverschil).
Evenals bij de hiervoor beschreven insertie-tendopathieën reageert ook deze aandoening over het algemeen zeer goed op dwarse friktie en rekkingsoefeningen die de patiënt zelf verschillende malen per dag dient uit te voeren.

Bij zeer lang bestaande ziektebeelden (langer dan zes

maanden) is konservatieve therapie niet altijd succesvol. Operatieve behandeling is dan geïndiceerd. Postoperatieve immobilisatie is noodzakelijk gedurende een periode van ten minste vijf weken; sporthervatting is meestal pas na vier maanden weer toegestaan.
Corticosteroïd-infiltraties zijn gekontraïndiceerd in verband met het risico van ruptureren.

Funktieonderzoek, zie blz. 193

Dwarse friktie
Zie bij parapatellaire insertie-tendopathie op blz. 193.

Uitgangshouding patiënt
Ruglig, op de behandelbank, de aangedane knie gestrekt.

Evenals bij de parapatellaire insertie-tendopathie wordt ook hier gekombineerd behandeld (o.a. rust en statisch rekken van de M. rectus femoris) afhankelijk van de oorzaak en het stadium van de aandoening *(zie deel 2c van de serie Orthopedische geneeskunde en manuele therapie)*.

Opmerking: soms wordt het pijnpunt niet aan de apex patellae gevonden, maar aan de voorzijde van de patellapunt. De handvatting verandert dan in die zin, dat de patella nu met de linkerhand wordt gefixeerd om beweging naar mediaal en lateraal tegen te gaan: duim tegen de laterale zijde van de patella, wijsvinger aan de mediale zijde. De friktie wordt met de top van de wijsvinger van de rechterhand uitgevoerd waarbij de druk nu naar dorsaal wordt gericht *(zie afb. 6-20)*.

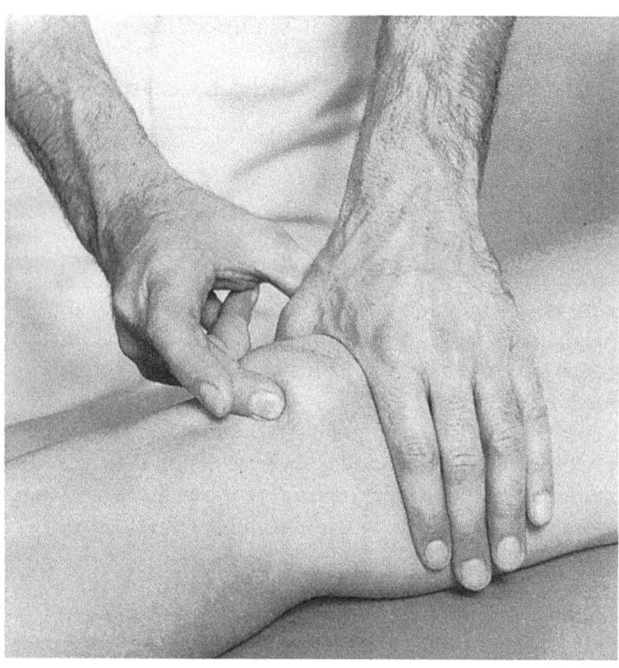

Afbeelding 6-19
Uitgangspositie bij dwarse friktie van een infrapatellaire insertie-tendopathie.

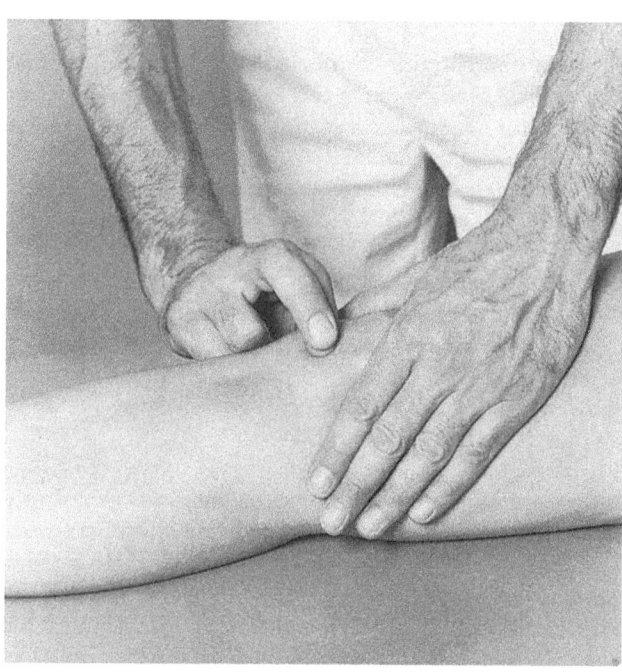

Afbeelding 6-20
Dwarse friktie aan de voorzijde van de apex patellae.

Uitgangshouding therapeut
Stand of zit, naast de behandelbank, aan de aangedane zijde van de patiënt, ter hoogte van de knie.
Is de rechterknie aangedaan, dan plaatst de therapeut zijn 'zwemvlies' tussen duim en wijsvinger van de linkerhand zo, dat de duim zich lateraal en de vingers zich mediaal bevinden. Door deze handvatting komt de apex patellae van de tibia af. De top van de middelvinger van de rechterhand wordt nu juist mediaal van de laesie geplaatst; de nagel van de middelvinger wordt vertikaal gehouden, de linkerduim vindt steun achter de rechterduim.

Uitvoering
De rechter middelvinger (versterkt door de wijsvinger) geeft druk tegen de patella naar proximodorsaal. De pols extendeert tijdens de aanspanningsfase van de dwarse friktie, waardoor de middelvinger van mediaal naar lateraal over de laesie wordt bewogen.

Behandelduur
Zeer wisselend: zes tot vijftien gekombineerde *(zie hiervoor)* behandelingen van 10-15 minuten.
Bij onvoldoende resultaat na zes behandelingen is infiltratie met een corticosteroïd geïndiceerd.

Ruptuur van het ligamentum patellae

Evenals de ruptuur van de quadricepspees komt ook deze soort ruptuur met name voor bij mannen (mannen : vrouwen = 6 : 1). De patiënt is meestal jonger dan veertig jaar.
De ruptuur ontstaat traumatisch.
Bij kinderen met een ernstige vorm van Morbus Osgood-Schlatter kan een avulsiefraktuur van de tuberositas tibiae ontstaan.

Klinische bevindingen
De patiënt heeft ernstige pijn op het moment dat de pees ruptureert.
De patella is naar proximaal verplaatst.
Door de heftige bloeding ontstaat een diffuse zwelling.

In het akute stadium is distaal van de patella een 'gap' palpabel.
De knie kan niet aktief wordt gestrekt.

Therapie
De behandeling is altijd operatief.

Aandoeningen spierbuik M. quadriceps femoris en hamstrings

Deze letsels worden besproken in hoofdstuk 5 Heup.

Insertie-tendopathie pes anserinus superficialis

De pes anserinus superficialis is de gezamenlijke insertie van de Mm. semitendinosus, gracilis en sartorius.
De aandoening komt vooral voor bij lange-afstandlopers en zwemmers, maar wordt ook gezien als komplikatie bij patiënten met gonarthrosis.

Differentiële diagnostiek
- Pes anserinus superficialis bursitis.
- Letsel van het ligamentum collaterale mediale.

Klinische bevindingen
Lokale pijn en soms lichte zwelling; bij patiënten met gonarthrosis gewoonlijk meer zwelling. In een enkel geval is er 'snapping' van een van de pezen van de pes anserinus tijdens bewegen van de knie.

Pijnlijke flexie van de knie tegen weerstand. Toename van pijn bij gelijktijdig uitgevoerde endorotatie tegen weerstand. In sommige gevallen ontstaat de pijn eerst na herhaald testen.
De passieve valgustest is negatief.
Palpatie voor verdere lokalisatie van de aandoening en ter differentiatie van een bursitis.

Therapie
Dwarse frikties, rekkingen (hamstrings en adduktoren) en tijdelijke aanpassing van sportprogramma. De rekkingsoefeningen dient de patiënt zelf dagelijks uit te voeren.
In geval van 'snapping' mét pijn is de behandeling operatief.

Bij patiënten met gonarthrosis kan men snel resultaat verwachten van een lokale infiltratie met corticosteroïd.

Insertie-tendopathie M. semimembranosus

De verschillende inserties van de M. semimembranosus te zamen worden ook wel de 'pes anserinus profundus' genoemd.
Het betreft een typisch sportletsel (met name bij hardlopers en triatleten), dat als gevolg van primaire overbelasting (geen onderliggende pathologie) of sekundaire overbelasting kan ontstaan (onderliggende pathologie, meestal een probleem van de achterhoorn van de mediale meniscus of chondromalacia patellae).

Differentiële diagnostiek
- Letsel van de achterhoorn van de mediale meniscus.
- Tendinitis van een van de pezen van de pes anserinus superficialis.

Klinische bewegingen
Pijn in het posteromediale aspekt van de knie, vooral tijdens en na aktiviteit.

Pijnlijke flexie van de knie tegen weerstand, pijntoename bij gelijktijdig uitgevoerde endorotatie tegen weerstand.
Door middel van palpatie wordt de plaats van de laesie nauwkeurig gelokaliseerd. Meestal is dat in de posteromediale hoek van de knie juist distaal van de gewrichtsspleet.

Therapie
Dwarse friktie en rekkingsoefeningen zijn in verreweg de meeste gevallen binnen enkele weken kuratief. De patiënt dient de rekkingsoefeningen dagelijks uit te voeren.
Zo nodig dient bij sporters het trainingsprogramma te worden aangepast.

Insertie-tendopathie M. biceps femoris

Ook dit is een typisch sportletsel. Men ziet de aandoening bij wielrenners, lange-afstandlopers (vooral wanneer op onregelmatig terrein wordt getraind, bijvoorbeeld op het – zachte – strand) en ski-langlaufers.

De insertie aan het fibulakopje is verreweg het meest frekwent aangedaan, de insertie aan de tibia vrijwel nooit en de niet altijd aanwezige verbinding met het laterale aspect van de laterale meniscus zo nu en dan.
In zeldzame gevallen ontstaat een totale ruptuur of een avulsiefraktuur van het fibulakopje.

Differentiële diagnostiek
- Letsel van de laterale meniscus.
- Letsel van de M. poplitieus.
- Letsel van de tractus iliotibialis.
- Letsel van het laterale kollaterale bandapparaat.

Klinische bevindingen
Pijn aan de laterale zijde van de knie, vooral tijdens en na belasten.

Flexie van de knie tegen weerstand is pijnlijk. Toename van pijn bij gelijktijdig uitgevoerde exorotatie tegen weerstand.
Door middel van palpatie wordt de exakte plaats van de laesie vastgesteld.
In geval van een totale ruptuur of een avulsiefraktuur van het fibulakopje is de weerstandstest zeer pijnlijk en er bestaat lichte zwakte.

Therapie
Dwarse frikties en rekkingsoefeningen. De patiënt dient deze oefeningen dagelijks verschillende malen per dag uit te voeren.
Wanneer de insertie aan de laterale meniscus is aangedaan, kan men enkele druppels corticosteroïd infiltreren. Een totale ruptuur en een avulsiefraktuur worden operatief behandeld.

Funktieonderzoek
Flexie van de knie tegen weerstand, vooral in kombinatie met exorotatie van het onderbeen tegen weerstand, is pijnlijk

Dwarse friktie

In verreweg de meeste gevallen is bij dit typische sportletsel de insertie van de M. biceps femoris aan het fibulakopje aangedaan.

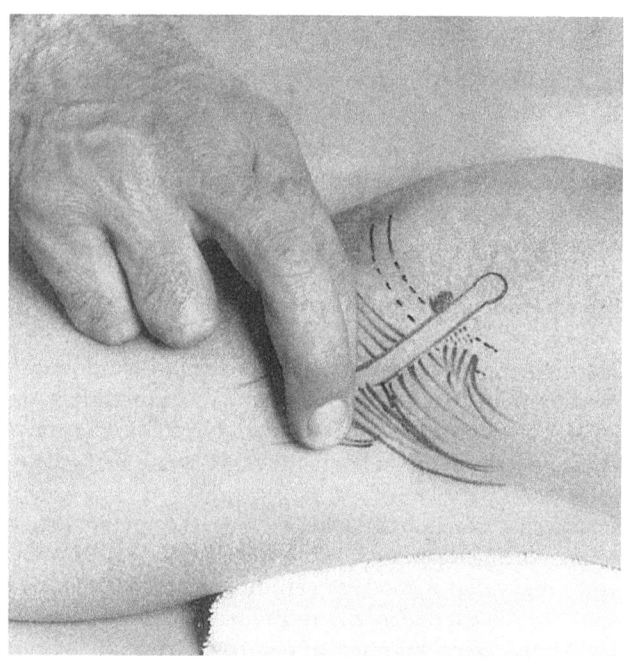

Afbeelding 6-21
Dwarse friktie van de M. biceps femoris-insertie aan het fibulakopje.

Uitgangshouding patiënt
Ruglig, op de behandelbank, de knie is iets geflekteerd, ondersteund door bijvoorbeeld een kussentje.

Uitgangshouding therapeut
Zit of stand, naast de behandelbank, aan de niet-aangedane zijde van de patiënt.
Wordt de linkerknie behandeld, dan plaatst de therapeut na zorgvuldige palpatie de top van zijn rechterwijsvinger op het proximale aspect van het fibulakopje en zijn duim aan de mediale zijde van het onderbeen, iets distaal ten opzichte van de wijsvinger.

Uitvoering
Met de top van de wijsvinger, versterkt door de middelvinger, wordt van posterolateraal naar anteromediaal (en iets distaal) over de laesie bewogen. Tijdens de aanspanningsfase wordt de pols geëxtendeerd.

Behandelduur
Afhankelijk van het stadium van de insertie-tendopathie wordt twee- tot driemaal per week ca. twintig minuten gefriktioneerd.
In het eerste of tweede stadium van de tendopathie (*zie deel 2c van de serie Orthopedische geneeskunde en manuele therapie*) zijn gewoonlijk zes tot tien behandelingen nodig. De patiënt dient dagelijks verschillende keren te rekken.
In het derde of vierde stadium wordt behandeld in kombinatie met rust (dat wil zeggen niet belasten) en zijn tien tot vijftien behandelingen nodig.

Aandoeningen van de M. popliteus

Men onderscheidt:
– tenosynoviitis;
– insertie-tendopathie;
– overrekking van de spierbuik (in de knieholte);
– ruptuur.

Tenosynoviitis en insertie-tendopathie van de M. popliteus zijn frekwente oorzaken van laterale kniepijn. De aandoening wordt in veel gevallen niet als zodanig herkend.
De beide eerste aandoeningen zijn typische sportletsels en komen vooral voor bij de vechtsporten, bijvoorbeeld bij karate; een ruptuur ontstaat traumatisch, gewoonlijk door een varustrauma, en maakt deel uit van de laterale knie-instabiliteit.

Differentiële diagnostiek
- Letsel van de laterale meniscus (verbinding van de laterale meniscusachterhoorn met de M. popliteus).
- Letsel van de tractus iliotibialis.
- Letsel van de M. biceps femoris.
- Letsel van het laterale kapsel-bandapparaat.

Klinische bevindingen
Pijn lateraal in de knie, vooral tijdens belasting met de knie in 15° – 30° flexie.
Hellingen aflopen, trap aflopen en soms zelfs gewoon wandelen zijn pijnlijk.
De pijn kan 24 – 48 uur na belasting blijven bestaan.
Sommige patiënten hebben pijn tijdens zitten met de benen over elkaar.

Door middel van het stabiliteitsonderzoek kan men het best een ruptuur vaststellen en tevens de ernst van de instabiliteit bepalen.

Het funktieonderzoek is positief bij flexie van de knie tegen weerstand met gelijktijdig uitgevoerde endorotatie. In sommige gevallen is passieve (hyper)extensie van de knie pijnlijk, evenals passieve exorotatie.

Palpatie in de zogenaamde '4-houding' dient ter verdere differentiatie: bij een insertie-tendopathie ligt de meest drukpijnlijke plaats juist anterieur van het ligamentum

collaterale laterale vlak bij de oorsprong aan de laterale femurepicondylus; bij een tenosynoviitis ligt de meest drukpijnlijke plaats juist posterieur van het ligamentum collaterale laterale.
Is de spierbuik aangedaan, dan vindt men de meeste drukpijn in de knieholte.

Therapie
Dwarse frikties en rekkingsoefeningen zijn vrijwel altijd in enkele weken kuratief; zonodig dienen de belastende aktiviteiten tijdelijk verminderd of – in ernstiger gevallen – te worden gestaakt.

Neurologische aandoeningen

Kompressie-neuropathieën rondom de knie komen zelden voor. Meestal betreft het aandoeningen van de N. saphenus, N. peroneus communis of N. tibialis. Deze aandoeningen worden beschreven in *deel 2c van de serie Orthopedische geneeskunde en manuele therapie, hoofdstuk B5 Kompressie-neuropathieën van de onderste extremiteit.*

Overige aandoeningen

Morbus Osgood-Schlatter (synoniem: apophysitis tibialis adolescentium)

Deze aandoening wordt gezien als een traktie-apofysitis als gevolg van een abnormale stand van de patella. Het gevolg hiervan is mogelijk een doorbloedingsstoornis van de tuberositas tibiae.
Schoen et al. (1989) konden aantonen, dat bij aangedane knieën de hoek tussen de lijn die de onderzijde van de apex patellae en het meest distale deel van het artikulaire gewrichtsvlak van de patella verbindt met de lijn over het artikulaire gewrichtsvlak van de patella, gewoonlijk kleiner is dan bij niet-aangedane knieën.

Bij patiënten met Morbus Osgood-Schlatter bedraagt de hoek gemiddeld 33°, terwijl in het normale geval de hoek gemiddeld 47° bedraagt. Het gevolg is dat de M. quadriceps krachtiger moet kontraheren om dezelfde funktie te handhaven. Deze toegenomen trekkracht kan een etiologische faktor zijn bij deze traktie-apofysitis. Verder ziet men vaak een patella baja (laagstand van de patella).
Soms laat een deel van de tuberositas tibiae los; er kan zelfs een avulsiefraktuur ontstaan.

De aandoening komt vooral voor bij jongens tussen tien en vijftien jaar en leidt alleen bij sportbeoefening, of na een trauma, tot klachten.

Differentiële diagnostiek
- Bursitis infrapatellaris superficialis.
- Bursitis infrapatellaris profunda.
- Apexitis patellae.

Klinische bevindingen
Er is lokale pijn en zichtbare zwelling van de tuberositas tibiae.

In sommige gevallen is passieve flexie van de knie pijnlijk.
Vooral na belasting is extensie van de knie tegen weerstand pijnlijk.
Veel patiënten hebben sterk verkorte hamstrings.
Door middel van palpatie wordt het letsel nauwkeurig gelokaliseerd en gedifferentieerd van de onder Differentiële diagnostiek bij *Subluxatie van de patella* genoemde aandoeningen.
Dit geldt eveneens voor de aseptische botnekrose van de apex patellae, het syndroom van Sinding, Larsen en Johansson.

Therapie
Vermindering van de sportbeoefening.
Rekken van de hamstrings; *niet* van het strekapparaat van de knie.
Bij ernstige avulsies van (delen van) de tuberositas tibiae is de behandeling operatief.
Spontaan herstel in ca. 2 jaar.

Luxatie van het proximale tibiofibulaire gewricht

Luxatie van het proximale tibiofibulaire gewricht ziet men maar zelden. Een luxatie kan naar boven, naar achteren of naar voren ontstaan.
De anterieure luxatie komt het meest frekwent voor.
De aandoening is meestal het gevolg van een hyperflexietrauma met de voet in extensie en supinatie, zodat de fibulakop naar lateraal en naar voren wordt getrokken. Het letsel komt het meest frekwent voor bij parachutespringers, maar men komt het ook tegen bij atletische aktiviteiten zoals polsstokhoogspringen; bij verkeersongevallen ziet men het ook wel.
De symptomatologie lijkt veel op die bij een laterale meniscusluxatie.
Vroege diagnostiek in de akute fase is belangrijk voor een snelle behandeling (manuele reduktie).

Klinische bevindingen
Akute laterale kniepijn als gevolg van een hyperflexietrauma waardoor belasten onmogelijk is. Ook een luxatie naar posterieur is mogelijk, als gevolg van een plotseling uitgevoerde krachtige flexie van de knie vanuit geëxtendeerde stand.
Sommige patiënten klagen over blokkering van de knie.

Geringe extensiebeperking van de knie bij het funktieonderzoek.
De röntgenfoto toont de luxatie.

Therapie
In het akute stadium is manuele reduktie eenvoudig uit te voeren.
Na de reduktie wordt een tapeverband aangelegd en mag de patiënt gedurende enkele weken niet of nauwelijks belasten. Vooral alle flexie-aktiviteit moet worden vermeden.

Wanneer men de aandoening niet tijdig heeft herkend, is manuele reduktie onmogelijk geworden en is operatieve resektie van de fibulakop de enige oplossing.

Kompressiesyndroom van de arteria poplitea

Kompressie van de A. poplitea komt vooral voor bij jonge sporters.
Kompressie van bloedvaten treedt meestal op waar anatomisch gezien weinig ruimte bestaat, zoals in de thoracic outlet.
De primaire oorzaak is meestal spierhypertrofie (bijvoorbeeld door sportbeoefening) of anatomische varianten in de direkte omgeving van de arterie, of verloopvarianten van de arterie zelf.

Indeling

Type 1
De A. poplitea wijkt in de fossa poplitea af naar mediaal, verloopt dan onder de pees van de M. gastrocnemius, caput mediale en verloopt daarna tussen femur en gastrocnemiuspees naar distaal.

Type 1a
De pees van de mediale kop van de M. gastrocnemius hecht meer proximaal aan de femurmetafyse dan gewoonlijk. Het verdere verloop is als bij type 1, alleen met een kleinere mediale afwijking.

Type 2
De aanhechting van de mediale M. gastrocnemius ligt meer naar proximaal én naar lateraal. De A. poplitea loopt zonder haar verloop te veranderen onder de mediale gastrocnemiuspees door, zodat bij aanspanning van deze spier kompressie van de arterie optreedt.

Type 2a
De A. poplitea kan worden gekomprimeerd door de meer naar mediaal aanhechtende M. plantaris waar ze onderdoor loopt.

Wanneer de A. poplitea atypisch verloopt, komt het bij spieraktiviteit, in het bijzonder plantairflexie van de voet, bij gestrekte knie tot chronische irritatie die uiteindelijk tot spasme van de vaatwand kan leiden.
Het gevolg is beschadiging van de intima met trombose als uiteindelijke gevolg. In het ergste geval kan bij volledige afsluiting van het vat en onvoldoende kollaterale cirkulatie een akute ischemie van het onderbeen ontstaan.

Klinische bevindingen
Claudicatio intermittens bij jonge mannelijke sporters met overigens gezonde bloedvaten is het belangrijkste symptoom. De pijn in het onderbeen ontstaat geleidelijk intermitterend of plotseling akuut tijdens of na langdurige sportbeoefening.

Passieve dorsaalflexie van de enkel bij gestrekte knie en plantairflexie van de enkel met gelijktijdig uitgevoerde flexie van de knie tegen weerstand zijn typische provokatietests. Tijdens deze tests zijn de perifere pulsaties van de A. dorsalis pedis en de A. tibialis posterior niet meer palpabel. In de A. poplitea is soms stenosegeruis te horen. Doppler-sonografie en angiografie zijn noodzakelijk ter differentiatie van andere vaataandoeningen.
Van de hieronder vermelde drie criteria moeten er ten minste twee positief zijn:
1 mediale afwijkingen van de A. poplitea;
2 afsluiting van het middelste A. poplitea-segment;
3 poststenotische dilatatie.

De angiografie wordt in de neutrale stand in de provokatie-standen uitgevoerd.
Omdat kongenitale veranderingen vaak bilateraal voorkomen, is angiografisch onderzoek van de andere lichaamszijde aan te bevelen.

Therapie
De behandeling is altijd operatief.
In ca. 25% van alle gevallen bestaat de afwijking bilateraal en wordt aanbevolen de operatie daarom ook bilateraal uit te voeren.
De operatieve procedures zijn afhankelijk van de gevonden anatomische varianten en de mate van beschadiging van de A. poplitea.

Soleus-syndroom

Dit betreft een aparte vorm van het A. poplitea kompressie-syndroom.
Door hypertrofie van de M. soleus (tengevolge van sportbeoefening) kan de arcus tendineus musculi solei zowel de A. als ook de V. poplitea en zelfs de N. tibialis komprimeren.

Klinische bevindingen
De klinische bevindingen zijn dezelfde als bij het A. poplitea kompressie-syndroom. Doordat nu echter ook de V. poplitea en/of de N. tibialis worden gekomprimeerd, ziet men, behalve claudicatio intermittens, ook veneuze stuwing en mogelijk paresthesieën in de kuit, de hiel en de voetzool.

De diagnose wordt bevestigd door angiografie, flebografie en elektromyografie.

Therapie
De behandeling is operatief en bestaat uit het vrijprepareren van de vaat-zenuwstreng.

Hoofdstuk 7

ENKEL EN VOET

Inhoud

7-1	Onderzoek	203
	Beschrijving van het funktieonderzoek	207
7-2	Pathologie en therapie	215

Aandoeningen van het bovenste spronggewricht met kapsulaire bewegingsbeperking
- Traumatische arthritis — 215
- Niet-traumatische arthritis — 215
- Arthrosis — 215
- Corpora libera — 216

Aandoeningen van het bovenste spronggewricht met niet-kapsulaire bewegingsbeperking
- Osteochondrosis dissecans van de talus — 216
- Osteochondrale fraktuur van de talus — 217
- Anterieur tibiotalair kompressiesyndroom — 217
- Posterieur tibiotalair kompressiesyndroom — 217

Aandoeningen van het onderste spronggewricht met kapsulaire bewegingsbeperking
- Traumatische arthritis — 218
- Niet-traumatische arthritis — 218
- Arthrosis — 219
- Spastisch (peroneus) platvoetsyndroom — 219

Aandoeningen van het onderste spronggewricht met niet-kapsulaire bewegingsbeperking
- Bewegingsbeperking na immobilisatie — 220
- Corpora libera — 220

Aandoeningen van de midtarsale gewrichten met kapsulaire bewegingsbeperking
- Traumatische arthritis — 220
- Niet-traumatische arthritis — 221
- Arthrosis — 221
- Spastisch (peroneus) platvoetsyndroom — 221

Aandoeningen van de midtarsale gewrichten met niet-kapsulaire bewegingsbeperking
- Bewegingsbeperking na immobilisatie — 221
- Morbus Köhler I — 222
- Accessoir os naviculare syndroom — 222

Aandoeningen van de overige gewrichten
- Arthritis van het cuneiforme metatarsale I-gewricht — 222
- Arthrosis van het cuneiforme metatarsale I-gewricht — 223
- Corpus liberum van het cuneiforme metatarsale I-gewricht — 223
- Hallux valgus — 223
- Hallux rigidus — 223
- Sesamoiditis — 224

Hypermobiele metatarsofalangeale gewrichten
II tot en met IV 224
Morbus Köhler II 224
Sesamoïde osteochondrosis 225
Apophysitis calcanei (Morbus Sever) 225
Marsfraktuur 225

Aandoeningen van het kapsel-bandapparaat
Inversie-varustrauma (enkeldistorsie):
algemeen 1 226
Inversietrauma (enkeldistorsie): overrekking
ligamentum talofibulare anterius 229
Inversietrauma (enkeldistorsie): overrekking
ligamentum calcaneofibulare 230
Inversietrauma (enkeldistorsie): overrekking
ligamentum calcaneocuboidea 231
Inversie-varustrauma (enkeldistorsie):
algemeen 2 231
Valgustrauma (mediale enkeldistorsie):
overrekking ligamentum deltoideum 236
Overrekking ligamentum tibiocalcaneare 237
Midtarsale overbelasting 237

Aandoeningen van het spier-peesapparaat
Achillodynie (peritendinitis achillei) 237
1 Peritendinitis van het mediale of laterale
  deel van de achillespees 241
2 Peritendinitis van het mediale of laterale
  anterieure deel van de achillespees 241
3 Peritendinitis van de voorzijde van de
  achillespees juist proximaal van de
  calcaneus 242
4 Insertie-tendopathie van de achillespees 242
5 Ruptuur van de achillespees 244
6 Partiële ruptuur van de achillespees 244

Partiële ruptuur van de M. gastrocnemius 245
Triceps surae-verkorting bij kinderen 246
'Shin splints'/tibialis posterior-syndroom 247
Tenosynoviitis van de M. tibialis posterior 248
Insertie-tendopathie van de M. tibialis
posterior 249
Peesruptuur van de M. tibialis posterior 250
Fasciitis plantaris 250
Calcaneodynie 250
Bursitis infracalcanea 251
Kompressie-neuropathie van de
Nn. plantares medialis en lateralis 251
Tarsale-tunnelsyndroom 251
Insertie-tendopathie (tendinitis) van de
M. tibialis anterior 251
Teno(myo)synoviitis van de M. tibialis anterior 252
Tenosynoviitis van de Mm. peronei 253
Insertie-tendopathie van de M. peroneus brevis 254
Dislokatie van de peroneuspezen 255
Tenosynoviitis van de M. extensor hallucis
longus 255
Tenosynoviitis van de M. extensor digitorum
longus 255
Tenosynoviitis (stenosans) van de M. flexor
hallucis longus 256

Kompartimentsyndromen 257

Overige aandoeningen
Ganglion 257
Fibromatosis plantaris (kontraktuur van
Dupuytren of Morbus Ledderhose) 257
Bursitis subtendinea achillei 258
Bursitis subcutanea achillei 258

Orthesiologie 258

7-1 Onderzoek

Het bovenste spronggewricht (articulatio talocruralis) (het enkelgewricht)

Nulstand
De laterale zijde van de voet maakt een hoek van 90° met de longitudinale as van het onderbeen. De rechte lijn van de spina iliaca anterior superior door het midden van de patella gaat naar de tweede teen.

Ruststand (maximal loose-packed position)
Ca. 10° (plantair)flexie in het bovenste spronggewricht en het midden tussen inversie en eversie van de voet.

Vergrendelde stand (maximal close-packed position)
Maximale extensie (dorsaalflexie).

De midtarsale gewrichten (articulationes calcaneocuboidea/talonavicularis), intertarsale en tarsometatarsale gewrichten (articulationes intertarseae/tarsometatarseae) en intermetatarsale gewrichten (articulationes intermetatarseae)

Nulstand
Zie bovenste spronggewricht.

Ruststand (maximal loose-packed position)
Zie bovenste spronggewricht.

Vergrendelde stand (maximal close-packed position)
Maximale inversie.

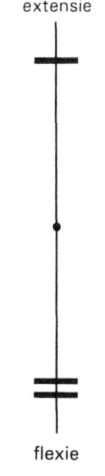

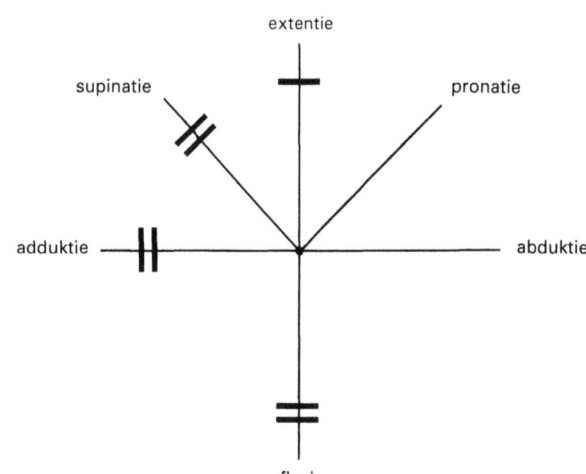

Kapsulair patroon
(Plantair)flexie meer beperkt dan extensie (dorsaalflexie).

Het onderste spronggewricht (articulatio subtalaris) (articulatio talocalcaneo navicularis)

Nulstand
Zie bovenste spronggewricht.

Ruststand (maximal loose-packed position)
Zie bovenste spronggewricht.

Vergrendelde stand (maximal close-packed position)
Maximale inversie.

Kapsulair patroon
Inversie (flexie-adduktie-supinatie) meer beperkt dan extensie (geldt alleen voor de midtarsale gewrichten; de overige gewrichten hebben geen echt kapsulair patroon).

Het metatarsofalangeale I-gewricht (articulatio metatarsophalangea hallucis)

Nulstand
De longitudinale as door os metatarsale I en de proximale falanx I staan in één rechte lijn.

Ruststand (maximal loose-packed position)
Ca. 10° extensie.

Vergrendelde stand (maximal close-packed position)
Maximale extensie.

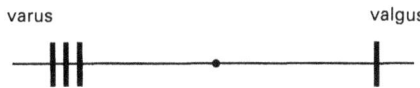

Kapsulair patroon
Varus meer beperkt dan valgus.

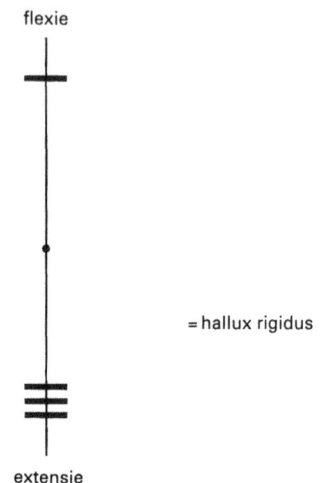

Kapsulair patroon
Extensie meer beperkt dan flexie.

De metatarsofalangeale II-V-gewrichten (articulationes metatarsophalangeae II-V) en interfalangeale gewrichten (articulationes interphalangeae proximales/distales)

Nulstand
De longitudinale as door os metatarsale en de daarmee artikulerende proximale falanx liggen op één lijn.

Ruststand (maximal loose-packed position)
Lichte flexie.

Vergrendelde stand (maximal close-packed position)
Maximale extensie.

Kapsulair patroon
Extensie evenveel of iets meer beperkt dan flexie.

Overzicht van het onderzoek

Verreweg de meeste aandoeningen van onderbeen, enkel en voet veroorzaken lokale pijn. Eventuele pijnuitstraling is gewoonlijk gering, met als grote uitzondering de verschillende kompressie-neuropathieën waarbij pijn en/of paresthesieën zowel naar distaal als ook naar proximaal kunnen uitstralen. Verder dient men rekening te houden met pijn die vanuit de lumbale wervelkolom, het sacroiliacale gewricht of de heup uitstraalt.
Vanuit de lumbale wervelkolom en het sacro-iliacale gewricht kunnen de klachten zich in de volgende gebieden manifesteren:
– L3-dermatoom, onderbeen, anterieure zijde;
– L4-L5-dermatoom, onderbeen, laterale zijde;
– S1-S2-dermatoom, onderbeen, posterieure zijde.
Vanuit de heup kan pijn in het L3-dermatoom ontstaan.

Algemene inspektie
Bij het binnenkomen van de patiënt let men op de manier van gaan (loopt de patiënt mank? Gebruikt de patiënt hulpmiddelen, zoals een kruk of stok?), de algehele lichaamshouding en de gelaatsuitdrukking. Heeft de patiënt een (gips)verband of een brace?

Anamnese

Leeftijd
De leeftijd is van belang, omdat sommige aandoeningen uitsluitend op bepaalde leeftijden voorkomen; zo kan men bijvoorbeeld hielpijn bij kinderen en bij volwassenen direkt grofweg differentiëren: hielpijn bij kinderen is vrijwel altijd het gevolg van een apophysitis calcanei of van een bursitis subcutanea calcanei posterior. Bij volwassenen betreft het meestal, ofwel achillespeesletsel of een lokale bursitis, ofwel een kompressie-neuropathie. Achillespeesletsel bij kinderen komt haast nooit voor.

Beroep, hobby (sport)?
Voor de kausale behandeling is het van groot belang zo gedetailleerd mogelijke informatie over het beroep en de hobby's van de patiënt te krijgen. Zo kan bijvoorbeeld een atleet als gevolg van een insufficiënt schoeisel een overbelastingsletsel krijgen. Voetballers hebben vaak andere letsels dan lange-afstandlopers, enz.

Wat zijn de klachten?
- Pijn?
- Tintelingen?
- Een warm of juist koud gevoel van de voet?
- Zwelling? Lokaal of in het gehele onderbeen en de voet?
- Blokkeert de enkel af en toe?
- Is er bewegingsbeperking?

Pijn heeft meestal een lokale oorzaak. Men moet evenwel altijd rekening houden met de mogelijkheid van gerefereerde pijn. In dat geval zullen de bewegingen van de voet niet de pijn veroorzaken waarover de patiënt klaagt.
Tintelingen worden meestal veroorzaakt door irritatie van een zenuwstruktuur. In de voet kan de oorzaak lokaal zijn, daarnaast kunnen ook bijvoorbeeld aandoeningen van de lumbale wervelkolom paresthesieën in de voet(en) tot gevolg hebben.
Een (abnormaal) warme voet kan wijzen op een ontsteking, maar bijvoorbeeld ook op een tumor in het bekkenlendengebied. Een (abnormaal) koude voet wijst meestal op een vaskulair probleem.
Lokale zwelling kan traumatisch zijn en wijst dan meestal op een hematoom of een haemarthros. Niet-traumatische lokale zwelling is bijvoorbeeld een ganglion of is ontstaan bij een arthritis. Is er zwelling van de gehele voet en of het onderbeen/de onderbenen (oedeem), dan is de oorzaak meestal vaskulair.
Blokkering is vaak de indikatie voor een corpus liberum. De meest voorkomende oorzaken van corpora libera in de enkel zijn traumatisch en osteochondrosis dissecans.
Bewegingsbeperking wordt door veel verschillende oorzaken bepaald. Door middel van het funktieonderzoek dient men de aard van de beperking vast te stellen.

Hoe zijn de klachten begonnen?
Indien traumatisch, zie de volgende vragen.
Indien niet-traumatisch, zijn de klachten dan geleidelijk

ontstaan, zoals bijvoorbeeld de meeste tendinitiden en artritiden, of akuut, zoals bijvoorbeeld een achillespeesruptuur.

Indien er een trauma was, wát gebeurde er precies?
Het soort trauma geeft belangrijke aanwijzingen over de aard van het letsel. Bijvoorbeeld inversie- versus eversietrauma, waarbij respektievelijk het laterale en het mediale kapsel-bandapparaat aangedaan zijn.

Waar was de pijn direkt na het trauma gelokaliseerd?
Dit is eveneens een aanwijzing voor de lokalisatie van het letsel.

Ontstond er zwelling direkt na het trauma of pas veel later?
Direkte zwelling betreft vrijwel altijd een bloeding; geleidelijk ontstane zwelling wijst meestal op een hydrops.

Is of was er funktieverlies? Direkt na het trauma of later?
Bij direkt funktieverlies betreft het een ernstiger letsel dan wanneer het funktieverlies later optreedt.

Gaat (zakt) de patiënt door de enkel? Indien ja, met of zonder pijn?
Het pijnlijke door de enkel zakken wijst vaak op een corpus liberum of instabiliteit. Het pijnloos door de enkel zakken is meestal het gevolg van chronische instabiliteit.

Gebruikt de patiënt medicijnen?
Met het oog op de in te stellen therapie, moet bekend zijn of de patiënt antihypertensiva, anticoagulantia, antidepressiva, of (niet)steroïde antiflogistica gebruikt.

Welke niet-medikamenteuze behandelingen heeft de patiënt tot nu toe gehad? Met welk resultaat?
Ook dit is van belang voor de in te stellen therapie.

Zijn of waren er ook klachten van andere gewrichten?
Indien dit het geval is, dient men rekening te houden met een onderliggende systeemaandoening.

Heeft de patiënt een of meer operaties ondergaan?
Dit is van belang indien er een operatie werd uitgevoerd wegens een maligne aandoening. Er kan nu sprake zijn van metastasering.

Specifieke inspektie
Zie de serie Orthopedische geneeskunde en manuele therapie, deel 1, Anatomie in vivo.

Tijdens lopen
Men beoordeelt de afwikkeling van de aangedane voet in vergelijking met de niet-aangedane.

In stand
Hoe is de stand van de voet? Platvoet, holvoet, spitsvoet?
Is er sprake van een varus-, of valgusstand van de calcaneus?
Stand van de midden- en voorvoet.
Stand van de tenen.
Symmetrie van de achillespezen.

Let op de stand van de knieën, benen, heupen en het bekken.

Is er atrofie, zwelling, kleurverandering?
Zijn er littekens?

Zijn er veranderingen van de huid, zoals glimmen, schilferen, eeltvorming, pigmentatie, vlekken of abnormale haargroei?
Aan- en rondom de nagels kunnen afwijkingen zichtbaar zijn. Zo zijn bijvoorbeeld verschillende systeemaandoeningen te herkennen aan de nagelafwijkingen: bijvoorbeeld psoriasis en Morbus Reiter.

In lig
Is de eventueel in stand gekonstateerde 'deformiteit' in lig nog aanwezig?
Opnieuw inspekteren voor zwelling (diffuus of lokaal), atrofie en kleurverandering.

Inspektie van de schoenen
Let op slijtage, de flexibiliteit van de schoen, het zoolprofiel en de kwaliteit van het kontrefort.

Palpatie
Vóór het funktieonderzoek wordt gepalpeerd voor zwelling en huidtemperatuur.
In geval van zwelling: hard, vast of zacht? Is er fluktuatie?
De palpatie voor zwelling en huidtemperatuur dient men zowel voor als na het funktieonderzoek uit te voeren (soms negatief vóór en positief ná het funktieonderzoek, hetgeen meestal duidt op een artikulair probleem).

Zo nodig worden de pulsaties gepalpeerd van:
A. tibialis posterior – één vingerbreedte distaal en posterieur van de mediale malleolus.
A. dorsalis pedis – tussen ossa metatarsalia I en II (deze arterie ontbreekt bij 10 à 15%) en vergelijk de pulsaties met de niet-aangedane zijde.

Funktieonderzoek
Heeft de patiënt op dit moment pijn? Zo ja, verandert de pijn tijdens het funktieonderzoek?

Onderzoek altijd eerst de niet-aangedane zijde om te kunnen vergelijken met de aangedane zijde.

De essentiële tests (basisonderzoek) worden vet gedrukt weergegeven. De overige tests worden toegevoegd, afhankelijk van de bevindingen uit het basisonderzoek.

In stand

1 Tenenstand
2 Maximale extensie (dorsaalflexie) enkels met geflekteerde knieën

In ruglig

Aktieve bewegingen
3 Aktieve extensie enkels met gestrekte knieën
4 Aktieve extensie enkels met licht gebogen knieën

5   Aktieve flexie (plantairflexie) enkels
6   Aktieve inversie voeten

Passieve bewegingen
7   **Passieve extensie enkel met gestrekte knie**
8   **Passieve extensie enkel met licht gebogen knie**
9   **Passieve extensie enkel, aktief ondersteund, met licht gebogen knie**
10 **Passieve flexie enkel**
11 **Passieve varustest onderste spronggewricht**
12 **Passieve valgustest onderste spronggewricht**
13 **Passieve extensie midtarsale gewrichten**
14 **Passieve flexie midtarsale gewrichten**
15 **Passieve abduktie midtarsale gewrichten**
16 **Passieve adduktie midtarsale gewrichten**
17 **Passieve pronatie midtarsale gewrichten**
18 **Passieve supinatie midtarsale gewrichten**
19 **Passieve inversie voet**
20 **Passieve adduktie en supinatie voet vanuit ca. 10° flexie enkel**
21 **Passieve adduktie en supinatie voet vanuit maximale extensie enkel met gestrekte knie**
22 **Passieve abduktie en pronatie voet vanuit maximale flexie enkel**
23 **Passieve abduktie en pronatie voet vanuit ca. 10° flexie enkel**
24 **Passieve eversie voet**
25 Schuifladetest naar voren in ca. 10° flexie enkel
26 Schuifladetest naar voren in meer extensie enkel
27 Schuifladetest naar voren om mediale strukturen te testen
28 Passieve varustest
29 Passieve talustest mediaal-lateraal
30 Passieve test os metatarsale I, plantair-dorsaal
31 Passieve extensie grote teen
32 Passieve flexie grote teen

Weerstandstests
33 **Weerstand inversie voet**
34 **Weerstand extensie-adduktie-supinatie voet**
35 **Weerstand eversie voet**
36 **Weerstand flexie-abduktie-pronatie voet**

Palpatie
Ná het funktieonderzoek wordt opnieuw gepalpeerd naar warmte en zwelling, maar nu wordt tevens de waarschijnlijk aangedane struktuur – indien mogelijk – gepalpeerd, teneinde de plaats van de laesie zo nauwkeurig mogelijk te lokaliseren.

Aanvullend onderzoek bij bewegingsbeperking
Specifieke tests voor gewrichtsspel, evenals traktie- en kompressietests. *Zie de serie Orthopedische geneeskunde en manuele therapie, deel 3b, Therapie extremiteiten.*

Wanneer het klinisch onderzoek niet tot een duidelijke diagnose leidt, bestaat de volgende diagnostische fase uit het provoceren van de klachten. Zo kan bijvoorbeeld bij een atleet die pas na 10 km lopen klachten krijgt, het funktieonderzoek volledig negatief zijn. Na provokatie is het funktieonderzoek in de meeste gevallen wél positief. Wanneer er ook dan nog geen diagnose kan worden gesteld, is verder onderzoek noodzakelijk.

Overig aanvullend onderzoek
- Beeldvormend onderzoek (o.a. konventioneel röntgenonderzoek, CT-SCAN, MRI en echografie).
- Laboratoriumonderzoek.
- Artroskopie.
- Soms zelfs artrotomie.
- EMG.

ENKEL EN VOET

Beschrijving van het funktieonderzoek

In stand

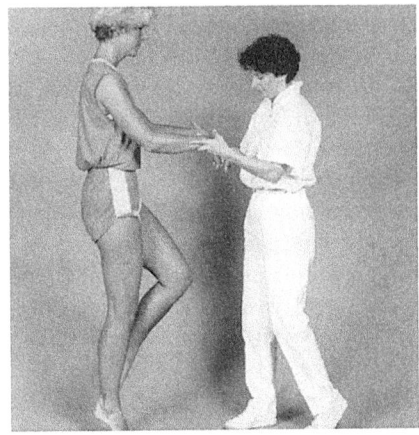

1   De pezen van de Mm. peronei zijn goed zichtbaar.

1   Tenenstand

De patiënt gaat op de tenen staan, terwijl de onderzoeker de patiënt helpt bij het bewaren van het evenwicht.
Deze test is in het bijzonder bedoeld voor de (plantair)flexoren, maar men let ook op de flexiemogelijkheid van de enkel.
Bij achillespeesaandoeningen is deze test echter vaak negatief. De patiënt dient dan eerst de klachten te provoceren. Na provokatie is de test meestal positief.
De belangrijkste plantairflexoren zijn de M. triceps surae, de Mm. peronei en de M. tibialis posterior.

2   MAXIMALE EXTENSIE (DORSAALFLEXIE) ENKELS MET GEFLEKTEERDE KNIEËN

De patiënt flekteert langzaam de knieën en tracht de hielen zo lang mogelijk aan de grond te houden. Deze test dient om de maximale bewegingsuitslag in extensie van de enkels vast te stellen. Men

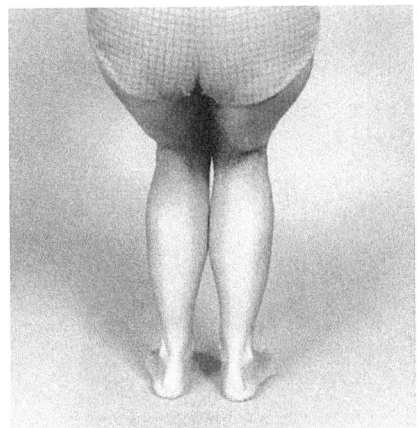

2

vergelijkt de bewegingsuitslag belast met de bewegingsuitslag in lig, onbelast *(zie test 7 t/m 9)*.
Vaak blijkt de belaste extensie van het bovenste spronggewricht iets beperkt te zijn ten opzichte van de onbelaste extensie. Men ziet dat vooral bij kraakbeenbeschadiging en anterieure instabiliteit (!).

In ruglig

Aktieve bewegingingen

Dit deel van het onderzoek wordt uitgevoerd teneinde de bewegingsuitslag en het bewegingsverloop te kunnen beoordelen. De bewegingsuitslag wordt vergeleken met die van het passieve bewegingsonderzoek, alvorens de bevindingen te interpreteren.

3   AKTIEVE EXTENSIE ENKELS MET GESTREKTE KNIEËN

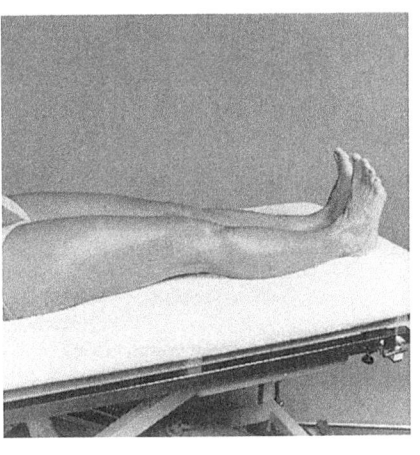

3

De op de rug liggende patiënt trekt beide voeten zo ver mogelijk op, terwijl de knieën gestrekt blijven. Direkt daarna wordt dezelfde test met licht geflekteerde knieën uitgevoerd.

4   AKTIEVE EXTENSIE ENKELS MET LICHT GEBOGEN KNIEËN

De op de rug liggende patiënt trekt beide voeten zo ver mogelijk op, terwijl de knieën gestrekt blijven. Direkt daarna wordt dezelfde test met licht geflekteerde knieën uitgevoerd.
Met geflekteerde knieën bestaat er een grotere bewegingsuitslag in het bovenste spronggewricht dan met gestrekte knieën, doordat hierbij de achillespezen maximale extensie verhinderen.

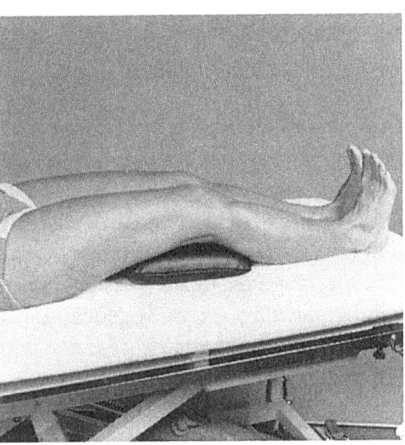

4

Wanneer er geen verschil in extensie bestaat in extensiestand en flexiestand van de knie, is de oorzaak meestal gelegen in het bovenste spronggewricht.

Bij een kapsulaire bewegingsbeperking van het bovenste spronggewricht is de flexie meestal iets meer beperkt dan de extensie.

5   AKTIEVE FLEXIE (PLANTAIRFLEXIE) ENKELS

De op de rug liggende patiënt flekteert beide enkels zo ver mogelijk.

Een lichte beperking is gewoonlijk zichtbaar als een geringe konkaviteit ter hoogte van de talus in plaats van de in normale situatie zichtbare konvexiteit.

Behalve het bovenste spronggewricht worden hierbij uiteraard ook de overige tarsale en midtarsale gewrichten getest.

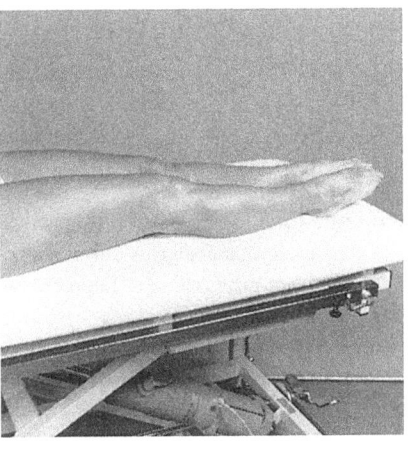

5

6 AKTIEVE INVERSIE VOETEN

De onderzoeker fixeert de bovenbenen van de op de rug liggende patiënt juist proximaal van de knieën zó, dat de benen niet geroteerd zijn.
De hielen liggen ca. 30 cm uit elkaar. De patiënt wordt nu verzocht de grote tenen naar elkaar toe te brengen.

Deze inversiebeweging heeft tot doel de beweeglijkheid van het bovenste en het onderste spronggewricht, evenals de midtarsale gewrichten en de overige tarsale gewrichten, te testen. Verder worden de anterolaterale delen van het kapselbandapparaat op spanning gebracht.
Na een inversietrauma zal deze test pijnlijk zijn.

Tevens worden de inversoren van de voet enigszins getest (M. triceps surae en de

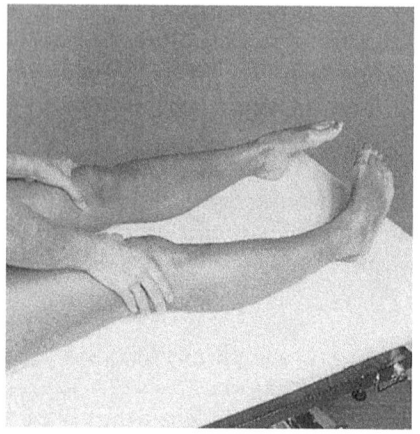

6

M. tibialis posterior). De overige inversoren zijn zelden aangedaan.

7 Passieve extensie enkel met gestrekte knie

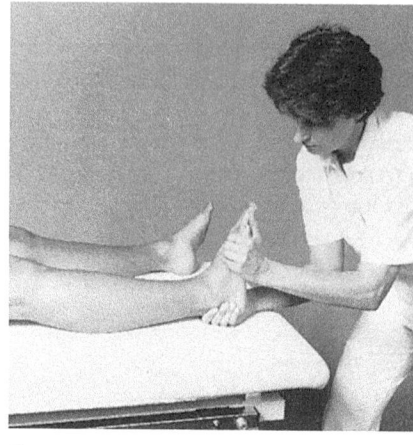

7

8 Passieve extensie enkel met licht gebogen knie

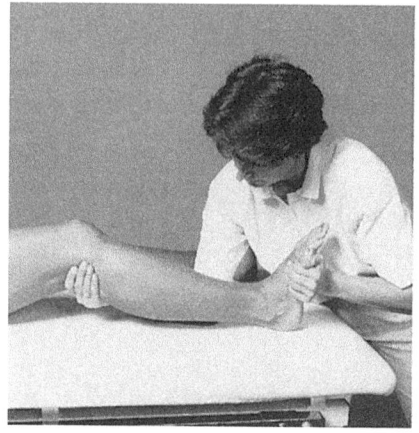

8

9 Passieve extensie enkel, aktief ondersteund, met licht gebogen knie

De onderzoeker omvat met zijn homolaterale hand de hiel van de op de rug liggende patiënt. Zijn andere hand omvat vanaf plantair de laterale zijde van de voet. De knie van de patiënt is gestrekt.

De onderzoeker brengt nu de enkel passief in maximaal mogelijke extensie. In eerste instantie zal de achillespees deze beweging remmen. De onderzoeker brengt vervolgens zijn homolaterale hand onder de knieholte en flekteert de knie enigszins zonder hierbij extensie van de enkel te verminderen. Het blijkt nu dat enkele graden meer extensie in het bovenste spronggewricht mogelijk zijn *(test nr. 7).*
Het eindgevoel is in deze stand bij veel patiënten nog moeilijk te voelen. Door de patiënt de voet aktief te laten optrekken en dan de onderzoeker overdruk te laten geven, is het – tamelijk harde – eindgevoel wel te beoordelen *(test nr. 8).*

De beweging kan beperkt en pijnlijk zijn bij een kapsulaire aandoening, alsmede bij het anterieure tibiotalaire kompressiesyndroom.

10 Passieve flexie enkel

De onderzoeker omvat met zijn homolaterale hand de hiel vanaf mediaal en plaatst zijn andere hand op het dorsum van de middenvoet en brengt met beide handen de voet in maximale flexie: de homolaterale hand beweegt daarbij de hiel naar proximaal.

Het te verwachten eindgevoel is hard en, zoals bij alle bewegingen met een hard eindgevoel, wordt nu de beweging enkele graden teruggebracht waarna dan de laatste graden met een geringe impuls worden uitgevoerd. Op deze manier is het eindgevoel het best te beoordelen.

De beweging is beperkt en pijnlijk bij kapsulaire aandoeningen van het bovenste spronggewricht en iets beperkt en zeer pijnlijk bij het posterieure tibiotalaire kompressiesyndroom.

Passieve bewegingen
Passieve bewegingen worden uitgevoerd om de bewegingsuitslag te kunnen vaststellen en het eindgevoel te bepalen. De passieve bewegingsuitslagen worden vergeleken met de aktieve bewegingsuitslagen. In geval van bewegingsbeperking is de eerste vraag of het een kapsulair dan wel een niet-kapsulaire bewegingsbeperking betreft.

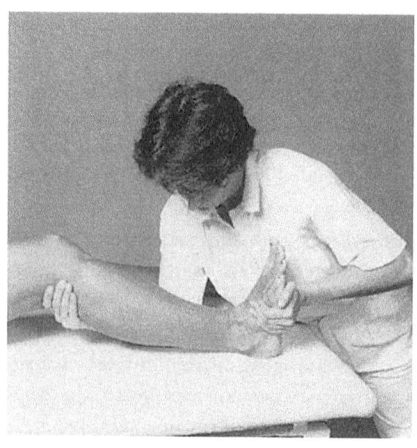

9

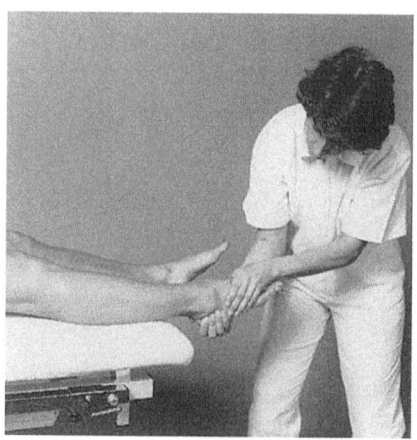

10

ENKEL EN VOET

11 Passieve varustest onderste spronggewricht

De onderzoeker plaatst de voet van de patiënt tegen zijn eigen sternum. De knie van de patiënt is geflekteerd, het bovenste spronggewricht in maximale extensie. Met de homolaterale hand wordt vanaf mediaal het onderbeen omvat, met de andere hand vanaf lateraal de hiel.
Als alternatieve handvatting kan de homolaterale hand lichte axiale kompressie via de knie uitoefenen, zodat het been beter gestabiliseerd is.

De heterolaterale hand maakt nu een varusbeweging van de calcaneus (het distale deel van de hiel wordt naar mediaal verplaatst).
Hierbij wordt de varusmobiliteit van het onderste spronggewricht getest.

Een kapsulaire bewegingsbeperking veroorzaakt met name beperking van de varusbeweging. Wanneer het bovenste

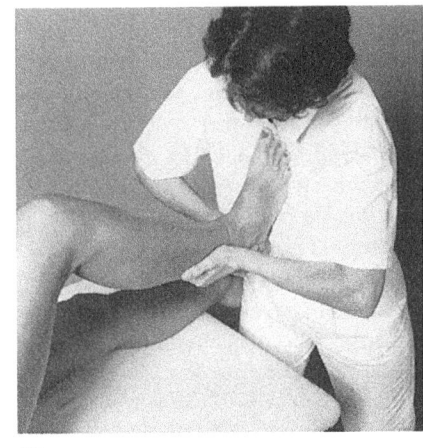

12

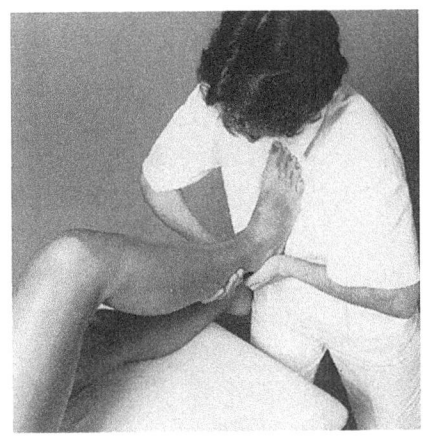

11

spronggewricht 'vergrendeld' is, zijn de laterale kapsel-bandstrukturen bij deze test niet te onderzoeken.

12 Passieve valgustest onderste spronggewricht

Op dezelfde wijze als beschreven bij test nr. 11, met dien verstande dat de homolaterale hand van de onderzoeker nu vanaf mediaal de hiel omvat en de andere hand vanaf lateraal het onderbeen of de knie, de calcaneus nu in valgusrichting beweegt.

Wanneer het bovenste spronggewricht is vergrendeld, is valgusbeweging nauwelijks mogelijk. De beoordeling van deze test vereist veel ervaring. Het is vooral het veranderde eindgevoel dat aangeeft dat de beweging 'beperkt' is.

13 Passieve extensie midtarsale gewrichten

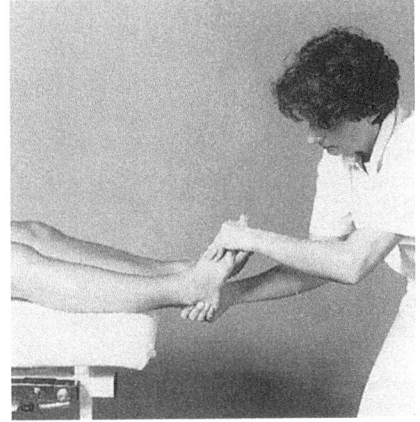

13

14 Passieve flexie midtarsale gewrichten

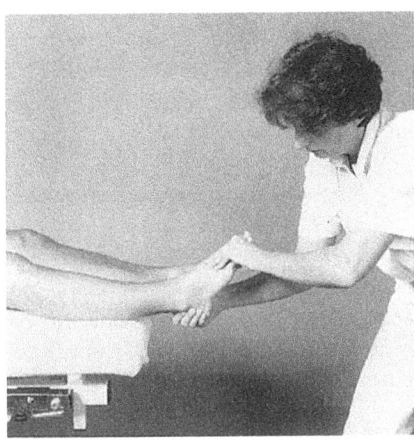

14

15 Passieve abduktie midtarsale gewrichten

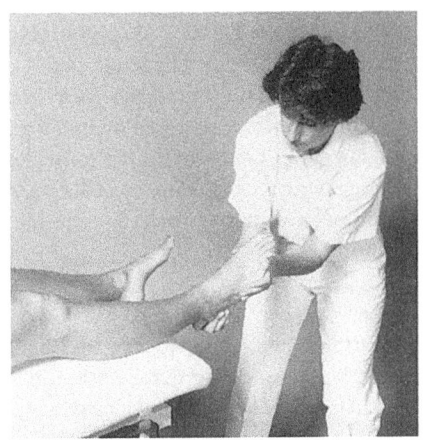

15

16 Passieve adduktie midtarsale gewrichten

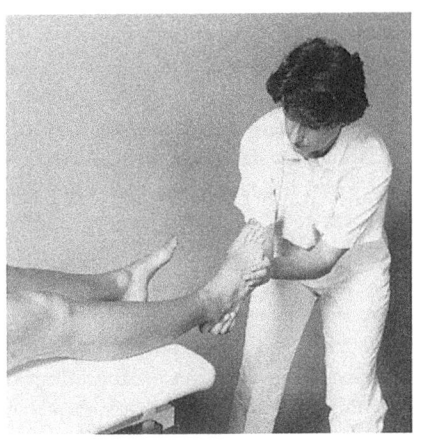

16

17 Passieve pronatie midtarsale gewrichten

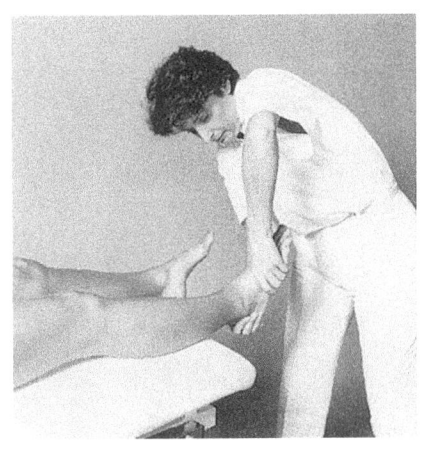

17

18 Passieve supinatie midtarsale gewrichten

De onderzoeker omvat met zijn homolaterale hand de hiel van het gestrekte been van de op de rug liggende patiënt. Zijn andere hand omvat de voorvoet. Door middel van traktie aan de hiel worden zowel het bovenste als het onderste spronggewricht 'gekontroleerd'. De hand die de voorvoet omvat is de testende hand.

De bewegingen ter onderzoek van de midtarsale gewrichten worden met heel weinig kracht uitgevoerd. De eerste test is *(nr. 13)* extensie van de midtarsale gewrichten. De bewegingsuitslag is zeer individueel. Hoewel tijdens deze test zeker meebewegen van de intertarsale en tarsometatarsale gewrichten optreedt, vindt verreweg de meeste beweging midtarsaal plaats. Geringe veranderingen zijn direkt te konstateren. Wanneer de testende hand juist distaal van de beide gewrichtsspleten wordt geplaatst, is beoordelen van bewegingsuitslag en eindgevoel vrijwel onmogelijk.

Zonder de handvatting te wijzigen wordt nu flexie van de midtarsale gewrichten uitgevoerd *(test nr. 14)*. Ook hiervoor geldt dat de bewegingsuitslag zeer individueel bepaald is.

Door nu de testende hand zodanig te verplaatsen dat vanaf plantair de voorvoet wordt omvat (duim mediaal, vingers lateraal), kan de ab- en de adduktie van de midtarsale gewrichten worden getest *(tests nr. 15 en 16)*.
Door nog eenmaal de testende hand te verplaatsen en de voorvoet vanaf dorsaal te omvatten (duim mediaal, vingers lateraal) kan nu de pro- en de supinatie van de midtarsale gewrichten worden uitgevoerd *(tests nr. 17 en 18)*.

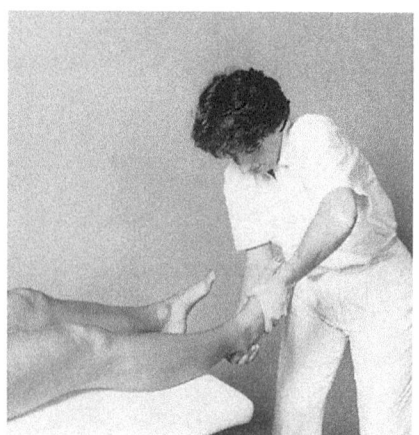

18

Aandoeningen van de midtarsale gewrichten komen frekwent voor. Vooral bewegingsbeperking na een immobilisatieperiode (bijvoorbeeld na een supinatietrauma of na gipsimmobilisatie bij een fraktuur). Kapsulaire bewegingsbeperking wordt gekenmerkt door beperkte inversie (flexie, adduktie en supinatie) en een minder grote beperking van de extensie. De adduktie en de pronatie zijn het minst of niet beperkt.

Bij supinatie en adduktie wordt het ligamentum calcaneocuboideum op rek gebracht. Dit ligament is na een inversietrauma van de voet frekwent aangedaan.

19 Passieve inversie voet

De onderzoeker omvat met zijn homolaterale hand vanaf mediaal de hiel van de op de rug liggende patiënt. Diens knie is gestrekt. Zijn andere hand wordt vanaf lateraal op het dorsum van de voet geplaatst.
Beide handen brengen nu de voet achtereenvolgens in plantairflexie, adduktie

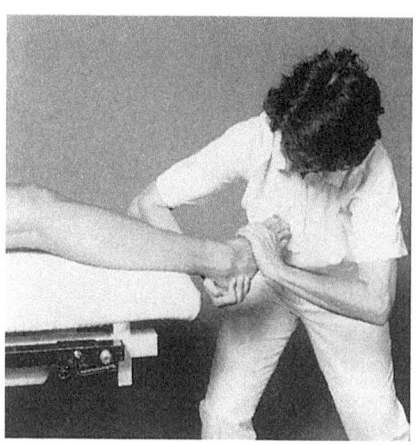

19

en supinatie. De calcaneus gaat in varus. Hierbij komt met name het ligamentum talofibulare anterius op rek. Na een inversietrauma is deze band het meest frekwent aangedaan. Verder worden de calcaneo-cuboïdale banden getest. Tevens wordt de M. extensor digitorum longus op rek gebracht.

20 Passieve adduktie en supinatie voet vanaf ca. 10° flexie enkel

Op dezelfde wijze als beschreven bij test nr. 19, maar nu vanuit ca. 10° flexie van de enkel wordt de voet geadduceerd en gesupineerd. De calcaneus wordt in varusrichting bewogen.

Hierbij test men met name het ligamentum calcaneofibulare.

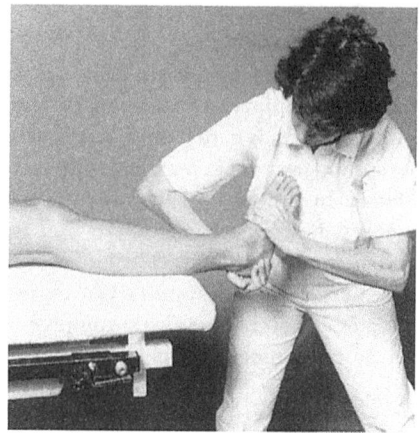

20

21 Passieve adduktie en supinatie voet vanuit maximale extensie enkel met gestrekte knie

Zoals beschreven bij test nr. 20, maar nu met de enkel in maximale extensie en met gestrekte knie wordt de voet in adduktie en supinatie gebracht; de calcaneus in varus.

Hierbij wordt met name het ligamentum

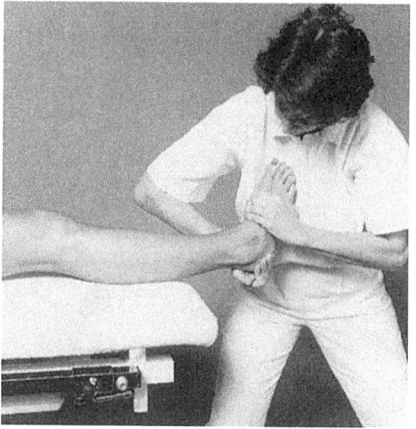

21

talofibulare posterius getest. Tevens worden de Mm. peronei op rek gebracht.

22 Passieve abduktie en pronatie voet vanuit maximale flexie enkel

De onderzoeker omvat met zijn homolaterale hand de voorvoet van de op de rug liggende patiënt vanaf mediaal, terwijl de andere hand vanaf lateraal de hiel omvat. De knie van de patiënt is gestrekt.
De voet wordt achtereenvolgens in plantairflexie, abduktie en pronatie gebracht; de calcaneus in valgus.
Hierbij wordt met name het anterieure deel van het mediale kapsel-bandapparaat, het ligamentum deltoideum, getest. Het betreft de ligamenta tibiotalare anterius en tibionaviculare. Tevens wordt de M. tibialis anterior op rek gebracht.

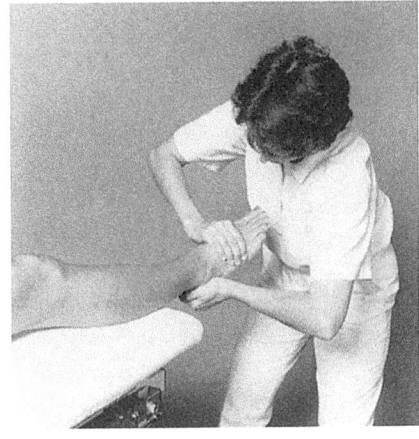

22

23 Passieve abduktie en pronatie voet vanuit ca. 10° flexie enkel

Op dezelfde wijze als beschreven bij test nr. 22, maar nu vanuit ca. 10° flexie van de enkel wordt de voet passief in abduktie en pronatie gebracht; de calcaneus in valgus.

Hierbij wordt met name het ligamentum tibiocalcaneare getest.

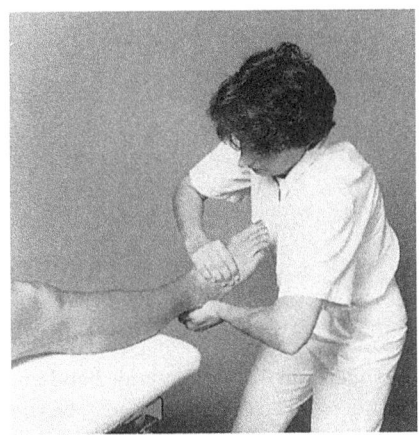

23

24 Passieve eversie voet

Op dezelfde wijze als beschreven bij test nr. 22, maar nu met de enkel in maxima-

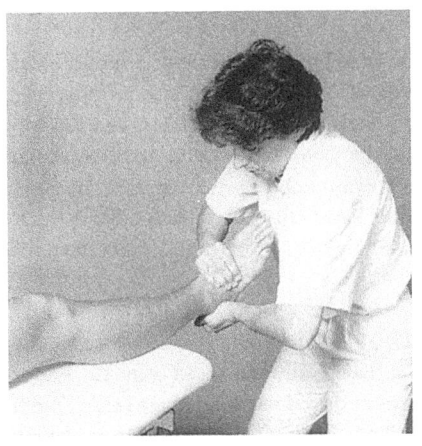

24

le dorsaalflexie met gestrekte knie, de voet wordt in abduktie en pronatie gebracht; de calcaneus in valgus.

Hierbij wordt met name het ligamentum tibiotalare posterius op rek gebracht en komt tevens de M. tibialis posterior op rek.

25-27 SCHUIFLADETEST

De knie van de op de rug liggende patiënt is ca. 60° geflekteerd. De onderzoeker omvat met zijn homolaterale hand het onderbeen vanaf lateraal, zodanig dat zijn vingers zich aan de laterale zijde bevinden. Zijn andere hand omvat de voet ter hoogte van de talus, zodanig dat de duim zich aan de mediale zijde bevindt, wijs- en middelvinger juist distaal van de laterale malleolus, terwijl ringvinger en pink de laterale voetrand omvatten.

De enkel is ca. 10° geflekteerd. De proximale hand is de testende hand; de distale hand fixeert de talus en de calcaneus tegen de behandelbank. De proximale

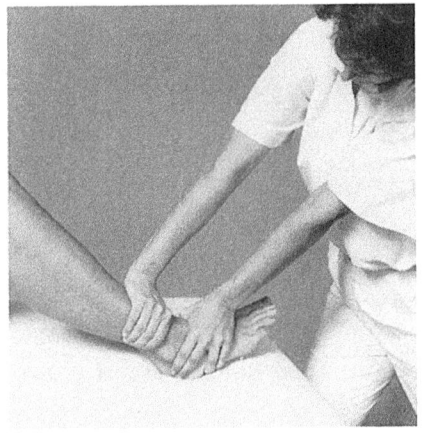

25 *Naar voren in ca. 10° flexie enkel*

hand beweegt (schuift) de tibia in het verlengde van de onderarm van de onderzoeker, die een hoek van 90° met het onderbeen van de patiënt maakt, naar dorsaal.

Hoewel de tibia naar dorsaal wordt bewogen, betreft het toch een schuiflade naar voren, omdat de schuiflade altijd naar het distale botstuk wordt vernoemd.

Men test hierbij de anterieur ligamenten (ligg. talofibulare anterius, tibiotalare anterius en tibionaviculare).

Op dezelfde wijze, maar nu in meer extensie van de enkel en daarna in meer flexie van de enkel, wordt opnieuw de schuiflade naar voren getest. In meer extensie van de enkel zal een eventuele

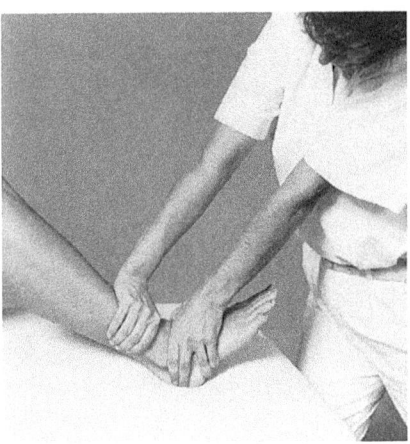

26 *Naar voren in meer extensie enkel*

lichte schuiflade naar voren iets meer toenemen, doordat de band meer ontspannen is. In meer flexie zal een eventuele lichte schuiflade juist afnemen, doordat de band nu meer gespannen is.

Indien de schuiflade echter even groot blijft, is er waarschijnlijk sprake van een totale ruptuur van de onderzochte band.

Om beter tussen de *mediale* en de *laterale*

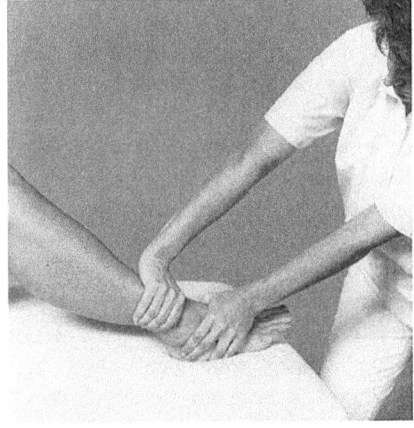

27a *Naar voren in meer flexie*

zijde te kunnen differentiëren zijn er *twee mogelijkheden*. In de eerste plaats kan men, wanneer men meer specifiek de laterale zijde wil testen, het onderbeen tegelijkertijd passief exoroteren. Hierbij komt het ligamentum talofibulare anterius nog meer op spanning, waardoor bij een ruptuur de schuiflade ook nog meer zal toenemen, terwijl het ligamentum tibiotalare anterius en ligamentum tibionaviculare juist iets zullen ontspannen.

De tweede mogelijkheid bestaat uit het wisselen van de handen, zodanig dat de vingers zich nu aan de mediale zijde bevinden. Door nu tegelijkertijd het onderbeen te endoroteren worden meer specifiek de mediale strukturen getest.

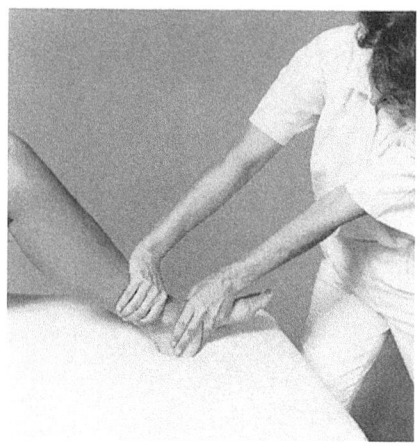

27b *Schuiflade naar voren met het onderbeen meer in endorotatie*

28 PASSIEVE VARUSTEST

De onderzoeker omvat met zijn homolaterale hand het onderbeen van de patiënt juist proximaal van de malleoli. Zijn andere hand omvat de hiel vanaf lateraal. De voet bevindt zich in de ruststand, de knie is gestrekt.

De onderzoeker beweegt met een korte impuls de calcaneus in varusrichting en weer terug. Deze beweging komt tot stand doordat de onderzoeker een snelle adduktie met zijn arm uitvoert.

De test is positief wanneer een (pijnlijke) klik (meestal tijdens het terugbewegen) optreedt. Het betreft een ruptuur van het ligamentum calcaneo fibulare.

Omdat hypermobiliteit bij deze test zeer frekwent voorkomt, is vergelijken met de niet-aangedane zijde (zoals altijd) zeer belangrijk. In zeldzame gevallen is de test positief als gevolg van een ruptuur van de voorste-onderste syndesmose (lig. tibiofibulare anterius inferius).
Om te kunnen differentiëren voert men test nr. 28 uit.

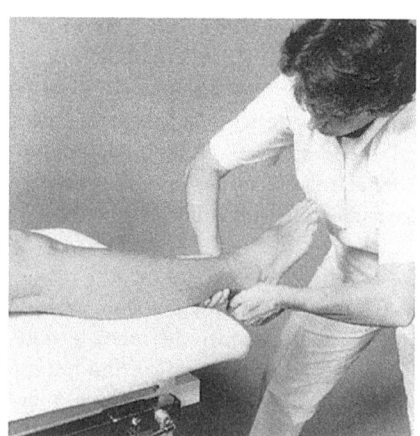

28 *Beginstand*

29 PASSIEVE TALUSTEST MEDIAAL-LATERAAL

De onderzoeker zit op of naast het korte einde van de behandelbank. De knie van de patiënt is geflekteerd, het onderbeen van de patiënt rust op het bovenbeen van de onderzoeker.

De onderzoeker omvat met zijn homolaterale hand zonder kracht uit te oefenen het onderbeen van de patiënt, juist proximaal van de malleoli zodanig, dat de vingers zich lateraal bevinden en de duim mediaal. Zijn andere hand omvat de talus van het dorsum van de voet.
De talus (de distale hand) wordt nu in de enkelvork afwisselend naar mediaal en naar lateraal bewogen. Wanneer naar lateraal bewogen wordt, houden de vingers van de proximale hand de fibula lateraal tegen; wordt naar mediaal bewo-

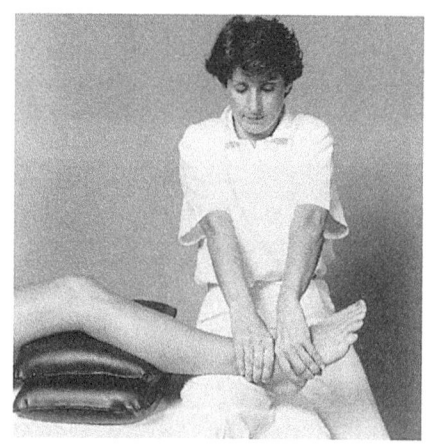

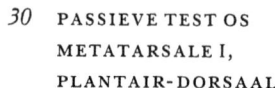

gen, dan houdt de duim de tibia mediaal tegen.

De test is positief wanneer een (pijnlijk) klikken kan worden opgewekt. Dit is het gevolg van een (partiële of totale) ruptuur van het ligamentum tibiofibulare anterius inferius.

30 PASSIEVE TEST OS METATARSALE I, PLANTAIR-DORSAAL

De vingers van de homolaterale hand van de onderzoeker omvatten os metatarsale I vanaf mediaal. De vingers van zijn andere hand omvatten os metatarsale II vanaf lateraal.

Os metatarsale I wordt nu ten opzichte van os metatarsale II naar dorsaal en plantair bewogen. De bewegingsuitslag mag niet groter zijn dan ca. 10 mm. Een grotere beweging wijst op hypermobili-

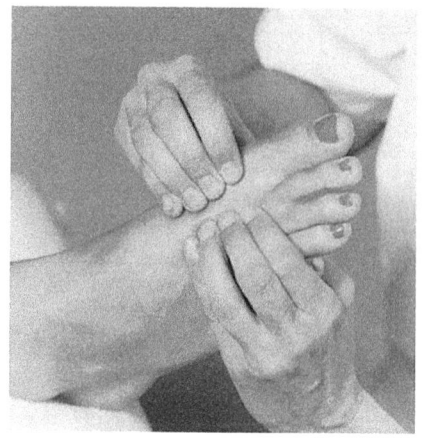

30

teit als gevolg van overpronatie tijdens (hard)lopen.

31 PASSIEVE EXTENSIE GROTE TEEN

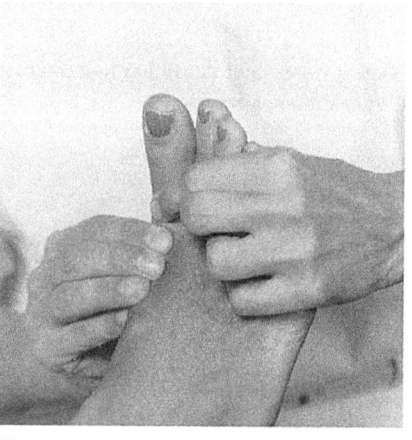

31

De vingers van de homolaterale hand van de onderzoeker omvatten os metatarsale I vanaf mediaal. De duim van zijn andere hand wordt tegen de plantaire zijde van de proximale falanx van de grote teen geplaatst, de wijsvinger op het dorsum van de grote teen.
De grote teen wordt passief maximaal geëxtendeerd.

De beweging is beperkt en/of pijnlijk als gevolg van een kapsulaire aandoening, meestal een hallux rigidus. In zeldzame gevallen betreft het een arthritis als gevolg van jicht of een andere oorzaak. (Het kapsulaire patroon van art. metatarsofalangeale I: extensie meer beperkt dan flexie.)

32 PASSIEVE FLEXIE GROTE TEEN

De homolaterale hand van de onderzoeker omvat os metatarsale I vanaf mediaal; zijn distale hand omvat de proximale falanx eveneens vanaf mediaal zodanig

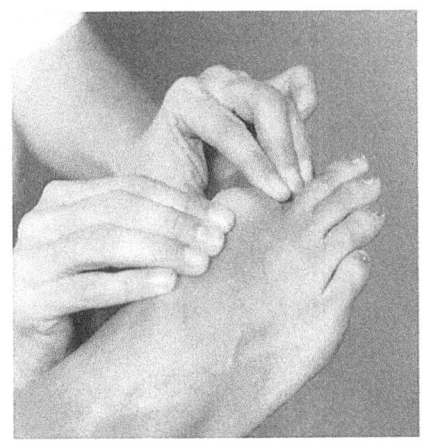

32

dat de vingers zich dorsaal en de duimen zich plantair bevinden.
De distale hand flekteert de grote teen maximaal.

Interpretatie van bewegingsbeperking: zie test nr. 31.

Weerstandstests

Tegen isometrische weerstand worden kontraktiele strukturen op kracht en pijnlijkheid getest. Aandoeningen van kontraktiele strukturen rondom de voet betreffen in het bijzonder insertie-tendopathieën. Aandoeningen van de verschillende peesscheden kunnen worden gediagnostiseerd door middel van het passieve bewegingsonderzoek, waarbij deze strukturen op rek worden gebracht.

33 Weerstand inversie voet

De onderzoeker omvat met zijn homolaterale hand vanaf plantair en mediaal de voorvoet van de patiënt. Zijn andere hand omvat de hiel vanaf lateraal, terwijl de arm parallel aan het verlengde van de homolaterale arm wordt gehouden. Beide armen vormen zodoende een diagonaal die in een hoek van ca. 45° op

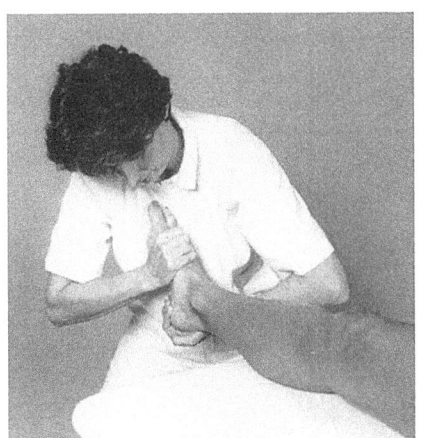

33

het onderbeen staat en van proximolateraal naar distomediaal verloopt.
De patiënt wordt nu verzocht de voet in de richting van de elleboog van de homolaterale arm te bewegen. De onderzoeker geeft hierbij isometrische weerstand.

Hierbij test men de inversoren van de voet. Wanneer de test positief is, betreft het meestal een aandoening van de M. tibialis posterior. Als alleen de peesschede is aangedaan zal deze test negatief zijn, maar passieve eversie (rek) positief *(zie ook test nr. 24)*.

34 Weerstand extensie-adduktie-supinatie voet

De onderzoeker omvat met zijn homolaterale hand vanaf dorsaal en mediaal de voorvoet van de patiënt. Zijn andere hand omvat de hiel vanaf lateraal, terwijl

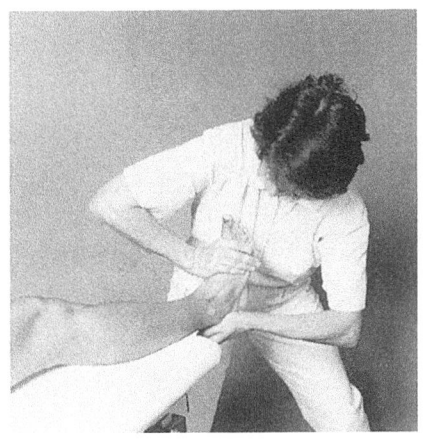

34

de arm parallel aan het verlengde van de homolaterale arm wordt gehouden. Beide armen vormen zodoende een diagonaal die van proximomediaal naar distolateraal verloopt en een hoek van ca. 45° met het onderbeen maakt.
De patiënt wordt nu verzocht de voet in de richting van de elleboog van de homolaterale arm te bewegen. De onderzoeker geeft isometrische weerstand.

Hierbij test men de spieren van de voet die de voet extenderen en tegelijkertijd aduceren en supineren. Wanneer de test positief is betreft het meestal een aandoening van de M. tibialis anterior.

Door meer distaal op de grote teen weerstand te geven kan men meer specifiek de M. extensor hallucis longus testen. Betreft het een aandoening van de peesschede, dan zal deze test negatief zijn, maar passieve rek positief *(zie test nr. 22)*.

35 Weerstand eversie voet

De onderzoeker omvat met zijn homolaterale hand vanaf plantair en mediaal de hiel van de patiënt. Zijn andere hand omvat van dorsaal en lateraal de voorvoet, terwijl de arm parallel aan het verlengde van de homolaterale arm gehouden wordt. Beide armen vormen nu een diagonaal die van proximolateraal naar distomediaal verloopt en een hoek van ca. 45° maakt met het onderbeen.
De patiënt wordt nu verzocht de voet in de richting van de elleboog van de heterolaterale arm te bewegen. De onderzoeker geeft isometrische weerstand.

Hierbij test men de eversoren van de voet. Deze zijn zelden aangedaan; de M. extensor digitorum longus nog het meest frekwent. Is de peesschede aangedaan, dan zal alleen de rektest positief zijn

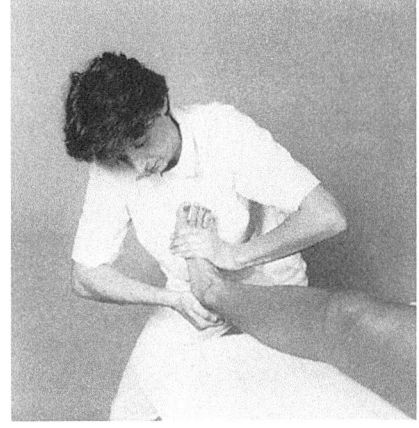

35

(passieve inversie: *zie test nr. 19*).
Wil men *meer specifiek* de M. extensor digitorum longus testen, dan verplaatst men de weerstand gevende hand verder naar distaal.

36 Weerstand flexie-abduktie-pronatie voet

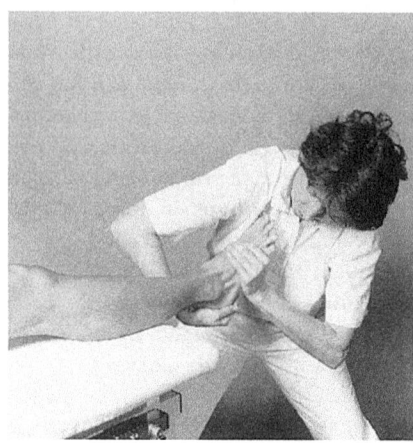

36

De handvatting en de uitvoering zijn dezelfde als beschreven bij test nr. 35, met dien verstande dat de beide armen van de onderzoeker nu een diagonaal maken van proximomediaal naar distolateraal.

Hierbij worden met name de Mm. peronei getest. Betreft het een tenosynoviitis, dan zal alleen passieve rek pijnlijk zijn *(zie test nr. 21)*.

7-2 Pathologie en therapie

Aandoeningen van het bovenste spronggewricht (articulatio talocruralis) met kapsulaire bewegingsbeperking

Traumatische arthritis

De meest frekwent voorkomende oorzaak van een traumatische arthritis van het bovenste spronggewricht is het inversietrauma van de voet. Als gevolg van het trauma treedt een synoviale reaktie op, met pijn, zwelling en bewegingsbeperking als gevolg. In dit geval is er echter primair letsel van het kapsel-bandapparaat; een solitaire traumatische arthritis komt zelden voor.
Wanneer na een inversietrauma van de voet ook na maanden nog klachten blijven bestaan, gewoonlijk ná belasting, dan betreft dit eveneens in de meeste gevallen een traumatische arthritis van het bovenste en/of onderste spronggewricht.
Na operatieve behandeling (artrotomie of artroskopie) van het bovenste spronggewricht kunnen er gedurende lange tijd na belasting nog klachten zijn die eveneens het gevolg zijn van chronische irritatie van de gewrichtskapsel.
Een andere vorm van traumatische arthritis is de geaktiveerde arthrosis. Het betreft patiënten met arthrosis van het bovenste spronggewricht, die tijdens en na belasting meer klachten krijgen, waarbij in de meeste gevallen de enkel opzwelt.

Klinische bevindingen
De belangrijkste klacht is pijn. In sommige gevallen staat zwelling op de voorgrond. De pijn treedt vooral op tijdens belasting.
Er is een kapsulaire bewegingsbeperking; de (plantair) flexie is daarbij gewoonlijk iets meer beperkt dan de extensie. Wanneer de extensie tijdens het funktieonderzoek in lig normaal lijkt, kan deze in stand (belast) toch licht beperkt zijn. Wanneer de patiënt langzaam de knieën flekteert en probeert de hielen aan de grond te houden, zal de hiel aan de aangedane zijde het eerst kontakt met de bodem verliezen.
Bij een geaktiveerde arthrosis is het eindgevoel van zowel flexie als extensie zeer hard.
Aangezien een traumatische arthritis meestal ontstaat in kombinatie met ander letsel dient het volledige funktieonderzoek te worden uitgevoerd. Verschillende andere tests kunnen positief zijn.

Therapie
De behandeling dient primair gericht te zijn op het behouden of verbeteren van de mobiliteit. Door middel van speciële mobiliseringstechnieken kan een eventuele bewegingsbeperking worden opgeheven of, indien nog niet aanwezig, voorkómen.

Een traumatische arthritis na een operatie van het bovenste spronggewricht dient met langdurige (relatieve) rust behandeld te worden. Dit houdt in dat de patiënt wel mag belasten, maar niet sporten. Gipsimmobilisatie is te allen tijde gekontraïndiceerd.

Andere afwijkingen die tegelijkertijd met de traumatische arthritis bestaan dienen uiteraard eveneens te worden behandeld.

Niet-traumatische arthritis

Omdat het bovenste spronggewricht een synoviaal gewricht is, kán in principe elke collageenziekte of elke andere systeemziekte waarbij artritiden kunnen ontstaan tevens een arthritis van het bovenste spronggewricht veroorzaken.
Toch komen niet-traumatische artritiden van het bovenste spronggewricht slechts zelden voor, in verhouding met niet-traumatische artritiden van de overige voetgewrichten. Reumatoïde arthritis van het bovenste spronggewricht bijvoorbeeld is een grote zeldzaamheid, terwijl de overige voetgewrichten bij reumatoïde arthritis zeer frekwent zijn aangedaan. De voet is zelfs vaker aangedaan dan de hand.

Klinische bevindingen
Pijn, zwelling en bewegingsbeperking zijn de belangrijkste klachten.

Tijdens palpatie vindt men meestal een verhoogde huidtemperatuur rondom het bovenste spronggewricht en diffuse zwelling.
Het funktieonderzoek toont een kapsulaire bewegingsbeperking met een verhard eindgevoel.

Therapie
De behandeling is afhankelijk van de oorzaak van de arthritis. Wanneer specifieke medikatie onvoldoende resultaat geeft, kan men bij niet-infektieuze artritiden goed resultaat verwachten van een intra-artikulaire corticosteroïd-injektie.

Arthrosis

Arthrosis van het bovenste spronggewricht is vrijwel altijd sekundair, dat wil zeggen het gevolg van een eerder doorgemaakte aandoening, bijvoorbeeld een arthritis, of een trauma zoals een fraktuur van talus, tibia en/of fibula.

Corpora libera en geaktiveerde arthrosis (traumatische arthritis) zijn bij arthrosis van het bovenste spronggewricht de meest voorkomende komplikaties.

Klinische bevindingen
Aanvankelijk klaagt de patiënt alleen over startstijfheid, later ook over startpijn.
Meestal krepiteert het gewricht tijdens beweging; in sommige gevallen ontstaat een lichte tot matige hydrops.

Het funktieonderzoek toont kapsulaire bewegingsbeperking met een verhard eindgevoel van zowel flexie als extensie.

Therapie
In de eerste plaats zal men proberen door speciële mobiliseringstechnieken de beweeglijkheid van het gewricht te verbeteren. De patiënt dient zelf de herwonnen beweeglijkheid te onderhouden.
In het vroege stadium van arthrosis van het bovenste spronggewricht kan een hakverhoging (bilateraal) een direkte pijnvermindering geven, omdat de patiënt de extensie-eindstand niet haalt. Wanneer de mobilisering tot een funktieverbetering van de extensie leidt, moet de hakverhoging weer worden verwijderd. Een schokdempende inlegzool van visko-elastisch materiaal kan eveneens tot pijnvermindering leiden.
In het tweede stadium van arthrosis is het vaak nodig symptomatisch medikamenteus te behandelen.

Bij ernstige pijn en bewegingsbeperking dient operatieve behandeling te worden overwogen (endoprothese of artrodese).

Corpora libera

Corpora libera kunnen traumatisch ontstaan, als gevolg van osteochondrosis dissecans van de talus, als gevolg van arthrosis en in sommige gevallen idiopathisch.

Sinds het bovenste spronggewricht frekwent artroskopisch wordt onderzocht en behandeld, is gebleken dat corpora libera veel vaker voorkomen dan men voordien aannam.

Klinische bevindingen
Het klachtenpatroon is klassiek: de patiënt klaagt over plotseling optredende scherpe pijn tijdens belasten. Gewoonlijk is de patiënt dan gedurende enkele ogenblikken niet in staat de voet verder te belasten. Doordat deze felle pijnscheuten op onverwachte momenten optreden, kan de patiënt heel bang worden. Vooral trap aflopen en bijvoorbeeld een drukke weg oversteken kunnen zeer problematisch zijn.

Bij palpatie konstateert men soms een lichte hydrops; soms een lichte warmte van de huid rondom het gewricht.

Bij het funktieonderzoek vindt men meestal ofwel een pijnlijk beperkte flexie ofwel een pijnlijk beperkte extensie; in veel gevallen is het funktieonderzoek echter negatief.
Indien arthrosis van het bovenste spronggewricht door corpora libera wordt gekompliceerd, zijn zowel flexie als extensie beperkt. Het typische harde eindgevoel dat men bij arthrosis verwacht, is echter bij een van beide bewegingen veranderd in een meer verend.

Therapie
De behandeling is afhankelijk van de oorzaak. Een osteochondrosis dissecans van de talus dient operatief te worden behandeld, een corpus liberum met een traumatische etiologie kan men in veel gevallen manipulatief behandelen.
Door middel van een snelle beweging onder traktie kan een corpus liberum worden verplaatst naar een positie waar het niet direkt in de buurt van het gewrichtsoppervlak ligt. Gewoonlijk wordt een corpus liberum wanneer het in een dergelijke gunstige positie ligt uiteindelijk ingekapseld.
Wanneer de klachten ook na herhaald manipulatief behandelen blijven recidiveren, is artroskopische behandeling geïndiceerd.
Is een corpus liberum het gevolg van bijvoorbeeld een afgebroken osteofyt of een kraakbeenfragment in een artrotisch gewricht, dan is manipulatie te proberen voordat men overgaat tot artroskopische behandeling.

Aandoeningen van het bovenste spronggewricht (articulatio talocruralis) met niet-kapsulaire bewegingsbeperking

Osteochondrosis dissecans van de talus

Het betreft een aseptische botnecrose die meestal in het mediale aspect van de talusrol ontstaat. De aandoening komt vooral voor bij adolescenten, even vaak bij meisjes als bij jongens.
De lokalisatie doet een inversietrauma als mogelijke oorzaak veronderstellen, maar de traumatische etiologie is niet altijd duidelijk.

De aandoening komt frekwent aan beide kanten voor. De niet-symptomatische voet dient men te allen tijde eveneens röntgenologisch te onderzoeken.

Klinische bevindingen
In sommige gevallen verloopt het beeld symptoomloos en is het een toevalsbevinding op een röntgenfoto die om een andere reden werd gemaakt.
De patiënt klaagt over lokale pijn, aanvankelijk intermitterend, later geleidelijk progressief, totdat de pijn vrijwel konstant is.
De klachten treden vooral op tijdens belasting. Sommige patiënten kunnen niet meer normaal lopen.
In sommige gevallen ontstaat spontaan zwelling van het gewricht die even spontaan weer kan verdwijnen en regelmatig recidiveert.

Bij het funktieonderzoek vindt men soms bewegingsbeperking. Het betreft meestal een beperkte extensie.
Bij palpatie is er drukpijn aan de voorzijde van het gewricht; soms is er een zeer drukpijnlijk punt aan de mediale zijde van de talus wanneer de voet in flexie gehouden wordt.
De diagnose wordt röntgenologisch bevestigd.

Therapie
Hoe jonger de patiënt, hoe groter de kans dat met kon-

servatieve therapie spontaan herstel optreedt zonder het gevaar van vroegtijdige artrotische veranderingen.
Wanneer konservatieve therapie onvoldoende (röntgenologisch aantoonbaar) verbetering geeft, is operatieve behandeling geïndiceerd. Zolang echter de epifysairschijven nog niet gesloten zijn, is operatieve behandeling gekontraïndiceerd.

Osteochondrale fraktuur van de talus

Osteochondrale frakturen van de talus zijn frekwenter mediaal dan lateraal gelokaliseerd. De mediale frakturen zijn vaak groter en ernstiger dan de laterale. Het betreft meestal de talusrol of de talushals.

De oorzaak is traumatisch, meestal is er een ernstig inversietrauma. Het fraktuurfragment kan dislokeren en ernstige inklemmingsverschijnselen veroorzaken. Osteonecrose is een gevaarlijke komplikatie van dergelijke frakturen. Het gevolg is vrijwel altijd misvorming van het gewricht met ernstige artrotische veranderingen

Klinische bevindingen
Pijn en ernstige bewegingsbeperking, met name extensie, staan op de voorgrond.
In het akute stadium is belasten volledig onmogelijk.

Röntgenonderzoek (konventioneel, tomografie of CT-scan) is diagnostisch.

Therapie
De behandeling is in de meeste gevallen operatief.

Anterieur tibiotalair kompressiesyndroom

Deze aandoening komt vooral voor bij voetballers en balletdansers, als gevolg van een extensietrauma van het bovenste spronggewricht of van herhaald geforceerde extensie van het bovenste spronggewricht, waardoor kompressie ontstaat tussen de voor-onderrand van de tibia en de voorzijde van de talushals.

Aanvankelijk is er pijn als gevolg van kapselinklemming en inklemming van het ter plaatse gelegen vetlichaam. In het geval van chronisch geforceerde extensie kunnen uiteindelijk lokale exostosen ontstaan aan de tibia en/of aan de talushals.
In sommige gevallen treedt er tibiotalair kontakt op tussen de anterieure rand van de mediale malleolus en de mediale zijde van de talus. Uiteindelijk kunnen zich ook hier exostosen vormen.
De aandoening komt voor op alle leeftijden en ontstaat eerder bij voeten met een hoog lengtegewelf en beperkte subtalaire beweeglijkheid.

Klinische bevindingen
Aanvankelijk diffuse, later scherpe pijn gelokaliseerd aan de voorzijde van de enkel. Balletdansers klagen in het bijzonder over een pijnlijke plié en demi-plié en pijn bij het landen na een sprong.
De patiënt signaleert de beperkte extensie van het bovenste spronggewricht en in veel gevallen zullen met name sporters oefeningen uitvoeren om hun extensie te verbeteren. Toename van de klachten is het gevolg. De pijn kan zich hierdoor uitbreiden naar de achterzijde van het gewricht door rek van de achterste kapsel. De patiënt is geneigd nu nog intensiever te oefenen, onder andere rekkingsoefeningen voor de achillespees.
Wanneer deze oefeningen met gebogen knie worden uitgevoerd (om meer specifiek de M. soleus te rekken) zullen de klachten nog meer verergeren.

Bij het funktieonderzoek valt vooral de pijnlijke beperkte extensie van het bovenste spronggewricht op. De pijn is gelokaliseerd aan de voorzijde van het gewricht; soms ook aan de mediale zijde en/of de achterzijde. Passieve flexie is pijnlijk maar niet of nauwelijks beperkt.
Er is lokale drukpijn en soms zijn (grote) exostosen palpabel aan de voor-onderrand van de tibia en aan de talushals.

De röntgenopname bevestigt de diagnose. Botkontakt tussen tibia en talus is zichtbaar wanneer het bovenste spronggewricht in maximale extensie wordt gehouden.

Therapie
De behandeling van een eenmalig extensietrauma is veel eenvoudiger dan de behandeling van de gevolgen van chronisch geforceerde extensie. In het eerste geval zal tijdelijk een hakverhoging worden gegeven (beiderzijds), waardoor de maximale extensie onmogelijk wordt. De pijnlijke weke delen kunnen worden geïnfiltreerd met een lokaal-anaestheticum en een corticosteroïd.
In het tweede geval kunnen een hakverhoging, een extensiebeperkend tapeverband en infiltratie helpen wanneer op de röntgenfoto nog geen exostosen zichtbaar zijn. Als dat echter wel het geval is, dient operatieve behandeling te volgen.

Posterieur tibiotalair kompressiesyndroom

Deze aandoening ziet men bij mensen met een abnormaal groot tuberculum laterale van de processus posterior tali of bij mensen met een os trigonum. In sommige gevallen is de oorzaak een osteofyt op het proximale aspect van de calcaneus.

Als gevolg van een flexietrauma van het bovenste spronggewricht of als gevolg van chronische geforceerde flexie kan kompressie ontstaan tussen de achter-onderzijde van de tibia en het tuberculum laterale van de talus of een os trigonum. Pijn volgt doordat de kapsel en het lokale vetlichaam worden ingeklemd.

Het meest voorkomende flexietrauma is het inversietrauma van de voet, waarbij flexie van het bovenste spronggewricht een zeer belangrijke komponent is.

Vooral balletdanseressen die onvoldoende flexie van het bovenste spronggewricht hebben om 'sur les pointes' te kunnen dansen, forceren nogal eens manueel de flexie en veroorzaken zodoende een chronisch posterieur tibiotalair kompressiesyndroom.

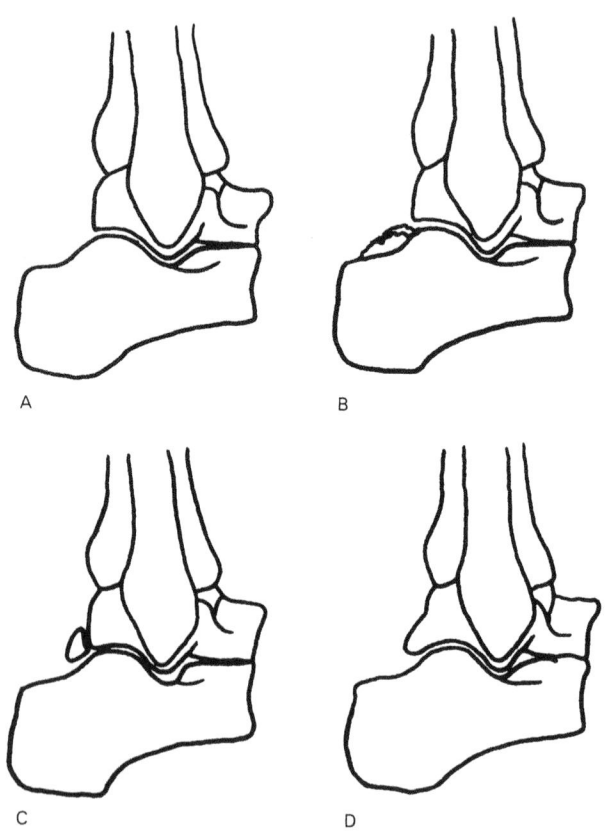

Afbeelding 7-1
Verschillende oorzaken van het posterieure tibiotalaire kompressiesyndroom.

A normaal
B prominerende calcaneus
C os trigonum
D vergroot tuberculum laterale processus posterior tali

Differentiële diagnostiek
- Tenosynoviitis M. flexor hallucis longus.
- Letsel van het onderste spronggewricht.

Klinische bevindingen
De patiënt klaagt over pijn aan de achterzijde van de enkel, de achillespees is echter niet drukpijnlijk.

Passieve flexie van de enkel is zeer pijnlijk; maximale passieve extensie kan ook pijnlijk zijn als gevolg van rek van de achterste kapsel en het vetlichaam.
De plaats van de aandoening ligt te 'diep' om door middel van palpatie een duidelijk drukpijnlijk punt te kunnen vinden.

De röntgenfoto toont wanneer het bovenste spronggewricht in maximale flexie wordt gehouden, de kompressie.
In geval van twijfel kan een technetiumscan uitkomst bieden.

Therapie
Tijdelijke beperking van de flexie door middel van tape en een lokale infiltratie met een lokaal-anaestheticum en een corticosteroïd doen de klachten blijvend verdwijnen, wanneer het een eenmalig flexietrauma betrof. In geval van chronische kompressie, zoals vaak bij voetballers en dansers, is operatieve behandeling de enige mogelijkheid.

Aandoeningen van het onderste spronggewricht (articulationes subtalaris/talocalcaneonavicularis) met kapsulaire bewegingsbeperking

Traumatische arthritis

Een traumatische arthritis van het onderste spronggewricht komt frekwent voor als gevolg van een inversievarustrauma van de voet. Het onderste spronggewricht, bestaande uit een talocalcaneair en het talocalcaneonaviculaire gewricht, te zamen ook wel het subtalaire komplex genoemd, geeft zowel extra flexibiliteit als stabiliteit in mediolaterale richting.
Een traumatische arthritis van het subtalaire komplex zal in eerste instantie bewegingsbeperking veroorzaken van de varus- en valgusbewegingen.
Doordat na een inversie-varustrauma van de voet de kapsuloligamentaire symptomen op de voorgrond staan, wordt de traumatische arthritis van het subtalaire komplex vaak niet herkend.

Na een inversie-varustrauma van de voet bestaat in veel gevallen eveneens een traumatische arthritis van de midtarsale gewrichten.

Klinische bevindingen
De patiënt klaagt over onvermogen de voet normaal af te wikkelen, met pijn in het hielgebied lateraal en soms ook mediaal.
Vaak is er toename van lokale pijn en warmte ná belasting.

Bij het funktieonderzoek is de pijnlijkste en beperkte passieve varustest de meest opvallende bevinding. De passieve valgustest is eveneens pijnlijk.

Therapie
Manuele traktie, specifieke mobiliseringstechnieken en een schokdempende inlegzool leiden meestal snel tot een optimale en pijnvrije funktie van het gewricht.
In geval van zwelling van het onderste spronggewricht, en wanneer onvoldoende resultaat wordt gezien bij de bovengenoemde behandeling, is een intra-artikulaire injektie met een corticosteroïd aangewezen (*zie voor de exacte uitvoering Orthopedische geneeskunde en manuele therapie, deel 3b, Therapie extremiteiten*).

Niet-traumatische arthritis

Het subtalaire gewricht is evenals de midtarsale gewrichten vaak aangedaan bij patiënten met reumatoïde arthritis.
In principe kan elke andere systeemziekte waarbij artriti-

den kunnen voorkomen ook het onderste spronggewricht aantasten; dit komt echter zelden voor. Een monarthritis kan het gevolg zijn van een infektie.

Reumatoïde arthritis leidt vaak tot een progressieve valgusdeformiteit van de achtervoet en afvlakken van het lengtegewelf, vooral bij patiënten met hypermobiele voeten.

Klinische bevindingen
De patiënt klaagt over hielpijn, meestal aangegeven aan de anterolaterale zijde van de malleolus lateralis, ter hoogte van de sinus tarsi. De pijn is erger tijdens bewegen dan in rust.
De calcaneus staat in valgus en het lengtegewelf is meestal vrijwel verdwenen.

De varusbeweging is vaak geheel opgeheven. Varus- en valgusprovokatie zijn pijnlijk.

Therapie
De behandeling is afhankelijk van de oorzaak van de aandoening. De behandeling bij artritiden die het gevolg zijn van een systeemziekte is meestal medikamenteus, maar bij onvoldoende reaktie kan het subtalaire gewricht worden geïnjekteerd met een corticosteroïd. De resultaten hiervan zijn gewoonlijk spektakulair, doch in de meeste gevallen tijdelijk van duur.
Bij valgusdeformatie en doorzakken van het lengtegewelf is een korrigerende inlegzool aangewezen. Bij ernstige deformatie dient orthopedisch schoeisel te worden vervaardigd.

Arthrosis

Deze aandoening is vrijwel altijd sekundair, dat wil zeggen het gevolg van een eerder doorgemaakt trauma, meestal een fraktuur van de talus en/of de calcaneus. Arthrosis van het onderste spronggewricht kan ook ontstaan bij aangeboren vormveranderingen van de voet zoals een klompvoet of het gevolg zijn van een eerder doorgemaakte arthritis.

Klinische bevindingen
De patiënt klaagt over belastingafhankelijke pijn, gewoonlijk gelokaliseerd ter hoogte van de sinus tarsi.

De varusbeweging is sterk beperkt met een verhard eindgevoel.
De passieve valgustest is pijnlijk met een verhard eindgevoel.

Therapie
Vooral in het beginstadium zijn manuele traktie en mobiliseringstechnieken succesvol. Een schokabsorberende inlegzool is gewenst. In ernstige gevallen is operatieve artrodese geïndiceerd.

Spastisch (peroneus) platvoetsyndroom

Het spastische platvoetsyndroom is het gevolg van een synoviitis van het subtalaire komplex sekundair aan verschillende onderliggende oorzaken. Veel gevallen zijn echter idiopathisch. De meest voorkomende oorzaken zijn:
- fibreuze of ossale koalitie van de talus met de calcaneus. Meestal betreft het het mediale facet, zelden het voorste of het achterste facet;
- fibreuze of ossale koalitie van de calcaneus met het os naviculare;
- fibreuze of ossale koalitie van de talus met het os naviculare;
- arthrosis, onder andere als gevolg van ernstige platvoet of klompvoet;
- status na frakturen en dislokaties (calcaneus en talus);
- reumatoïde arthritis en andere collageen- en systeemziekten;
- Sudeck atrofie;
- zelden betreft het tumoren of infekties.

Bij adolescenten is de oorzaak vrijwel altijd een fibreuze of ossale koalitie van twee of meer tarsale botstukken; men ziet de aandoening met name bij vrouwen van middelbare leeftijd met overgewicht. De onderliggende oorzaak is meestal beginnende arthrosis.
De aandoening wordt bij adolescenten vooral gezien bij jongens tussen het 12e en 16e levensjaar. Behalve het onderste spronggewricht zijn ook de midtarsale gewrichten aangedaan. Sekundair treedt bij deze aandoening een spasme op van de Mm. peronei en extensor digitorum longus.
Na ongeveer twee jaar ontstaat een pijnloze fixatie van de voet in valgus-pronatie-abduktiestand; men spreekt dan wel van een kontrakte platvoet.

Differentiële diagnostiek
- Neurologische spastische platvoet: dit komt vooral voor bij patiënten met cerebrale verlammingen. Deze patiënten hebben echter geen pijn en het spasme treedt zeer geleidelijk en pijnloos op tijdens langzame passieve inversie van de voet.

Klinische bevindingen
In beginnende gevallen (stadium 1) heeft de patiënt licht pijn tijdens belasten. De pijn is meestal ter hoogte van de sinus tarsi gelokaliseerd, maar soms ook posteromediaal, achter de laterale malleolus. Vaak loopt de patiënt enigszins mank.

Bij het funktieonderzoek is inversie van de voet en varus van het onderste spronggewricht mogelijk, maar het eindgevoel is spierspasme.
In lang bestaande gevallen (stadium 2) is de voet in valgus-pronatie-abduktiestand gefixeerd. Door het spasme van de Mm. peronei en extensor digitorum longus is passief geen inversie-varusbeweging meer mogelijk.
Schakelt men de spierfunktie tijdelijk uit door middel van een peroneusblok (lokale anesthesie), dan kunnen de bewegingen in beperkte mate worden uitgevoerd.
In het eindstadium van deze aandoening (stadium 3) is er, ook bij uitschakeling van de muskulatuur, in het onderste spronggewricht en de midtarsale gewrichten geen beweging mogelijk.
De patiënt van middelbare leeftijd die als gevolg van

overgewicht deze aandoening krijgt, heeft vooral pijn in de middenvoet tijdens belasten.

Bij het funktieonderzoek is er vooral een kapsulaire bewegingsbeperking van de midtarsale gewrichten (inversie meer beperkt dan extensie).

Therapie
In het eerste stadium is specifieke mobilisering van het subtalaire gewricht en de midtarsale gewrichten in sommige gevallen succesvol. De patiënt dient de voet zo min mogelijk te belasten en er wordt een wigvormige inlegzool aangebracht aan de mediale zijde van de hiel van ca. 3 tot 5 mm. Hierdoor komt de calcaneus iets meer in varusstand. Eventueel kan men proberen door middel van taping de calcaneus meer in varusstand te houden waardoor de midtarsale gewrichten in een lichte supinatie-adduktiestand komen.

In stadium 2 wordt gedurende tijdelijke uitschakeling van de N. peroneus communis het onderbeen en de voet ingegipst, waarbij de calcaneus in varusstand gebracht wordt. Na zes weken (!) wordt het gips verwijderd en vervolgts men de behandeling zoals beschreven bij stadium 1.
Dit ziektebeeld is nog een van de weinige indikaties voor gipsimmobilisatie.

Wanneer er geen ossale tarsale koalitie bestaat, is in stadium 3 mobilisatie onder narkose te overwegen. Indien dit de beweeglijkheid herstelt, dient men aansluitend dagelijks passief en aktief te mobiliseren. Verdere behandeling zoals beschreven bij stadium 1.
Wanneer ook nu nog geen verbetering optreedt rest alleen artrodese.

Aandoeningen van het onderste spronggewricht (articulationes subtalaris/talocalcaneonavicularis) met niet-kapsulaire bewegingsbeperking

Bewegingsbeperking na immobilisatie

Vooral na gipsimmobilisatie ontstaat bewegingsbeperking van het subtalaire komplex. Immobilisering met gips dient dan ook zoveel mogelijk te worden vermeden, of indien toch geïndiceerd zo kortdurend als mogelijk.

Klinische bevindingen
De pijnlijke bewegingsbeperking van het onderste spronggewricht heeft een abnormaal bewegingspatroon tot gevolg, waardoor kompensatoir klachten van andere gewrichten (vaak de knie) kunnen optreden.
De bewegingsbeperking is afhankelijk van de positie waarin de calcaneus was gefixeerd.

Therapie
De behandeling bestaat uit – aanvankelijk dagelijkse – passieve en aktieve mobilisering van het onderste spronggewricht.

Corpora libera

Corpora libera in het onderste spronggewricht ontstaan meestal traumatisch, soms bij patiënten met arthrosis van het gewricht; in veel gevallen echter zonder aanwijsbare oorzaak.
Meestal betreft het kraakbeenfragmenten.

Klinische bevindingen
De patiënt klaagt tijdens belasten over plotseling optredende, kortdurende felle pijnsteken in de hielregio waardoor verder belasten van de voet korte tijd niet mogelijk is.
Soms treedt een passagère pijnlijke fixatie op van de calcaneus in valgusstand.

Zowel de varus- als de valgusbeweging kunnen beperkt zijn.
In geval van een fixatie van de calcaneus in valgusstand is de varusbeweging beperkt met spierspasme als eindgevoel.

Therapie
Manipulatieve behandeling onder traktie is in veel gevallen succesvol. Bij onvoldoende resultaat of herhaald recidief is artroskopische behandeling geïndiceerd.

Aandoeningen van de midtarsale gewrichten (articulationes talonavicularis/calcaneocuboidea) met kapsulaire bewegingsbeperking

Traumatische arthritis

Evenals bij traumatische arthritis van het onderste spronggewricht komt ook deze aandoening van de midtarsale gewrichten het meest frekwent voor als gevolg van een inversie-varustrauma van de voet.
Aangezien de symptomen van het geledeerde kapselbandapparaat de symptomen van de traumatische arthritis van de midtarsale gewrichten overheersen, wordt het ziektebeeld vaak niet herkend. Toch is het een veelvuldig voorkomend restverschijnsel na het inversie-varustrauma.

Klinische bevindingen
De pijn wordt gevoeld ter hoogte van de spierbuik van de M. extensor digitorum brevis, met soms een uitbreiding van de pijn naar mediaal. In sommige gevallen kan de pijn ook mediaal beginnen als gevolg van de kompressie aldaar door de geforceerde inversie van de voet.
Bij sommige patiënten is er een lichte lokale zwelling zichtbaar.

Het funktieonderzoek toont kapsulaire bewegingsbeperking; inversie (plantairflexie, adduktie en supinatie) is meer beperkt en pijnlijk dan dorsaalflexie.

Therapie
De bewegingsbeperking kan haast altijd in behandelsessies worden opgeheven door middel van specifieke mobiliseringstechnieken. Het is zelden noodzakelijk de patiënt gerichte aktieve oefentherapie voor te schrijven, omdat de herwonnen funktie door het normale lopen vrijwel altijd behouden blijft.
Patiënten met een zittend beroep worden gestimuleerd dagelijks een wandeling te maken.

Niet-traumatische arthritis

De meest voorkomende arthritis van de midtarsale gewrichten is reumatoïde arthritis. Evenals het subtalaire gewricht zijn de midtarsale gewrichten bij patiënten met reumatoïde arthritis zeer frekwent aangedaan.
De aandoening leidt tot ernstige valgusdeformiteit in het onderste spronggewricht en doorzakken van het lengtegewelf. Hoe mobieler de voet van de patiënt voordien was, hoe ernstiger nu de deformatie.
In sommige gevallen leidt de aandoening tot een totale tarsale ankylose.

In veel gevallen ziet men tegelijkertijd een of meer van de volgende aandoeningen: tenosynoviitis van de peroneuspezen en/of de pees van de M. tibialis posterior, evenals bursitis subcutanea calcanei posterior, fasciitis plantaris, achillodynie en plantaire noduli ter hoogte van de calcaneus. Ook kunnen peesnoduli ontstaan en 'triggering' veroorzaken.

Klinische bevindingen
Doordat reumatoïde arthritis van de midtarsale gewrichten vrijwel altijd voorkomt in kombinatie met het onderste spronggewricht, zal de patiënt, naast de hielpijn ook lokale pijn hebben, in het bijzonder ter hoogte van de gewrichtsspleet van de midtarsale gewrichten.
De patiënt heeft meer pijn tijdens bewegen dan in rust.
In de meeste gevallen bestaat een valgusstand van de calcaneus en een doorgezakt mediaal lengtegewelf.
Bij het funktieonderzoek vindt men een uitgesproken kapsulaire bewegingsbeperking. Dit geldt voor alle vormen van arthritis.

Therapie
De therapie is afhankelijk van de oorzaak van de aandoening. In de meeste gevallen zal, vooral bij reumatoïde arthritis, de patiënt goed reageren op medikatie. Vaak zullen lokale aanpassingen van de schoenen noodzakelijk zijn om druk op de meest pijnlijke plekken te voorkomen. Verder is het van belang de voet gedurende langere tijd zo min mogelijk te belasten, maar wél (onbelast) te bewegen. De patiënt wordt aanbevolen schoenen met lage hakken te dragen, met veel ruimte in de voorvoet. De schoen moet zacht zijn; de patiënt heeft veel baat bij een korrigerende inlegzool met tevens een schokabsorberende funktie. De stand van de calcaneus kan met dezelfde inlegzool worden gekorrigeerd wanneer deze aan de mediale zijde van de hiel ongeveer een halve cm hoger is dan aan de laterale zijde.
In ernstige gevallen dient geheel aangepast orthopedisch schoeisel te worden vervaardigd.

Patiënten met reumatoïde arthritis reageren haast altijd zeer goed op lokale injekties met corticosteroïden in de aangedane gewrichten, peesscheden en bursae. Deze injekties kunnen meestal zonder gevaar voor bijwerkingen herhaald worden gegeven.
Wanneer een arthritis niet meer aktief is, kan men de resterende bewegingsbeperking geheel of gedeeltelijk opheffen door middel van specifieke mobiliseringstechnieken.
In ernstige gevallen kan operatie noodzakelijk zijn. Operatieve behandeling kan variëren van synovectomie tot artrodese.

Arthrosis

Evenals bij de bovenste en onderste spronggewrichten is arthrosis van de midtarsale gewrichten haast altijd sekundair, bijvoorbeeld als gevolg van een fraktuur of na een doorgemaakte aseptische nekrose van het os naviculare (Morbus Köhler I).

Klinische bevindingen
Tenzij de aandoening in ernstige mate aanwezig is, zijn er gewoonlijk weinig klachten.
Soms zijn osteofyten zichtbaar en palpabel op het dorsum van de voet ter hoogte van de gewrichtsspleet.
Aanvankelijk is er alleen startstijfheid, later gevolgd door startpijn en krepitaties.
De konventionele röntgenopname bevestigt de diagnose.

Therapie
In het vroege stadium zijn uitstekende resultaten te verwachten van specifieke mobiliseringstechnieken.
Een funktionele rigide inlegzool is aan te bevelen om de mobiliteit in de midtarsale gewrichten tijdens het belasten te beperken.

In ernstige gevallen is artrodese te overwegen.

Spastisch (peroneus) platvoetsyndroom

Dit syndroom is beschreven onder de kapsulaire aandoeningen van het onderste spronggewricht. In verreweg de meeste gevallen betreft het eveneens een aandoening van de midtarsale gewrichten. *Zie blz. 218 en verder.*

Aandoeningen van de midtarsale gewrichten (articulationes talonavicularis/calcaneocuboidea) met niet-kapsulaire bewegingsbeperking

Bewegingsbeperking na immobilisatie

Het betreft vaak ernstige bewegingsbeperking na gipsimmobilisatie.

Klinische bevindingen
De patiënt klaagt over onvermogen de voet normaal af te wikkelen. In veel gevallen leidt dit tot lokale pijnklachten

en/of klachten van een hogergelegen gewricht zoals de knie of het heupgewricht. In veel gevallen betreft het een gewricht aan de heterolaterale zijde.

Bewegingsbeperking van het midtarsale gewricht in alle richtingen.

Therapie
Dagelijkse passieve later gevolgd door aktieve mobilisering.

Morbus Köhler I

Dit is een aseptische botnecrose waarvan de oorzaak niet bekend is. Trauma speelt waarschijnlijk een belangrijke rol; het kan een eenmalig trauma betreffen maar ook chronische mikrotraumata.
Avaskulaire necrose van het os naviculare (destijds os scaphoideum) werd voor het eerst door Köhler beschreven in 1908. In 1920 beschreef Köhler nog een andere aandoening van de kop van os metatarsale II die bekend staat als Morbus Köhler II.
Deze aandoening komt vooral voor bij kinderen tussen 3 en 8 jaar en wordt vaker gezien bij jongens dan bij meisjes (verhouding 6 : 1).
De ziekte kan in beide voeten tegelijk voorkomen (ongeveer 30% van alle gevallen).

Klinische bevindingen
Al of niet na een trauma klaagt het kind over pijn aan de mediale zijde van de voet. Het kind ontwikkelt een antalgisch looppatroon dat aanvankelijk intermitterend is maar vrij snel progressief verandert in een konstant manklopen. De patiënt kan de plaats van de aandoening zelf nauwkeurig lokaliseren. Soms is er sprake van een weke-delenzwelling.
De pijn wordt veroorzaakt door de synoviitis van het talonaviculaire gewricht.

Het funktieonderzoek is meestal negatief, maar geforceerde bewegingen van de midtarsale gewrichten kunnen pijnklachten provoceren. De röntgenfoto bevestigt de klinische diagnose.

Therapie
De behandeling is primair konservatief.
Eventuele standafwijkingen van de voet(en) dienen door middel van een funktionele orthese (inlegzool) te worden gekorrigeerd. Het is vooral van belang het lengtegewelf voldoende te ondersteunen. Wanneer het kind veel pijn heeft, is een loopgips van vier tot zes weken aan te raden.

De aandoening dient elke drie maanden radiologisch te worden geëvalueerd. Gewoonlijk duurt het genezingsproces negen tot twaalf maanden.
Het gebruik van een mediale orthese na volledige genezing is afhankelijk van de stand van de voet.

Accessoir os naviculare syndroom

Het betreft een aandoening van een frekwent voorkomend accessoir botje, mediaal van het os naviculare. Er zijn twee typen: type 1, een sesambeentje in de pees van de M. tibialis posterior, ook wel os tibiale externum genoemd, en type 2, een echte accessoire beenkern, die niet vergroeid is met het os naviculare, maar ermee een synchondrose vormt. Type 2 is vaak de oorzaak van klachten. Meestal, maar niet altijd, betreft het adolescenten, van wie 80% vrouwen.

Differentiële diagnostiek
- Avulsiefraktuur (met name bij sporters).
- Osteochondraal letsel (eveneens vooral bij sporters).

Klinische bevindingen
Al of niet na een trauma is er pijn aan de mediale zijde van de voet. Posttraumatisch ontstaat de pijn vooral na (sport)aktiviteiten of neemt als gevolg van deze aktiviteiten toe ná belasting.
De patiënt kan de plaats van de aandoening zelf nauwkeurig lokaliseren. Er is zichtbare zwelling en palpatoir kan een 'abnormale vorm' van het os naviculare worden vastgesteld.

Pijnlijk zijn inversie van de voet tegen weerstand (aanspannen van de M. tibialis posterior) en passieve eversie van de voet (rek van de M. tibialis posterior). Er is lokale drukpijn.
Röntgenonderzoek: het sesamoïd heeft een driehoekige of een hartvorm, in tegenstelling tot de ronde of ovale vorm van een normaal os tibiale externum.
Op een technetiumscan is verhoogde aktiviteit zichtbaar.

Therapie
De behandeling is in eerste instantie konservatief. De meestal aanwezige pronatiestand van de voet wordt gekorrigeerd door middel van een funktionele orthese. Soms helpt een lokale infiltratie met een corticosteroïd.
Bij onvoldoende resultaat excisie van het accessoire botje, de synchondrose en de aanliggende rand van het os naviculare.

Aandoeningen van de overige gewrichten

Arthritis van het cuneiforme metatarsale I-gewricht

In dit gewricht komt vooral reumatoïde arthritis voor en arthritis tengevolge van jicht. Andere artritiden zijn zeldzaam.

Klinische bevindingen
De patiënt klaagt over lokale pijn, ernstiger tijdens belasten dan in rust. Nauwsluitende schoenen zijn niet te verdragen.
In veel gevallen is er lokale zwelling en roodheid.

De translatoire bewegingen van het gewricht zijn beperkt en pijnlijk.

Therapie
De therapie is primair medikamenteus, maar wanneer onvoldoende verbetering optreedt, is een intra-artikulaire corticosteroïd-injektie meestal heel effektief.

Arthrosis van het cuneiforme metatarsale I-gewricht

Deze aandoening komt voor bij jonge mensen en is het gevolg van een doorgemaakte osteochondrosis, vaak bilateraal aanwezig.
Ter hoogte van het gewricht op het dorsum van de voet ontstaat een osteofyt; op den duur treedt bewegingsbeperking op met uiteindelijke fixatie van het gewricht.
Deze fixatie heeft een pijnlijke voorvoet (metatarsalgie) tot gevolg, waarbij de pijn vooral ter hoogte van het metatarso-falangeale I-gewricht of het sesamoïd metatarsale I-gewricht is gelokaliseerd.

Klinische bevindingen
Er is lokale pijn, vooral tijdens belasten, in het bijzonder wanneer nauwsluitende schoenen worden gedragen.
De lokale zwelling wordt veroorzaakt door een osteofyt die goed palpabel is.

Bij het funktieonderzoek is er een opvallende bewegingsbeperking van de translatoire gewrichtsbewegingen.

Therapie
Het dragen van een schoen met een open wreef en een hoge hak geeft ontlasting van het gewricht.
Bij onvoldoende resultaat is een intra-artikulaire corticosteroïd-injektie te overwegen.
Operatieve behandeling kan in enkele gevallen geïndiceerd zijn.

Corpus liberum van het cuneiforme metatarsale I-gewricht

Deze zelden voorkomende aandoening is het gevolg van losse kraakbeenfragmenten in het gewricht en wordt met name gezien bij sportmensen.

Klinische bevindingen
Tijdens hardlopen ontstaat een plotselinge, kortdurende felle pijn in de voorvoet die na enkele seconden weer verdwenen is. Wel kan soms een enkele uren durende zeurende restpijn achterblijven.

Het funktieonderzoek is meestal negatief.

Therapie
Manipulatieve behandeling is meestal wel effektief; is dit niet het geval dan is artroskopie geïndiceerd.

Hallux valgus

Deze vooral bij vrouwen voorkomende aandoening kan het gevolg zijn van:
- pes plano valgus;
- metatarsus primus varus;
- reumatoïde arthritis;
- slecht schoeisel (te puntig bij de voorvoet).

Wanneer de grote teen in valgusstand staat (de grote teen 'wijst' naar lateraal), treedt zeer geleidelijk een verplaatsing op van de pees van de M. extensor hallucis longus naar lateraal. Hierdoor neemt de valgusstand toe. Het gevolg is een overrekking van het ligamentum collaterale mediale van het metatarsofalangeale I-gewricht.
Ter hoogte van de aanhechting van het ligament aan het caput van os metatarsale I vormt zich een osteofyt.
Door de druk van de schoen ontstaat uiteindelijk een lokale bursa die na verloop van tijd gaat ontsteken en de klachten veroorzaakt. In extreme gevallen kan door de druk necrose van de huid optreden.

Sekundair aan een hallux valgus ontstaat arthrosis van het metatarsofalangeale I-gewricht.

Klinische bevindingen
De patiënt klaagt over lokale pijn, die voornamelijk het gevolg is van de bursitis.
Wanneer nog geen arthrosis is ontstaan, ziet men alleen bewegingsbeperking van de mediale abduktie van de grote teen. Arthrosis veroorzaakt een kapsulaire bewegingsbeperking.

Therapie
De therapie is aanvankelijk konservatief: vermijden van te nauwe schoenen, het tussen de eerste en tweede teen aanbrengen van een teenspreider, zo nodig andere aanpassingen in de schoen voor een eventueel insufficiënt lengte- en/of dwarsgewelf.

Vooral in het beginstadium van de aandoening kan specifieke mobilisering tot goede resultaten leiden.

Hallux rigidus

Een hallux rigidus (stijve grote teen) wordt gekenmerkt door bewegingsbeperking van het metatarsofalangeale I-gewricht. De aandoening kan reeds bij adolescenten voorkomen. Vooral bij jonge mensen ziet men het vaak bilateraal hetgeen aanleiding kan geven tot vroegtijdige arthrosis van het gewricht.
Een hallux rigidus op oudere leeftijd is meestal het gevolg van arthrosis.
Vaak ontstaan grote osteofyten aan de dorsale zijde van het gewricht. Als gevolg van de druk van de schoen op deze osteofyten ontwikkelen zich kleine bursae die uiteindelijk kunnen gaan ontsteken.

Klinische bevindingen
De patiënt heeft vooral pijn tijdens het afwikkelen van de voet. De pijn wordt lokaal gevoeld.
Er is lokale zwelling tengevolge van de osteofyten en in een later stadium van de bursitiden.

Er is een opvallend kapsulair patroon, de extensie van de grote teen is veel meer beperkt dan de flexie.

Therapie
De behandeling van deze aandoening is afhankelijk van de leeftijd van de patiënt; bij jonge mensen bereikt men in veel gevallen met een afwikkelbalkje onder de schoen

en specifieke mobilisering van het gewricht goede resultaten.
In therapieresistente gevallen is operatie geïndiceerd.

Bij oudere patiënten kan een intra-artikulaire injektie vaak succesvol zijn. Een week na de injektie dient te worden begonnen met specifieke mobilisering van het gewricht.
Operatieve behandeling is vaker geïndiceerd bij oudere patiënten dan bij jonge.

Sesamoiditis

Hieronder verstaat men een irritatie van het gewrichtje dat wordt gevormd door het mediale sesambeentje in de pees van de M. flexor hallucis longus en de plantaire zijde van het caput ossis metatarsale I. De aandoening ontstaat door overbelasting (sport) of door een direkt trauma. In het laatste geval kan er eveneens een fraktuur van het sesambeentje zijn.

Differentiële diagnostiek
- Sesamoïd-fraktuur.
- Sesamoïde osteochondrosis.

Klinische bevindingen
Pijn aan de mediale plantaire zijde van de voet tijdens belasten.

Bij het funktieonderzoek vindt men gewoonlijk een pijnlijke passieve extensie van de grote teen, evenals pijnlijke flexie van de grote teen tegen weerstand.
Het röntgenonderzoek is in de meeste gevallen diagnostisch.
In geval van twijfel is technetiumscintigrafie geïndiceerd.

Therapie
De behandeling is in eerste instantie konservatief en bestaat uit een inlegzool met uitsparing ter hoogte van het sesambeentje.
In hardnekkige gevallen kan men een intra-artikulaire corticosteroïd-infiltratie geven.

Operatief verwijderen van het sesambeentje is in sommige gevallen noodzakelijk.

Hypermobiele metatarsofalangeale gewrichten II tot en met IV

Bij langer bestaande spreidvoeten kan tengevolge van overrekking van de plantaire ligamenten hypermobiliteit optreden van de metatarsofalangeale gewrichten, met als gevolg een pijnlijke (sub)luxatie tijdens het afwikkelen van de voet. Spreidvoeten ontstaan door overbelasting van de (meestal hypermobiele) voorvoet door het dragen van te hoge hakken, of bij balletdansers door het 'demi point' dansen. Een spreidvoet kan ook secundair voorkomen bij een spitsvoet.

Klinische bevindingen
Vooral tijdens het afwikkelen van de voet is er pijn in de voorvoet(en).

Passieve extensie is bij het funktieonderzoek de pijnlijkste beweging. De tenen zijn maximaal te luxeren ten opzichte van de metatarsus.

Therapie
De behandeling is primair konservatief door middel van een funktionele korrigerende orthese voor de voorvoet en (eventueel) een afwikkelbalkje onder de schoen.
Bij sportmensen en balletdansers geeft het bandageren van de voorvoet meestal verlichting van de klachten.
Soms is operatieve behandeling geïndiceerd.

Morbus Köhler II

Hoewel deze aseptische botnecrose het eerst door Freiberg in 1914 werd beschreven, wordt de aandoening over het algemeen genoemd naar Köhler die de aandoening in 1920 formuleerde. De ziekte komt vooral voor bij vrouwen – slechts in zeldzame gevallen bij mannen – in het bijzonder in de adolescentie maar ook op latere leeftijd.
De aandoening is meestal gelokaliseerd in het kopje van os metatarsale II, maar kan zich ook in het kopje van metatarsale III en metatarsale I presenteren. In sommige gevallen zijn twee kopjes aangedaan. Soms treedt het in beide voeten tegelijk op.

Evenals bij de andere aseptische botnecrose is ook hier de etiologie niet geheel duidelijk. Mogelijke mikrotraumata zoals bij veel (hard) lopen kunnen optreden, spelen misschien een rol.

Klinische bevindingen
De patiënt klaagt over pijn aan de plantaire zijde van het aangedane os metatarsale, vooral tijdens belasten. De pijn vermindert in rust.

De beweeglijkheid van het aangedane gewricht kan beperkt zijn, de bewegingen zijn altijd pijnlijk in de eindstand.
Door middel van palpatie kan men de plaats van de aandoening nauwkeurig lokaliseren.
Röntgenonderzoek bevestigt de diagnose. De foto toont in veel gevallen kleine corpora libera.

Therapie
De behandeling is gewoonlijk konservatief. Patiënten met heftige pijn dienen rust te houden en krukken te gebruiken. Zodra de akute symptomen zijn verminderd, is een funktionele orthese aan te bevelen die steun geeft aan de kopjes van de ossa metatarsalia. De orthese dient zo te worden vervaardigd dat direkte druk op het aangedane voetgebied wordt vermeden.
Het is belangrijk schoenen met lage hakken te dragen om zo zo min mogelijk druk op de metatarsale kopjes te krijgen. Langdurig wandelen, lopen en andere vormen van sportbeoefening dient men te vermijden.
In verreweg de meeste gevallen is de aandoening na twee tot drie jaar geheel genezen.

Konservatieve therapie is niet altijd succesvol. In geval van corpora libera kan operatief worden ingegrepen; wanneer namelijk ondanks adekwate konservatieve therapie, geen verbetering optreedt, zijn verschillende operatieve procedures mogelijk.

Sesamoïde osteochondrosis

Osteochondrosis van de sesambeentjes in de pezen van de M. flexor hallucis longus en brevis komt regelmatig voor.
Deze aandoening ziet men bij kinderen en adolescenten, meestal tengevolge van een direkt trauma. Gewoonlijk betreft het een ongeval waarbij de enkel in flexie en de tenen in maximale extensie werden geforceerd. Bij adolescenten en jong-volwassen sporters kan sesamoïde osteochondrosis ontstaan als gevolg van overbelasting.

De aandoening dient röntgenologisch te worden gedifferentieerd van de eerder beschreven sesamoiditis en de fraktuur van een van de sesambeentjes.

Klinische bevindingen
De pijn is gelokaliseerd onder het kopje van os metatarsale I en treedt alleen op gedurende belasting.
De patiënt kan onmogelijk op de tenen lopen.

Passieve extensie van de grote teen is pijnlijk; soms is er pijntoename wanneer tegelijkertijd de enkel wordt geextendeerd.
De röntgenfoto vertoont typische afwijkingen.

Therapie
De behandeling is konservatief en bestaat uit het geven van een inlegzool die os metatarsale I eleveert, zodat er geen direkte druk op de sesambeentjes meer ontstaat. Heeft de patiënt ondanks deze maatregel toch nog veel pijn, dan wordt het tijdelijk gebruik van krukken aanbevolen.
In zeldzame gevallen dient het aangedane sesambeentje operatief te worden verwijderd.

Apophysitis calcanei (Morbus Sever)

Pijn in de regio van het posterieure aspect van de calcaneus werd voorheen altijd beschouwd als een osteochondrosis van de apofyse van de calcaneus ter hoogte van de insertieplaats van de achillespees. Het is echter gebleken dat de op de röntgenfoto vaak geziene asymmetrische ontwikkeling van de apofyse van de calcaneus met toegenomen densiteit in veel gevallen geen relatie heeft met de klinische symptomen en als normale bevinding moet worden gezien.

De klachten zijn dan ook meestal het gevolg van wekedelenirritatie; meestal betreft het de bursa subcutanea calcanei posterior, minder frekwent de bursa subtendinea achillei. Men ziet de aandoening bij kinderen tussen zeven en twaalf jaar oud, het meest frekwent bij kinderen van acht/negen jaar.
De aandoening komt vaker voor bij jongens dan bij meisjes, vooral bij dikke, aktieve jongens.

Differentiële diagnostiek
- Avulsiefraktuur van de calcaneus-apofyse.
- Insertie-tendopathie van de achillespees.
- Bursitis subtendinea achillei.

Klinische bevindingen
Pijn in de hiel vooral na aktiviteit, of dan verergerend. De patiënt kan de voet niet meer normaal belasten en gaat manklopen.
Soms treden zwelling en roodheid op.

Het funktieonderzoek is meestal negatief. In sommige gevallen is er een lichte beperking van de extensie van de enkel als gevolg van verkorting van de M. triceps surae.
Er is drukpijn op het tuber calcanei in het bijzonder ter hoogte van de insertie van de achillespees.

Therapie
De behandeling is konservatief. In ernstige gevallen (veel pijn) is vermindering van de aktiviteiten en een hakverhoging van maximaal 2 cm noodzakelijk. Soms is het kontrefort van de schoen te hard en is ander schoeisel aan te bevelen.

Enerzijds geeft men aan de pijn en de verkorting van de M. triceps surae toe door middel van een lichte hakverhoging, anderzijds dient men ook voorzichtige rekkingsoefeningen uit te voeren om de spieren weer geleidelijk op lengte te brengen. Naarmate de spier weer langer wordt, dient de hakverhoging in een of twee fasen te worden afgebouwd.

Marsfraktuur

Hoewel niet behorend tot de weke-delenaandoeningen wordt deze stressfraktuur hier toch besproken, omdat deze aandoening vaak ten onrechte als weke-delenletsel wordt beschouwd.
De aandoening, ook wel de ziekte van Deutschländer (1921) genoemd, ontstaat gewoonlijk bij mensen tussen achttien en dertig jaar na intensieve lichamelijke aktiviteit. Deze spontane fraktuur komt vaak voor bij militairen en is meestal gelokaliseerd in de hals van os metatarsale II, minder frekwent in os metatarsale III of IV.
In sommige gevallen bestaat de fraktuur in meer dan één os metatarsale.

Deze aandoening komt (minder) voor bij patiënten van middelbare leeftijd, bij wie de traumatische faktor soms onduidelijk is en bij wie tevens insufficiëntie van de eerste rij bestaat, zoals bij spreidvoeten.

Klinische bevindingen
De patiënt klaagt over heftige, maar wisselende pijn in de voorvoet tijdens belasten. De normale voetafwikkeling is onmogelijk en de patiënt loopt mank.
Er zijn lokale roodheid, zwelling en warmte.

Het funktieonderzoek is vaak niet positief. In sommige gevallen bestaat asdrukpijn; er is altijd lokale drukpijn.
Het röntgenonderzoek is pas ongeveer twee weken na het optreden van de klachten positief.

Therapie

De behandeling is konservatief en bestaat in de akute fase uit medikamenteuze of fysiotherapeutische pijndemping en enkele dagen rust. Na de akute fase kan men de voet bandageren, zodanig dat het aangedane os metatarsale door middel van een aangepaste voorvoetsteun wordt ontlast.

Aangezien het haast altijd patiënten betreft met een spreidvoet, is het van groot belang dat een funktionele orthese wordt vervaardigd en dat deze ook na het volledige herstel te allen tijde in de schoen gedragen wordt om recidief te voorkomen.

Indien onbehandeld zal de patiënt na ca. zes weken klachtenvrij zijn; ook dan zal nadien een orthese noodzakelijk zijn.

Restpijn is vaak het gevolg van overbelasting van de Mm. interossei. Deze spieren reageren goed op dwarse friktiebehandeling. Vier tot zes behandelingen zijn meestal voldoende.

Intensieve spierversterkende oefentherapie voor de voetzoolspieren is aan te bevelen.

Aandoeningen van het kapsel-bandapparaat

Inversie-varustrauma (enkeldistorsie): algemeen 1

Het inversie-varustrauma is het meest voorkomende trauma van enkel en voet. Vaak wordt het kortweg inversietrauma of ook wel supinatietrauma genoemd.

Het trauma kan optreden bij een kombinatie van de volgende bewegingen: flexie in het bovenste spronggewricht, varus in het onderste spronggewricht en flexie, supinatie en adduktie van de midtarsale gewrichten en vaak ook van (een deel van) de distaal daarvan gelegen gewrichten.

In verreweg de meeste gevallen ontstaan bij dit trauma overrekkingen en/of (partiële) rupturen van het kapselbandapparaat van de enkel, minder frekwent van de middenvoet. Er worden echter vele komplikaties gezien waarvan de meest voorkomende hierna kort worden besproken.

De ernst van het letsel wordt onderverdeeld in gradaties en klinische stadia:
Graad 1: overrekking van de anterolaterale strukturen zoals het ligamentum talofibulare anterius en (eventueel) het ligamentum calcaneofibulare.
Graad 2: totale ruptuur van het ligamentum talofibulare anterius en overrekking of partiële ruptuur van het ligamentum calcaneofibulare.
Graad 3: totale ruptuur van de ligamenta talofibulare anterius en calcaneofibulare; overrekking of (partiële) ruptuur van het ligamentum talofibulare posterius. In heel ernstige gevallen kan ook de tibiofibulaire syndesmose ruptureren: het ligamentum tibiofibulare anterius inferius.

Klinische stadia

De klinische stadia worden onderverdeeld in het akute, subakute en chronische stadium.

Het akute stadium betreft de eerste drie dagen na het trauma, het subakute stadium begint gewoonlijk de vierde dag (afhankelijk van de ernst soms al de derde dag) na het trauma en het chronische stadium ziet men alleen in sommige onbehandelde gevallen. De patiënt heeft in dat geval vaak maanden geleden een inversietrauma doorgemaakt en had tijdens de normale dagelijkse bezigheden geen of weinig klachten. De 'oude pijn' en vaak een lichte zwelling ontstaan echter ná belasting, meestal sportbeoefening zoals voetballen, tennissen of joggen.

Komplikaties

Letsel van de ligamenta calcaneocuboideum en calcaneonaviculare (te zamen ligamentum bifurcatum) als gevolg van de supinatie en adduktie van de midtarsale gewrichten.

Letsel van het ligamentum cuboideum metatarsale V als gevolg van geforceerde adduktie van de midden- en voorvoet.

Letsel van het voorste deel van het mediale kapsel-bandapparaat. Het betreft de ligamenta tibiotalare anterius en tibionaviculare.

Letsel van de peroneuspezen. Dit komt zeer frekwent voor. Meestal is er sprake van een overrekking van de peesschede van de Mm. peronei en soms een overrekking van de pezen zelf. Verder kan het retinaculum Mm. peroneorum superius ruptureren, met dislokatie van de peroneuspezen als gevolg.

Een andere ernstige komplikatie is de avulsiefraktuur van de tuberositas ossis metatarsale V, de aanhechtingsplaats van de M. peroneus brevis.

Letsel van de peesscheden en/of pezen van de Mm. extensor digitorum longus en/of extensor hallucis longus.

Frakturen als gevolg van een inversietrauma komen frekwent voor. Meestal betreft het avulsie- of traktieletsels, soms impakt- of kompressieletsels *(afb. 7-2).*

Het sinus tarsi-syndroom. De patiënt klaagt over een gevoel van instabiliteit tijdens lopen en pijn ter hoogte van de sinus tarsi. Dit syndroom berust op chronische irritatie van sensibele zenuwtakjes in de sinus tarsi, hetgeen aanleiding geeft tot een gestoorde proprioceptie en een disfunktioneren van de Mm. peronei.

Het funktieonderzoek is negatief, ook wat stabiliteitstest betreft. Er is sterke drukpijn in de laterale opening van de sinus tarsi. De konventionele röntgenopnamen vertonen geen afwijkingen; het artrogram van het subtalaire gewricht vertoont echter specifieke afwijkingen in de synoviale recessus. Infiltratie van de sinus tarsi met een lokaalanaestheticum doet de symptomen direkt maar tijdelijk verdwijnen, hetgeen de diagnose bevestigt.

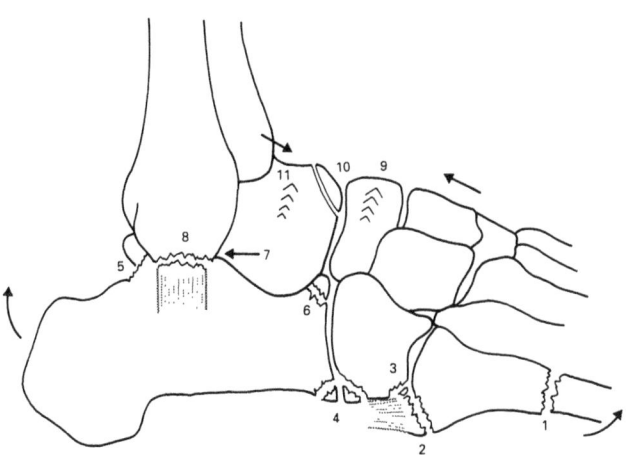

Afbeelding 7-2
Mogelijke komplikaties bij het inversietrauma van de voet (naar Marti, 1982).

Avulsie- en traktieletsels:
1 schachtfraktuur van os metatarsale V
2 fraktuur van de basis van os metatarsale V
3 kapselscheur en avulsiefraktuur van het os cuboideum
4 kapselscheur en avulsiefraktuur van calcaneus en os cuboideum
5 kapselscheur (subtalaire gewricht) en avulsiefraktuur van de calcaneus
6 fraktuur van de processus anterior calcanei
7 fraktuur van de processus lateralis tali
8 avulsiefraktuur van de laterale malleolus

Impakt- en kompressieletsels:
9 impressiefraktuur van het os naviculare
10 scheer- en impressiefraktuur van het caput tali
11 impressiefraktuur van het collum tali

De behandeling bestaat uit het wekelijks infiltreren met een lokaal-anaestheticum (2 ml 1%). Gewoonlijk zijn drie tot zes injekties nodig. Bij onvoldoende resultaat kan een corticosteroïd worden geïnfiltreerd. In enkele gevallen wordt operatief het weefsel uit de laterale helft van de sinus tarsi geëxcideerd.
Zowel bij de konservatieve behandeling als pre- en postoperatief is spierversterkende oefentherapie van de Mm. peronei en training van de proprioceptie noodzakelijk.

Het posterieure tibiotalaire kompressiesyndroom. Deze aandoening komt frekwent voor bij mensen met een os trigonum of een abnormaal groot tuberculum laterale van de processus posterior tali.

Kompressie-neuropathieën. Als gevolg van een inversietrauma kan een overrekking van de N. peroneus communis, de N. peroneus superficialis of de N. peroneus profundus ontstaan.

M. extensor digitorum brevis. Het spierbuikje van deze spier bevindt zich juist distaal van de sinus tarsi aan de anterolaterale zijde van de voet. Na een inversietrauma is de voet op deze plaats vaak gezwollen. Wanneer uiteindelijk alle symptomen verdwenen zijn, valt het de patiënt vaak op dat er ter hoogte van de spierbuik nog een duidelijke, vaak blauw doorschemerende zwelling zichtbaar is. Het komt niet zelden voor dat de patiënt na verloop van tijd een arts of fysiotherapeut konsulteert met de mededeling dat 'op één plaats de voet nog steeds dik blijft'. De behandelaar behoeft echter niets anders te doen dan de 'aangedane voet' te vergelijken met de 'niet aangedane' en de patiënt op deze manier gerust te stellen. Deze zogenaamde zwelling is normaal!

Klinische bevindingen
Tijdens en direkt na het trauma is er meestal heftige pijn aan de anterieure en laterale zijde van de enkel en de voet. (Hard)lopen is vrijwel onmogelijk.
Afhankelijk van de ernst van het trauma ontstaat er (snel) zwelling tengevolge van de optredende bloeding.

Funktieonderzoek
De volgende tests kunnen positief zijn.

Passieve extensie van de enkel is pijnlijk en beperkt als gevolg van de snel optredende bloeding. Dit kan zowel een haemarthros als een extra-artikulaire bloeding zijn.
In ernstige gevallen is het ligamentum tibiofibulare anterius inferius aangedaan en ontstaat pijn bij een overrekking of een partiële ruptuur en hypermobiliteit (ondanks de zwelling) als gevolg van een totale ruptuur, waardoor bij extensie de talus de tibia en fibula van elkaar doet wijken.

Passieve flexie van de enkel is pijnlijk tengevolge van de zwelling en pijnlijk door rek van het ligamentum talofibulare anterius en eventueel het ligamentum tibiotalare anterius of de pezen van de Mm. extensor digitorum longus en extensor hallucis longus.

Passieve varusbeweging van de calcaneus, uitgevoerd met de voet in de middenstand, is pijnlijk als gevolg van rek van de ligamenta calcaneofibulare en eventueel talofibulare posterius.

Passieve adduktie van de midtarsale gewrichten, waarbij in het bijzonder de ligamenta calcaneocuboidea en cuboideum metatarsale V worden gerekt.

Passieve supinatie van de midtarsale gewrichten. Hierbij komen de ligamenta calcaneocuboidea en bifurcatum op rek.

Passieve inversie van de voet is pijnlijk, omdat hierbij rek optreedt van alle anterolaterale strukturen: de ligamenta talofibulare anterius, calcaneocuboideum, bifurcatum en het ligamentum cuboideum metatarsale V. Verder de Mm. extensor digitorum longus en extensor hallucis longus. Door kompressie kan pijn aan de mediale zijde ontstaan.

Schuifladetest naar voren. Deze test is positief wanneer het ligamentum talofibulare anterius en/of het ligamentum tibiotalare anterius gerupttureerd is/zijn.

Weerstand eversie. Dit is een test voor de Mm. extensor digitorum longus en brevis en de extensor hallucis longus.

Weerstand flexie, abduktie en pronatie. Hierbij worden de Mm. peronei getest. Door middel van passieve extensie, adduktie en supinatie worden de Mm. peronei en hun peesscheden op rek gebracht.

Palpatie
Door middel van palpatie wordt de plaats van de laesie zo nauwkeurig mogelijk gelokaliseerd. Zo kan bijvoorbeeld het ligamentum talofibulare anterius ter hoogte van de origo aan de voor-onderzijde van de laterale malleolus, in het verloop en ter hoogte van de insertie aan de talus aangedaan zijn.

Een ander voorbeeld: de Mm. peronei kunnen over het gehele verloop van achter de laterale malleolus tot aan de insertie van de M. peroneus brevis op de tuberositas ossis metatarsale V zijn aangetast.

Bij een eerstegraadsletsel is het stabiliteitsonderzoek negatief. Deze provokatietests kunnen echter wel pijnlijk zijn.
Bij een tweedegraadsletsel is de schuifladetest naar voren positief: anderolaterale instabiliteit.
Bij een derdegraadsletsel is zowel de schuifladetest naar voren evenals de varustest positief; in ernstige gevallen is ook de passieve talustest naar mediaal-lateraal positief. In het laatste geval betreft het een ruptuur van het ligamentum tibiofibulare anterius inferius.

Bij frakturen bestaat er vaak asdrukpijn. Wanneer dat het geval is, of wanneer er na drie dagen geen of nauwelijks verbetering is opgetreden, is röntgenonderzoek of artrografie aangewezen.

Therapie

Graad I letsel
In het *akute stadium* (de eerste drie dagen na het trauma) worden vooral pijn en zwelling bestreden. Dit gebeurt door middel van kryotherapie, pulserende athermische hoogfrekwentstroom en effleurages. Direkt na deze behandeling wordt een elastische bandage aangelegd, die de patiënt in veel gevallen na enkele uren opnieuw zelf moet aanleggen, omdat de bandage of te strak of te los is komen te zitten.
Met gebandageerde enkel en voet wordt de patiënt nu aangeleerd hoe de voet – normaal belast – behoort te worden afgewikkeld. Deze funktionele training is heel belangrijk. Vaak ziet men als resultaat dat de patiënt na behandeling de praktijk zo goed als gewoon lopend kan verlaten.

Vanaf de vierde dag (in sommige gevallen al de derde dag), wanneer zwelling en pijn aanzienlijk minder zijn geworden, begint het *subakute stadium*. De behandeling wordt nu uitgebreid met een kortdurende zeer lokaal uitgevoerde friktie. Deze friktiebehandeling mag aanvankelijk niet langer dan enkele minuten duren.
Deze therapie wordt gevolgd door spierversterkende oefenbehandeling van de Mm. peronei en proprioceptietraining. Na de behandeling wordt de patiënt of getaped, of hij krijgt een brace mee naar huis.
Verreweg de meeste patiënten zijn zeven tot tien dagen na het trauma klachtenvrij en kunnen, met een tapeverband of een stabiliserende brace, geleidelijk hun sportbeoefening hervatten.

In sommige onbehandelde gevallen kan het *chronische stadium* ontstaan. De patiënt heeft in dat geval alleen klachten na belasting. Het funktieonderzoek dient direkt ná de belasting te worden uitgevoerd. Passieve inversie blijkt nu pijnlijk te zijn ter hoogte van het ligamentum talofibulare anterius. De beweging is meestal tevens iets beperkt als gevolg van adhesies van het ligament.
Deze verklevingen kunnen manipulatief worden verbroken. Een dergelijke manipulatieve behandeling kan alleen door een therapeut worden uitgevoerd die met deze behandeling ervaring heeft *(zie deel 3b van de serie Orthopedische geneeskunde en manuele therapie, Therapie extremiteiten).*
Aan deze manipulatie gaat ter mobilisatie en pijndemping een dwarse friktiebehandeling van ca. tien minuten vooraf. Na manipulatie krijgt de patiënt een oefenschema ter onderhouding van de herkregen mobiliteit. Ook hier is kracht- en koördinatietraining van de Mm. peronei van groot belang.

Helaas worden nog altijd veel patiënten behandeld met gipsimmobilisatie, ook wanneer er geen frakturen zijn. Deze patiënten hebben ná de immobilisatie in veel gevallen matige tot ernstige bewegingsbeperking van het subtalaire gewricht en/of de midtarsale gewrichten.
Tegenwoordig beschouwen we gipsimmobilisatie als obsoleet. De kraakbeenfunktie is na gipsimmobilisatie immers gedurende ca. één jaar verstoord, waardoor het kraakbeen gevoeliger is voor elke vorm van 'geweld'. Zo is de kans op artrotische veranderingen van het bovenste en/of onderste spronggewricht na gipsimmobilisatie bij sporters veel groter dan wanneer funktioneel zou zijn behandeld.
De bewegingsbeperking van de verschillende gewrichten dient zo spoedig mogelijk na de immobilisatieperiode door middel van speciële mobiliseringstechnieken te worden hersteld. De patiënt krijgt een oefenschema mee om de verbeterde mobiliteit te onderhouden.

Graad 2 en graad 3 letsel
Bij een gelokaliseerde zwelling (het laterale 'ei') is het aan te bevelen de bloeding te punkteren. Bloed in een gewricht wordt uiteindelijk spontaan wel geresorbeerd maar het heeft nadelige effekten voor het gewrichtskraakbeen en kan intra-artikulaire adhesies veroorzaken. Vooral *mediaal* kunnen dan klachten optreden.

Wanneer men kiest voor konservatieve therapie wordt de voet de eerste tien dagen zoveel mogelijk ontlast en worden pijn en zwelling bestreden zoals beschreven bij het eerstegraadsletsel. Heel belangrijk is het onbelast aktief bewegen; dit gebeurt niet alleen onder leiding van de fysiotherapeut, maar dient door de patiënt zelf verschillende malen per dag te worden uitgevoerd.

Wanneer na tien tot veertien dagen geen duidelijke verbetering is opgetreden, worden opnieuw röntgenopnamen gemaakt, omdat een eventuele chondrale fraktuur (meestal van de talus) in veel gevallen pas op dat moment zichtbaar is.
De verdere behandeling verloopt zoals beschreven bij graad 1.

De aktuele diskussie 'operatieve behandeling versus funktionele behandeling' lijkt nog niet beëindigd. Aandoeningen van de eerste graad vallen buiten deze diskussie: *hierbij is de behandeling altijd funktioneel.* De resultaten bij zowel operatief als funktioneel behandelde patienten zijn uitgesproken goed te noemen. De geopereerde patiënt met funktionele nabehandeling skoort beter dan de patiënt met postoperatieve gipsimmobilisatie.
Het staat wel vast dat de kosten en het arbeidsverzuim bij funktioneel behandelde patiënten veel lager zijn dan bij operatief behandelde mensen.

Inversietrauma (enkeldistorsie): overrekking ligamentum talofibulare anterius

Funktieonderzoek, zie blz. 227 en de serie Orthopedische geneeskunde en manuele therapie, deel 2c, Diagnostiek extremiteiten

Dwarse friktie

Het lig. talofibulare anterius kan op verschillende plaatsen zijn aangedaan. Achtereenvolgens wordt de behandeling van de volgende predispositieplaatsen besproken en afgebeeld:

a de oorsprong van het ligament aan de laterale malleolus;
b het ligament zelf;
c de aanhechting van het ligament aan de talus.

a *De oorsprong van het lig. talofibulare anterius*

Uitgangshouding patiënt
Ruglig, op de behandelbank, de knie licht gebogen en ondersteund door een rol. Het distale deel van het onderbeen rust op het bovenbeen van de therapeut.

Uitgangshouding therapeut
Zit, op of naast het voeteneind van de behandelbank. Wordt de linkervoet behandeld, dan omvat de therapeut met de rechterhand de voorvoet van de patiënt en houdt de voet in de neutrale stand. De top van de wijsvinger van de andere hand palpeert de drukpijnlijkste plaats van de oorsprong van het ligament.

Uitvoering
De top van de linker wijsvinger, versterkt door de middelvinger, wordt juist posterieur van de laesie geplaatst tegen de voor-onderzijde van de laterale malleolus.
Tijdens de aanspanningsfase van de dwarse friktie (de pols extendeert) beweegt de wijsvinger over de laesie van posterieur naar anterieur; hierbij wordt in proximomediale richting druk uitgeoefend.

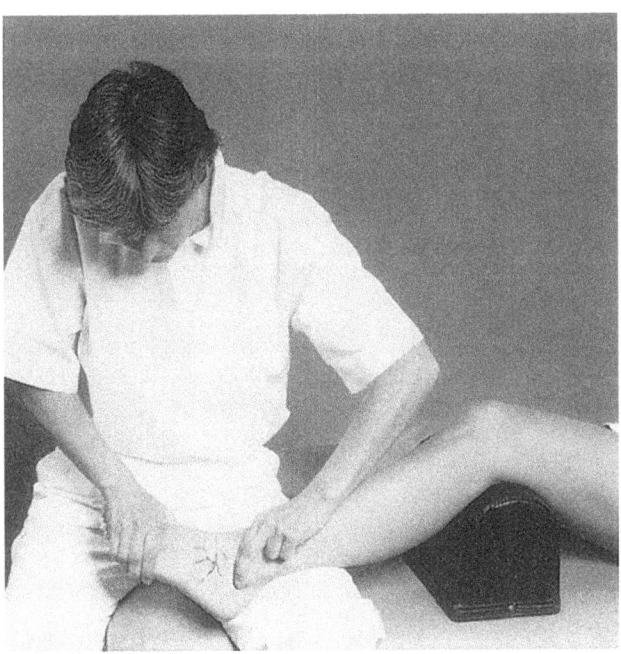

Afbeelding 7-3
Dwarse friktie van de oorsprong van het lig. talofibulare anterius aan de laterale malleolus: de uitgangshouding.

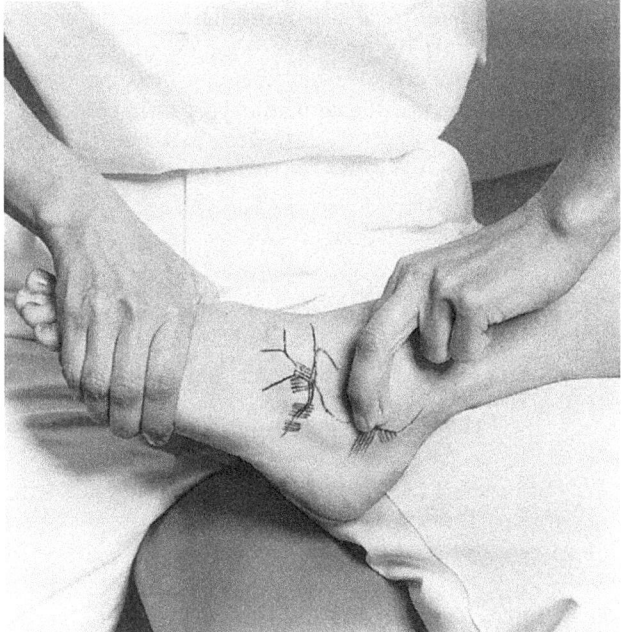

Afbeelding 7-4
Dwarse friktie van de oorsprong van het lig. talofibulare anterius aan de voor-onderzijde van de laterale malleolus.

Behandelduur
Afhankelijk van het stadium, zie blz 228.

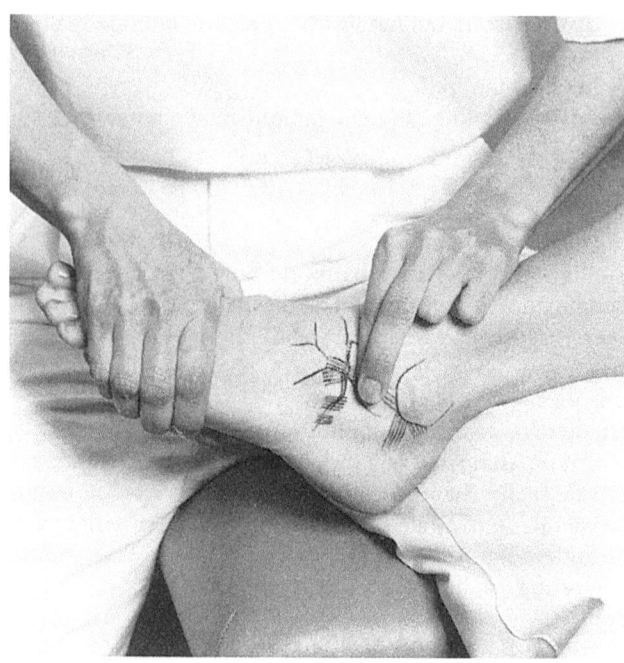

Afbeelding 7-5
Dwarse friktie van het lig. talofibulare anterius.

b Het ligament zelf

Uitgangshouding patiënt
Zie onder a.

Uitgangshouding therapeut
Zie onder a.

Uitvoering
De top van de wijsvinger van de linkerhand, versterkt door de middelvinger, wordt juist plantair van de laesie geplaatst. Tijdens de aanspanningsfase van de dwarse friktie extendeert de pols, waardoor de wijsvinger van plantair naar dorsaal over het ligament bewogen wordt. Tijdens de friktie wordt naar mediaal druk uitgeoefend.

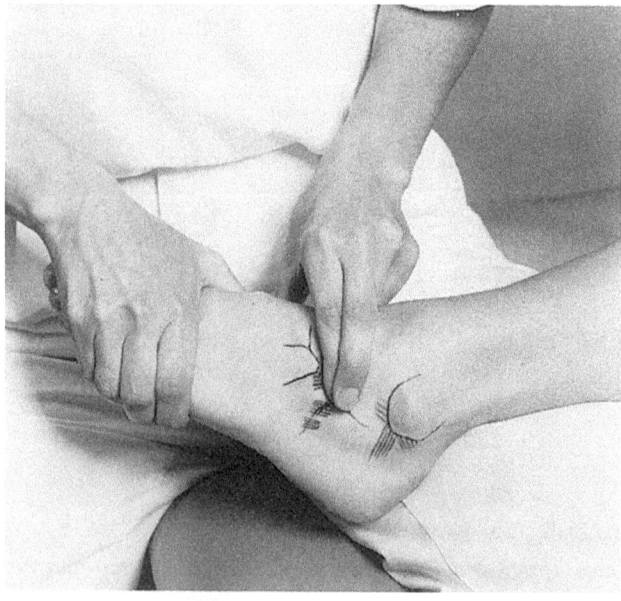

Afbeelding 7-6
Dwarse friktie van de aanhechting van het lig. talofibulare anterius.

c De aanhechting van het lig. talofibulare anterius

Uitgangshouding patiënt
Zie onder a.

Uitgangshouding therapeut
Zie onder a.

Uitvoering
De top van de linker wijsvinger versterkt door de middelvinger wordt juist plantair van de laesie geplaatst. Tijdens de aanspanningsfase van de dwarse friktie wordt van plantair naar dorsaal en iets distaal over de laesie bewogen. Hierbij extendeert de pols en wordt druk uitgeoefend in medio-distale richting.

Opmerking
Wanneer dwarse friktie ter hoogte van de oorsprong of de aanhechting van het ligament in kombinatie met partiële immobilisatie (bandage-tapekonstruktie) geen of onvoldoende effekt heeft, kan lokale infiltratie met een corticosteroïd worden overwogen.

Inversietrauma (enkeldistorsie): overrekking ligamentum calcaneofibulare

Funktieonderzoek, zie blz. 227 en Orthopedische geneeskunde en manuele therapie, deel 2c, Diagnostiek extremiteiten

Dwarse friktie

Het lig. calcaneofibulare is vrijwel altijd ter hoogte van de laterale malleolus aangedaan.

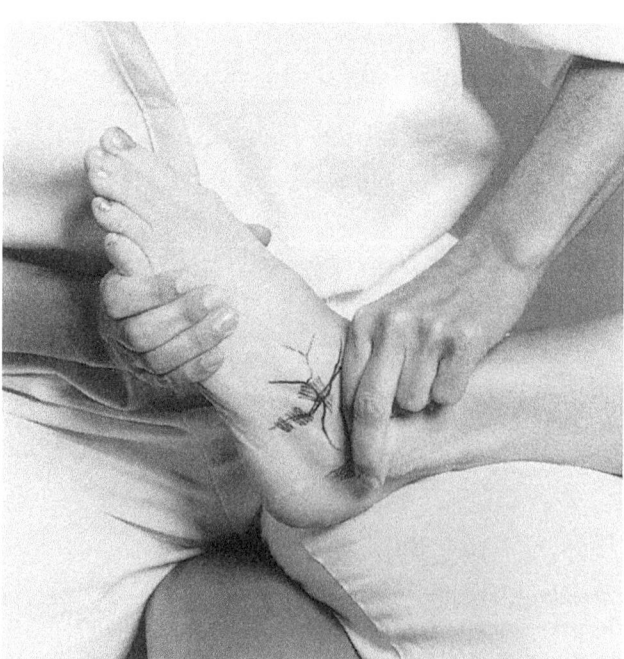

Afbeelding 7-7
Dwarse friktie van de oorsprong van het lig. calcaneofibulare aan de laterale malleolus.

Uitgangshouding patiënt
Ruglig op de behandelbank, de knie licht gebogen en ondersteund door een rol, het distale deel van het onderbeen rust op het bovenbeen van de therapeut.

Uitgangshouding therapeut
Zit, op of naast het voeteneind van de behandelbank. Wordt de linkervoet behandeld, dan omvat de therapeut met de rechterhand de voorvoet van de patiënt en houdt deze in de neutrale stand. In deze stand is de oorsprong van de band het best bereikbaar.

Uitvoering
De top van de linker wijsvinger versterkt door de middelvinger wordt posterieur van de oorsprong van het ligament geplaatst. Tijdens de aanspanningsfase van de dwarse friktie wordt de pols geëxtendeerd, waardoor de wijsvinger van posterolateraal naar anteromediaal over de laesie wordt bewogen. Hierbij wordt in proximomediale richting druk uitgeoefend.

Behandelduur
Afhankelijk van het posttraumatische stadium, zie blz. 228 en verder.

Opmerking
Indien de hiervoor beschreven behandeling, eventueel in kombinatie met een bandage-tapekonstrukie, niet of onvoldoende werkzaam is, kan een lokale infiltratie met een corticosteroïd worden overwogen.

Inversietrauma (enkeldistorsie): overrekking ligamentum calcaneocuboidea

Dwarse friktie

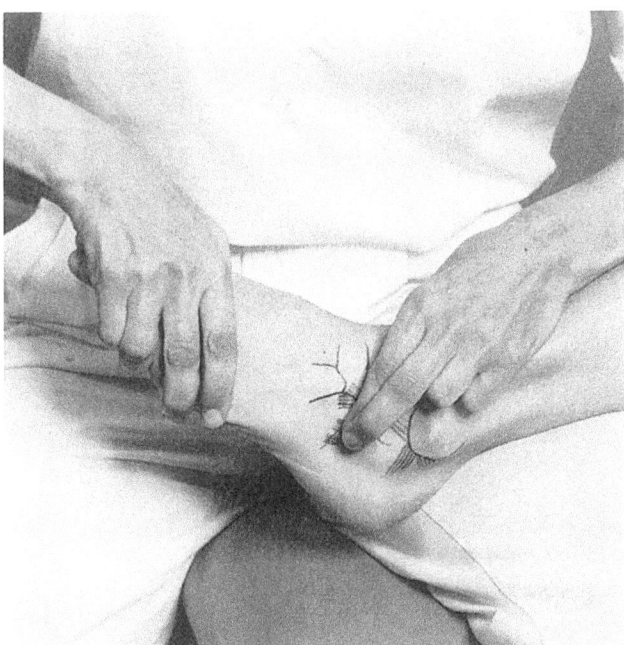

Afbeelding 7-8
Dwarse friktie van het middelste lig. calcaneocuboidea.

In sommige gevallen ontstaat als gevolg van het inversietrauma van de voet, naast de overrekking van de ligg. talofibulare anterius en calcaneofibulare, tevens letsel van de ligamenten tussen de calcaneus en het os cuboideum. Meestal is het middelste en/of het proximale ligament (deel van het lig. bifurcatum) aangedaan.

Uitgangshouding patiënt
Ruglig, op de behandelbank, de knie licht gebogen, het distale deel van het onderbeen rust op het bovenbeen van de therapeut.

Uitgangshouding therapeut
Zit, op of naast het voeteneind van de behandelbank. Wanneer de linkervoet wordt behandeld, omvat de therapeut met zijn rechterhand de voorvoet van de patiënt en brengt deze in inversie.

Uitvoering
Door middel van palpatie wordt de laesie gelokaliseerd: in de meeste gevallen ligt deze ter hoogte van de gewrichtsspleet tussen de calcaneus en het os cuboideum. De top van de linker wijsvinger, versterkt door de middelvinger, wordt plantair van het aangedane ligament geplaatst.
De duim geeft tegendruk aan de mediale zijde van de voet op het moment dat de wijsvinger tijdens de aanspanningsfase van de dwarse friktie van plantair-lateraal naar dorsaal-mediaal over de laesie bewogen wordt.
Evenals bij de dwarse friktie van de hiervoor beschreven laterale ligamenten wordt ook bij deze behandeling tijdens de aanspanningsfase de pols geëxtendeerd.

Behandelduur
Afhankelijk van de aktualiteit van het letsel, zie blz. 228 en verder.

Inversietrauma (enkeldistorsie): algemeen 2

Funktieonderzoek, zie blz. 227 en Orthopedische geneeskunde en manuele therapie, deel 2c, Diagnostiek extremiteiten

Manipulatie

Manipulatieve behandeling van het laterale collaterale kapsel-bandapparaat en/of van de ligg. calcaneocuboidea is uitsluitend geïndiceerd in het *chronische stadium* dat in sommige gevallen na een inversietrauma van de voet kan ontstaan.
Voorafgaand aan deze behandeling dienen te allen tijde de aangedane strukturen dwars gefriktioneerd te worden!

Uitgangshouding patiënt
Ruglig, op de behandelbank

Uitgangshouding therapeut
Stand, naast het voeteneind van de behandelbank, tegenover de te behandelen voet.
Wordt de linkervoet behandeld, dan omvat de therapeut met de rechterhand de midden- en voorvoet van de pa-

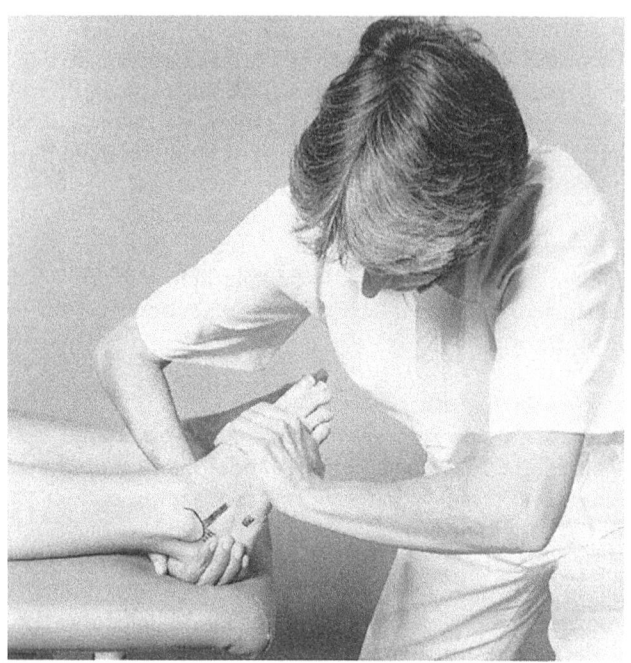

Afbeelding 7-9
Manipulatie van de laterale ligamenten van 'de enkel' in het chronische stadium na een enkeldistorsie.

tiënt, terwijl de andere hand vanaf mediaal de calcaneus omvat.

Uitvoering
De rechterhand van de therapeut brengt de voet in maximaal mogelijke inversie, terzelfdertijd wordt met de andere hand de calcaneus in varusstand gebracht.
Terwijl de calcaneus in maximale varusstand wordt gehouden, brengt de therapeut door middel van een zeer snel uitgevoerde minimale adduktiebeweging in de rechterschouder (de pols beweegt niet!) de rest van de voet in iets meer inversie (plantairflexie, adduktie en supinatie). Hierbij wordt in veel gevallen een 'scheurend geluid' gehoord.
Deze manoeuvre wordt meestal slechts éénmaal uitgevoerd; zelden is een tweede behandeling noodzakelijk.

Het is van groot belang dat de patiënt de herwonnen beweeglijkheid op adekwate wijze onderhoudt.

Therapeutische tape- en bandagekonstruktie

De laatste jaren is steeds weer aangetoond dat 'snellere' mobilisering tot 'snellere en betere' genezing leidt bij vele aandoeningen van het bewegingsapparaat, doch vooral bij beschadigingen van het kapsel-bandapparaat. De aangedane strukturen moeten echter wel binnen bepaalde grenzen bewogen worden en pijnlijke bewegingen moeten zoveel mogelijk worden vermeden. Een ideale manier om aan deze voorwaarden te voldoen is het partieel immobiliseren door middel van bandage- en tapetechnieken.
Na het inversietrauma lijkt het ba.dageren en tapen een ideaal alternatief voor gipsimmobilisatie of – in veel gevallen – zelfs operatie.

De hier beschreven en afgebeelde konstruktie is een-voudig aan te leggen en maakt het de patiënt mogelijk normaal te lopen. De supinatie- en varusbewegingen worden echter vrijwel onmogelijk.

De bandage-tapekonstruktie kan en mag pas worden aangelegd wanneer de meeste zwelling is verdwenen en zal twee- à driemaal per week worden vervangen in verband met de dwarse-friktiebehandeling *(zie blz. 229 e.v.)*.

Er wordt gebruik gemaakt van een 6 of 8 cm brede elastische kleefzwachtel, de breedte afhankelijk van de grootte van de voet. Tot schoenmaat 39 kan men de 6 cm brede zwachtel gebruiken, bij grotere maten de 8 cm brede zwachtel.

Uitgangshouding patiënt
Ruglig, op de behandelbank, de voet en de distale helft van het onderbeen buiten de bank.

Uitgangshouding therapeut
Zit of stand, aan het voeteneind van de behandelbank, tegenover de voet(zool) van de patiënt.
Met één hand houdt de therapeut de voet van de patiënt in 90° extensie. De patiënt mag de voet niet aktief in deze stand houden, daar dan de extensoren op de voetrug aanspannen en promineren, hetgeen tot een minder stabiele konstruktie zou kunnen leiden.

Men begint aan de mediale zijde van het onderbeen, ongeveer 20 cm proximaal van de mediale malleolus *(afb. 7-10a)*. Vandaar gaat men in het verlengde van het onderbeen naar de mediale voetrand, dan onder de voet door naar lateraal en schuin door naar achteren naar de achillespees.

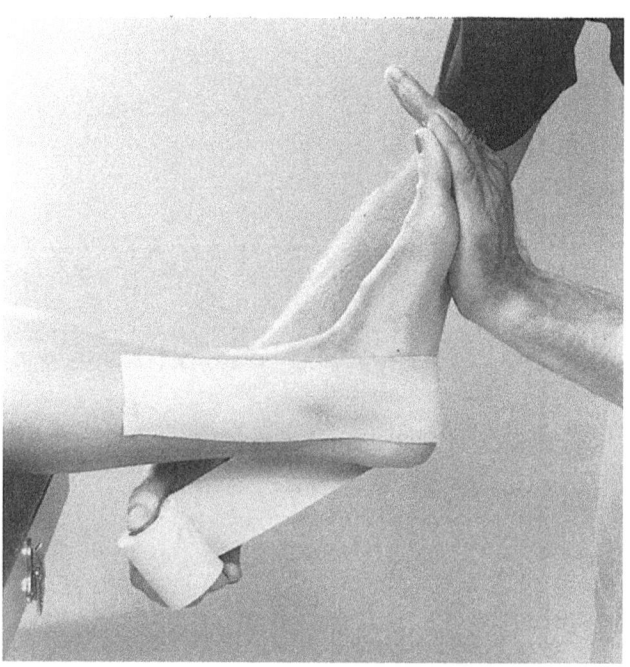

Afbeelding 7-10a
Het begin van de basis-bandage-tapekonstruktie bij het inversietrauma van de voet: mediaal aanzicht, linkervoet.

De zwachtel gaat nu achter de achillespees om – bij deze slag wordt de rek uit de zwachtel gehaald – en wordt vervolgens een slag om het onderbeen gemaakt juist boven de malleoli *(afb. 7-10b)*.

Vanaf de mediale voetrand wordt nu een cirkulaire slag rondom de middenvoet gemaakt (rek in de zwachtel laten) totdat men weer bij de laterale voetrand komt *(afb. 7-10d)*.

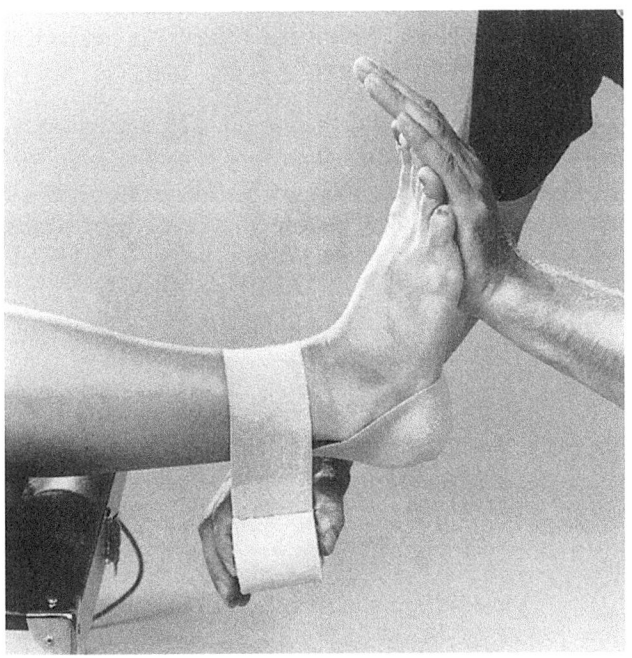

Afbeelding 7-10b
Lateraal aanzicht.

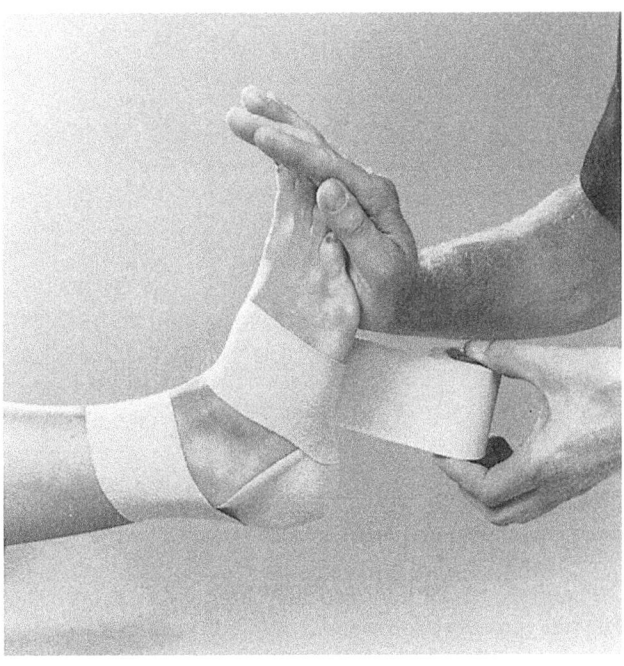

Afbeelding 7-10d
Lateraal aanzicht.

Weer bij de achillespees aangekomen gaat men aan de mediale zijde, juist onder (plantair van) de mediale malleolus door naar de mediale voetrand *(afb. 7-10c)*.

Vanaf de laterale voetrand gaat men nu proximaal en mediaal, naar een punt dat juist proximaal van de mediale malleolus ligt *(afb. 7-10e)*. Tijdens dit trajekt wordt weer de rek uit de zwachtel gehaald.

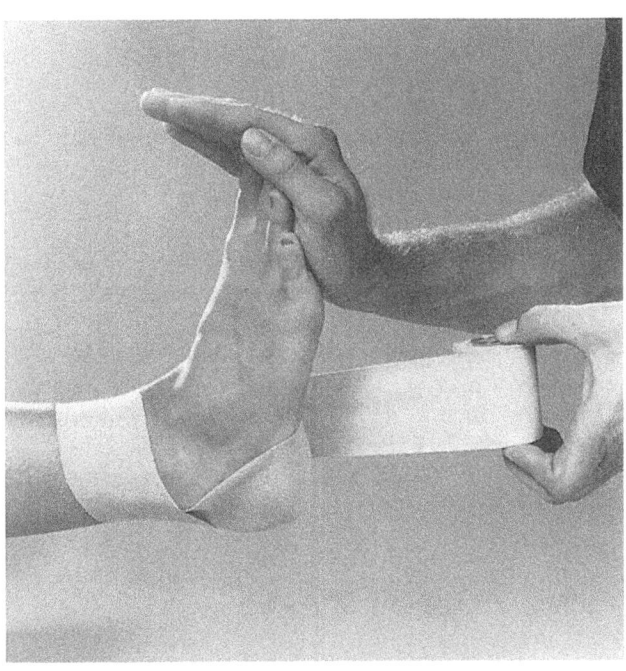

Afbeelding 7-10c
Lateraal aanzicht.

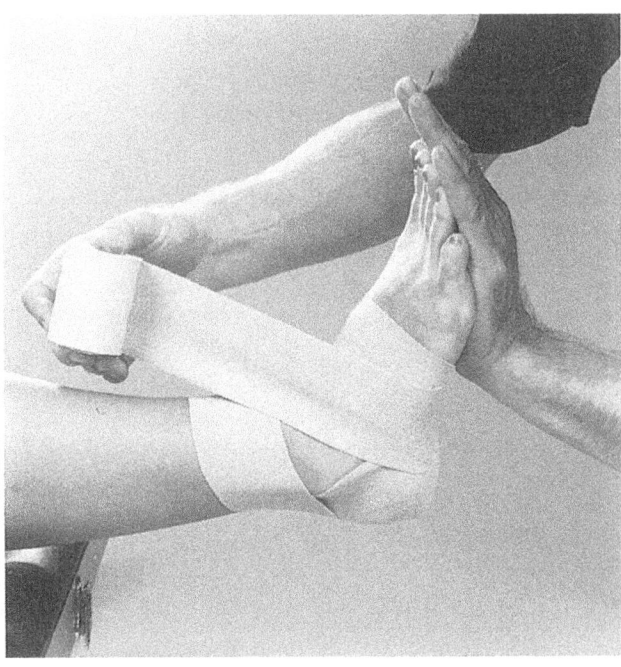

Afbeelding 7-10e
Lateraal aanzicht.

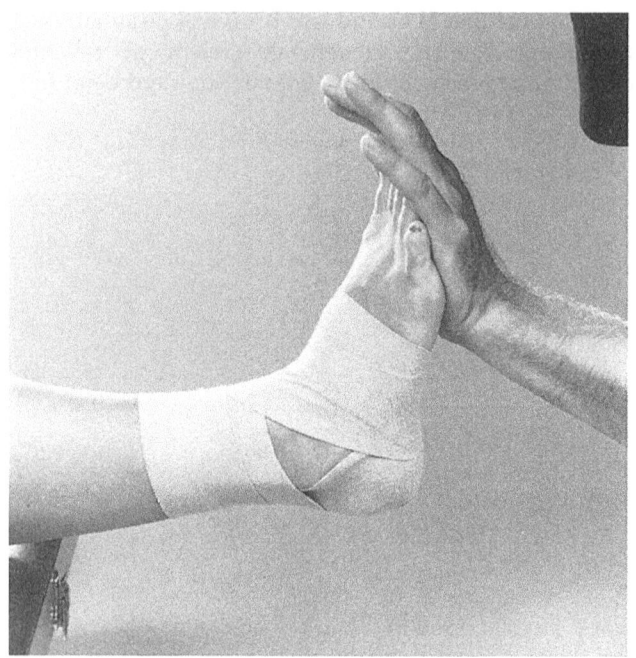

Afbeelding 7-10f
Lateraal aanzicht van de gehele basiskonstruktie.

De bandage wordt nu afgemaakt door een cirkulaire slag om het onderbeen boven de malleoli en iets boven de eerste cirkulaire slag rondom het onderbeen *(afb. 7-10f)*.

Tot zover de basiskonstruktie. Nu worden met rekbare 2 cm brede kleefpleisterstroken de bewegingen gestabiliseerd die tijdens een inversietrauma van de voet optreden.

Men begint aan de mediale zijde juist anterieur van de mediale malleolus en gaat dan loodrecht naar de mediale voetrand, onder de voet door, over de laterale malleolus, naar een punt dat ongeveer 20 cm proximaal van de laterale malleolus ligt, meer aan de voorkant van het onderbeen. Een tweede strook begint eveneens mediaal, maar juist posterieur van de mediale malleolus en verloopt evenwijdig aan de eerste strook naar lateraal, over de laterale malleolus waar de eerste strook gekruist wordt, naar een punt dat zich ± 20 cm boven de laterale malleolus bevindt, doch meer naar de achterzijde van het onderbeen *(afb. 7-11a lateraal aanzicht)*.

Deze stroken beperken de varusbeweging van de calcaneus. De calcaneus moet echter in de middenstand worden gefixeerd; vanaf lateraal worden nu, zoals hiervoor beschreven, twee stroken naar mediaal aangelegd, welke over de mediale malleolus kruisen *(afb. 7-11b lateraal aanzicht)*.

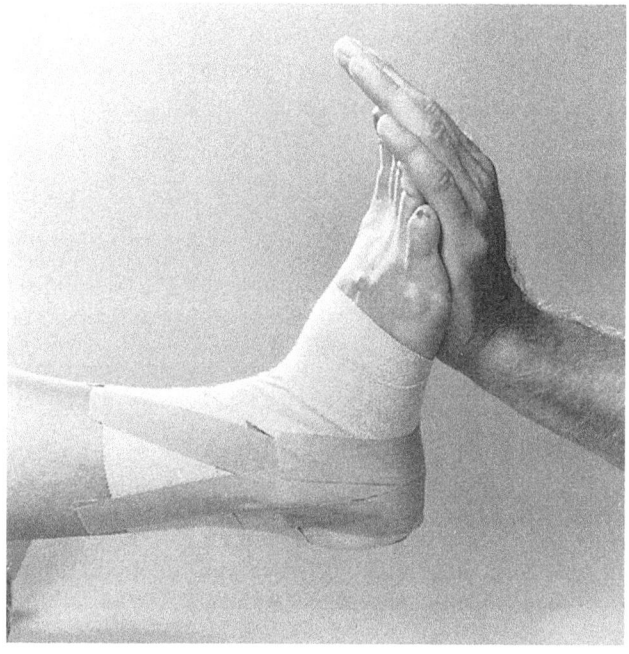

Afbeelding 7-11b
Het tweede paar stabilisatiestroken.
Lateraal aanzicht.

Deze stroken worden minder strak aangelegd dan de eerste twee, daar de funktie nu naar onze mening eerder een faciliterende dan een stabiliserende is.

De volgende twee stroken beginnen op de voetzool midden tussen de grote en de kleine teen, onder een hoek van 45° ten opzichte van 'het dwarsgewelf'.
De eerste strook gaat vervolgens over de basis van os metatarsale V naar proximaal, anterieur van de laterale malleolus, eindigend op de cirkulair om het onderbeen aangelegde zwachtel.
Deze strook wordt hierna twee derde overlappend herhaald (cave overkorrektie!) *(zie afbeelding 7-11c)*.

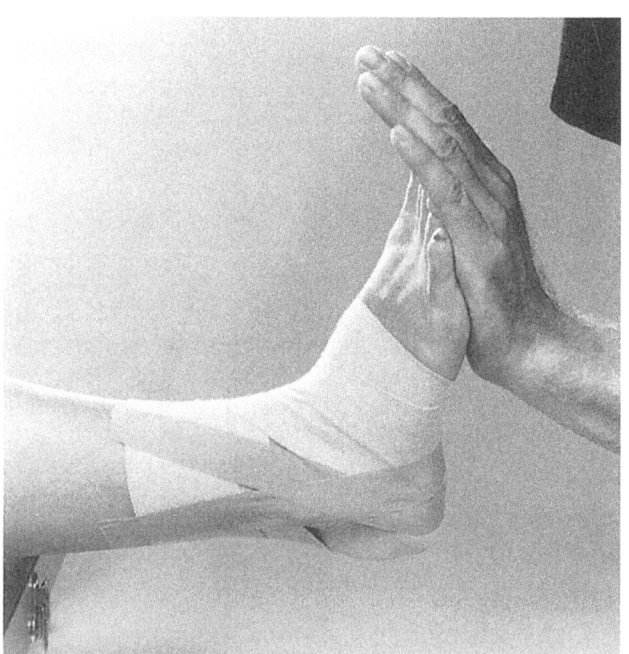

Afbeelding 7-11a
De eerste twee stabilisatiestroken.
Lateraal aanzicht.

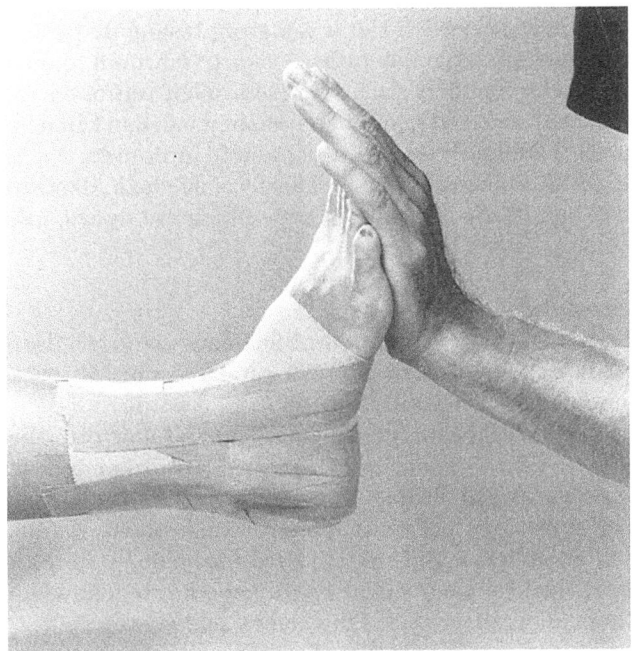

Afbeelding 7-11c
Lateraal aanzicht van de twee stroken die van de voetzool naar het onderbeen aan de laterale voorzijde verlopen.

De volgende twee stroken vertrekken van hetzelfde beginpunt als de vorige twee stroken en maken hiermee op de voetzool een hoek van 90°. Zij verlopen naar de mediale voetrand, anterieur van de mediale malleolus en eindigen op de cirkulair rondom het onderbeen aangelegde zwachtel.

Nu de fixatiestroken zijn aangelegd, wordt de konstruktie afgemaakt met een eenvoudige bandage ter ondersteuning van het geheel.

Men begint weer aan de mediale zijde *(zie ook afb. 7-10a),*

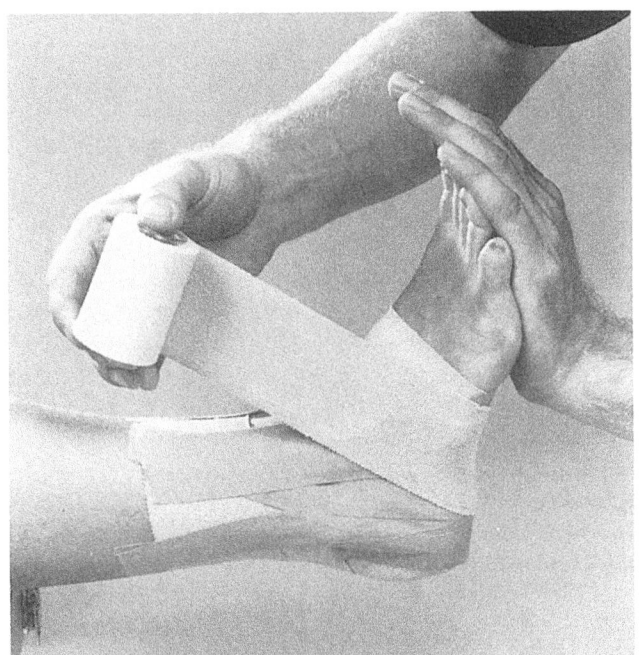

Afbeelding 7-12a
Lateraal aanzicht van het begin van de afwerkende bandage.

maar maakt nu bij de laterale voetrand aangekomen tweemaal een cirkulaire slag om de middenvoet.
Weer terug bij de laterale voetrand gaat de zwachtel naar proximaal *(af. 7-12a).*

De rek wordt op dit moment uit de bandage gehaald en de zwachtel gaat over de talus naar een punt dat juist proximaal van de mediale malleolus ligt. Hier wordt de bandage afgemaakt met één of twee cirkulaire slagen rondom het onderbeen ter hoogte van en juist proximaal van de eerste cirkulaire slagen van de basiskonstruktie *(afb. 7-12b/c).*

De therapeutische tape- en bandagekonstruktie is nu aangelegd en men kontroleert nu zowel aktief (de pa-

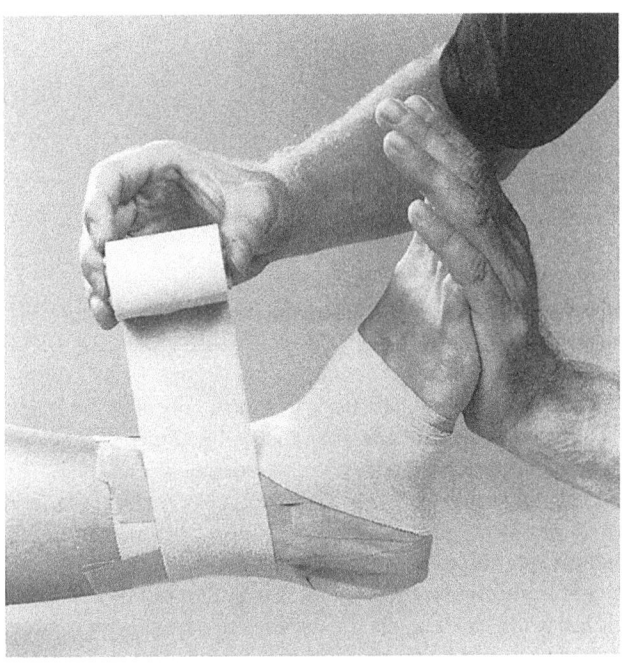

Afbeelding 7-12b
Lateraal aanzicht van de laatste slagen rondom het onderbeen.

tiënt) als passief (de therapeut) de stabiliteit. Is de stabiliteit onvoldoende dan *moet de gehele konstruktie opnieuw worden aangelegd!*
Verder wordt het looppatroon gekontroleerd en krijgt de patiënt instruktie over het op de juiste manier afwikkelen van de voet. Een goed looppatroon zonder nevenbewegingen (ontwijkbewegingen) is van groot belang voor de proprioceptie en het fysiologische weefselherstel.
De belasting van de aangedane extremiteit moet in de loop van de eerste week geleidelijk worden opgevoerd; de konstruktie wordt regelmatig voor de friktiebehandeling verwijderd en na verzorging van de huid opnieuw aangelegd.

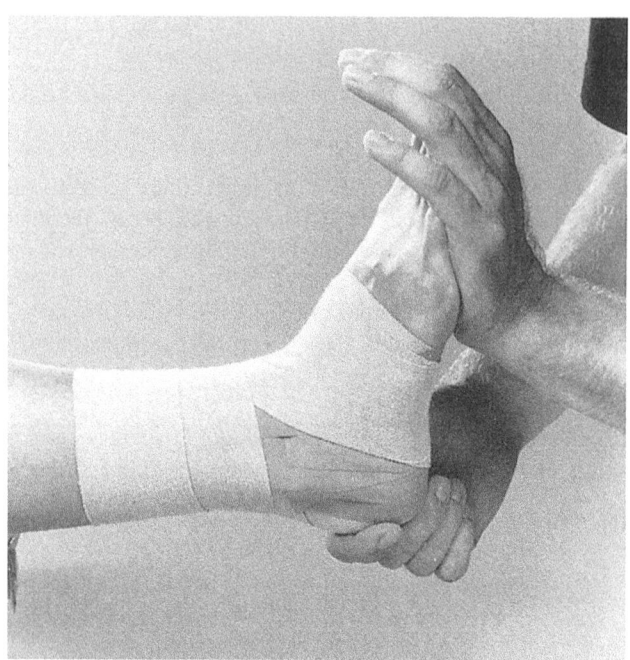

Afbeelding 7-12c
De afgewerkte konstruktie vanaf lateraal gezien.

Valgustrauma (mediale enkeldistorsie): overrekking ligamentum deltoideum

Dit trauma komt veel minder frekwent voor dan het inversietrauma. We zien het met name bij mensen met een valgus-pronatie-abduktiestand van de voet.
Het gevolg ervan is haast altijd een overrekking van een deel van het ligamentum deltoideum, bestaande uit de ligamenta tibiotalare anterius, tibionaviculare, tibiocalcaneare en tibiotalare posterius. Aangezien het ligamentum deltoideum zeer sterk is, komen rupturen zelden voor; eerder zal een avulsiefraktuur optreden van de mediale malleolus of van de talus.

Chronisch letsel komt voor als gevolg van de valgusstand van de calcaneus, wanneer het mediale lengtegewelf van de voet net of onvoldoende ondersteund is. Dit letsel gaat vaak samen met letsel van de pees en/of peesschede van de M. tibialis posterior. Men ziet het frekwent bij lange-afstandlopers en schermers.

Klinische bevindingen
De patiënt klaagt over pijn aan de anteromediale zijde van de enkel. In belaste stand is er gewoonlijk een opvallende valgusstand van de calcaneus met een doorgezakt mediaal lengtegewelf van de voet.

Bij het funktieonderzoek is de passieve flexie-abduktie-pronatiebeweging, in kombinatie met valgus van de calcaneus, de meest pijnlijke test. Is het ligamentum tibiotalare posterius aangedaan (dit komt zelden voor), dan ontstaat de pijn vooral tijdens passieve valgusbeweging van de calcaneus, wanneer de enkel in 90° extensie gehouden wordt. In maximale extensie van de enkel verdwijnt de pijn.

Dwarse friktie is voor alle delen van het ligamentum deltoideum effektief. Het is van groot belang de patiënt een goede funktionele orthese voor te schrijven, omdat de klachten anders slechts tijdelijk zullen verminderen. Mocht er toch een pijnpunt blijven bestaan, dan kan men dit zeer effektief met een corticosteroïd infiltreren.
Is de M. tibialis posterior eveneens aangedaan, dan zijn ook hier goede resultaten te verwachten van dwarse friktie.

Funktieonderzoek
Ligg. tibiotalare anterius en tibionaviculare: pijnlijke passieve plantairflexie-abduktie-pronatie van de voet, waarbij de calcaneus in valgus gehouden wordt
Lig. tibiocalcaneare: pijnlijke passieve abduktie-pronatie met de voet in lichte extensie, eveneens in kombinatie met valgusstand van de calcaneus
Lig tibiotalare posterius: pijnlijke valgusstress van de calcalneus waarbij de enkel in *bijna* maximale extensie en de middenvoet in abduktie en pronatie wordt gehouden; aandoeningen van deze band komen zelden voor

Dwarse friktie

Aandoeningen van het lig. deltoideum kunnen worden veroorzaakt door een akuut trauma (meestal in plantairflexie-abduktie-pronatierichting) of kunnen ontstaan door chronische overbelasting, zoals bij een pes plano valgus. In dit laatste geval is tevens een korrigerende inlay aan te bevelen. In verreweg de meeste gevallen is de oorsprong van de ligamenten aan de mediale malleolus aangedaan.

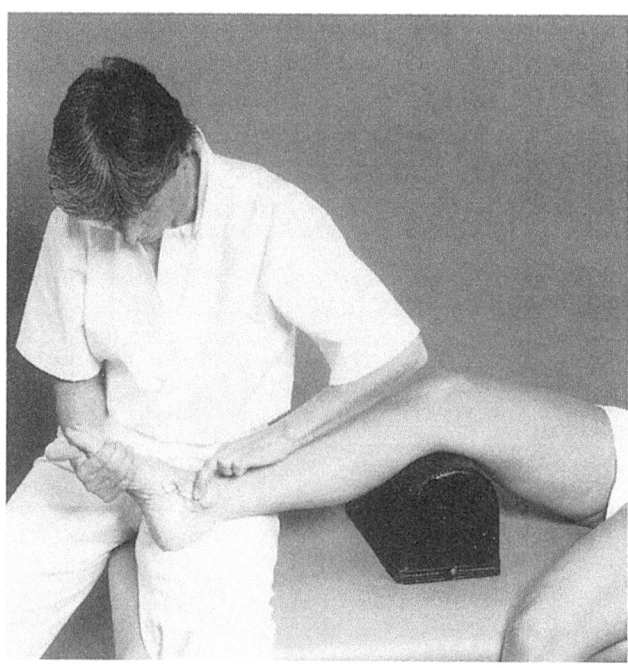

Afbeelding 7-13
Dwarse friktie van het voorste deel van het lig. deltoideum: de uitgangshouding.

Uitgangshouding patiënt
Ruglig, op de behandelbank, de knie in lichte flexie, ondersteund door een rol, het distale deel van het onderbeen steunt op het bovenbeen van de therapeut.

ENKEL EN VOET

Uitgangshouding therapeut
Zit, op of naast het voeteneind van de behandelbank. Wordt de rechtervoet behandeld, dan omvat de therapeut de voorvoet van de patiënt vanaf mediaal en brengt deze in plantairflexie-abduktie-pronatie.

Uitvoering
De top van de linker wijsvinger, versterkt door de middelvinger, wordt juist plantair van de laesie geplaatst tegen de voor-onderzijde van de mediale malleolus (de oorsprong van de ligamenten). De dwarse friktie wordt uitgevoerd door tijdens de aanspanningsfase in de pols te extenderen, waardoor de wijsvinger van plantair naar dorsaal over het ligament wordt bewogen. De drukrichting is naar proximaal.

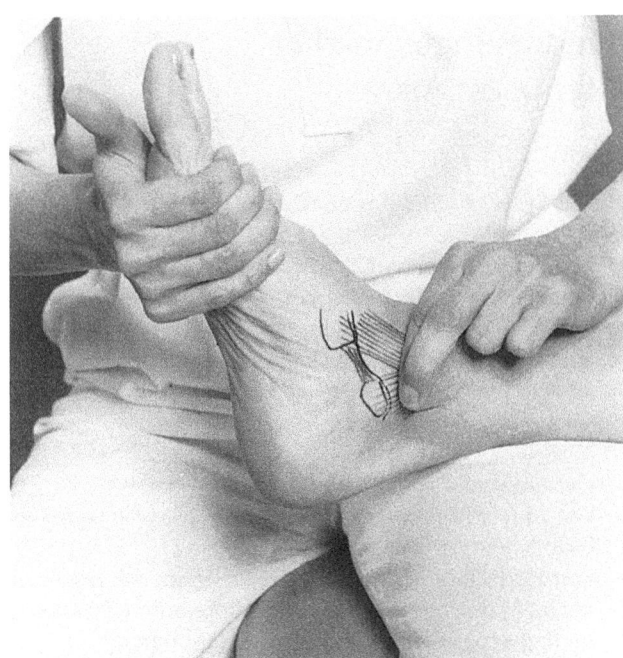

Afbeelding 7-15
Dwarse friktie van de oorsprong van het lig. tibiocalcaneare.

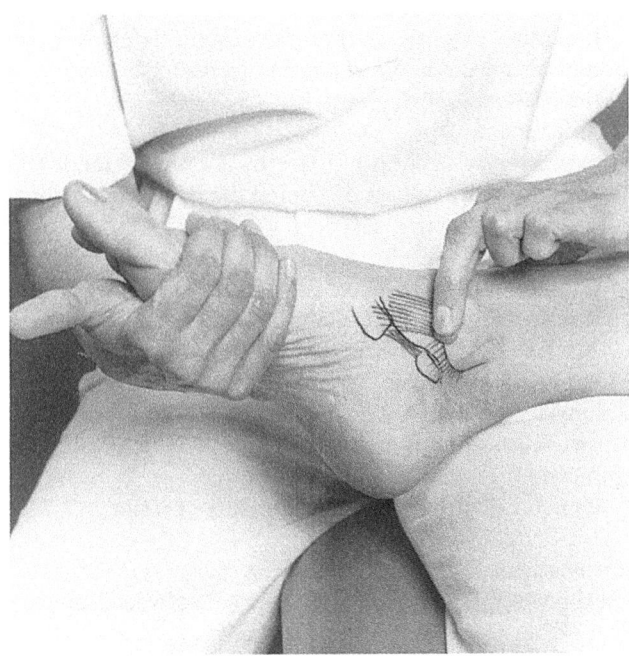

Afbeelding 7-14
Dwarse friktie van de oorsprong van het voorste deel van het lig. deltoideum.

Behandelduur
Tien tot vijftien minuten friktie, driemaal per week.
Hoewel Cyriax vermeldt dat bij deze aandoening dwarse friktie *niet* werkzaam is, is in een aantal gevallen gebleken dat deze behandeling toch effektief kan zijn. Mocht echter na zes behandelingen nog geen verbetering zijn opgetreden, dan is infiltratie van (de oorsprong van) het ligament geïndiceerd.

Overrekking ligamentum tibiocalcaneare

Dwarse friktie

De dwarse friktie wordt op dezelfde wijze gegeven als beschreven bij de voorste ligamenten van het lig. deltoideum, met dien verstande dat de voet nu in iets meer extensie wordt gehouden.
Zie verder blz. 236.

Midtarsale overbelasting

Iedere stand- of vormafwijking van enkel en/of voet kan aanleiding geven tot overbelasting van één of meer midtarsale ligamenten. Vooral wanneer het mediale lengtegewelf van de voet is doorgezakt, kan het ligamentum calcaneonaviculare plantare, het zogenaamde 'spring ligament', veel klachten veroorzaken.

Klinische bevindingen
De patiënt klaagt over pijn aan de mediale zijde van de voet tijdens belasten.

Er is een opvallende hypermobiliteit van de extensie en de flexie van de midtarsale gewrichten bij het funktieonderzoek. Geforceerde passieve pro- en supinatie zijn pijnlijk.
Het ligamentum calcaneonaviculare plantare is meestal extreem drukpijnlijk.

Therapie
Elke lokale behandeling is symptomatisch; een funktionele orthese is kausaal.
Veel patiënten hebben baat bij een lichte hakverhoging, zodat de voorvoet tijdens belasten iets minder in extensie komt te staan.
In hardnekkige gevallen kunnen dwarse frikties of een lokale corticosteroïd-infiltratie geïndiceerd zijn.

Aandoeningen van het spier-peesapparaat

Achillodynie (peritendinitis achillei)

Het betreft een inflammatoire en degeneratieve afwijking in en rondom de achillespees, die uiteindelijk tot een (partiële) ruptuur kan leiden.
Achillodynie is een overbelastingsletsel dat met name voorkomt bij hardlopers of sporters die lopen als trainingsonderdeel hebben.

1 Oorzakelijke endogene faktoren:
- verminderde vaskularisatie in een gebied dat zich 3 tot 6 cm boven de insertie bevindt:
- gestoorde biomechanika van de onderste extremiteit(en); een van de meest voorkomende oorzaken is het hyperproneren van de voet tijdens lopen;
- links/rechts asymmetrie van heupen, knieën, onderbenen of voeten;
- hypermobiliteit van het onderste spronggewricht, bijvoorbeeld tengevolge van een inversie-varustrauma van de voet;
- geringe exotorsie van de tibia;
- holvoet;
- hallux rigidus of andere afwijkingen in het gebied van os metatarsale I, waardoor te veel over de laterale voetrand wordt afgewikkeld;
- beperkte endorotatie van de heup.

2 Oorzakelijke exogene faktoren:
- schoeisel;
- loopondergrond.

Ad 1 Endogene faktoren
Enkele endogene faktoren zullen nader worden besproken.

Hyperpronatie
Bij het lopen landt men op de laterale zijde van de hiel, waarna de voet in het onderste spronggewricht in varus gaat; in de midtarsale gewrichten in pronatie en abduktie. Wanneer er sprake is van hyperpronatie duren deze bewegingen tijdens de afwikkeling van de voet te lang. Voor de achillespees heeft dit tot gevolg dat de M. triceps surae een verlengde excentrische supinatoire aktiviteit ondergaat waardoor abnormale rek optreedt aan de mediale zijde van de achillespees.
Doordat de tibia tijdens de voetafwikkeling abnormaal lang endoroteert en tijdens de extensie van de knie abrupt wordt geëxoroteerd, komen er abnormale torsiekrachten op de achillespees. Een hypovaskulaire zone in de achillespees zorgt ervoor dat het weinige bloed dat zich in deze zone bevindt, door deze bewegingen uit dit gebied wordt geperst. Dit fenomeen staat ook wel bekend als het 'wringing out phenomenon', vergelijkbaar met het 'wringing out phenomenon' van de M. supraspinatuspees.
Het gevolg van de hyperpronatie is dat de voet te laat in de supinatietoestand komt, nodig om de voet te stabiliseren tijdens de 'toe-off'. Hierdoor wordt veel meer arbeid gevraagd van de stabiliserende spieren – onder andere de M. triceps surae – en kan er beweging ontstaan in het onderste spronggewricht tijdens de toe-off. De pees van de M. peroneus longus is nu niet meer in staat de mediale voetboog tijdens de toe-off te fixeren, hetgeen weer leidt tot een extra toename van de beweeglijkheid in het onderste spronggewricht.

De meest voorkomende oorzaken van hyperpronatie zijn:
- varus voorvoet;
- valgus voorvoet. Hier is het hyperproneren het gevolg van de kompensatoire supinatie in het onderste spronggewricht;
- hypermobiliteit van het mediale voetgewelf;
- varus van de calcaneus;
- beperkte extensie in het bovenste spronggewricht; met als gevolg een kompensatoire valgusbeweging in het onderste spronggewricht;
- tibia varum;
- te veel endotorsie in het femur. Hierdoor treedt een adduktiestand op van de voeten die door hyperpronatie wordt gekompenseerd;
- verkorting van de hamstrings en de M. iliopsoas leidt tot toename van de extensie in het bovenste spronggewricht. Aangezien dat meestal onvoldoende mogelijk is, wordt het door hyperpronatie gekompenseerd;
- beenlengteverschil; hyperpronatie treedt op in de langste extremiteit, veroorzaakt door de adduktie in de heup. In het onderste spronggewricht ontstaat hierdoor een funktionele varus;
- laxiteit van de laterale enkelbandstrukturen.

Pronatie-lopen
Hierbij vindt de 'footstrike' en de totale afwikkeling over de mediale zijde van de voetzool plaats.
De gevolgen van het pronatie-lopen zijn:
- de voet landt in pronatie: er is geen schokdempende valgus-pronatiebeweging meer in het onderste spronggewricht en de midtarsale gewrichten. Dit kan tot overbelasting van de achillespees leiden;
- door het landen in pronatie treedt extra rek op aan de mediale zijde van de achillespees;
- doordat de voet geheel in pronatie afwikkelt, komt deze nooit in de stabiele supinatiepositie. Dit leidt tot beweeglijkheid in onder meer het onderste spronggewricht tijdens de toe-off, met ook hier weer rek aan het mediale aspect van de achillespees.

Oorzaken van het pronatie-lopen zijn:
- te veel exorotatie van het femur en van de tibia;
- calcaneus valgus;
- tibia valgum.

Supinatie-lopen
De voet landt in dit geval op de laterale zijde. De schokdempende pronatiebeweging vindt nu niet plaats. De totale voetafwikkeling geschiedt over de laterale voetrand. Wanneer de hiel van de grond loskomt, draait de voet op het kopje van os metatarsale V en wordt het gewricht overgebracht naar de mediale zijde van de voet. De 'toe-off' geschiedt met overmatige belasting aan de mediale zijde van de grote teen.

ENKEL EN VOET

De gevolgen voor de achillespees zijn:
- overbelasting door gebrek aan schokdemping;
- abnormale rek van de mediale zijde van de achillespees aan het eind van de toe-off door de plotselinge valgus-abduktiebeweging van de achtervoet tijdens het draaien op het kopje van os metatarsale V.

Oorzaken van het supinatie-lopen zijn:
- valgus voorvoet en/of plantairflexie in de eerste straal. Wanneer deze beide afwijkingen door inversie van de voorvoet onvoldoende worden gekompenseerd, zal de rest van de kompensatie in het onderste sprongewricht plaatsvinden;
- uitgesproken beweeglijkheid in valgus-pronatierichting van het onderste spronggewricht en de midtarsale gewrichten;
- beenlengteverschil; de voet van het kortste been gaat supineren.

Ad 2 Exogene faktoren

Schoeisel
Schoenen die onvoldoende zijn aangepast aan de ondergrond of aan de manier van lopen kunnen tot problemen leiden. Zo kan het ontbreken van een varuswig bij iemand die overproneert of in pronatie loopt een achillespeesblessure veroorzaken.
Een te stijve schoenzool laat weinig pro- en supinatie toe en kan tevens de extensie van de enkel beperken.
Een te slappe zool of een hard, te zacht of te dun materiaal in de tussenzool gaat ten koste van de schokabsorptie, waardoor de muskulatuur alle krachten moet verwerken.
Een onvoldoende stevig kontrefort geeft de calcaneus te weinig stabiliteit.

Loopondergrond
Wanneer men bij het lopen van ondergrond verandert zal dit geleidelijk moeten gebeuren om overbelasting van de muskulatuur te voorkomen; dit geldt in het bijzonder voor lopen op te harde, te zachte of ongelijke ondergrond.
Het altijd aan dezelfde komt van de weg lopen dient te worden vermeden, omdat de meeste wegen altijd enigszins bol zijn: de voet staat hierdoor aan de wegkant konstant in pronatie terwijl de voet aan de berm- of stoepkant voortdurend in supinatiestand verkeert.

In ca. 65% van alle gevallen van achillodynie treedt de aandoening éénzijdig op.
Wanneer niet-sporters klachten van de achillespees krijgen is de oorzaak waarschijnlijk een systeemaandoening zoals Morbus Bechterew of Morbus Reiter.

Differentiële diagnostiek
- Totale achillespeesruptuur. Wanneer een ruptuur ontstaat, krijgt de patiënt een akute heftige pijn ter hoogte van de achillespees, waarbij vaak een knap gehoord en/of wordt gevoeld. Verder lopen is onmogelijk.
- Partiële achillespeesruptuur. Deze komt met name voor bij oudere mensen. Evenals bij een totale ruptuur ontstaat tengevolge van een bagateltrauma een akute scherpe pijn, maar nu kan de patiënt (met moeite) verder lopen.
- Pijn ter hoogte van het tuber calcanei kan voorkomen bij patiënten met Morbus Bechterew, eveneens bij jicht, vooral bij mensen boven de vijftig.
- Bursitis subtendinea achillei posterior; passieve flexie van de enkel is de pijnlijkste beweging.
- Morbus Sever (apophysitis calcanei) berust meestal op een bursitis subcutanea calcanei posterior. In zeldzame gevallen ziet men een avulsiefraktuur van de calcaneus-apofyse. Bevestiging van deze diagnose door middel van röntgenonderzoek.
- Lumbale pathologie veroorzaakt in sommige gevallen alleen hielpijn (wortel S1 en/of S2).

Klinische bevindingen
De patiënt heeft pijn in de achillespeesregio en kan gewoonlijk zelf de diagnose al stellen.
Het is van belang naast de gewone anamnese ook een sport(training)specifieke anamnese af te nemen, waarbij in het bijzonder naar de predisponerende faktoren wordt gevraagd.
De klachten zijn afhankelijk van het stadium van de aandoening.

Akuut stadium
In het akute stadium worden de klassieke ontstekingsverschijnselen gevonden: zwelling, roodheid, warmte en pijn. De klacht bestaat korter dan twee weken. De pijn is 3 tot 6 cm proximaal van de calcaneus gelokaliseerd en wordt na belasting gevoeld en/of aan het begin van de belasting.

Subakuut stadium
In dit geval bestaat de aandoening drie tot zes weken. De kontouren van de achillespees zijn minder zichtbaar; vaak is er krepitatie voelbaar tijdens aktieve flexie en extensie van de enkel. De pijn ontstaat direkt bij het begin van de belasting en neemt toe naarmate de belasting wordt opgevoerd.

Chronisch stadium
De aandoening bestaat zes weken of langer. Er is ook pijn in rust.

Het funktieonderzoek is in verreweg de meeste gevallen negatief, tenzij direkt na provokatie wordt onderzocht. In dat geval is flexie van de enkel tegen weerstand pijnlijk (tenenstand). In sommige gevallen is passieve extensie eveneens pijnlijk.
Bij het biomechanisch onderzoek worden behalve het bovenste spronggewricht en de overige gewrichten van de voet ook de knie- en heupgewrichten onderzocht.
Bij de inspektie tijdens beweging (eventueel met behulp van video-opname) wordt de patiënt tijdens het hardlopen ook van achteren bekeken.
De volgende aspekten dienen te worden opgemerkt: een lichte varusstand van het onderste spronggewricht voor de footstrike is normaal. Te veel varus kan echter hyperpronatie tot gevolg hebben. Een valgusstand wijst op pronatie-lopen. Tijdens footstrike dient men te letten op

hoeveel valgus in het onderste spronggewricht optreedt. Is dat meer dan 10° dan wijst het op hyperproneren. Beweegt het onderste spronggewricht tot de neutraalstand of blijft het in varus, dan wijst het op supinatie-lopen.
Bij de toe-off is de varusstand in het onderste spronggewricht normaal. Valgus in het onderste spronggewricht duidt op instabiliteit van de voet tijdens de toe-off; men ziet dat zowel bij hyperproneren als bij pronatie-lopen.

Men moet eraan denken de schoenen te onderzoeken. Gegevens zoals slijtageplekken van de schoenzool, verzakkingen in de binnenzool, scheuringen van de schoen en de stand van het kontrefort kunnen de gegevens uit het funktieonderzoek bevestigen.

Door middel van palpatie wordt de exacte plaats van de laesie vastgesteld (*zie voor deze specifieke palpatiemethode: Orthopedische geneeskunde en manuele therapie, deel 1, Anatomie in vivo*). De pees kan op de volgende plaats aangedaan zijn:
- teno-ossaal;
- anterodistaal, juist proximaal van het tuber calcanei. In dat geval kan ook passieve flexie van de enkel pijnlijk zijn;
- anteromediaal (frekwent);
- anterolateraal (zelden);
- mediaal (meest frekwent);
- lateraal (frekwent);
- posterieur (zelden).

Therapie
De behandeling is in eerste instantie altijd konservatief. Kausale therapie is het belangrijkst en is afhankelijk van de oorzaak van de overbelasting. In de meeste gevallen kunnen orthesen en aanpassingen in de schoen worden aangebracht.
Bij hyperpronatie tengevolge van endorotatie van de tibia of het femur, of beperkte extensie van de enkel is een orthese met een mediale verhoging onder de calcaneus voldoende.
Bij hyperproneren tengevolge van varus in de voorvoet dient men eveneens een orthese onder os metatarsale I en het eerste metatarsofalangeale gewricht aan te brengen.
Bij geringe hyperpronatie kiest men voor zacht materiaal, terwijl bij uitgesproken hyperpronatie hard materiaal wordt gebruikt.
Een beperkte extensie van de enkel wordt behandeld met specifieke mobiliseringstechnieken.

Spierverkortingen worden behandeld met rekkingsoefeningen. Deze oefeningen dient de patiënt intensief dagelijks uit te voeren. Meestal betreft het behalve de M. triceps surae, de hamstrings en de M. iliopsoas.
Een eventueel beenlengteverschil wordt gekorrigeerd door middel van een verhoging onder de *gehele* schoenzool.
Bij pronatie-lopen wordt een orthese in de schoen aangebracht die bij de footstrike het subtalaire gewricht naar supinatie dwingt. Het gevolg hiervan is een rekprikkel op de pees van de M. peroneus longus, zodat de voet proneert. Deze pronatie is mogelijk omdat de eerste straal uit de orthese is weggelaten.
Bij supinatie-lopen verhoogt men de laterale zijde van de schoen. Hierdoor wordt het onderste spronggewricht tijdens de footstrike naar valgus gedwongen.

Bij de frekwent voorkomende hypomobiliteit van het onderste spronggewricht en de metatarsale gewrichten worden specifieke mobiliseringstechnieken toegepast.

Naast kausale wordt ook lokale therapie toegepast. Dwarse frikties zijn zeer effektief en de pijn zal gewoonlijk binnen enkele weken geheel zijn verdwenen.
Afhankelijk van de ernst van de klachten kan men gedoseerd blijven sporten. Twee weken na het verdwijnen van de klachten kan de trainingsintensiteit worden opgevoerd of, indien de sporter volledige rust heeft gehad, kan geleidelijk met training begonnen worden, waarbij een te harde en te zachte ondergrond moet worden vermeden. Normaal gesproken kan na vier weken weer op het oude niveau worden getraind.

Ter preventie van recidief volgt nu een aantal preventieve maatregelen:
- Rekkingsoefeningen dienen dagelijks, zowel 's morgens bij het opstaan als voor en na de training, te worden uitgevoerd.
- Overgangen tussen rust en training dienen altijd geleidelijk te verlopen. Dit geldt ook voor het begin en het eind van een training. Goede warming-up en cooling-down van ten minste vijftien minuten zijn hierbij essentieel.
- De overgang tussen diverse loopoppervlakken dient geleidelijk plaats te vinden. Zo zal bijvoorbeeld na een periode van training op gras niet plotseling uitsluitend op een kunststofbodem getraind mogen worden.
- De loopschoen dient goede absorberende eigenschappen te bezitten. De zool mag niet te hard zijn, er moet een goede achillespeesbeschermer aanwezig zijn en een stevig, stabiel kontrefort. De juiste uitvoering en afwisseling van de diverse loopafstanden is van belang, met name bij duurtraining. Het naar verhouding lage tempo bij duurlopen maakt het mogelijk een volledige voetafwikkeling na te streven. De footstrike is van groot belang. Een goede schokabsorptie, gekombineerd met de juiste timing van het landingsmoment zorgt voor een betrekkelijk grote inspanning van de kuitmuskulatuur, waardoor de achillespees minimaal wordt belast.

Blijft ondanks alle bovengenoemde maatregelen de achillespees problemen veroorzaken, dan is operatieve behandeling te overwegen.
Injekties in en rondom de achillespees zijn te allen tijde gekontraïndiceerd.

Funktieonderzoek
Plantairflexie van de enkel tegen weerstand is pijnlijk (meestal alleen na provokatie)
Passieve plantairflexie van de enkel is pijnlijk wanneer de voorzijde van de pees juist proximaal van de calcaneus is aangedaan.

ENKEL EN VOET

Dwarse friktie

De therapie is in principe kausaal, dat wil zeggen dat de primaire oorzaak van de klachten opgespoord dient te worden en dat men moet trachten deze te 'behandelen'. Enkele voorbeelden:
- abnormale stand of vorm van de voet. Therapie: trachten zoveel mogelijk de stand te korrigeren door middel van funktionele orthese (inlay);
- bij sporters ligt de oorzaak veelal aan het gebruik van verkeerd schoeisel (bijv. te weinig schokdemping of het kontrefort van de schoen geeft onvoldoende stabiliteit);
- eveneens bij sporters: trainen op te harde of juist te zachte bodem. Veel wisselen van bodem is belangrijk, bijvoorbeeld lange-afstandlopen op straat, strand, bos, etc.

Om echter een snellere genezing te bevorderen behandelen wij deze aandoening tevens lokaal (de plaats is afhankelijk van de bevindingen bij de palpatie; *zie Orthopedische geneeskunde en manuele therapie, deel 1, Anatomie in vivo*) en met statisch rekken *(zie blz. 243 e.v.)*.
In sommige stadia *(zie Orthopedische geneeskunde en manuele therapie, deel 2c, Diagnostiek extremiteiten)* is gedoseerde of volledige rust (= niet belasten) geïndiceerd.

1 Peritendinitis van het mediale of laterale deel van de achillespees

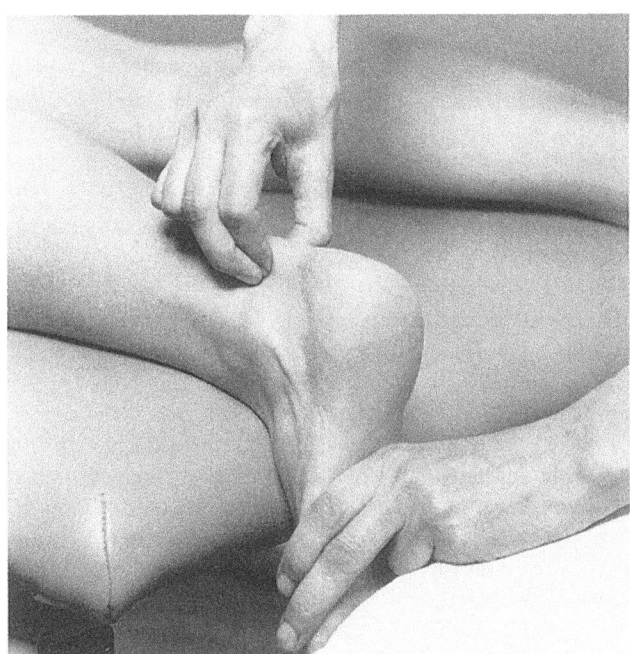

Afbeelding 7-16
Dwarse friktie van de mediale en laterale zijde van de achillespees, de uitgangspositie.

Uitgangshouding patiënt
Buiklig, op de behandelbank, de aangedane voet juist over de rand van de bank.

Uitgangshouding therapeut
Zit, naast het voeteneind van de behandelbank, tegenover de mediale of de laterale zijde van de te behandelen voet.
Met een hand of met een knie brengt de therapeut de voet van de patiënt in extensie. De pees en het peritendineum worden hierdoor op rek gebracht doch er mag geen pijn optreden.
Na lokalisatie van de pijnlijkste plaats aan de mediale en/of laterale zijde van de achillespees, omvat de therapeut dit deel van de pees tussen duim en wijsvinger, zo anterieur als mogelijk. De duim en wijsvinger worden zo gehouden dat ze de letter O vormen.

Uitvoering
De duim en wijsvinger oefenen zoveel druk op de pees uit, dat de pijn die hierbij ontstaat goed te verdragen is. Door nu de hand in posterieure richting te bewegen en de huid rondom de achillespees 'mee te nemen' van anterieur naar posterieur, ontstaat de friktie dwars op het vezelverloop van de achillespees.
In de ontspanningsfase wordt de pees niet losgelaten, doch wordt nog geringe druk uitgeoefend, zodat de huid weer mee bewogen wordt ten opzichte van de pees naar anterieur.
Een andere mogelijkheid is bijvoorbeeld de duim 'te laten staan' en de wijsvinger dwars op de pees naar posterieur te bewegen. Deze beweging komt dan tot stand door de pols te extenderen.

2 Peritendinitis van het mediale of laterale anterieure deel van de achillespees

In veel gevallen is het voorste deel (meestal mediaal) van de achillespees aangedaan. Dit is een van de predispositieplaatsen waarbij lokale behandeling absoluut noodzakelijk is, daar alleen kausale therapie hier onvoldoende effekt heeft.

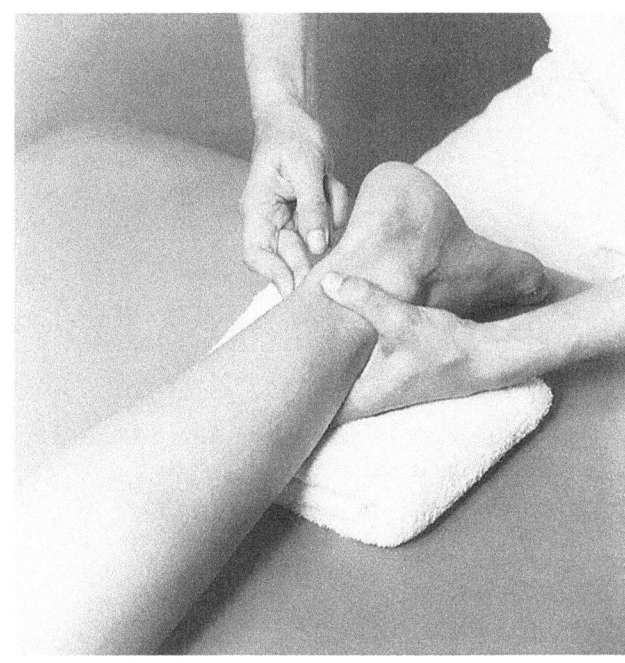

Afbeelding 7-17
Dwarse friktie van de mediale voorzijde van de achillespees, de uitgangspositie.

Uitgangshouding patiënt
Buiklig, op de behandelbank, de voet in plantairflexie op de bank, een kussentje (of handdoek) onder het distale deel van het onderbeen.

Uitgangshouding therapeut
Zit, naast het voeteneind van de behandelbank, tegenover de voetzool van de patiënt.
Met de duim wordt de achillespees van lateraal naar mediaal geduwd wanneer de mediale voorzijde behandeld wordt *(afb. 7-17)* en omgekeerd wanneer de laterale voorzijde is aangedaan *(afb. 7-18)*. De top van de middelvinger wordt nu tegen de onderzijde van de achillespees geplaatst. De ringvinger en pink worden gebogen, de wijsvinger versterkt de middelvinger en de onderarm bevindt zich in de nulstand of in lichte pronatie.

Uitvoering
Door de onderarm *maximaal* te supineren beweegt de top van de middelvinger dwars over de voorzijde van de achillespees. Het is van belang eerst de huid met de middelvinger iets mee naar anterieur te nemen, zodat tijdens de aanspanningsfase van de dwarse friktie niet te veel aan de huid 'getrokken' wordt, waardoor een blaar zou kunnen ontstaan.

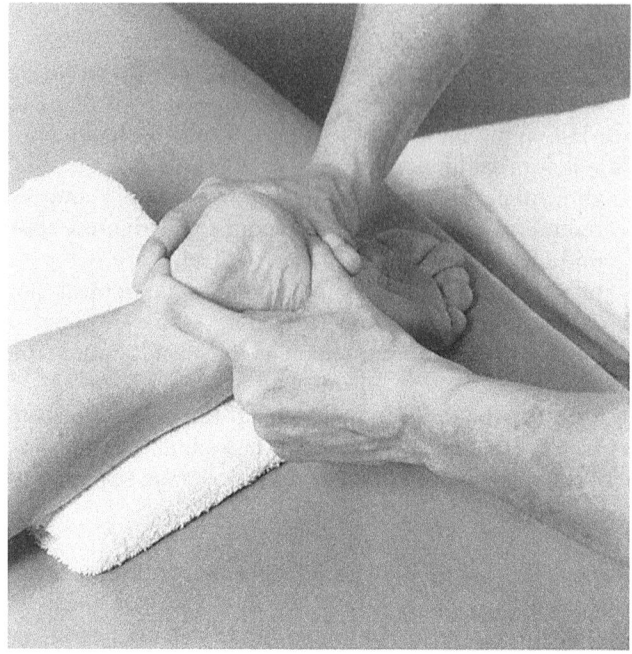

Afbeelding 7-19
Dwarse friktie van de voorzijde van de achillespees juist proximaal van het tuber calcanei, de uitgangshouding.

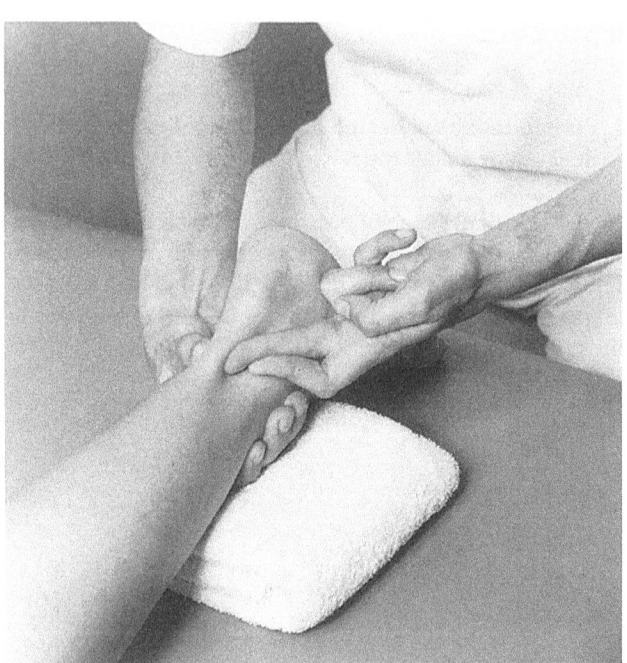

Afbeelding 7-18
Dwarse friktie van de laterale voorzijde van de achillespees.

3 Peritendinitis van de voorzijde van de achillespees juist proximaal van de calcaneus

Zie de opmerking bij 2.

Uitgangshouding patiënt
Zie onder 2.

Uitgangshouding therapeut
Zit, naast het voeteneind van de behandelbank, tegenover de plantaire zijde van de te behandelen voet.
De top van de wijsvinger (links of rechts maakt geen verschil) wordt op de posterieure zijde van de achillespees geplaatst, direkt proximaal van de calcaneus. (De meest drukpijnlijke plek ligt ook bij deze lokalisatie meestal mediaal.)
De andere wijsvinger wordt op de eerste wijsvinger geplaatst, terwijl de overige vingers worden gebogen en de duimen – op elkaar – op de voetzool steunen.

Uitvoering
De wijsvingers oefenen druk uit in anterodistale richting zodat de achillespees tegen de bovenkant van de calcaneus wordt aangedrukt. Door nu de pols van de 'laterale arm' in extensie en van de 'mediale arm' in flexie te brengen, worden de wijsvingers van mediaal naar lateraal over de laesie bewogen.

Opmerking
Mocht bij deze behandeling niet snel pijnvermindering ontstaan, dan betreft het waarschijnlijk een bursitis subtendinea achillei.

4 Insertie-tendopathie van de achillespees

De insertie van de achillespees bevindt zich aan de distale helft van het tuber calcanei en straalt uit tot onder de hiel.

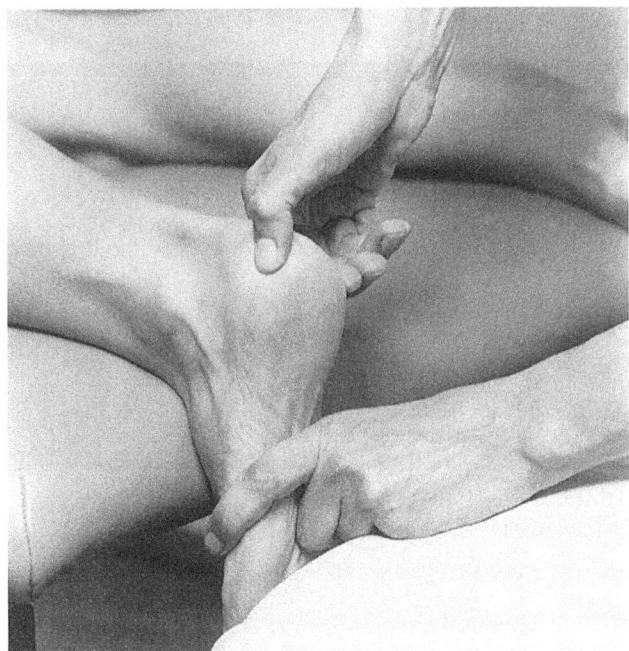

Afbeelding 7-20
Dwarse friktie van – een deel van – de insertie van de achillespees.

Uitgangshouding patiënt
Zie onder 1.

Uitgangshouding therapeut
Zie onder 1.
De pijnlijkste plaats wordt gelokaliseerd door (met de duim) dwars over het vezelverloop te palperen. De dwarse friktie kan zowel met de duim (meer kracht) als met de vinger(s) worden uitgevoerd.
De duim wordt ter hoogte van de laesie geplaatst en door de onderarm te supineren tijdens de aanspanningsfase zal de duim van lateraal naar mediaal over de plaats van de aandoening worden bewogen *(afb. 7-20)*. Uiteraard kan men ook van mediaal naar lateraal friktioneren. In dat geval zal men de duim van de andere hand gebruiken.

Opmerking
Indien de pijn tijdens de friktie niet snel afneemt, is waarschijnlijk de bursa subcutanea calcanei posterior aangedaan.

Behandelduur
Ongeacht de lokalisatie van de laesie zijn gewoonlijk zes tot vijftien behandelingen van ca. vijftien minuten, dagelijks of driemaal per week gegeven, voldoende. Voorwaarde is wel dat tevens de oorzaak van de klachten behandeld wordt.

Statisch rekken van de kuitmuskulatuur

a M. gastrocnemius

Het statisch rekken van de kuitspieren is geïndiceerd tijdens de herstelfase na een (partiële) ruptuur van de M. gastrocnemius en bij alle klinische stadia van de achillodynie *(zie Orthopedische geneeskunde en manuele therapie, deel 2c, Diagnostiek extremiteiten)*. Het is eenvoudiger en veelal effektiever de patiënt zelf te laten rekken dan het door de therapeut te laten uitvoeren daar in de meeste gevallen veel (gedoseerde) kracht nodig is.

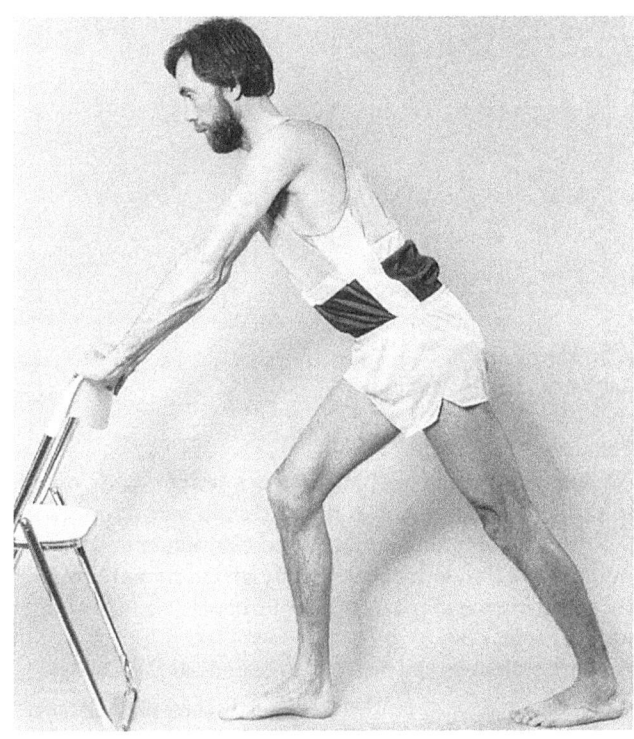

Afbeelding 7-21
Zelf rekken van de M. gastrocnemius.

Uitgangshouding patiënt
Stand, het te behandelen been zover gestrekt naar achteren plaatsen, dat de hiel nog juist op de grond blijft. De patiënt leunt met de handen tegen een muur of gebruikt een stoel als steunpunt *(afb. 7-21 en 7-22)*. De romp bevindt zich in het verlengde van het achterste been. Het voorste been wordt in heup en knie zover gebogen dat de muskulatuur ontspannen blijft.

Uitvoering
Het lichaamszwaartepunt wordt op geleide van pijn en afweerspanning uiterst langzaam naar voren verplaatst, met dien verstande dat de romp van de patiënt steeds in het verlengde van het achterste been blijft. De patiënt mag dus niet kyfoseren.

Deze rekkingen moeten verschillende malen per dag worden uitgevoerd, in ieder geval 's morgens direkt na het opstaan en zowel voor als na (sportieve) belasting.

Wordt de rekkingsoefening therapeutisch uitgevoerd dan duurt deze meestal enkele minuten. Als profylaxe zijn tien tot dertig sekonden voldoende.

b M. soleus

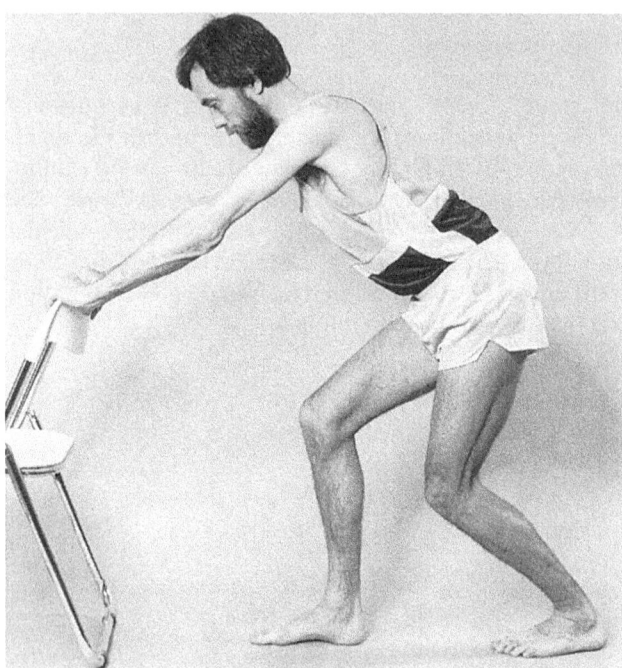

Afbeelding 7-22
Zelf rekken van de M. soleus.

Uitvoering
Na het rekken van de M. gastrocnemius wordt de M. soleus gerekt door vanuit de eindstand van de hiervoor beschreven oefening de knie van het achterste been te buigen, waarbij de hiel weer op de grond moet blijven en de romp evenwijdig aan het onderbeen gehouden moet worden *(afb. 7-22)*.
Zie verder rekken van de M. gastrocnemius *(blz. 243)*.

5 Ruptuur van de achillespees

Tijdens sporten ontstaat een akute heftige pijn ter hoogte van de achillespees waarbij de patiënt meestal een knap hoort en/of voelt. Verder lopen is onmogelijk.
De oorzaak is degeneratieve verandering in de hypovaskulaire zone van de achillespees als gevolg van de onder *Achillodynie (blz. 243)* beschreven verschillende faktoren.
Ook injekties met corticosteroïden in en langs de pees kunnen rupturen veroorzaken.
De aandoening komt vaker voor bij mannen dan bij vrouwen, meestal tussen de 30 en 45 jaar.

Klinische bevindingen
In de akute fase is tenenstand onmogelijk en een poging daartoe zeer pijnlijk.
Passieve en aktieve extensie van de enkel zijn pijnlijk. In lig is aktieve plantairflexie wél mogelijk, omdat de M. plantaris nog intakt is en de Mm. peronei, tibialis posterior en de teenflexoren eveneens plantairflexie geven.

Bij knijpen in het dikste deel van de kuit ontstaat normaal gesproken (plantair)flexie van de voet. Gebeurt dat niet, zoals hier links, dan is er sprake van een totale ruptuur van de achillespees.

De proef van Simmonds is positief: de patiënt ligt hierbij

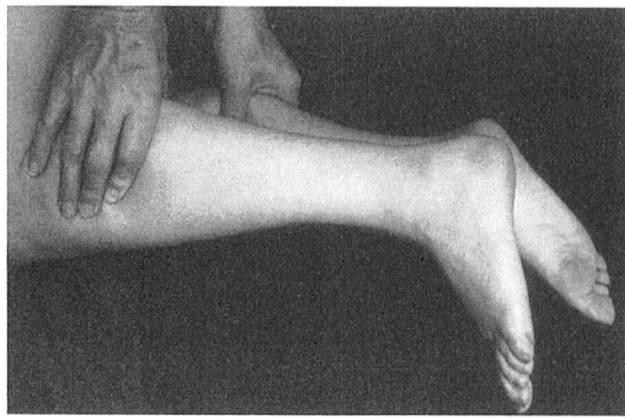

Afbeelding 7-23
De test volgens Thompson is links positief. Klinische opname.

op de buik met de voeten over de rand van de bank. De onderzoeker knijpt in het dikste gedeelte van de kuit waarbij normaliter plantairflexie van de enkel ontstaat. Gebeurt dit niet dan is er sprake van een totale ruptuur. Thompson beschreef dezelfde test, maar nu in kruiphouding. Deze test is alleen in het akute stadium positief.
Extensie van de enkel bij gestrekte én bij gebogen knie even ver mogelijk; normaal is de extensie enkele graden verder mogelijk wanneer de knie licht gebogen wordt door het ontspannen van de M. gastrocnemius.
In de akute fase is een gap palpabel in het midden van de achillespees; na enkele uren is dit door de ontstane zwelling niet meer mogelijk.

Therapie
Zowel operatieve als konservatieve behandeling (gipsimmobilisatie) van achillespeesrupturen leidt tot goede resultaten.
Bij konservatieve therapie lijkt de ziekteduur echter korter en treden minder restklachten op. Ziekenhuisopname is dan niet noodzakelijk. Na operatieve en na konservatieve behandeling is specifieke mobilisering van de enkel en de voetgewrichten geïndiceerd. De achillespees dient zéér geleidelijk op lengte te worden gebracht.

6 Partiële ruptuur van de achillespees

Dit letsel ziet men vooral bij mensen van middelbare leeftijd en ouder. Tengevolge van een bagateltrauma ontstaat een akute pijn ter hoogte van de achillespees. De pijn is gelokaliseerd in het hypovaskulaire gebied, 3 tot 6 cm boven de calcaneus.

Klinische bevindingen
Enkele minuten na het ontstaan van het letsel kan de patiënt, zij het met enige moeite, weer verder lopen.
Er is een scherp begrensde verdikking op de achillespees zichtbaar, gewoonlijk aan de mediale zijde.

Flexie van de enkel tegen weerstand is de pijnlijkste test.
Passieve extensie van de enkel is pijnlijk tengevolge van rek.
De test van Simmonds en Thompson is negatief.

Therapie

De behandeling is altijd konservatief. Dwarse frikties en voorzichtige rekkingen leiden vrijwel altijd snel tot volledig herstel. Een hakverhoging (beiderzijds) is aan te bevelen gedurende de eerste weken.

Partiële ruptuur van de M. gastrocnemius

Dit letsel is meestal ongeveer 5 cm proximaal van de spier-peesovergang gelokaliseerd. De mediale kop is vaker aangedaan dan de laterale kop.
Deze aandoening komt vooral voor bij mensen ouder dan dertig jaar, gewoonlijk tijdens sporten.
De belangrijkste oorzaak is onvoldoende voorbereiding op de sportbeoefening (warming-up met rekkingsoefeningen).

Klinische bevindingen

De patiënt krijgt tijdens sporten een plotseling felle pijn in de kuit (zweepslag). Lopen is hierna nauwelijks meer mogelijk.

Flexie van de enkel tegen weerstand is zeer pijnlijk en, afhankelijk van de ernst van de ruptuur, eveneens zwak.
Extensie van de enkel, zowel aktief als passief, kan matig tot sterk beperkt zijn door de pijn.
De plaats van de laesie is zeer drukpijnlijk.
Soms is een hematoom palpabel en in het subakute geval vaak zichtbaar. In ernstige gevallen kan in de akute fase een gap palpabel zijn.

Therapie

In zeer akute gevallen aspireert men het hematoom en legt daarna een elastische zwachtel aan. De patiënt dient aktieve spierkontrakties uit te voeren met de spier in de meest ontspannen stand.
De eerste dagen mag niet worden belast. Daarna kan men dagelijks zeer voorzichtige lokale frikties geven, waarvan de duur geleidelijk opgevoerd wordt tot ongeveer vijftien minuten.
Vanaf de vierde dag kan men met voorzichtige rekkingsoefeningen beginnen. Nu mag ook weer geleidelijk worden belast, maar een hakverhoging (beiderzijds) is noodzakelijk. Deze hakverhoging kan later in de herstelfase geleidelijk weer worden afgebouwd.
Een specifiek tapeverband kan de spier aanzienlijk ontlasten *(zie de serie Orthopedische geneeskunde en manuele therapie, deel 3b, Therapie extremiteiten)*.
Na tien tot veertien dagen kan de sporter geleidelijk de training hervatten.

Funktieonderzoek

Passieve extensie van de enkel is zowel aktief als passief pijnlijk beperkt
Plantairflexie van de enkel tegen weerstand is zeer pijnlijk

Tape- en bandagekonstruktie

In de akute en subakute fase na een partiële ruptuur van de M. gastrocnemius (de eerste week) kan ter ondersteuning van de dwarse-friktiebehandeling de hier beschreven tape- en bandagekonstruktie worden aangelegd.

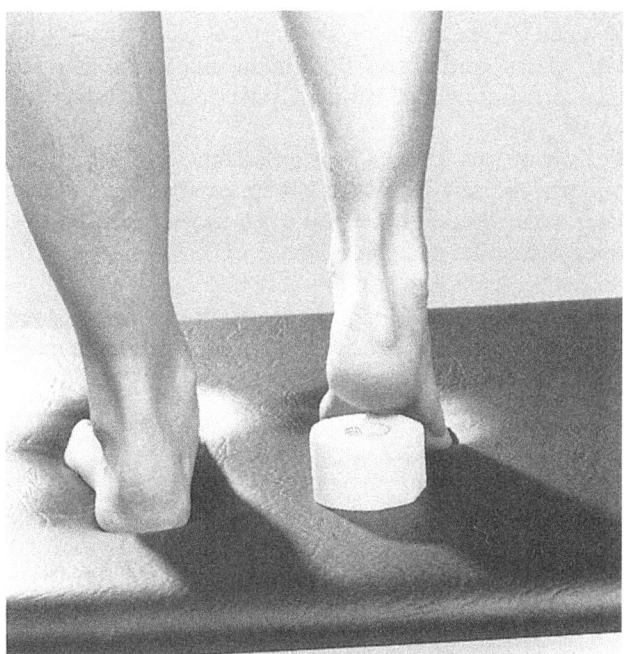

Afbeelding 7-24a
Uitgangspositie voor het aanleggen van een therapie-ondersteunende tape- en bandagekonstruktie bij een partiële ruptuur van de M. gastrocnemius.

Uitgangshouding patiënt
Stand, op de (in lage stand staande) behandelbank, eventueel op de grond. Onder de hiel van de aangedane extremiteit wordt een rol tape geplaatst.

Uitgangshouding therapeut
Stand of zit, schuin achter de aangedane zijde van de patiënt.

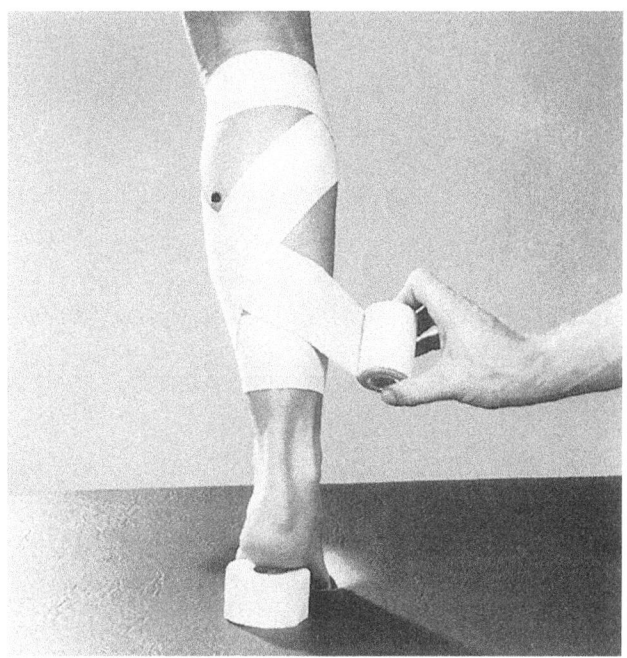

Afbeelding 7-24b

Uitvoering
De konstruktie wordt aangelegd in ontspannen toestand van de partieel gerupture erde spier.
Met een 6-8 cm brede kleefzwachtel wordt mediaal-cirkulair op het onderbeen begonnen, waarna de zwachtel naar proximolateraal verloopt, juist onder de laesie *(stip op afb. 7-24b)*.
Vervolgens maakt men een cirkulaire winding om het onderbeen, juist distaal van het lig. patellae, waarna men weer naar distaal en lateraal gaat, waarbij men ook nu weer juist onder de laesie blijft.

Met een 2 cm smalle tape wordt nu kruiselings en overlappend de gehele proximodistaal verlopende zwachtel bedekt *(afb. 7-24c/d)*.

Tot slot wordt met kleefzwachtel de konstruktie cirkulair van distaal naar proximaal afgedekt, waarbij de slagen distaal van de laesie steviger worden aangelegd dan de slagen proximaal van de laesie *(afb. 7-24e)*. Voor de dwarse-friktiebehandeling hoeft men slechts de bovenste lagen van de afdekkende kleefzwachtel te verwijderen om de plaats van de laesie te kunnen bereiken.

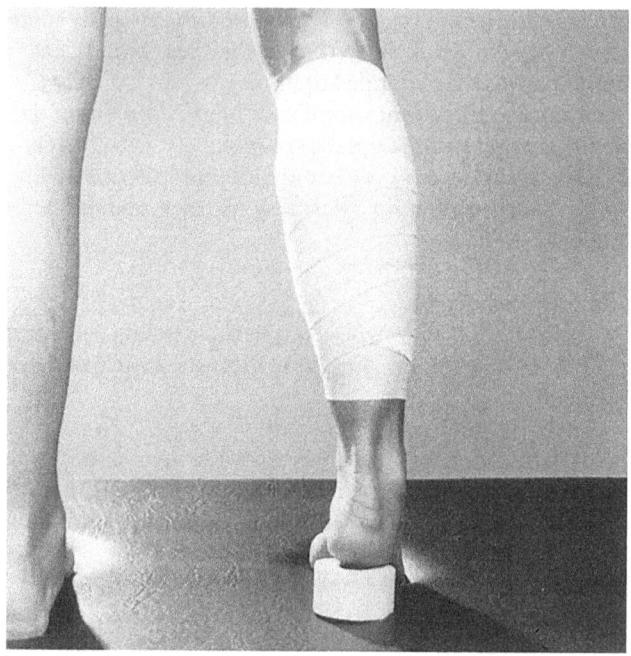

Afbeelding 7-24e

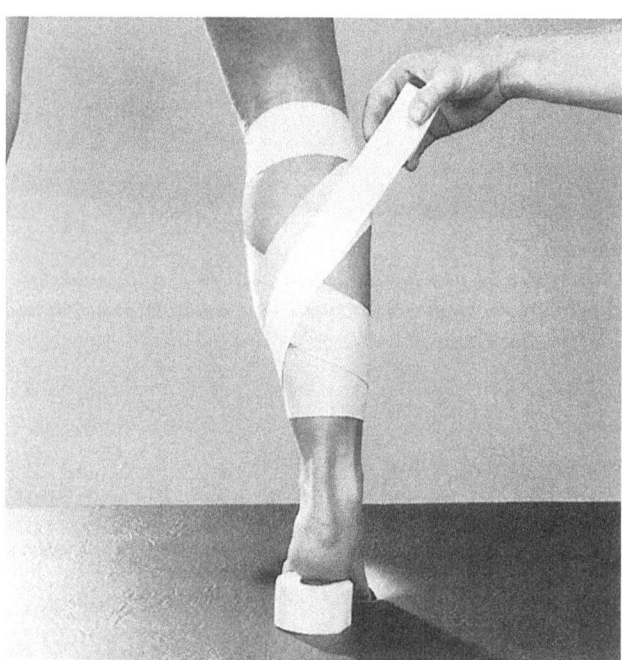

Afbeelding 7-24c

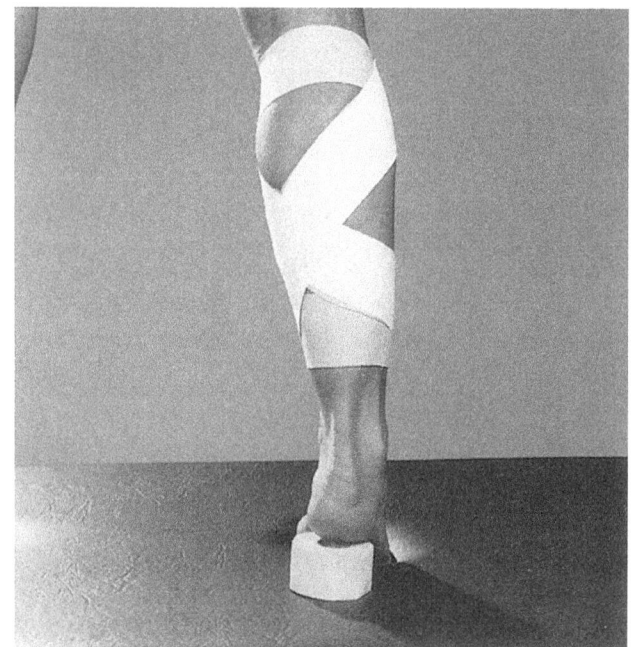

Afbeelding 7-24d

Triceps surae-verkorting bij kinderen

De etiologie van deze aandoening is onbekend.
In sommige gevallen is er sprake van een lichte vorm van spasticiteit.

Klinische bevindingen
De patiënt kan onmogelijk de voet normaal op de grond zetten. Een kind tracht deze beweging echter te forceren, waardoor het been in exorotatie en de voet in valgus, abduktie en pronatie wordt gebracht. Op den duur ontstaat hierdoor overbelasting van de midtarsale ligamenten en uiteindelijk hypermobiliteit van de midtarsale gewrichten.

Bij het funktieonderzoek vindt men een beperking van zowel de aktieve als de passieve extensie van de enkel.

Therapie
De behandeling strekt zich uit over maanden tot ca. een jaar. De M. soleus en de M. gastrocnemius worden gerekt. Totdat de spieren op lengte zijn wordt een hakverhoging van 1,5 tot 2,5 cm gedragen om midtarsale hypermobiliteit te voorkomen.

Mocht het resultaat van de konservatieve behandeling onvoldoende zijn, dan is operatieve verlenging van de achillespees geïndiceerd.

Aandoeningen van de M. tibialis posterior

'Shin splints'/tibialis posterior-syndroom

De term 'shin splints' is een verzamelnaam voor een aantal overbelastingsletsels, die zich in het middelste en onderste deel van de tibia kunnen manifesteren. Wij verstaan hieronder echter uitsluitend het zogenaamde *tibialis posterior-syndroom.*
Deze aandoening ontwikkelt zich meestal bij minder goed getrainde lopers aan het begin van een trainingsseizoen, bij verandering van loopondergrond of verandering van schoeisel, een te snelle toename van trainingsarbeid of afwijkende biomechanische faktoren.

Het betreft een insertie-tendopathie ter hoogte van het middelste en distale derde deel van de tibia. De krachten die tijdens lopen op de M. tibialis posterior inwerken, worden door de matrix niet goed opgevangen en zullen meer op de collagene vezels gaan inwerken die daardoor kleine scheurtjes gaan vertonen, hetgeen tot ontstekingsreaktie van het omliggende weefsel leidt.
Wanneer een patiënt met deze aandoening blijft doorlopen, kan door de voortdurende trekkrachten een periostitis het gevolg zijn.

De oorzaken van een tibialis posterior-syndroom zijn te verdelen in endogene en exogene faktoren. Onder endogene faktoren verstaat men invloeden vanuit het lichaam zelf, terwijl exogene faktoren van buitenaf het lichaam beïnvloeden.
Bij aanwezigheid van verschillende van deze predisponerende faktoren zal de kans op het ontstaan van het syndroom toenemen. Zo zullen ook getraindheid, algehele gesteldheid, (verkeerde) voeding, overgewicht en koördinatie een grote rol spelen.

Endogene faktoren

1
Hyperpronatie van de voet tijdens lopen is de meest voorkomende oorzaak. Pronatie is een minder stabiele stand van de gewrichten van de voet. In deze positie is veel spieraktiviteit nodig en vindt de schokabsorptie bij de footstrike plaats. De M. tibialis posterior is hierbij een van de belangrijkste stabilisatoren van enkel en voet.

Elke keer wanneer de voet kontakt maakt met de grond treedt deze pronatie op, hetgeen een behoorlijke trekkracht geeft op met name de M. tibialis posterior. Bij sterk vergrote pronatie kan ook de M. flexor digitorum longus problemen veroorzaken en door de met grote krachten gepaard gaande footstrike kan enige laxiteit ontstaan in de ligamenten aan de mediale zijde van de voet en de enkel. Het gevolg van een en ander is een veranderd bewegingspatroon van de gewrichten, zodat ook de werking van de M. tibialis posterior wordt beïnvloed: het tegengaan van te veel pronatie kost steeds meer kracht waardoor de spier overbelast kan raken.

2
Wanneer de voet tijdens de toe-off niet aan de close-packed position toekomt, is er relatief veel aktiviteit van de supinatoren om de voet te stabiliseren. Gezien de optredende krachten kan de M. tibialis posterior hierdoor gemakkelijk overbelast raken. Er is een aantal faktoren dat van invloed kan zijn op het niet bereiken van de close-packed position:
– door de hoge snelheid bij het hardlopen moet de afwikkeling van de voet in kortere tijd geschieden en is het mogelijk dat de supinatiestand niet haalbaar is;
– wanneer een loper een smal loopspoor heeft en dus veel adduktie in de heupen, is het moeilijker om maximaal te supineren;
– wanneer de voet reeds in een supinatiestand staat.

3
Bij een instabiel voetgewelf kan de M. tibialis posterior overbelast raken doordat ze meer aktiviteit moet uitoefenen om het gewelf in stand te houden.
Wanneer de extensie van de metatarsofalangeale gewrichten beperkt is, wordt de fascia plantaris niet voldoende rondom de kopjes van de ossa metatarsalia gewikkeld en blijft het voetgewelf laag en instabiel.

4
Ook veranderingen in andere gewrichten kunnen ertoe leiden dat de M. tibialis posterior overbelast raakt doordat deze over een ander trajekt moet funktioneren. Het betreft dan bijvoorbeeld beperking van de extensie in de enkel, extensie in knie of heup, een varusstand van de knie, een toegenomen exorotatie van de knie of heup, of een beenlengteverschil.

Exogene faktoren

Schoeisel
Een te stijve zool met onvoldoende torsiemogelijkheid kan de pro- en supinatie beperken, evenals de extensie van de metatarsofalangeale gewrichten.
Een te slappe zool is vaak nadelig voor de schokabsorptie, zodat niet de schoen maar de muskulatuur de meeste krachten moet verwerken. Tevens zal er minder kontrole zijn over de pronatiebeweging van de voet.
Te zacht, te dun of te hard materiaal in de tussenzool vermindert de schokabsorptie.
Een te slap kontrefort geeft de calcaneus onvoldoende stabiliteit, zodat deze gemakkelijk in een valgusstand kan komen te staan en de voet meeneemt in pronatie. Te veel pronatie treedt op wanneer er geen varuswig aanwezig is of wanneer deze van te dun of te zacht materiaal is gemaakt.

Ook slijtage van de schoen speelt een belangrijke rol. Bij (hard)lopers met een vergrote pronatie slijt de zool aan de mediale zijde, waardoor de voet steeds méér in pronatie komt te staan.

Te nauwe schoenen kunnen inaktiviteit en zelfs atrofie van de intrinsieke voetflexoren veroorzaken, zodat de extrinsieke voetspieren het handhaven van het voetgewelf moeten overnemen.

Een te wijde schoen vermindert de stabiliteit van de voet, zodat ook hierbij de muskulatuur overmatig wordt belast.

Ondergrond
Bij verandering van ondergrond volgt een gewenningsperiode die vaak leidt tot een veranderd looppatroon, waardoor weer overbelasting van de muskulatuur kan optreden.
Een harde ondergrond deformeert niet bij het lopen. De op het lichaam inwerkende krachten bij de 'footstrike' zijn daardoor tamelijk groot en de muskulatuur moet meer aktiviteit ontplooien om de schokken bij grondkontakt te absorberen.
Bij het lopen op een zachte ondergrond is de deformatie juist weer te groot, waardoor de spieren oververmoeid raken bij het verloren gaan van energie. Ditzelfde geldt voor lopen op een oneffen ondergrond: de pronatiebeweging van de voet is dan moeilijker te kontroleren.
Het altijd aan dezelfde kant van de weg lopen veroorzaakt pronatie van de voet aan de wegkant. Steeds in dezelfde richting lopen (linksom) op een atletiekbaan geeft de voeten, vooral de linkervoet, minder gelegenheid in supinatie te komen.

Differentiële diagnostiek
- Stressfraktuur: door spiervermoeidheid ondervindt het bot herhaalde, ritmische, submaximale weerstand. Bij het lopen voelt men dan een zeurende pijn tijdens – met name – excentrische kontrakties van de muskulatuur. De pijn is scherp gelokaliseerd op één plaats van de tibia, die ook drukpijnlijk is.
- Differentiatie van het tibialis posterior-syndroom geschiedt door middel van röntgenonderzoek. Voor vroegdiagnostiek is scintigrafie aangewezen.
- Tenomyosynoviitis van de M. tibialis anterior: in dit geval is de pijn meer aan de voorzijde van de tibia gelokaliseerd.

Klinische bevindingen
De patiënt klaagt over een scherpe stekende pijn in het middelste en onderste derde deel van de mediale tibiarand. De pijn verergert bij inspanning zoals hardlopen.
Naast de klassieke anamnese is de sportspecifieke anamnese van belang.

Men let op de stand van de voeten, het mediale voetgewelf, de stand van de calcanei, de onderbenen, knieën en heupen. Is er beenlengteverschil?

Evenals bij achillodynie wordt de inspektie in beweging van achter de patiënt uitgevoerd. Men let op de mate van pronatie van de voet, de afwikkeling van de voet, de mate van exorotatie van onder- en bovenbeen, het eventueel verminderd bewegen in een van de gewrichten en het loopspoor.

Bij het funktieonderzoek worden niet alleen de voeten maar ook de knieën en heupen onderzocht.
Inversie van de voet tegen weerstand kan pijnlijk zijn, evenals passieve eversie (rek van de M. tibialis posterior).
Door middel van palpatie wordt op het posterieure aspekt van de mediale tibiarand het meest drukpijnlijke gebied gelokaliseerd. Gewoonlijk is dit een stuk van 7 tot 10 cm lang.
In sommige gevallen is er geringe zwelling palpabel.
Het röntgenonderzoek toont soms een verdikte corticalis.
Op een technetiumscan is soms verhoogde aktiviteit van het botweefsel zichtbaar.

Therapie
De behandeling is kausaal en lokaal.
Een kausale behandeling is afhankelijk van de gegevens uit de anamnese, de inspektie en het funktieonderzoek. Alle gevonden afwijkingen dienen voor zover mogelijk te worden gekorrigeerd door middel van orthesen en aanpassingen in de schoen; echter altijd in kombinatie met spierversterkende oefeningen voor de plantairflexoren en supinatoren, zodra dat pijnvrij mogelijk is.
In veel gevallen wordt de behandeling beperkt tot het geven van adviezen, bijvoorbeeld het veelvuldig van weghelft wisselen bij het lopen, het veranderen van loopondergrond, het veranderen van richting wanneer op een atletiekbaan getraind wordt (bijvoorbeeld rechtsom lopen aan de buitenkant van de baan) enz.

De meest gebruikte aanpassingen en orthesen bij het tibialis posterior-syndroom zijn:
– verhoging van het mediale voetgewelf om de vergrote pronatie tegen te gaan en/of om het mediale voetgewelf te ondersteunen;
– het stabiliseren van de calcaneus om overmatig bewegen van het onderste spronggewricht tegen te gaan;
– een afwikkelbalkje om de afwikkeling bij beperkte metatarsofalangeale gewrichten te vergemakkelijken;
– een verhoging in of onder één schoen om een eventueel beenlengteverschil op te heffen.
Wanneer de oorzaak moet worden gezocht in de schoen zelf dient deze te worden aangepast of vervangen.

Lokale therapie kan bestaan uit dwarse friktie, kryotherapie en voorzichtige rekkingen van de M. tibialis posterior. In hardnekkige gevallen kunnen lokale druppelsgewijze infiltraties met een lokaal-anaestheticum en/of een corticosteroïd worden gegeven.
In laatste instantie is operatieve behandeling aangewezen.

Om recidief te voorkomen is het belangrijk dat de sporter geleidelijk de trainingsaktiviteiten uitbreidt en zich nauwgezet aan alle adviezen houdt die hij gedurende de behandelperiode heeft gekregen.

Tenosynoviitis van de M. tibialis posterior

De oorzaak van vrijwel alle aandoeningen van de M. tibialis posterior is dezelfde als beschreven bij het tibialis posterior-syndroom *(zie hiervoor)*.

Het betreft een peesschede-ontsteking juist posterieur of juist distaal-plantair van de mediale malleolus.

Klinische bevindingen
Pijn en lokale zwelling aan de mediale zijde van de enkel en/of de voet.

Bij het funktieonderzoek is inversie van de voet tegen weerstand pijnlijk evenals passieve inversie van de voet als gevolg van rek.
Door middel van palpatie wordt de aandoening zo exakt mogelijk gelokaliseerd.

Therapie
Zie voor de kausale behandeling het *Tibialis posterior-syndroom, blz. 247 e.v.* De lokale therapie bestaat uit dwarse frikties en, in hardnekkige gevallen, injektie tussen pees en peesschede met een corticosteroïd. In een enkel geval heeft ook deze behandeling geen succes en is operatief ingrijpen geïndiceerd.

Funktieonderzoek
Passieve eversie van de voet is meestal pijnlijk (rek)
In ernstige gevallen kan ook inversie van de voet tegen weerstand pijnlijk zijn

Dwarse friktie

Een tenosynoviitis van de M. tibialis posterior ontstaat vrijwel altijd als gevolg van chronische overbelasting bij mensen met pes plano valgus. Behalve lokale behandelingen met dwarse friktie is een funktionele orthese (inlay) geïndiceerd.

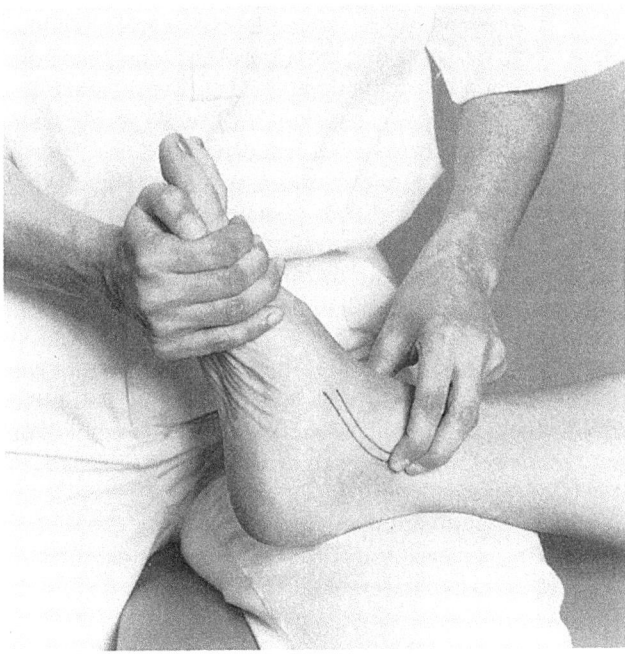

Afbeelding 7-25
Dwarse friktie van de (pees)schede van de M. tibialis posterior ter hoogte van de mediale malleolus.

Uitgangshouding patiënt
Ruglig, op de behandelbank, het distale deel van het onderbeen rust op het bovenbeen van de therapeut. De knie in lichte flexie, ondersteund door een rol.

Uitgangshouding therapeut
Zit, op of naast het voeteneind van de behandelbank. Wordt de rechtervoet behandeld, dan omvat de therapeut met de rechterhand de voorvoet van de patiënt vanaf mediaal en brengt de voet in zoveel eversie als mogelijk (afhankelijk van pijn en afweerspanning). De linker wijs- en middelvinger worden juist posterieur van de laesie geplaatst; de duim tegen de laterale zijde van de enkel.

Uitvoering
Door de linkerpols te extenderen bewegen de wijs- en middelvinger tijdens de aanspanningsfase van de dwarse friktie van posterieur naar anterieur (dwars) over de laesie. De duim geeft daarbij lateraal tegendruk.

Opmerking
Afhankelijk van de uitgebreidheid van de aandoening kan ook met één vinger worden behandeld. Gewoonlijk gebruikt men dan de wijsvinger, die versterkt wordt door de middelvinger.
De tenosynoviitis kan zowel proximaal, als ter hoogte van, of distaal van de mediale malleolus zijn gelokaliseerd.

Behandelduur
Vijftien tot twintig minuten dwarse friktie, twee- tot driemaal per week, gedurende twee tot vier weken, zijn in de regel voldoende.
In het zeldzame geval dat dwarse friktie geen of onvoldoende resultaat heeft, is een injektie tussen pees en peesschede geïndiceerd.

Insertie-tendopathie van de M. tibialis posterior

Dit typische sportletsel heeft dezelfde oorzaken als beschreven bij het tibialis posterior-syndroom.

Klinische bevindingen
Zie hiervoor bij *Tenosynoviitis*. Door middel van palpatie wordt de plaats van de laesie gelokaliseerd. Het betreft het plantaire aspect van de tuberositas ossis navicularis.

Therapie
Zie hiervoor bij *Tenosynoviitis*.

Funktieonderzoek
Passieve eversie van de voet kan pijnlijk zijn (rek)
Inversie van de voet tegen weerstand is pijnlijk

Dwarse friktie

Hoewel de M. tibialis posterior een groot aantal insertieplaatsen heeft, is het meestal de insertie aan de tuberositas ossis navicularis die is aangedaan.

Uitgangshouding patiënt
Ruglig, op de behandelbank, het distale deel van het onderbeen rust op het bovenbeen van de therapeut, de knie in lichte flexie, ondersteund door een rol.

Uitgangshouding therapeut
Zit, op of naast het voeteneind van de behandelbank. Wordt de rechtervoet behandeld, dan omvat de therapeut met de rechterhand vanaf mediaal de voorvoet van de patiënt en houdt deze in lichte plantairflexie en supinatie, zodat de insertieplaats goed bereikbaar wordt.
De top van de linker wijsvinger, versterkt door de middelvinger wordt tegen de plantaire zijde van de tuberositas

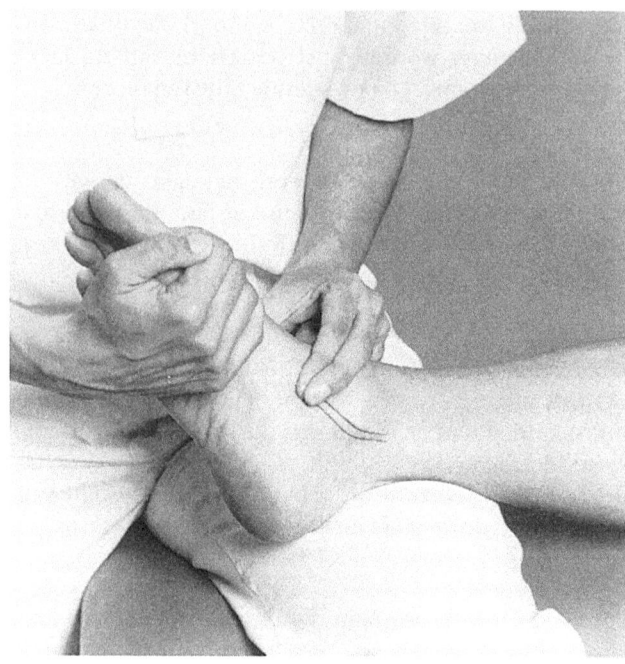

Afbeelding 7-26
Dwarse friktie van de insertie van de M. tibialis posterior aan de tuberositas ossis navicularis.

ossis navicularis geplaatst; de duim lateraal ter hoogte van de sinus tarsi.

Uitvoering
De dwarse friktie van de insertie van de M. tibialis posterior wordt gegeven door met de wijsvinger – versterkt door de middelvinger – van plantair naar dorsaal over de laesie te bewegen. De druk wordt hierbij naar lateraal en iets distaal uitgeoefend. Tijdens de aanspanningsfase van de dwarse friktie wordt de pols geëxtendeerd.

Behandelduur
Dagelijkse behandeling (sporters) of driemaal per week, gedurende ca. twintig minuten leidt gewoonlijk binnen enkele weken tot volledig herstel.
Zo nodig wordt eveneens een funktionele orthese aangemeten.

Peesruptuur van de M. tibialis posterior

Een ruptuur van de pees van de M. tibialis posterior ziet men vooral bij patiënten van middelbare leeftijd met een pes plano valgus. Deze ruptuur kan spontaan optreden, zonder dat de patiënt voorafgaande klachten had.

Klinische bevindingen
Hoewel de ruptuur spontaan optreedt, ontstaan de klachten geleidelijk. Het betreft zelden ernstige klachten, hoewel de patiënt sterk verminderde spierkracht van de inversie van de voet heeft.
Er is een opvallend doorgezakt mediaal voetgewelf aan de aangedane zijde en de regio van de pees van de M. tibialis posterior is duidelijk gezwollen.

Therapie
Konservatieve behandeling door middel van een orthese is zelden effektief. Operatie is de therapie der keuze en postoperatief dient de stand van de voet te worden gekorrigeerd. Deze procedure leidt gewoonlijk tot volledig herstel.

Fasciitis plantaris

Fasciitis plantaris is een veel voorkomende aandoening bij hardlopers. Het betreft een insertie-tendopathie van de fascia plantaris (aponeurosis plantaris) aan de medioplantaire zijde van de calcaneus. Bij lang bestaande gevallen ziet men het zogenaamde 'hielspoor'.
Als komplikatie ziet men soms een stressfraktuur van de calcaneus. Deze wordt gekenmerkt door diffuse pijn onder de hiel en lichte zwelling van de weke delen, zowel aan de laterale als aan de mediale zijde van de calcaneus.
De röntgenfoto bevestigt de diagnose pas na drie tot zes weken.

Fasciitis plantaris kan het gevolg zijn van biomechanische stoornissen (endogene faktoren) of van exogene faktoren zoals schoeisel en loopondergrond.
De twee endogene faktoren zijn platvoet en holvoet. De platvoet is de meest voorkomende oorzaak van de aandoening. Wanneer men de voet belast, zakt het lengtegewelf door en wordt de fascia plantaris gerekt. Tijdens lopen wordt de fascia nog meer gerekt tijdens de toe-off. Ook overpronatie kan toename van de rek veroorzaken.
Bij de holvoet is de fascia verkort en kan als gevolg daarvan tijdens belasting te sterk worden gerekt.
Wat betreft de exogene faktoren speelt met name het schoeisel een grote rol: een te slappe zool vergroot de pronatie, een te zacht kontrefort geeft weinig stabiliteit aan de calcaneus, waardoor ook weer een te grote pronatie van de voet met valgusstand van de calcaneus optreedt.
Ook onvoldoende schokdemping van de schoenzool kan tot een fasciitis plantaris leiden. Een te harde ondergrond, vooral in kombinatie met onvoldoende schokdempend schoeisel, is nog een extra risikofaktor.

Wanneer de aandoening bilateraal voorkomt, kan dit het gevolg zijn van een systeemziekte zoals reumatoïde arthritis, Morbus Bechterew of Morbus Reiter.

Differentiële diagnostiek

Calcaneodynie

Bij het ouder worden ontstaan degeneratieve veranderingen van het vetkussen dat tussen het plantaire aspekt van de calcaneus en de huid gelegen is (lipoatrofie). Het funktieverlies van dit vetkussen leidt tijdens hardlopen gemakkelijk tot een kneuzing van het posteroplantaire deel van de calcaneus. Uiteindelijk kunnen mikrofrakturen en/of periostale irritatie volgen.
De patiënt klaagt aanvankelijk alleen over lokale pijn tijdens lopen, later ook in rust. Het funktieonderzoek is negatief. Er is sterke drukpijn op de plaats van de aandoening.

De therapie bestaat uit het maken van een hielcup van zacht, schokdempend materiaal met eventueel een uitsparing ter plaatse van het meest (druk)pijnlijke punt. Een standaard visko-elastische inleghiel is in de meeste gevallen voldoende.

Bursitis infracalcanea

Deze bursa bevindt zich tussen het tuberculum calcanea inferior en de fascia plantaris. Differentiatie van de fasciitis plantaris is vrijwel alleen mogelijk door middel van infiltratie met een lokaal-anaestheticum.

Kompressie-neuropathie van de Nn. plantares medialis en lateralis

Deze kompressie-neuropathie ziet men vooral bij mensen met platvoeten en bij (hard)lopers met hyperpronatie. Hierdoor worden deze zenuwen aan de mediale zijde van de calcaneus gerekt: tenslotte ontstaat een brandende pijn, zowel lokaal als in het uitstralingsgebied.

Tarsale-tunnelsyndroom

Het betreft een kompressie-neuropathie van de N. tibialis in de tarsale tunnel. Dit syndroom ontstaat evenals de hierboven genoemde kompressie-neuropathie als gevolg van een doorgezakt mediaal voetgewelf en/of valgusstand van de calcaneus, maar meestal tengevolge van een fraktuur van de mediale malleolus of de calcaneus.

Klinische bevindingen
De klachten van de patiënt zijn in te delen in de klinische stadia van een insertie-tendopathie.
Evenals bij achillodynie en het tibialis posterior-syndroom is de sportspecifieke anamnese van groot belang.
Bij het funktieonderzoek is flexie van de tenen tegen weerstand mogelijk pijnlijk, omdat de intrinsieke teenflexoren verbonden zijn met de aanhechting van de fascia plantaris.
Tenenstand kan pijnlijk zijn.
Er is drukpijn aan de medioplantaire zijde van de calcaneus.

Een eventueel hielspoor is zichtbaar op de röntgenfoto.

Therapie
De behandeling is in de eerste plaats kausaal: een inlegzool om het mediale lengtegewelf te ondersteunen, een schokdempende (inleg)zool, een stabieler kontrefort, wigjes in de schoen enz.
Gewoonlijk leidt een kausale aanpak snel tot resultaat. In hardnekkige gevallen kan men een lokale infiltratie geven met een corticosteroïd. Na deze infiltratie mag de patiënt gedurende één week niet belasten.
Wanneer niet met een infiltratie wordt behandeld, mag de patiënt zijn sportaktiviteiten binnen acceptabele pijngrenzen blijven voortzetten en wanneer de klachten verminderen mag hij de aktiviteiten geleidelijk weer uitbreiden.

Aandoeningen van de M. tibialis anterior

Men onderscheidt tendinitis, tenosynoviitis en myosynoviitis.

Insertie-tendopathie (tendinitis) van de M. tibialis anterior

Een tendinitis van de M. tibialis anterior kan in elk deel van de pees gelokaliseerd zijn.
De oorzaak is meestal overbelasting, vaak tengevolge van geforceerd heuvel of berg oplopen, schaatsen of skilanglaufen.

Klinische bevindingen
De pijn is gelokaliseerd aan de voorzijde van de enkel en de voet. Vaak is er een zichtbare zwelling.

Extensie van het bovenste spronggewricht, in kombinatie met supinatie en adduktie van de voet tegen weerstand is pijnlijk.
Vaak is ook passieve flexie in kombinatie met abduktie en pronatie van de voet pijnlijk als gevolg van rek.
De plaats van de laesie wordt door middel van palpatie nauwkeurig gelokaliseerd.

Therapie
Dwarse friktie is bij deze aandoening zeer effektief.
Onbehandeld kunnen de klachten maanden blijven bestaan.

Funktieonderzoek
Passieve plantairflexie, pronatie, abduktie van de voet kunnen pijnlijk zijn (rek)
Extensie, supinatie, adduktie van de voet tegen weerstand zijn pijnlijk

Dwarse friktie

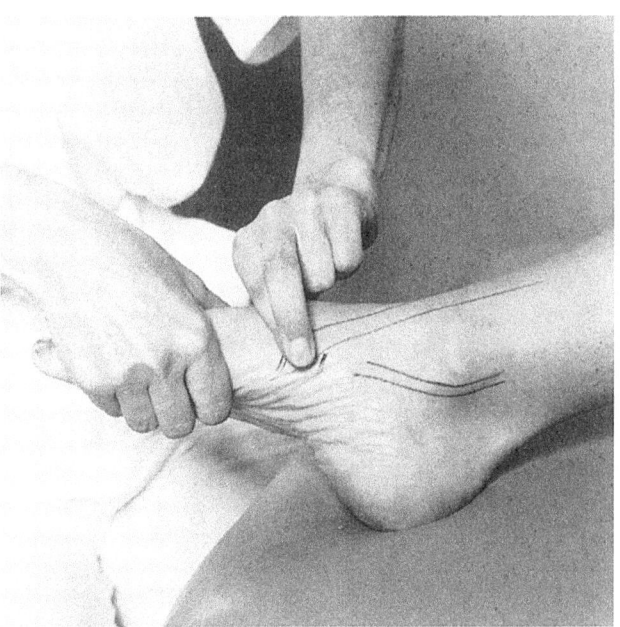

Afbeelding 7-27
Dwarse friktie van de insertie van de M. tibialis anterior.

Uitgangshouding patiënt
Ruglig, op de behandelbank, de knie licht gebogen en ondersteund door een rol.

Uitgangshouding therapeut
Zit, naast het voeteneind van de behandelbank, tegenover de laterale zijde van de voet.
Wordt de rechtervoet behandeld, dan omvat de therapeut met de rechterhand vanaf dorsomediaal de voorvoet van de patiënt en houdt deze in plantairflexie, pronatie en abduktie. Met de linker wijsvinger wordt de plaats van de laesie gelokaliseerd: os cuneiforme mediale en/of basis os metatarsale I.
De duim geeft tegendruk aan de laterale (dorsale) zijde van de voorvoet.

Uitvoering
Door de pols te extenderen wordt met de wijsvinger, versterkt door de middelvinger, van plantair-mediaal naar dorsaal-lateraal dwars over de laesie bewogen. Hierbij wordt tijdens de aanspanningsfase naar lateraal druk uitgeoefend.

Behandelduur
Drie behandelingen van ca. vijftien minuten, gedurende drie tot vier weken zijn gewoonlijk voldoende.
De behandeling kan worden gekombineerd met statisch rekken van de M. tibialis anterior.

Statisch rekken

Rekken wordt gewoonlijk uitgevoerd na de dwarse-friktiebehandeling.

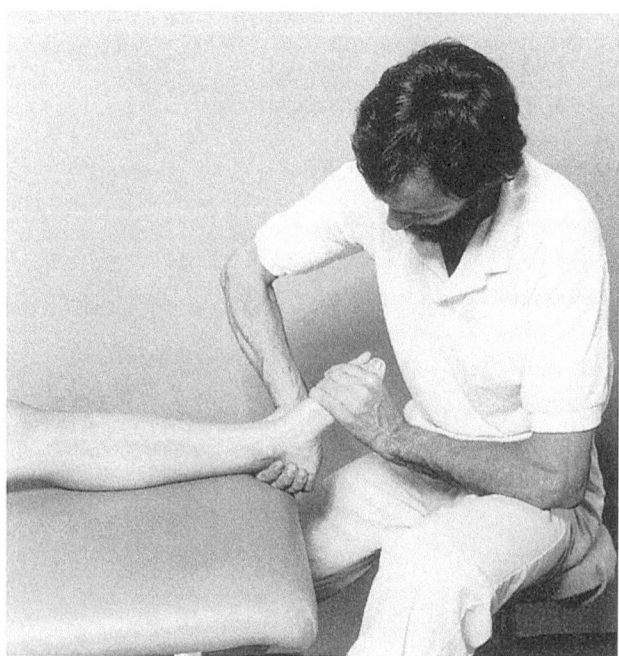

Afbeelding 7-28
Statisch rekken van de M. tibialis anterior.

Uitgangshouding patiënt
Ruglig, op de behandelbank, de hiel juist op de rand van de bank.

Uitgangshouding therapeut
Zit, naast het voeteneind van de behandelbank, tegenover de te behandelen voet.
Wordt de linkervoet behandeld, dan omvat de therapeut met de linkerhand vanaf dorsomediaal de voorvoet van de patiënt en met de rechterhand vanaf lateraal de hiel.

Uitvoering
Langzaam en op geleide van pijn en afweerspanning wordt de voet in plantairflexie, abduktie en pronatie gebracht, terwijl de hiel in valgusrichting wordt bewogen.

Teno(myo)synoviitis van de M. tibialis anterior

Een tenosynoviitis van de M. tibialis anterior ontstaat meestal door een direkt of indirekt op de voet inwerkend trauma of door mikrotraumata zoals irritatie door verkeerd schoeisel.

Klinische bevindingen
De symptomen en bevindingen bij het funktieonderzoek zijn dezelfde als beschreven bij de tendinitis van de M. tibialis anterior, met dien verstande dat de weerstandstest meestal negatief is. Soms is er voelbare krepitatie.

Therapie
Zie insertie-tendopathie blz. 251.

Myosynoviitis van de M. tibialis anterior is een typisch overbelastingsletsel dat men vooral ziet bij schaatsers en skilanglaufers. Soms bij lange-afstandlopers, vooral wanneer veel op heuvel- of bergachtig terrein wordt gelopen.

Klinische bevindingen
De patiënt klaagt over lokale pijn aan de voorzijde van het onderbeen ter hoogte van de spier-peesovergang. Er is duidelijk lokale krepitatie tijdens aktief bewegen van de voet.

Therapie
Met dwarse friktie in kombinatie met gedoseerd bewegen gedurende de behandelperiode bereikt men volledige verdwijning van de klachten in een periode van twee tot vier weken.

Funktieonderzoek
Passieve plantairflexie, pronatie, abduktie van de voet zijn meestal pijnlijk (rek)
In ernstige gevallen (veel krepitatie) zijn extensie, supinatie, adduktie van de voet tegen weerstand eveneens pijnlijk

Dwarse friktie

Dit overgangsbelastingssyndroom is gelokaliseerd ter hoogte van de spier-peesovergang van de M. tibialis anterior.

ENKEL EN VOET 253

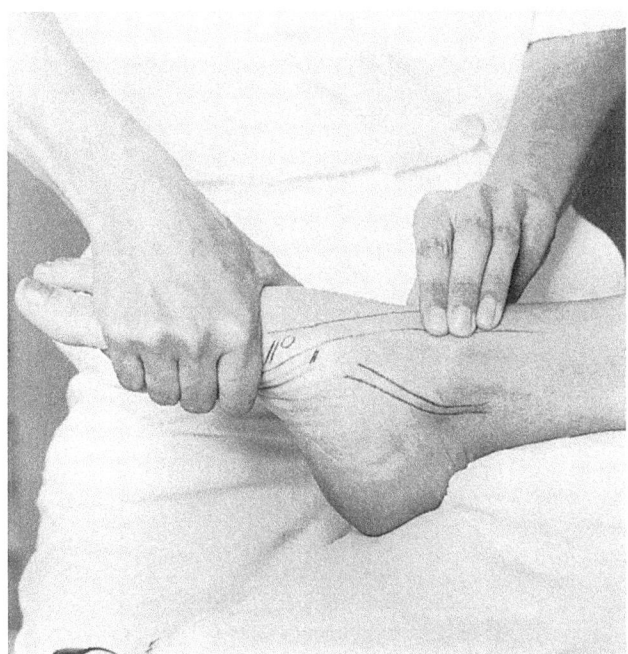

Afbeelding 7-29
Dwarse friktie van de spier-peesovergang van de M. tibialis anterior.

Uitgangshouding patiënt
Ruglig op de behandelbank, de knie licht gebogen en ondersteund door een rol, het distale deel van het onderbeen rust op het bovenbeen van de therapeut.

Uitgangshouding therapeut
Wordt de rechtervoet behandeld, dan omvat de therapeut met de rechterhand, vanaf dorsomediaal de voorvoet van de patiënt en brengt deze in zoveel mogelijk plantairflexie, pronatie, abduktie.
De middelste drie vingers van de andere hand worden juist posterieur van de aandoening geplaatst, de duim geeft tegendruk aan de laterale zijde van de voet.

Uitvoering
Tijdens de aanspanningsfase van de dwarse friktie worden de vingers van posteromediaal naar anterolateraal over de laesie bewogen. Deze beweging komt tot stand door in de pols een grote extensiebeweging uit te voeren en tevens de bovenarm iets te adduceren.

Behandelduur
In een periode van twee tot vier weken verdwijnen gewoonlijk de klachten wanneer driemaal per week gedurende ca. vijftien minuten dwars wordt gefriktioneerd. Tevens is gedoseerde rust (bijv. vermindering van de sportbeoefening) aangwezen.

Dwarse friktie

Uitgangshouding patiënt en therapeut evenals de *uitvoering* van de dwarse friktie als bij I, tenomyosynoviitis, met dien verstande dat de laesie meer naar distaal gelokaliseerd is.

Aandoeningen van de Mm. peronei

Tenosynoviitis van de Mm. peronei

Dit is een overbelastingsletsel of het gevolg van een inversietrauma van de voet.
Na een ernstig inversietrauma kan een avulsiefraktuur ontstaan van de tuberositas ossis metatarsalis V, de aanhechtingsplaats van de M. peroneus brevis.

Klinische bevindingen
Pijn aan de laterale zijde van de enkel.
Soms zichtbare lokale zwelling in het verloop van de peroneuspezen.

Bij het funktieonderzoek zijn in ernstige gevallen, flexie, abduktie en pronatie van de voet tegen weerstand pijnlijk; passieve extensie, supinatie en adduktie van de voet zijn pijnlijk als gevolg van rek.
Door middel van palpatie wordt de exakte plaats van de laesie gelokaliseerd; deze kan variëren van juist achter de laterale malleolus, tot aan de basis van os metatarsale V.

Een avulsiefraktuur van de tuberositas van os metatarsale V wordt gekenmerkt door sterke lokale zwelling en drukpijn en manklopen. Korte tijd na het trauma treedt verkleuring op tengevolge van het hematoom (ecchymosis).

Therapie
De voorkeursbehandeling is dwarse friktie. Gewoonlijk is de patiënt na ca. zes behandelingen klachtenvrij. In de therapieresistente uitzonderingsgevallen kan men een lokale injektie geven tussen pees en peesschede met een corticosteroïd.

Funktieonderzoek
Passieve extensie, supinatie, adduktie van de voet zijn meestal pijnlijk (rek)
In ernstige gevallen zijn plantairflexie, pronatie, abduktie van de voet tegen weerstand pijnlijk

Dwarse friktie

Na een inversietrauma van de voet tengevolge van overbelasting ontstaat een tenosynoviitis van de Mm. peronei. De lokalisatie kan variëren van juist proximaal van de laterale malleolus tot juist distaal van de trochlea peronealis.

1 Tenosynoviitis musculi peronei proximaal van de laterale malleolus

Uitgangshouding patiënt
Ruglig, op de behandelbank, de knie licht gebogen en ondersteund door een rol. Het distale deel van het te behandelen onderbeen rust op het bovenbeen van de therapeut.

Uitgangshouding therapeut
Zit, op of naast het voeteneind van de behandelbank.

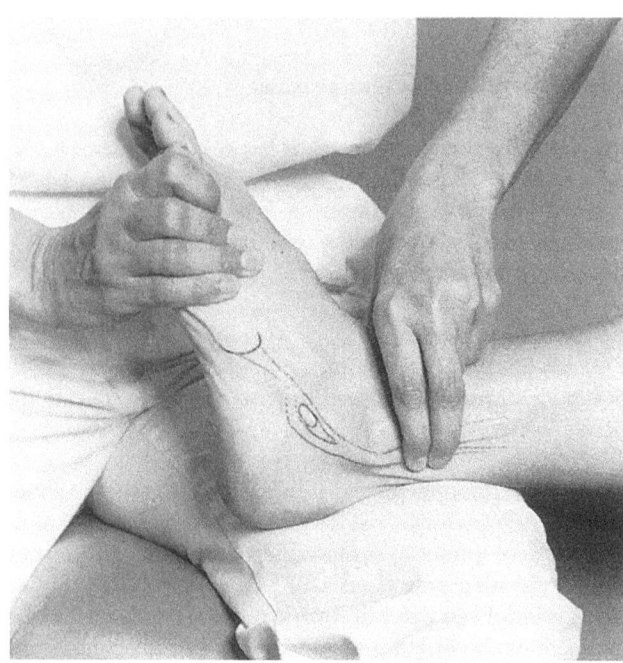

Afbeelding 7-30
Dwarse friktie van de (pees)schede van de Mm. peronei juist proximaal van de laterale malleolus.

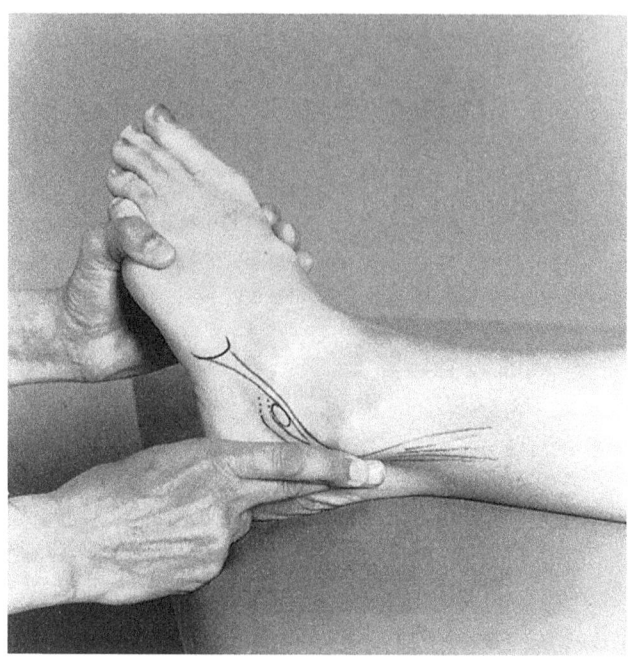

Afbeelding 7-31
Dwarse friktie van de (pees)schede van de Mm. peronei ter hoogte van de laterale malleolus: de uitgangspositie.

Wordt de linkervoet behandeld, dan omvat de therapeut vanaf lateraal de voorvoet van de patiënt en houdt deze in lichte extensie, supinatie en adduktie.
Met de wijs- en middelvinger van de andere hand wordt de laesie gelokaliseerd, waarna de vingers juist posterieur van de laesie worden geplaatst. De duim geeft tegendruk aan de mediale zijde, juist proximaal van of op de mediale malleolus.

Uitvoering
Door in de pols te extenderen tijdens de aanspanningsfase van de dwarse friktie, bewegen de vingers van posterieur naar anterieur over de aangedane struktuur.

Behandelduur
Variabel: twintig minuten friktie driemaal per week, gedurende één tot vier weken, zijn gewoonlijk voldoende. Mocht er na zes behandelingen geen of onvoldoende verbetering zijn, dan is injektie tussen pees en peesschede geïndiceerd.

2 Tenosynoviitis van de Mm. peronei, ter hoogte van de laterale malleolus

Uitgangshouding patiënt
Ruglig, op de behandelbank.

Uitgangshouding therapeut
Zit, naast het voeteneind van de behandelbank, tegenover de te behandelen voet.
Wordt de linkervoet behandeld, dan omvat de therapeut met de linkerhand vanaf plantair de voorvoet van de patiënt en brengt deze in lichte extensie, supinatie en adduktie. Met de top van de rechter middelvinger wordt posterieur van de laterale malleolus de pijnlijkste plaats gelokaliseerd. De wijsvinger versterkt de middelvinger terwijl de duim, de ringvinger en de pink worden gebogen.

Uitvoering
Door de onderarm *maximaal* te supineren tijdens de aanspanningsfase van de dwarse friktie, beweegt de middelvinger van posterieur naar anterieur (dwars) over de laesie.

Behandelduur
Zie onder 1.

Insertie-tendopathie van de M. peroneus brevis

Dit overbelastingsletsel komt met name bij sprinters voor.

Klinische bevindingen
Er is pijn aan de laterale voetrand.

Flexie, pronatie en abduktie van de voet tegen weerstand zijn pijnlijk. Bij palpatie is er drukpijn aan de tuberositas ossis metatarsalis V.

Therapie
Dwarse friktie is in verreweg de meeste gevallen zeer effektief. In het klinische derde of vierde stadium van deze insertie-tendopathie dient de belasting (sportbeoefening) te worden beperkt.

Funktieonderzoek
Passieve extensie, supinatie, adduktie van de voet zijn in sommige gevallen gevoelig tot pijnlijk (rek)
Plantairflexie, pronatie, abduktie van de voet tegen weerstand zijn pijnlijk.

Dwarse friktie

De aanhechting van de M. peroneus brevis aan de tuberositas ossis metatarsalis V is vooral tengevolge van overbelasting aangedaan.

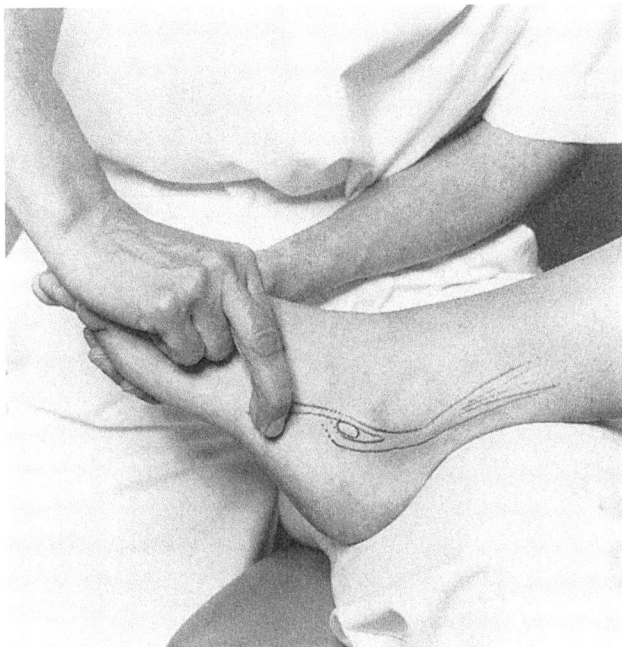

Afbeelding 7-32
Dwarse friktie van de insertie van de M. peroneus brevis.

Uitgangshouding patiënt
Ruglig, op de behandelbank, de knie licht gebogen en ondersteund door een rol. Het distale deel van het onderbeen rust op het bovenbeen van de therapeut.

Uitgangshouding therapeut
Zit, op of naast het voeteneind van de behandelbank.
Wordt de linkervoet behandeld, dan omvat de therapeut met de linkerhand vanaf mediaal de voorvoet van de patiënt en houdt de voet in lichte *plantairflexie*, pronatie en abduktie.
De top van de rechter wijsvinger, versterkt door de middelvinger, wordt juist plantair van de laesie geplaatst. De duim geeft tegendruk aan de mediale zijde ter hoogte van het metatarsofalangeale I-gewricht.

Uitvoering
Door de pols te extenderen tijdens de aanspanningsfase van de dwarse friktie, beweegt de wijsvinger van plantair naar dorsaal over de laesie. Hierbij wordt druk uitgeoefend naar mediaal en distaal.

Behandelduur
Gewoonlijk zijn vier tot zes behandelingen voldoende. Per behandeling wordt ca. vijftien minuten gefriktioneerd.

Mocht na zes behandelingen nog onvoldoende verbetering zijn opgetreden, dan is infiltratie met een corticosteroïd geïndiceerd.

Dislokatie van de peroneuspezen

Deze aandoening ontstaat traumatisch tengevolge van een inversietrauma van de voet, waarbij het retinaculum Mm. peroneorum superius ruptureert.
Soms treden er scheuren op van de pees in de lengterichting.

Klinische bevindingen
De patiënt klaagt over pijn achter de laterale malleolus tijdens lopen.

De dislokatie ontstaat tijdens aktieve extensie van de enkel in kombinatie met pronatie van de voet. De pezen luxeren naar voren: 'snapping ankle'.
In ca. 50% van de gevallen is op de konventionele röntgenfoto een 'botschilletje' zichtbaar, als teken van een avulsie van het retinaculum.

Therapie
De behandeling is operatief.
In niet behandelde gevallen ontstaat een permanente 'snapping ankle' met een instabiliteitsgevoel.

Tenosynovitiden van de voet

Tenosynoviitis van de M. extensor hallucis longus

Deze aandoening is in sommige gevallen het gevolg van een inversietrauma van de voet. Soms is chronische irritatie door verkeerd schoeisel de oorzaak.
Op middelbare leeftijd kan peesschede- en peesirritatie ontstaan als gevolg van een osteofyt aan het dorsale aspekt van het os naviculare ter hoogte van de articulatio talonavicularis.

Klinische bevindingen
Pijn aan de anteromediale zijde van de wreef, die verergert bij extensie van de grote teen tegen weerstand en/of passieve flexie van de grote teen.
Soms is er krepitatie.

Therapie
Dwarse friktie is effektief wanneer de aandoening het gevolg is van een inversietrauma.
Is de aandoening ontstaan door een osteofyt van het os naviculare, dan is – indien noodzakelijk – operatieve verwijdering van de osteofyt de enige mogelijkheid.

Tenosynoviitis van de M. extensor digitorum longus

Deze aandoening komt zelden voor en is het gevolg van ofwel een inversietrauma of een flexietrauma van de voet, ofwel van overbelasting (bijvoorbeeld na zeer lange wandelingen).

Klinische bevindingen
Pijn aan de voorzijde van de enkel en wreef.

Bij het funktieonderzoek is passieve inversie van de voet

pijnlijk, vooral wanneer gelijktijdig de tenen passief worden geflekteerd. In ernstige gevallen is ook eversie van de voet in kombinatie met extensie van de tenen tegen weerstand pijnlijk.
Soms is er krepitatie.

Therapie
In de meeste gevallen zijn slechts enkele behandelingen met dwarse friktie nodig om volledig herstel te bereiken.

Tenosynoviitis (stenosans) van de M. flexor hallucis longus

Het betreft een tamelijk frekwent voorkomende aandoening bij balletdansers. De ontsteking, respektievelijk stenose, bevindt zich aan de achterzijde van de talus waar de pees tussen het tuberculum mediale en het tuberculum laterale van de processus posterior tali doorloopt.
Een tweede lokalisatie is aan de basis van de grote teen tussen de twee sesambeentjes.

Differentiële diagnostiek
- Posterieur tibiotalair kompressiesyndroom.
- Bursitis subtendinea achillei.
- Tendinitis of tenosynoviitis van de M. tibialis posterior of de M. flexor digitorum longus (uiterst zelden).

Klinische bevindingen
De patiënt klaagt over pijn en zwelling achter de mediale malleolus. De pijn treedt vooral op bij springen en tijdens pliés.
Soms is er voelbare en zelfs hoorbare krepitatie.

Funktieonderzoek: flexie van de grote teen tegen weerstand evenals passieve extensie zijn pijnlijk. Er bestaat een zogenaamde funktionele hallux rigidus. Dit houdt in dat wanneer de voet in flexie gehouden wordt de grote teen volledig kan worden geëxtendeerd; in extensie van de voet is de extensie van de grote teen beperkt.
Wanneer de aandoening tussen de sesambeentjes aan de basis van de grote teen gelokaliseerd is, heeft de patiënt ter plaatse pijn bij lopen. Er is tevens lokale drukpijn.
Aktieve flexie van het interfalangeale gewricht van de grote teen is onmogelijk wanneer het grondgewricht in neutrale stand wordt gehouden.

Therapie
Dwarse frikties, voorzichtige rekkingen en beperking van de belasting geven meestal vrij snel verbetering. In veel gevallen blijven toch nog klachten bestaan en zijn enkele infiltraties met een lokaal-anaestheticum, in hardnekkige gevallen met een corticosteroïd, geïndiceerd.
In therapieresistente gevallen is operatieve behandeling te overwegen.

Funktieonderzoek
Passieve extensie van de grote teen met de voet in extensie is pijnlijk (rek)

In ernstige gevallen (sterke krepitatie) is plantairflexie van de grote teen tegen weerstand pijnlijk, vooral vanuit extensie in de enkel.

Zie verder Orthopedische geneeskunde en manuele therapie, deel 2c, Diagnostiek extremiteiten.

Dwarse friktie

Deze aandoening komt vooral voor bij turners en balletdansers.

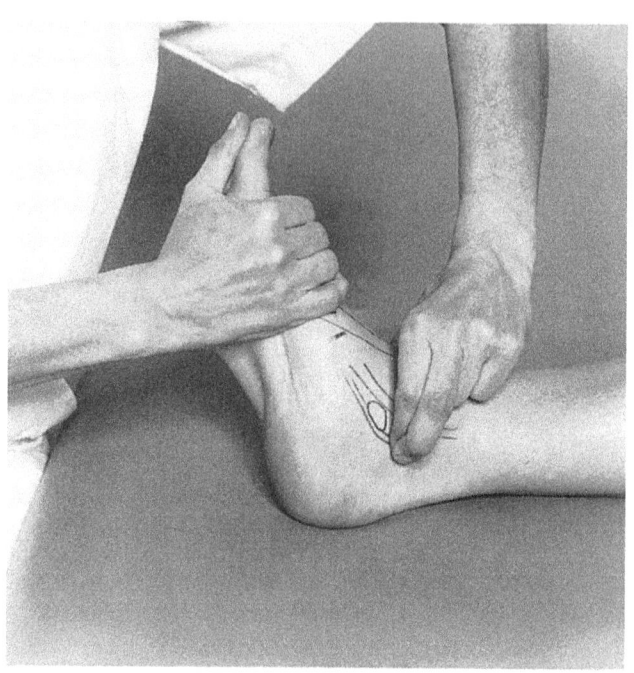

Afbeelding 7-33
Dwarse friktie van de (pees)schede van de M. flexor hallucis longus.

Uitgangshouding patiënt
Ruglig, op de behandelbank.

Uitgangshouding therapeut
Zit, naast het voeteneind van de patiënt tegenover de te behandelen voet. Wordt de rechtervoet behandeld, dan omvat de therapeut met de rechterhand vanaf plantair en mediaal de voorvoet van de patiënt en houdt de voet in lichte extensie terwijl de duim de grote teen in extensie houdt. Met de top van de linker wijsvinger wordt de plaats van de laesie, juist posterieur van het sustentaculum talare, gelokaliseerd.
De wijsvinger wordt versterkt door de middelvinger en de duim geeft tegendruk aan de laterale zijde ter hoogte van de sinus tarsi.

Uitvoering
De top van de linker wijsvinger wordt juist posterieur van de plaats van de laesie geplaatst. Door de pols te extenderen tijdens de aanspanningsfase van de dwarse friktie beweegt de wijsvinger van posterieur naar anterieur over de laesie. Hierbij wordt druk naar lateraal uitgeoefend.

Behandelduur
Deze is zeer variabel: in sommige gevallen zijn slechts drie behandelingen nodig, in andere tien tot vijftien. Elke behandeling duurt 10 - 15 minuten.
Blijkt na zes behandelingen nog geen verbetering, dan is injekteren tussen pees en peesschede geïndiceerd.

Kompartimentsyndromen

Kompartimentsyndromen of logesyndromen worden veroorzaakt door een gestoorde funktie van spieren, zenuwen en bloedvaten binnen een strak afgesloten ruimte als gevolg van verhoogde druk. Toename van de arteriële toevoer (en daardoor van het spiervolume) belemmert de veneuze afvoer, waardoor een vicieuze cirkel ontstaat. Zie verder de beschrijving in hoofdstuk 5 Heup.

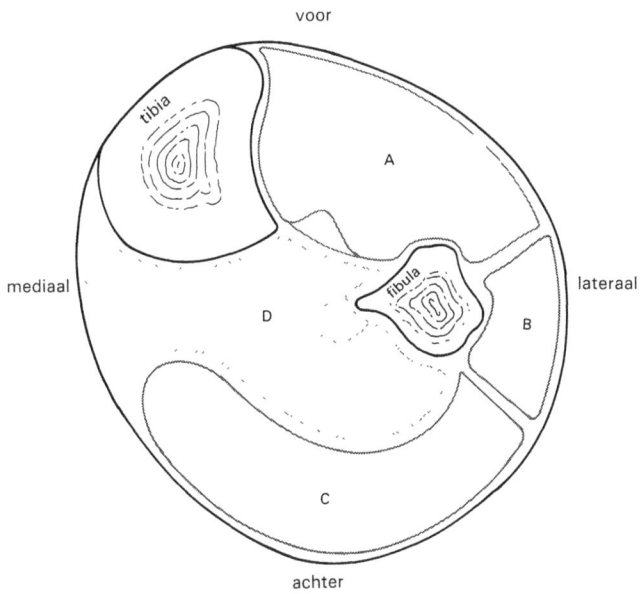

Afbeelding 7-34
De vier loges van het onderbeen.

A anterieure loge
B laterale loge
C oppervlakkige posterieure loge
D diepe posterieure loge

In het onderbeen onderscheidt men vier verschillende syndromen.

A *Het anterieure logesyndroom (ook wel tibialis anticus-syndroom)*
Hierbij zijn de volgende strukturen betrokken: de N. peroneus profundus en de Mm. tibialis anterior en extensor digitorum longus.

B *Het laterale logesyndroom*
Dit betreft de N. peroneus superficialis en de Mm. peronei.

C *Het oppervlakkige posterieure logesyndroom*
Dit betreft de Mm. soleus en gastrocnemius.

D *Het diepe posterieure logesyndroom*
Dit betreft de N. tibialis en de Mm. tibialis posterior en flexor digitorum longus.

Klinische bevindingen
De patiënt klaagt over toenemende pijn in het aangedane kompartiment tijdens aktiviteit (lopen), met toenemende krachtsvermindering van de betrokken spieren en soms paresthesieën in het gebied van de aangedane zenuw.

Bij het funktieonderzoek is er pijn en krachtsvermindering wanneer de aangedane spieren tegen weerstand getest worden.

Therapie
In eerste instantie probeert men door konservatieve maatregelen, met name het verminderen van de sportaktiviteiten, de klachten te verlichten. Indien konservatief geen verbetering kan worden bereikt is operatie (fasciotomie) aangewezen. Deze laatste indikatie is zelfs akuut indien de klachten tijdens de akute fase niet spontaan afnemen door rust. Als in dit geval niet direkt operatief wordt ingegrepen, kan spiernecrose het gevolg zijn.

Neurologische aandoeningen

Rondom de voet komen tamelijk frekwent kompressieneuropathieën voor. Deze worden beschreven in de serie *Orthopedische geneeskunde en manuele therapie, deel 2c, hoofdstuk B5, Kompressie-neuropathieën van de onderste extremiteit.*

Overige aandoeningen

Ganglion

Een ganglion kan op verschillende plaatsen in de voet voorkomen, uitgaand van een peesschede of ontstaan vanuit een gewrichtskapsel. Een frekwent voorkomende lokalisatie is tussen de kopjes van de twee ossa metatarsalia, waardoor een lokale spreiding optreedt van de twee metatarsalia.

Klinische bevindingen
In de meeste gevallen heeft de patiënt geen pijn, tenzij het ganglion zo groot wordt dat de schoen chronische kompressie veroorzaakt.

Het ganglion is zichtbaar en kan bij palpatie soms zeer hard aanvoelen. Wanneer een ganglion tussen twee metatarsale kopjes gelokaliseerd is, kan men in stand een duidelijke spreiding waarnemen.

Therapie
In sommige gevallen verdwijnt het ganglion gedurende langere of kortere tijd wanneer na aspiratie met corticosteroïd wordt geïnjekteerd. In de meeste gevallen ontstaat echter recidief en is operatieve excisie bij patiënten die veel last hebben, geïndiceerd.

Fibromatosis plantaris (kontraktuur van Dupuytren of Morbus Ledderhose

Ruim een derde van alle patiënten met fibromatosis

plantaris (een strengvormige of nodulaire woekering van fibreuze vezels) heeft ook een kontraktuur van Dupuytren in de hand. De meeste patiënten hebben een licht gevoelige nodulus onder de voetzool ter hoogte van de pees van de M. flexor hallucis longus, juist proximaal van het kopje van os metatarsale I.
Soms ontstaan meer proximaal aan de voetzool twee of drie iets grotere noduli. Deze noduli zitten vast aan de mediale kant van de fascia plantaris. Kontrakturen – zoals in de hand – ziet men maar zelden.

Klinische bevindingen
Doordat de noduli zijn gelokaliseerd op een plaats waarop in verhouding weinig gewicht komt, is er meestal nauwelijks pijn.

De noduli zijn palpabel en gewoonlijk goed zichtbaar.

Therapie
Alleen wanneer de patiënt pijn heeft is een zachte inlegzool aan te raden.
In het algemeen bestaat de 'therapie' uit het geruststellen van de patiënt.
Operatief ingrijpen is slechts zelden noodzakelijk.

Bursitis subtendinea achillei

Bursitis subtendinea achillei is een ontsteking van de bursa tussen het proximale deel van het tuber calcanei en de achillespees.
De aandoening ontstaat meestal als gevolg van chronische irritatie, bijvoorbeeld verdikking van de achillespees of een Haglundse exostose.

Klinische bevindingen
Pijn aan de posterieure zijde van de enkel, die verergert bij passieve eindstandige plantairflexie van de enkel.
Soms is tenenstand pijnlijk.

De beste manier om deze aandoening te differentiëren van achillespeesproblemen is door middel van lokale anesthesie.

Therapie
De behandeling bestaat uit het infiltreren (na aspiratie) van een lokaal-anaestheticum. Bij recidief kan men een corticosteroïd-infiltratie geven.

Bursitis subcutanea achillei

Deze subcutaan gelegen bursa (tussen achillespees en huid) kan geïrriteerd raken door druk van schoeisel. Meestal betreft het een te hard of een te hoog kontrefort. Ook een Haglundse exostose is een mogelijke oorzaak van een bursitis subcutanea achillei.
Vaak ontstaat op den duur een verdikking en verharding van de huid. Men noemt dit wel het 'winter heel'-syndroom.

Klinische bevindingen
Pijn aan het posterieure aspect van de hiel tijdens lopen.
Vaak is er zwelling en roodheid zichtbaar.

Het funktieonderzoek is negatief. Er is lokale drukpijn.

Therapie
Ander schoeisel, met een zacht hielstuk.
Eventueel kan de bursa worden geïnfiltreerd met een lokaal-anaestheticum.

Orthesiologie

Een funktionele orthese is een mechanisch hulpmiddel dat wordt toegepast om de voet zo fysiologisch mogelijk te doen funktioneren.
Een funktionele orthese zal nooit het voetgewelf ondersteunen, maar alleen de abnormale (hyper)mobiliteit van de voet korrigeren. Hierbij kan men gebruik maken van soepel of van hard materiaal. Een soepele orthese bestaat uit kurk en leder, een rigide orthese uit rohadur en acrylhars.

De funktionele soepele orthese

Het vervaardigen van deze orthese is gebaseerd op de metingen van het biomechanisch voetonderzoek en de konklusies van de stap- of loopanalyse. Een dergelijke orthese dient te worden gemaakt door een podotherapeut.
Als werkplan dient de voetafdruk van de patiënt die met behulp van een podograaf is gemaakt. De orthese zal hoofdzakelijk uit twee elementen bestaan:
1 een supinerend of een pronerend element dat in het bijzonder de funktie van het subtalaire gewricht en de midtarsale gewrichten zal beïnvloeden;
2 een element dat onder de kop van os metatarsale I geplaatst wordt om de funktie van de eerste straal te beïnvloeden.

De funktionele rigide orthese

Deze orthese wordt vervaardigd aan de hand van een gipsmodel van de voet waarbij het korrektieprincipe is afgeleid uit de meetresultaten van het biomechanisch onderzoek en de konklusies van de stapanalyse.
Het essentiële doel van deze orthese is het afremmen van de abnormale pronatie. Het lichaamsgewicht zal een rol spelen bij de keuze van de dikte van het materiaal. Het materiaal, rohadur, wordt in een oven tot 140° opgewarmd totdat het soepel en vervormbaar is. Daarna wordt het met een luchtdrukpers op het positieve gips geperst en gevormd.

Voor verdere informatie wordt verwezen naar J. Smekens (1988), *Podologische en biomechanische aspekten van het menselijk voortbewegingsapparaat*. Laboratorium voor biomechanika en biometrie van de Vrije Universiteit te Brussel.